# 农作物废弃物药用研究 Ⅱ

（甘蔗叶、西瓜藤、番茄叶、肉桂叶、木菠萝叶、木薯叶、八角枝叶、柿叶、五眼果）

邓家刚◎主编

北京科学技术出版社

**图书在版编目（CIP）数据**

农作物废弃物药用研究. Ⅱ，甘蔗叶、西瓜藤、番茄叶、肉桂叶、木菠萝叶、木薯叶、八角枝叶、柿叶、五眼果/邓家刚主编. — 北京：北京科学技术出版社，2023.6

ISBN 978-7-5714-1114-5

Ⅰ. ①农… Ⅱ. ①邓… Ⅲ. ①农业废物—药用价值—研究 Ⅳ. ①R93

中国版本图书馆 CIP 数据核字（2020）第 156169 号

**责任编辑：**侍 伟 李兆弟 庞璐璐
**责任校对：**贾 荣
**责任印制：**李 茗
**出 版 人：**曾庆宇
**出版发行：**北京科学技术出版社
**社　　址：**北京西直门南大街 16 号
**邮政编码：**100035
**电　　话：**0086-10-66135495（总编室） 0086-10-66113227（发行部）
**网　　址：**www.bkydw.cn
**印　　刷：**北京捷迅佳彩印刷有限公司
**开　　本：**787 mm×1 092 mm 1/16
**字　　数：**468 千字
**印　　张：**18.75
**版　　次：**2023 年 6 月第 1 版
**印　　次：**2023 年 6 月第 1 次印刷
ISBN 978-7-5714-1114-5

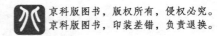

**定　　价：298.00 元**

# 编　委　会


**主　编**　邓家刚

**副主编**　侯小涛　王　硕　冯　旭　郝二伟　潘小姣
杜正彩　杨　柯　周江煜　何翠薇

**编　委**　（以姓氏笔画为序）

王　硕　韦海红　邓家刚　冯　旭　刘　丹
杜正彩　杜成智　李　兵　李先梅　李学坚
李耀华　杨　柯　何　涛　何翠薇　张笮晦
林　锟　周江煜　郝二伟　柳俊辉　侯小涛
龚小妹　梁臣艳　覃文慧　曾春晖　谢　滟
谢金玲　潘小姣　戴　航

**协　编**　（以姓氏笔画为序）

王浩宇　韦柳溢　庄培钧　苏梓霞　李泽宇
李瑞林　肖　倩　汪　泉　沈玉彬　陈贻威
陈章美　陈静梅　林翠英　赵芳惠　俞春林
秦柳柳　莫　琮　夏　磊　唐昀彤　黄春桃
曹　瑞　梁玲玲　覃豪丽

# 前　言

“农作物废弃物药用研究”这一中药新资源的创新命题，始于芒果叶及其提取物芒果苷的研究，部分研究成果已于2018年结集于《农作物废弃物药用研究Ⅰ》出版发行。

2009年，我们正式提出“农作物废弃物药用研究”的命题，并于同年与广西百色国家农业科技园区合作，共同成立了“农作物废弃物功能成分筛选及产品开发研究中心”，继而于2013年经广西壮族自治区教育厅批准成立了“农作物废弃物功能成分研究协同创新中心”。在此背景下，随着科研团队的日益壮大和技术平台建设的不断完善，关于对农作物废弃物的药用基础研究，我们除了继续开展芒果叶及其提取物芒果苷的研究外，还进一步瞄准大宗农作物废弃物，将研究对象扩展到甘蔗叶、西瓜藤、番茄叶、肉桂叶、木菠萝叶、木薯叶、八角枝叶、柿叶及五眼果等多种果蔬农作物废弃物及中药非传统药用部位（如肉桂叶、八角枝叶）。2010—2011年，我的两位博士研究生王硕、侯小涛相继开展了西瓜藤和甘蔗叶的药用研究。在广西壮族自治区教育厅广西高校协同创新中心建设项目、广西壮族自治区科学技术厅广西科技计划基地和人才专项重点实验室建设项目、广西中医药大学高层次人才队伍建设三年行动计划项目的资助下，广西中药药效研究重点实验室和农作物废弃物功能成分研究协同创新中心设立了一批系统性研究课题和开放课题，资助重点实验室骨干成员、协同创新中心成员单位及拥有国家或省级重点实验室的科研院所的科研人员，广泛开展农作物废弃物药用研究，包括化学成分、活性成分动态积累、药效及毒理作用、作用机制、制备工艺、质量标准、健康产品开发等。研究成果不仅包括一系列较高水平的学术论文，还包括一批具有原始知识产权的专利技术。同时，研究初步证明所研究的农作物废弃物具有抗炎、抗菌、抗氧化、免疫调节、改善糖脂代谢及抗肿瘤等广泛的药理活性，为进一步将其开发为健康产品提供了理论基础和技术支持。

《农作物废弃物药用研究Ⅱ》一书，共收入本团队近年来公开发表的关于甘蔗叶等9种农作物废弃物药用研究的论文54篇，分为“概论”“化学成分与工艺研究”“药理作用与机制研究”三大部分进行介绍。书后附有已经公开发表的甘蔗叶等9种农作物废弃物药用研究的相关论文和博士学位论文摘要等。

与《农作物废弃物药用研究Ⅰ》一样，本书能够顺利出版，得到了国家自然科学基金委员会、国家科学技术部、广西壮族自治区科学技术厅、广西壮族自治区教育厅、广西壮族自治区中医药管理局及广西中医药大学的大力支持。本书凝聚了团队的集体智慧和心血，团队众多的专家及研究生为农作物废弃物的药用研究及本书的编写付出了辛勤劳动。北京科学技术出版社中医药图书事业部侍伟主任及责任编辑们对本书质量精益求精。谨于此一并致以衷心的感谢！

邓家刚

2022 年 10 月于邕城

# 目　录

# 第一章　概　论

## 一、农作物废弃物药用研究的战略意义与基本思路

2009年3月底，笔者在多种场合就“关于中药资源可持续发展的三大非主流战略思考”命题公开表述：要实现中药资源的可持续发展，应当将化学物质作为一种中药新资源来研究；要实现中药资源的可持续发展，应当开展农作物废弃物的药用研究；要实现中药资源的可持续发展，应当调整中药国际化的思路和限制非医用中药的消耗。本章试图从宏观层面上，讨论为何要开展农作物废弃物药用研究及可采取哪些措施来实施这一项研究。

### （一）开展农作物废弃物药用研究的战略意义

所谓“农作物废弃物”，指农民种植的作物中非主要经济目标产品的部分，且在传统的生产活动中，该部分一般不作为药物或其他有价值的商品来应用。比如，菜农种植番茄，其主要经济目标产品是番茄的果实，而番茄的茎、叶为非主要经济目标产品的部分；又如，果农种植芒果、西瓜、香蕉，其主要经济目标产品是芒果、西瓜、香蕉的果实，而在芒果生长过程中剪枝所产生的芒果叶和摘取西瓜、香蕉后的茎、叶，即为芒果、西瓜、香蕉的非主要经济目标产品的部分。诸如此类，即“农作物废弃物”。在以往的生产活动中，这些非主要经济目标产品大部分被丢弃。我们要做的是应用现代科学技术来研究这些部分的药用价值，从而赋予其新的用途。关于这项研究的战略意义，可以从其对医药、生态及社会等领域产生的影响来认识。

#### 1. 开展农作物废弃物药用研究，是保障中药（植物药）资源可持续发展的重要途径

中药（植物药）资源是中医药（传统医药）产业的基础。中医药的存在与发展，很大程度上取决于中药资源的可持续发展。我国开发利用中药资源的历史源远流长，有资料指出，我国的天然药物总数已达12 772种，其中植物来源的为11 118种，动物来源的为1 574种，矿物来源的为80种。这不仅说明我国的天然药物品种极为丰富，同时也说明我们对植物药的需求极大。如今，中药资源与社会需求之间的矛盾越来越突出，在众多因素中，以下4个因素对中药资源的影响尤为显著。

其一是应用中药人口的激增。从国内人口来看，我国成立之初，人口约为4.50亿人，20世纪60年代约为6.00亿人，第四次全国人口普查时为11.60亿人，第五次全国人口普

查时为12.95亿人；同时随着我国对外开放的不断深入，中医药的影响范围不断扩大，世界各国应用中药的人数越来越多，仅海外华人就超过4 800万人。2008年，我国中药出口总额为13亿美元，与我国开展中药贸易的国家有163个，其中我国对外出口的国家有154个。尽管现在大多并非单纯地应用中药治病，很大比例上应用的是化学药物，但我国人口基数大，消耗的中药资源依然很多。

其二是非医用中药的消耗。当代中药的应用目的已不仅仅是医治疾病，保健、美容、药膳等中药应用领域日渐兴起，这个巨大的消费市场也与中医医疗市场争夺着有限的中药资源。

其三是天然植物提取物市场日益扩大。随着全世界对天然药物的热衷，以及植物化学提取、现代制药等高新技术的迅速发展，从天然植物药中寻找新的药物化合物或前体药物的研究方兴未艾，并已逐渐形成了一定的产业规模。有资料指出，植物提取物对药材的消耗大约占药材总量的10%。一方面，这代表了药物开发研究的进步；另一方面，也是对中药资源的一种残酷的掠夺。例如，葛根中葛根素的提取率为3.58%（微波辅助），罗汉果鲜果中甜苷Ⅴ仅占0.5%，银杏叶中银杏总黄酮仅占0.15%，其余部分均被丢弃。诚然，通过对天然植物活性成分的研究以寻找新药开发的思路是一条有效途径，且已经有延胡索素（1928—1936年，赵承嘏）、麻黄素（1887年，长井长义）等成功的例子。但大量的提取物生产企业有如雨后春笋般在各地纷纷设立，这对中药资源的可持续发展带来了一定的影响。

其四是自然环境和物种的变化、无序的采挖以及国际动植物保护法律法规的实施等一系列因素的综合作用，加剧了中药资源紧缺的局面。如近年各地大面积种植经济林及对林地的经济性开发，破坏了植被，造成大量原生植物资源的破坏及灭绝，部分野生物种资源由于工业化生产而遭到大量采挖，蕴藏量急剧减少，如两面针、甘草等。

基于以上原因，不少专家学者就如何满足国内与国际市场不断增长的中药需求这一亟待解决的问题，进行了从宏观到微观的思考，提出了较多有利于中药资源可持续发展的设想。与此同时，我们提出了开展农作物废弃物药用研究的构想，目的就是要开拓中药资源研究的新视野、新思路，增加药用植物的资源利用率。

### 2. 开展农作物废弃物药用研究，有利于保护环境、促进生态农业的发展

中药产业是一种资源依赖性产业，对中药的应用需求有增无减，而天然的中药资源则有减无增，在这对矛盾中，前者是无法改变的，只能想办法改变后者。

十多年来，为了解决这个问题，在中药现代化的实施过程中，国家加大投入，建设了若干中药材生产基地，一些规模较大的中药制药企业也纷纷选择适宜的产地，建设与自身主导产品相关的大宗中药材生产基地。宛西制药斥巨资在部分地区建立年用量超过200吨的中药材定点种植基地，如河南武陟县的山药基地，河南温县的地黄基地，安徽金寨县、铜陵县（现铜陵市义安区）的茯苓和牡丹皮基地，福建建瓯县（现建瓯市）的泽泻基地等。又如三九药业在河北、安徽、贵州、内蒙古、山东等地建立了沙参、瓜蒌、板蓝根、桔梗、人参、红花、太子参、远志、玫瑰花、云木香、柴胡、黄芪、黄芩13个中药材GAP种植基地。目前，全国已经有中药材种植基地1 000余个，接近国家GAP认证的基地

500 个；中药材的种植面积约 2 100 万亩①。

大规模的中药材种植形成了新兴的中药农业，在一定程度上缓解了中药的供需矛盾。但大规模的中药材种植占用了大量农业经济作物的用地，加剧了我国土地资源紧缺的问题。因此，开辟新的植物药资源，寻找具有新用途的或可能替代现有品种的植物药，是一项紧迫而又任重道远的任务。我们提出的开展农作物废弃物药用研究，就是一项能够增加新的药用植物资源而又不占用土地资源的措施。同时，农业生产中产生的大量农作物废弃物，以往绝大部分或被就地焚烧，或被直接丢弃在田埂、河道中，造成了严重的环境污染。如广西每年生产甘蔗约 5 000 万吨，产生的甘蔗叶多达 750 万吨，除少量被用作牛的饲料外，绝大部分被就地焚烧处理；又如广西是芒果种植大省之一，仅百色右江河谷的芒果种植面积就达 40 万亩，每年修枝、剪枝所产生的芒果叶超过 20 万吨。番茄叶、西瓜叶等大宗农作物的情况亦大概如此。焚烧这些数量众多的农作物废弃物，致使大量的废气排入空气中，造成空气质量下降，影响生态环境。只有将这些农作物废弃物利用起来，才有可能改变这种现状。

### 3. 开展农作物废弃物药用研究，有利于促进循环经济发展，构建和谐社会

所谓循环经济，是一种以资源的高效利用和循环利用为核心的经济增长模式。从资源利用的角度来看，传统经济是粗放、一次性的，通过把资源持续不断地变成废物来实现经济的数量型增长，而循环经济倡导的则是一种与环境和谐共处的经济发展模式。我们所提出的农作物废弃物药用研究，属次级再循环，即“将废物资源转化成其他产品的原料”，如药品或保健品等。

为推进我国循环经济的发展，国家发展和改革委员会、原国家环境保护总局采取了若干项措施，其中提到要“大力开展资源综合利用，最大限度利用资源，减少废弃物的最终处置……对生产过程中产生的……农业废弃物……进行综合利用”。事实上，自 20 世纪 90 年代可持续发展战略确立以来，发达国家开始将发展循环经济、建立循环型社会看作实施可持续发展战略的重要途径和方式。我国在发展循环经济中也开展了不少试点工作，但多数是工业方面的项目，农业方面，特别是利用农作物废弃物开发成新的药用资源方面，尚没有先例。我们提出开展农作物废弃物药用研究，符合国家发展循环经济的战略需求，有着广阔的应用前景。

同时，开展农作物废弃物药用研究，利用现代科学技术变废为宝，不仅解决了原有处理方式带来的环境污染等问题，而且也增加了农作物的附加值，进而可为农民脱贫致富开辟新的道路。可以说，该研究项目既有经济效益，又有社会效益，同时兼备必要性与可行性。芒果叶研究就是一个典型的例子。20 世纪 70 年代初，广西中医学院（现广西中医药大学）对芒果叶的药效作用开展了研究，并成功地开发了以芒果叶为主要原料的“芒果止咳片”。经过近几十年的不断发展，现全国已有 4 家制药企业和 1 家医院生产“芒果止咳片”及其他以芒果叶为原料的医院制剂，且这些药物的年销售额已超过 6 000 万元，也因此增加了百色等地区农民的收入。更为重要的是，这项研究有力地延伸和扩展了芒果种植

① 1 亩 = 666.67 平方米。

的产业链，成为衔接农业与工业、果业与药业之间的桥梁。

## （二）开展农作物废弃物药用研究的基本思路

农作物废弃物药用研究的总目标是以芒果叶、甘蔗叶、西瓜叶、番茄叶等一批大宗农作物的废弃物为研究对象，筛选抗炎、抗肿瘤、抗衰老、降血糖、降血脂等功能成分，并进行相应的药效评价，探明其作用机制与靶点，建立农作物废弃物中可利用的活性成分数据库，力争从农作物废弃物中寻找到可利用的药用资源，解决中药资源日益枯竭、农作物废弃物污染环境等现实问题。要实现这个目标，现阶段及今后相当长的一个时期，我们必须着力做好以下4个方面。

### 1. 开展农作物废弃物药用研究的学术讨论，达成共识，争取政策支持

将农作物废弃物作为一种新的药用资源来研究，在理论上具有深远的意义，而在实际操作中存在很多困难，较为突出的是认识上、政策上的问题。尽管多数学者及政府官员对相关研究均持欢迎、赞赏的态度，但一来该研究确立的时间短，大家对此还很陌生，二来除芒果叶外，其余废弃物的前期研究基础还很薄弱，甚至连文献资料都难以找到，目前无法展示出令人信服的效益。这就需要我们一边脚踏实地积极开展研究，一边通过各种途径，宣传论证该学术主张的可行性，在学术界形成共识。同时更要呼吁政府对此给予立项支持，将其列入国家发展循环经济和生态农业、保障中药资源可持续发展的战略计划，进而实现其预期目标。

### 2. 构建农作物废弃物药用研究的技术平台

技术平台是科学研究的基础，尤其是涉及多学科的研究，必须有一个技术集成的平台，才有可能实现研究目标。农作物废弃物药用研究是一项复杂的系统工程。从学科领域的角度来看，涉及农学与医药学；从产业分类的角度来看，涉及第一产业的农业与第二产业的制药业；从科学技术的角度来看，涉及现代生物信息处理技术、植物化学（中药化学）技术、制药工艺技术、质量控制与仪器分析技术、现代药效筛选技术、食品工程技术等。因此，应选择基础条件较好的研究机构，例如，广西百色国家农业科技园区与广西中药药效研究重点实验室，前者是国家级的农业科技研究平台，后者则是省级的中药科技研究平台。在构建农作物废弃物功能成分筛选技术平台时，该平台的研究体系、研究团队、技术装备、运行机制等方面须达到国际先进水平，同时获取足够的科研经费支持，以保证研究项目的顺利开展，力争在较短时间内取得示范性的成果。

### 3. 开展农作物废弃物民间应用情况的调查，制订中长期结合的研究规划

尽管农作物废弃物药用研究是最近才提出的，但其研究对象却是人们熟知的与日常生活息息相关的农作物，而农作物的用途是人类社会经历漫长的农耕时代而逐步积累和发展起来的，中医药学中的“药食同源”也是在此基础上产生的。因此，我们有理由认为民间具有极为丰富的应用农作物废弃物来防治疾病的经验，只不过可能是以散在的、个别的形式存在，这些经验将为农作物废弃物药用研究提供科研线索。芒果叶的研究线索来源于20世纪70年代初我国的中草药运动。此次运动中，科研人员在百色等地进行调查时，发现

当地农民有用芒果叶煮水喝来治疗咳嗽、痧证等的习惯。根据这一民间应用所提供的思路，科研人员对芒果叶进行了一系列的研究，从而研制出“芒果止咳片”等广西原创的中药新药，用于治疗感冒、咳嗽。由此可知，民间对农作物废弃物的应用经验可以为我们开展这项研究提供灵感源泉。我们要在构建技术平台的同时，对农作物废弃物的应用情况展开全面的调查，包括文献整理和现场调查，在掌握第一手资料的基础上，制订此项研究的规划，明确其近期和远期的研究目标、任务、具体对象和具体内容、实施步骤、进度和经费筹措等，确保研究方向和目标任务的稳定可行，避免半途而废。

**4. 组成农作物废弃物药用研究的科研联盟**

农业是人类社会的基础产业，即使是最发达的国家也离不开农作物（只是种植方式不同而已），由此不可避免地会产生农作物废弃物。农作物废弃物药用研究可以成为也应该成为世界性的国际合作项目。事实上，我们在研究芒果苷文献时发现，西方国家对于芒果叶和芒果苷的研究起步比我国要早，尤其是在基础研究方面比较深入，而我们则更多地注重应用研究，特别是在临床应用与产品开发方面，取得了不少的成果。各个国家的专家学者在该研究上各有优势、各有特色，应该联合起来，组成科研联盟，搭建起学术交流平台和技术支撑平台，就共同感兴趣的某一农作物废弃物开展科研合作，制订统一、可执行的科研方案，并按各自的科技优势进行分工协作。如此，我们便有望在较短的时间里，在农作物废弃物药用研究这一领域内做出划时代的贡献。

（邓家刚）

## 二、中药非传统药用部位的研究概况

目前，临床使用的中药材往往取自植物体或动物体的某一部位，如仅用植物的根、根茎、叶、花或果实等，或者仅用动物的角、骨、甲（壳）等。非传统药用部位常作为废料而被丢弃，以人参为例，人参以根入药，而人参的茎、叶都含有人参皂苷，药用价值很高，却常被忽视。近年来，随着应用现代科学技术对单味药研究的深入，人们对许多中药非传统药用部位的取舍有了新的见解[1]。另外，随着中药被世界日益认可，中药的需求量猛增。与此同时，中药野生资源在逐年减少，有些品种已濒临灭绝，为保护中药资源，相关学者对某些植物的不同部位进行化学分析、药理实验和临床观察等对比研究，结果证明可以扩大其应用范围或增加药用部位。杨宝德[2]认为，对中药非传统药用部位的研究方向主要有2个，一是证明需要去除非药用部位的机制，纠正过去以讹传讹的是非问题；二是研究非药用部位的药用价值，开发中药新资源。下面笔者对我国18种常用中药的根、茎、叶、花、果实等各类非传统药用部位的研究概况进行综述，为合理去除非传统药用部位、保证传统药用部位的疗效及充分利用非传统药用部位资源提供一定的理论依据。

## （一）综述

### 1. 根及根茎

胡跃等[3]对阿魏根茎的化学成分进行了系统的研究，从阿魏根茎的95%乙醇提取物的乙酸乙酯萃取层分离鉴定了3个化合物。Kojima K等[4]从蒙古产的阿魏根中分离得到13个化合物，其中4个为新化合物。杨俊荣等[5-6]从臭阿魏根中提取分离出9个化合物并分别鉴定了结构，其中5个化合物为首次从该植物中分离得到；另外首次从新疆阿魏中得到7个化合物。朱耕新等[7-8]从铜山阿魏的根石油醚提取部位中分离得到7个化合物，并鉴定了其中6个化合物的结构。倪慧等[9]从多伞阿魏根的挥发油中分离出62个色谱峰，鉴定了34种成分，并测定了其相对含量。宋东伟等[10]从多伞阿魏中分离得到7个化合物。杨新涛等[11]首次从圆锥茎阿魏根中提取分离出2种化合物。白权等[12]采用紫外分光光度法比较测定，发现半夏皮及须根中都含有较多的总生物碱，认为半夏在加工过程中去除皮及须根的问题值得进一步研究。毕丽[13]以药用枸橘的根制成枸橘根酊剂，近期发现其在止牙痛方面疗效显著，与盐酸吗啡注射液的镇痛作用相似。郭志凌等[14]研究发现穿心莲根具有减轻心肌缺血－再灌注损伤的作用，其作用与抗氧自由基有关。彭小梅等[15]通过实验明确地肤子的根具有降血糖、预防糖尿病肾病的作用，并可能有降甘油三酯作用；其降血糖机制可能是刺激胰岛$\beta$细胞释放胰岛素。

### 2. 茎叶

秦坤良等[16]用电感耦合等离子体原子发射光谱法测定了温郁金根、茎、叶中钙等8种元素的含量，并对不同部位元素的含量进行了比较。汤淙淙等[17]从温郁金茎叶的石油醚部位分离纯化得到5个化合物并进行了结构鉴定，认为温郁金茎叶石油醚提取部位是温郁金抗肿瘤的主要活性部位。王利霞等[18]首次从温郁金地上茎叶部分的石油醚部位分离得到9个倍半萜类化合物。秦坤良等[19]从温郁金茎叶中共分离得到80个气相色谱峰，鉴定了25种成分，发现茎叶中所含成分与传统药用部位块根中所含成分差异较大，但是仍含$\beta$－榄香烯等丰富的活性成分。

### 3. 叶

张少梅等[20]从广西巴豆叶精油中分离出27个组分，鉴定了其中21种化合物。畅行若等[21]从补骨脂叶中分离得到2种化合物，并鉴定了其结构。张广江等[22]采用4种不同的浸提方法对补骨脂叶甲醇溶液进行高效液相色谱法（HPLC）分析，结合紫外光谱比对，发现补骨脂叶中含有补骨脂素类成分，且不同的处理方法使化学成分发生了显著的量变。罗思齐等[23]从北柴胡茎叶中分离得到5个化合物，并分别鉴定了结构。Kobayashi Y等[24]从圆叶柴胡中分离得到新的三萜皂苷rotundioside E、rotundioside F及微量的新三萜皂苷元rotundiogenin C、rotundiogenin F。李钧敏等[25]观察了大血藤叶片的抑菌作用，结果显示，大血藤叶片70%乙醇提取物对金黄色葡萄球菌及大肠埃希菌都有明显的抑制作用，且对大肠埃希菌的抑制效果好于金黄色葡萄球菌；在不同溶剂的萃取物中，石油醚与四氯化碳（$CCl_4$）萃取物对大肠埃希菌及金黄色葡萄球菌都有明显的杀菌作用，而乙醚萃取物只对大肠埃希菌有明显的杀菌作用。葛明菊等[26]通过HPLC法对大血藤叶片的黄酮类化合物进行含量测定，结果表明，大血藤叶片主要含有8种黄酮成分，总黄酮含量为82.25 mg/g。李钧敏等[27]对不同产地大血藤叶片提取物的抑菌活性进行了研究，发现大血藤叶片有一定的抑菌活性。周凤琴等[28]对丹参叶进行化学成分的预试，初步确定丹参叶中含黄酮类、酚酸类、皂苷类及香豆素类成分，并采用 HPLC 法测定丹酚酸 B 的含量。潘晓军等[29]测定温郁金不同部位的挥发油含量及挥发油中的莪术醇含量，结果表明，温郁金叶等非传统药用部位与温郁金块根等传统药用部位的提油率接近或稍高。汪冰等[30]从钩藤叶中分离得到 5 个化合物。辛文波等[31-32]对毛钩藤叶的化学成分进行研究，分离鉴定了 11 个化合物，其中 9 个为黄酮类化合物；还对毛钩藤叶的生物碱类成分进行研究，分离鉴定了 11 个化合物。林晓亮等[33]通过小鼠的自主活动及诱导小鼠睡眠时间实验，观察毛钩藤叶的镇静催眠作用，结果表明，毛钩藤叶具有显著的中枢抑制作用。李弘弢等[34]采用薄层扫描法考察不同产地厚朴叶中厚朴酚及和厚朴酚的含量，发现厚朴叶中厚朴酚及和厚朴酚的含量约为厚朴皮的 1/4。刘晓鹏等[35]采用正交试验研究超声辅助提取厚朴叶中厚朴酚及和厚朴酚的方法，用 HPLC 法测定厚朴酚及和厚朴酚的含量，确定了其最佳提取工艺。黄晓燕等[36]采用 HPLC 法测定厚朴叶不同采收期中厚朴酚、和厚朴酚的含量并进行动态研究，结果表明，厚朴叶中总酚含量最高期在 10 月下旬。卫莹芳等[37]通过小鼠最大耐受量测定法进行厚朴叶的急性毒性研究，并对叶和皮不同溶剂部位提取物的镇咳和胃肠推进作用进行了比较研究，结果显示，在实验剂量范围内，厚朴叶几无毒性；其低剂量的石油醚和乙醚提取部位有较强的镇咳和胃肠推进效果。陈耀祖等[38]对甘肃岷县所产道地药材当归新鲜叶的挥发油的化学成分运用气质联用技术（GC－MS）进行分析，鉴定出 16 种成分，并通过药理实验证明其对治疗面部黄褐斑有一定的疗效。兰州医学院第一附属医院妇产科等[39]用当归叶浸膏片治疗 281 例痛经、月经不调和闭经病人，发现其对痛经疗效最好，其次为月经不调，疗效最差者是闭经；长期服用当归叶浸膏片可促进子宫发育，并无副作用，在药理作用的性质及作用强度上，与当归流浸膏相比没有明显差异。

### 4. 果实及种子

牟茂森等[40]提取菘蓝种子中的脂肪酸并对其进行分析，鉴定了 11 种脂肪酸成分。Ishikawa T 等[41]从新鲜北沙参果实中分离得到了 7 种单萜或单萜苷、11 种芳香苷、6 种烷基化糖苷类及腺苷、5 种糖苷。梁淑芳等[42]对杜仲果实的含油率、杜仲油的理化常数、杜仲油的脂肪酸组成、杜仲种仁蛋白质的氨基酸组成、维生素和矿物质元素分别进行了测定和分析，结果表明，杜仲种仁含有丰富的营养素，包括油脂、蛋白质等成分。陈振江等[43]应用 SDS 聚丙烯酰胺凝胶电泳（SDS－PAGE）技术进行研究，测定厚朴种子蛋白质成分的分子量，并用电泳图谱鉴别其品种。

### 5. 花

王筠默等[44]发现刺五加花水提液能显著缩短戊巴比妥钠所致入睡时间，明显提高小鼠的抗电惊厥能力；水提液及挥发油制剂可使豚鼠离体心脏冠状动脉流量增加，使兔耳血管扩张，灌流量增加，使麻醉猫血压下降，对大鼠静脉注射刺五加花水提液可对抗垂体后叶素所致心电图 T 波抬高；对小鼠腹腔注射刺五加花水提液及挥发油制剂后可明显提高常压耐缺氧能力，使小鼠口服刺五加花水提液和挥发油制剂后可显著提高其在温水中的游泳时间，表明刺五加花水提液具有一定的抗疲劳作用；急性毒性试验中小鼠静脉注射刺五加花水提液的半数致死量（$LD_{50}$）为（$7.61 \pm 0.71$）g/kg，腹腔注射的 $LD_{50}$ 为（$31.20 \pm 2.25$）g/kg。胥保生等[45]报道了刺五加花果的挥发油、乙醇提取物和水提取物在中枢神经系统、心血管系统、免疫系统方面及其解毒作用的初步药理研究，认为刺五加花果有相当广泛的药理作用，可提高机体对有害刺激的非特异抵抗力，增加垂体—肾上腺皮质系统的功能，提高机体的适应性和耐受性及减低多种致病因子对机体的损害。

## （二）小结

对中药非传统药用部位的研究主要涉及化学成分、生药鉴别、药理作用、临床应用等几个方面，笔者对18种常用中药的传统药用部位与非传统药用部位进行了比较（表1-1）。

**表1-1　18种常用中药的传统药用部位与非传统药用部位比较**

| 药名 | 传统药用部位 | 传统药用部位功效 | 非传统药用部位 | 新作用或新发现 |
|---|---|---|---|---|
| 阿魏 | 树脂 | 消积，散痞，杀虫 | 根茎、根 | 分离鉴定出多种新化合物 |
| 半夏 | 块茎 | 燥湿化痰，降逆止呕，消痞散结 | 皮、须根 | 均含有较多的总生物碱 |
| 枸橘 | 果实、叶 | 果实：健胃消食，理气止痛；叶：行气消食，止呕 | 根 | 具有止痛、镇痛作用 |
| 穿心莲 | 地上部分 | 清热解毒，凉血，消肿 | 根 | 具有减轻心肌缺血-再灌注损伤、抗氧自由基作用 |
| 地肤子 | 成熟果实 | 清热利湿，祛风止痒 | 根 | 具有降血糖、预防糖尿病肾病的作用 |
| 温郁金 | 块根 | 行气解郁，活血止痛，利胆退黄 | 茎、叶 | ①叶中钙、钾、镁、锰含量较高；②分离鉴定出9个倍半萜类化合物；③茎叶中所含挥发油成分与块根中所含成分差异较大 |
| 巴豆 | 果实 | 温肠泻积，逐水消胀 | 叶 | 从广西巴豆叶精油中鉴定出21种化合物 |
| 补骨脂 | 果实 | 温肾助阳，纳气，止泻 | 叶 | 分离得到2种化合物，并鉴定为补骨脂素及异补骨脂素 |
| 柴胡 | 根 | 和解表里，疏肝，升阳 | 叶、花 | ①从叶中得到5个化合物和4个新的三萜皂苷类化合物；②从北柴胡花中分离得到7个化合物 |
| 大血藤 | 藤茎 | 清热解毒，活血，祛风 | 叶 | ①叶片乙醇提取物具有一定的抑菌活性；②叶片主要含有8种黄酮成分，总黄酮含量为82.25 mg/g |

续表

| 药名 | 传统药用部位 | 传统药用部位功效 | 非传统药用部位 | 新作用或新发现 |
|---|---|---|---|---|
| 丹参 | 根及根茎 | 祛瘀止痛，活血通经，清心除烦 | 叶 | 含有黄酮类、酚酸类、皂苷类及香豆素类成分 |
| 钩藤 | 带钩茎枝 | 清热平肝，息风定惊 | 叶 | ①分离得到 5 个化合物；②具有显著的中枢抑制作用 |
| 厚朴 | 干皮、根皮及枝皮 | 燥湿消痰，下气除满 | 叶 | ①含有厚朴酚与和厚朴酚；②石油醚和乙醚提取部位有较强的镇咳和胃肠推进效果 |
| 当归 | 根 | 补血活血，调经止痛，润肠通便 | 叶 | ①从鲜叶挥发油中鉴定出 16 种成分，对治疗面部黄褐斑有疗效；②当归叶制剂与当归流浸膏的药理作用基本一致 |
| 菘蓝 | 根、叶 | 清热解毒，凉血 | 种子 | 鉴定出 11 种脂肪酸成分 |
| 北沙参 | 根 | 养阴清肺，益胃生津 | 果实 | 分离得到了 7 种单萜或单萜苷、11 种芳香苷、6 种烷基化糖苷类及腺苷、5 种糖苷 |
| 杜仲 | 树皮、叶 | 补肝肾，强筋骨，安胎 | 种子 | 种仁含有丰富的营养素，包括油脂、蛋白质等 |
| 刺五加 | 根及根茎、叶 | 益气健脾，补肾安神 | 花 | 对中枢神经系统功能、心血管系统功能、非特异抵抗力均有一定影响，增加垂体—肾上腺皮质系统的功能，提高机体的适应性和耐受性及减低多种致病因子对机体的损害 |

相关研究结果显示，不少非传统药用部位具有与传统药用部位相同或相近的化学成分及作用，可考虑作为替代药材资源；部分非传统药用部位中含有与药用部位不同的新的化学成分，或者是具有新的药理作用和临床用途，这对于开发新的药材资源具有一定的意义。但是相关研究比较零散和粗浅，有必要进行更为深入及系统的研究。

## 参考文献

[1] 张振山，刘金成，李玉山，等. 中药标准化初探 [J]. 中医药学报，1993 (3)：27－29.
[2] 杨宝德. 浅谈中药非药用部位的取舍 [J]. 中医药研究，1994 (3)：56－57.
[3] 胡跃，李晓东，李国玉，等. 阿魏的化学成分研究 [J]. 中国现代中药，2009，11 (7)：18－19.
[4] KOJIMA K，LSALA K，PUREV O，et al. Sesquiterpenoid Derivatives from Ferula ferulioides. Ⅱ. [J].

Chem Pharm Bull，1999，47（5）：690 – 691.

[5] 杨俊荣，李国强，李志宏，等. 臭阿魏化学成分研究［J］. 天然产物研究与开发，2006（18）：246 – 248.

[6] 杨俊荣，敬松，李志宏，等. 新疆阿魏化学成分研究［J］. 中国中药杂志，2007，32（22）：2382 – 2384.

[7] 朱耕新，张涵庆. 铜山阿魏根化学成分的研究［J］. 中国药科大学学报，1996，27（10）：585 – 588.

[8] 朱耕新，张涵庆. 铜山阿魏根中的一个新化合物［J］. 中国药科大学学报，1998，29（1）：19 – 20.

[9] 倪慧，姜传义，陈茂齐. 新疆多伞阿魏根中挥发油成分研究［J］. 中成药，2001，23（1）：54 – 57.

[10] 宋东伟，赵文军，吴雪萍，等. 新疆多伞阿魏化学成分研究［J］. 中草药，2006，37（11）：1627 – 1629.

[11] 杨新涛，陈计峦，李国强. 圆锥茎阿魏化学成分的研究［J］. 农产品加工，2009（9）：36 – 37.

[12] 白权，李敏，贾敏如，等. 南充半夏不同部位总生物碱含量研究［J］. 中国药师，2004，7（12）：977 – 978.

[13] 毕丽. 枸橘根酊剂疗效观察［J］. 山东医药工业，1998，17（4）：41 – 42.

[14] 郭志凌，赵华月，郑倍华. 穿心莲根提取液抗心肌缺血 – 再灌注损伤与氧自由基的关系［J］. 中药药理与临床，1993（4）：17 – 19.

[15] 彭小梅，龚智峰，张文欣，等. 地肤根降血糖及预防糖尿病肾病作用的实验研究［J］. 广西医科大学学报，2002，19（6）：830 – 832.

[16] 秦坤良，汤淙淙，黄可新. 温郁金根茎叶微量元素含量的测定［J］. 广东微量元素科学，2005，12（9）：30 – 32.

[17] 汤淙淙，秦坤良，黄可新. 温郁金茎叶化学成分及抗肿瘤活性［J］. 温州医学院学报，2007，37（2）：110 – 113.

[18] 王利霞，邓志威，黄可新，等. 温郁金茎叶化学成分研究［J］. 中国中药杂志，2008，33（7）：785 – 788.

[19] 秦坤良，汤淙淙，黄可新. 温郁金茎叶与块根中挥发油成分的比较研究［J］. 温州医学院学报，2006，36（2）：95 – 97.

[20] 张少梅，莫鉴玲，王恒山，等. 广西巴豆叶精油的 GC – MS 分析［J］. 广西师范大学学报（自然科学版），2008，26（2）：53 – 55.

[21] 畅行若，冯铭. 补骨脂叶药用成分的分离鉴定［J］. 陕西新医药，1981，10（3）：55.

[22] 张广江，刘建利，刘竹兰. 补骨脂叶中补骨脂素和异补骨脂素研究［J］. 天然产物研究与开发，2009，21（4）：638 – 640，653.

[23] 罗思齐，金惠芳. 北柴胡茎叶的化学成分研究［J］. 中药通报，1988，13（1）：36 – 38.

[24] KOBAYASHI Y，TAKEDA T，OGIHARA Y. New triterpenoid glycosides from the leaves of *Bupleurum rotundifolium* L.［J］. Chem Pharm Bull，1981，29（8）：2222 – 2229.

[25] 李钧敏，虞优优，柯喜丹，等. 大血藤叶片不同有机溶剂萃取物的抑菌作用［J］. 台州学院学报，2002，24（6）：59 – 61.

[26] 葛明菊，李钧敏，张利龙，等. 大血藤叶片黄酮类化合物的 HPLC 分析［J］. 浙江中医学院学报，2002，26（6）：71 – 72.

[27] 李钧敏，金则新，邵红. 大血藤叶片提取物的抑菌活性分析［J］. 中药材，2005，28（10）：906 – 909.

[28] 周凤琴，黄尚荣，王婷，等. 丹参叶化学成分的初步研究［J］. 山东中医药大学学报，2007，31（6）：504 – 506.

[29] 潘晓军，林观样，蔡进章. 温郁金不同部位的挥发油含量比较［J］. 中药材，2006，29（10）：

1016－1017.
[30] 汪冰，袁丹，马斌，等. 钩藤叶化学成分的研究［J］. 中国药物化学杂志，2006，16（6）：369－372，322.
[31] 辛文波，俞桂新，王峥涛. 毛钩藤叶的化学成分［J］. 中国天然药物，2008，6（4）：262－264.
[32] 辛文波，顾平，俞桂新，等. 毛钩藤叶生物碱成分的研究［J］. 中国中药杂志，2008，33（17）：2124－2128.
[33] 林晓亮，罗超华，莫志贤. 毛钩藤叶对中枢抑制作用的初步研究［J］. 时珍国医国药，2009，20（9）：2132－2133.
[34] 李弘彂，黄念桃，王蓉. 薄层扫描法考察不同产地厚朴叶中厚朴酚及和厚朴酚的含量［J］. 时珍国医国药，2004，15（3）：141－142.
[35] 刘晓鹏，姜宁. 超声辅助提取厚朴叶中厚朴酚及和厚朴酚的研究［J］. 时珍国医国药，2008，19（2）：278－280.
[36] 黄晓燕，卫莹芳，张盈娇，等. 高效液相色谱法测定厚朴叶不同采收期中厚朴酚、和厚朴酚的含量［J］. 中国中药杂志，2005，30（9）：717－718.
[37] 卫莹芳，龙飞，谢达温，等. 厚朴叶和皮不同提取部位的药理作用比较研究［J］. 天然产物研究与开发，2007，19（5）：772－775.
[38] 陈耀祖，李海泉，陈能煜，等. 毛细管气相色谱－质谱联用分析甘肃岷县当归叶挥发油［J］. 兰州大学学报（自然科学版），1985，21（3）：130－132.
[39] 兰州医学院第一附属医院妇产科，甘肃省人民医院妇产科，甘肃省妇产科医院，等. 当归草制剂的临床实验和观察［J］. 兰州医学院学报，1960（3）：21－24.
[40] 牟茂森，王喆之. 菘蓝种子脂肪酸的 GC－MS 分析［J］. 现代生物医学进展，2007，7（2）：221－223.
[41] ISHIKAWA T，SEGA Y，KITAJIMA J. Water－soluble constituents of Glehnia littoralis fruit［J］. Chem Pharm Bull，2001，49（5）：584－588.
[42] 梁淑芳，马柏林，张康健，等. 杜仲果实化学成分的研究［J］. 西北林学院学报，1997，12（1）：43－47.
[43] 陈振江，殷丹，曹艳，等. 厚朴种子蛋白质成分分子量测定［J］. 中成药，2005，27（6）：711－712.
[44] 王筠默，陈长勋，季敏，等. 刺五加花的药理作用研究［J］. 中药药理与临床，1985：176.
[45] 胥保生，张佩华. 刺五加花果的药理研究［J］. 中成药研究，1984（5）：23－24.

（邓家刚，侯小涛）

## 三、经典农作物废弃物的药用价值分析

随着现代医学模式的转变、疾病谱的变化、预防保健需求的增长，中医药受到国际社会的普遍关注，世界范围内对中医药的需求日益增多。作为中药产业基础的中药资源面临的压力也空前增加，如重楼、川贝母、沉香、猪苓、红景天、雷公藤等药材资源濒临灭绝，严重威胁着我国的制药与用药安全。笔者[1]提出，要实现中药资源的可持续发展，应当在保护现有药用资源、开展规范化种植的同时另辟蹊径，对农作物废弃物的药用价值进行研究。近年来，国内一些学者开始对其药用价值进行研究。下面笔者就目前这些废弃物

的研究概况，尤其是药用价值方面的研究概况做一综述，为全面开展农作物废弃物研究提供参考。

## （一）化学成分研究

现代研究发现，芒果叶含抗坏血酸、鞣质、芒果苷、异芒果苷、槲皮素、α-儿茶素、高芒果苷、原儿茶酸、没食子酸、鞣花酸、荠草精、山柰醇等多种化学成分[2]。桂圆核甲醇提取物的乙酸乙酯萃取物中含有酸、醛、胺、醇、酮等40种化合物[3]。西瓜藤的水提取物、95%乙醇提取物、石油醚提取物中可能含有糖类、有机酸、皂苷、黄酮类、生物碱、甾体等化学成分[4]。

## （二）药效学研究

### 1. 芒果叶

韦应芳等[5]发现芒果叶对小鼠有明显的镇痛作用。韦乃球等[6]通过对芒果叶水煎液、去芒果苷芒果叶水煎液及芒果苷祛痰镇咳的药效进行比较，发现3种药物的高、中剂量均能极显著地减少浓氨水及二氧化硫所致小鼠咳嗽次数，延长小鼠咳嗽的潜伏期；3种药物均具有祛痰作用。韦国锋等[7]发现芒果叶的水提取物和醇提取物对氨水诱导的小鼠咳嗽有明显的镇咳祛痰作用（$P<0.05$），且醇提取物的作用强于水提取物，随着剂量的增加，镇咳作用增强。

### 2. 甘蔗叶

甘蔗叶石油醚、乙酸乙酯、正丁醇和95%乙醇4个部位提取物对人胃癌细胞株SGC-7901、宫颈癌细胞株HeLa、肝癌细胞株BEL-7404的生长均有抑制作用，其中乙酸乙酯部位的抑制作用最为明显，并在测定浓度范围内呈现良好的剂量依赖性[8]。甘蔗叶水提取物、50%醇提取物、石油醚提取物、正丁醇提取物对肾上腺素所致高血糖小鼠的血糖升高有抑制作用，而对正常小鼠的血糖无明显影响；其对四氧嘧啶所致糖尿病小鼠、链佐霉素所致的高血糖模型的血糖升高均有不同程度的抑制作用[9]。在抗菌方面，甘蔗叶不同溶剂提取物对金黄色葡萄球菌、大肠埃希菌、铜绿假单胞菌、伤寒沙门菌、枯草芽孢杆菌和肺炎克雷伯菌均有不同程度的抑制作用[10]。

### 3. 西瓜茎叶

Deng J G等[11]通过对西瓜茎叶提取物进行二甲苯致小鼠耳肿胀、卡拉胶致大鼠足跖肿胀及大鼠棉球肉芽肿等模型的药效学研究发现，其具有良好的抗炎作用；通过热板实验、扭体实验研究发现，其具有良好的镇痛作用。急性毒性试验结果显示，小鼠的最大耐受量为87 g/kg，相当于人体日常用剂量的348倍，属于安全范围。西瓜藤提取物对金黄色葡萄球菌、大肠埃希菌、铜绿假单胞菌、伤寒沙门菌、枯草芽孢杆菌和肺炎克雷伯菌均有不同程度的抑制作用，但对链球菌作用不明显[12]。另外，研究发现[13-14]西瓜叶不同溶剂提取物对疟蚊具有良好的杀虫卵、抑制幼虫生长作用，尤其是苯提取物对疟蚊和黑斑蚊生物活性指数的影响最为显著。

### 4. 葡萄藤叶、籽

林春驿等[15]研究发现，山葡萄藤叶具有明显的止血作用，山葡萄藤叶对小鼠断尾的止血时间为110 s，对兔股动、静脉半切开的止血时间为80 s，对兔耳动脉切开的止血时间为40 s。郭英等[16]研究发现，葡萄籽提取物可明显降低大鼠肝、脑组织自发性丙二醛（MDA）的生成，减轻 $CCl_4$、过氧化氢（$H_2O_2$）、二价亚铁离子（$Fe^{2+}$）加维生素C所致的肝脏脂质过氧化反应，减少肝组织谷胱甘肽消耗，提示葡萄籽提取物具有良好的抗脂质过氧化作用。

## （三）工艺研究

### 1. 芒果叶

采用比较法和正交试验设计法，以包衣片外观合格率、硬度、增重、耐湿度、溶出度等作为考核指标，确定薄膜包衣的最佳工艺参数。经研究，建立了可用于芒果叶提取物芒果苷原料药质量控制的质量标准[17]。采用不同的提取方法，提取率也会有所不同。李学坚等[18]采用的以D101树脂富集、D301树脂除杂、弱碱性水作提取溶剂的方法具有安全、环保、成本低、提取率高的优点。周丽明和李春美[19]通过单因素实验和正交试验，对提取芒果叶中多酚类化合物的工艺条件进行研究。唐玉莲等[20]采用纯物理工艺流程对从芒果叶中提取的总黄酮进行了研究。

### 2. 甘蔗叶

吴玉强等[21]采用 $L_9$（$3^4$）正交试验设计法优化甘蔗叶的提取工艺，以苯酚－硫酸法测定粗多糖的含量，以多糖提取量为指标，优选甘蔗叶粗多糖的最佳提取工艺，发现甘蔗叶粗多糖的最佳提取条件为料液比1∶30，于100 ℃提取3次，每次5 h。吴建中等[22]采用30%的乙醇从甘蔗叶中提取出黄酮类成分，提取物的总黄酮含量为12.5%。李敏等[23]研究了木聚糖酶酶解甘蔗叶高温蒸煮液的工艺条件，发现最优化条件为液固比13∶1，酶用量40 IU/g干基，酶解温度60 ℃，pH 6.0，反应时间2.5 h。

### 3. 其他

李培[24]采用乙醇提取西瓜藤中的总黄酮，通过单因素实验和正交试验研究发现，最优提取条件为固液比1∶20，提取时间4 h，提取温度80 ℃，乙醇浓度60%。莫丽玲等[25]研究发现，采用超声波乙醇浸提法提取八角叶总黄酮的效果最佳，得到的总黄酮含量最高。张纵圆等[26]采用正交试验法研究发现，葡萄叶总黄酮的最佳提取工艺条件为45%的乙醇溶剂，料液比1∶40，提取温度60 ℃，提取时间2 h，在最佳工艺条件下葡萄叶的总黄酮含量为5.329 mg/g。蔡健等[27]采用分光光度法，以乙醇为提取溶剂，以芦丁为标准品，测定了黄瓜叶中总黄酮的含量。

## （四）小结

综上所述，芒果叶具有解热镇痛、抗菌、止咳化痰等作用，甘蔗叶具有抗菌、降血糖、抗肿瘤等作用，西瓜藤具有抗菌、镇痛抗炎等作用。据2009年的有关统计，我国每年产生各种农作物废弃物约6亿吨，其中约2/3被废弃或焚烧，每年约有1亿吨的农业废弃物（秸秆）未能进行资源化利用。利用现代科学技术变废为宝，不仅解决了原处理方式所带来的环境污染等问题，还增加了农作物的附加值，如能运用于医药行业，将有利于解决目前中药资源日益枯竭的难题。但就目前而言，关于农作物废弃物药用价值的研究尚处于起步阶段，对于芒果叶、甘蔗叶、葡萄藤等的药用研究已经起步，甚至有些研究成果已运用于临床，而对于一些常见的大型农作物废弃物如荞麦秆、小麦秆、水稻秆、木薯秆、玉米秆等还有待进一步研究。

## 参考文献

[1] 邓家刚. 农作物废弃物药用研究的战略意义与基本思路［J］. 广西中医药，2010，33（1）：1-3.

[2] DNEG J G，CENG C H. Survey of research of mango leaves and mangiferin in 30 years［J］. Journal of Guangxi Traditional Chinese Medical University，2003，6（2）：44-47.

[3] 黄儒强，刘学铭. 龙眼核乙酸乙酯萃取物的GC-MS分析［J］. 食品工业科技，2005，26（3）：178-179.

[4] 王硕，龚小妹，周小雷，等. 四种不同品种西瓜藤化学成分预实验［J］. 时珍国医国药，2012，23（2）：390-391.

[5] 韦应芳，廖兰艳，林洁，等. 芒果叶中芒果甙的提取及其镇痛作用的研究［J］. 右江民族医学院学报，2008，30（1）：15-16.

[6] 韦乃球，邓家刚，冼寒梅，等. 芒果叶水煎液、去芒果苷芒果叶水煎液及芒果苷祛痰镇咳药效比较的实验研究［J］. 河南中医，2009，29（1）：42-44.

[7] 韦国锋，黄祖良，何有成. 芒果叶提取物的镇咳祛痰作用研究［J］. 时珍国医国药，2006，17（10）：1954-1955.

[8] 邓家刚，郭宏伟，侯小涛，等. 甘蔗叶提取物的体外抗肿瘤活性研究［J］. 辽宁中医杂志，2010，37（1）：32-34.

[9] 侯小涛，邓家刚，李爱媛，等. 甘蔗叶不同提取物对3种糖尿病模型的降血糖作用［J］. 华西药学杂志，2011，26（5）：451-453.

[10] 侯小涛，邓家刚，马建凤，等. 甘蔗叶提取物的体外抑菌作用研究［J］. 华西药学杂志，2010，25（2）：161-163.

[11] DENG J G，WANG S，GUO L C，et al. Extracts from watermelon roots and leaves have protective roles in anti-inflammation and analgesia［J］. Chinese Herbal Medicines，2010，2（3）：231-235.

[12] 王硕，龚小妹，戴航，等. 西瓜藤提取物的抑菌作用研究［J］. 广西植物，2013，33（3）：428-431.

[13] MULLAI K，JEBANESAN A，PUSHPANATHAN T. Mosquitocidal and repellent activity of the leaf extract of *Citrullus vulgaris*（Cucurbitaceae）against the malarial vector，*Anopheles stephensi* Liston（diptera culicidae）［J］. Eur Rev Med Pharmacol Sci，2008，12（1）：1-7.

[14] MULLAI K，JEBANESAN A，PUSHPANATHAN T. Effect of bioactive fractions of *Citrullus vulgaris* Schrad. leaf extract against *Anopheles stephensi* and *Aedes aegypti*［J］. Parasitol Res，2008，102（5）：951-955.

[15] 林春驿，冯建国，牛和平，等. 山葡萄藤叶止血效果的实验［J］. 黑龙江八一农垦大学学报，1988（1）：91-94.

[16] 郭英，蔡秀成，陈秋丽，等. 葡萄籽提取物的体外抗脂质过氧化作用［J］. 卫生研究，2002，31

(1)：28－30.
[17] 邓家刚，陈勇，王勤，等. 芒果苷原料药的质量标准研究［J］. 中药材，2007，30（11）：1464－1466.
[18] 李学坚，杜正彩，邓家刚. 采用水基溶剂提取芒果苷的工艺研究［J］. 中成药，2012，34（1）：161－164.
[19] 周丽明，李春美. 芒果多酚提取条件的研究［J］. 食品科技，2007，32（3）：107－109.
[20] 唐玉莲，黎海妮，刘海花，等. 芒果叶中总黄酮的提取及含量测定［J］. 右江民族医学院学报，2006，28（1）：8－10.
[21] 吴玉强，侯小涛，郭振旺，等. 多指标正交优选甘蔗叶多糖的提取工艺［J］. 中国实验方剂学杂志，2011，17（19）：11－13.
[22] 吴建中，欧仕益，汪勇. 甘蔗叶中黄酮类物质的提取及其抗氧化性研究［C］//“科技创新与食品产业可持续发展”学术研讨会暨2008年广东省食品学会年会论文集.［出版者不详］，2008：235－237.
[23] 李敏，李坚斌，梁欣泉，等. 甘蔗叶酶法制取低聚木糖的工艺研究［J］. 中国酿造，2011（12）：54－57.
[24] 李培. 西瓜藤中黄酮类化合物提取工艺的优化［J］. 饮料工业，2008，11（2）：29－31.
[25] 莫丽玲，肖词英，黄锁义，等. 八角叶总黄酮的提取及其捕获自由基作用研究［J］. 中国野生植物资源，2011，30（1）：50－53.
[26] 张纵圆，彭秧. 葡萄叶中总黄酮的提取工艺研究［J］. 生物技术，2007，17（6）：58－60.
[27] 蔡健，王薇. 黄瓜叶中总黄酮含量的研究［J］. 食品科学，2005，26（8）：194－197.

（周丹丹，戴　航，王　硕，邓家刚，龚小妹，李　婵）

## 四、9种农作物废弃物药用研究简况

中药资源为在一定地区或范围内分布的各种药用植物、动物和矿物及其蕴藏量的总和，包括人工栽培（养殖）的和利用生物技术繁殖的药用植物和动物[1]。全世界200多个国家有使用中药的历史和习惯。我国的中药资源十分丰富，开发利用历史亦很悠久。中药资源的广泛使用不但促进了《神农本草经》《本草纲目》等本草文献的产生，也推动了完整的中医治疗体系的形成。如今，中药仍然是人类与疾病做斗争、维持健康的重要资源和手段，在此过程中发挥着特有的作用。

中药资源具有广泛的利用价值，但蕴藏量有限。我国的中药资源达12 772种。其中已知的药用植物资源种类383科、2 309属、11 146种（含亚种、变种）；药用动物资源种类415科、861属、1 581种；矿物药资源种类80种，合计12 807种。但作为中药材使用的种类仅1 000余种，其中320种植物药材的总蕴藏量为85万千克左右[2]。近年来，由于不合理利用和无序开发，中药资源遭到极大的破坏，远远不能满足医疗市场的需要。所以，对中药资源的合理开发利用、生物多样性保护、中药新资源的发现等问题的研究，成为中医药可持续发展的重要命题。其中，寻找中药新资源，可从多个方面来进行，包括挖掘民族医药、扩大用药部位、变害为宝、变废为宝等多条途径[1]。甘蔗叶是甘蔗收割后的副产物，约占甘蔗重量的15%，每年仅在广西就产生几百万吨，除少部分作为动物饲料外，大部分被蔗农就地焚烧或丢弃，造成资源浪费并严重污染环境。对这样既有药用价值同时又是农作物的资源进行研究，发现其新用途，对于中药资源保护和开发具有重要意义。

## （一）甘蔗叶药用研究简况

甘蔗 *Saccharum officinarum* Linn.为禾本科（Poaceae，Gramineae）甘蔗属 *Saccharum* 植物[3-4]。甘蔗是一种重要的经济作物，广泛种植于热带及亚热带地区的100多个国家，全世界种植面积为1 900多万公顷，产量达1.454亿吨。我国为甘蔗种植大国，广东、台湾、广西、福建、四川、云南、江西、贵州、湖南、浙江、湖北等地皆有分布。甘蔗是制糖的主要原料，也是饮料等食品工业，以及轻工业、化学工业和能源工业的重要原料。全国每年可出产甘蔗1 500万吨，广西是我国甘蔗的主产区，产量约占全国的60%。

甘蔗为我国传统药物，药用历史悠久，主要用其茎秆。中医认为甘蔗味甘，性凉，有清热生津、润燥解酒等功效，可用于热病津伤、心烦口渴、反胃呕吐、肺燥咳嗽、大便燥结等[5-6]。甘蔗全体包括甘蔗皮、甘蔗渣、甘蔗叶皆可药用。化学研究发现，甘蔗叶中含有多糖、黄酮、维生素、氨基酸等多种化学成分[7-15]。刘昔辉、吴玉强等[11-13]对甘蔗叶多糖的提取工艺、含量测定方法和动态积累等进行了研究；吴建中等[15]从甘蔗叶中提取总黄酮，采用硝酸铝－亚硝酸钠比色法检测，总黄酮含量达12.5%，同时检测出其中的黄酮物质主要是花青素、花黄素；Jerzy Gajdus 等[16]用LC－UV法测定甘蔗叶、渣、汁和转基因甘蔗中的黄酮含量，鲜甘蔗叶中，总黄酮平均含量达1.10 mg/g，甘蔗汁的总黄酮含量达0.6 mg/ml；Colombo R 等[17-18]通过在线HPLC－UV和MS数据，鉴定了甘蔗渣、甘蔗叶和甘蔗汁中的多个黄酮苷及苷元。

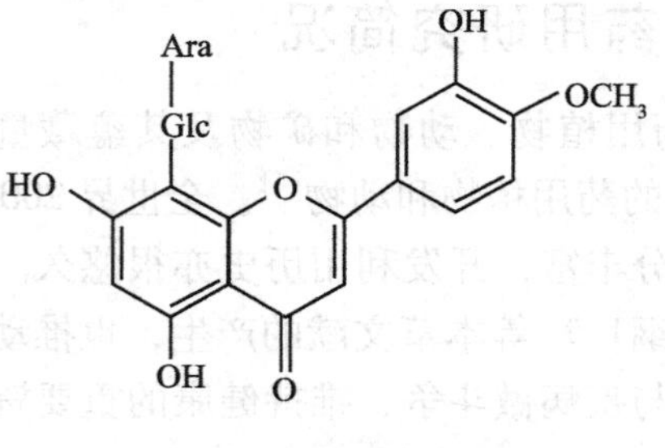


**香叶木素－8－C－葡萄糖－阿拉伯糖**

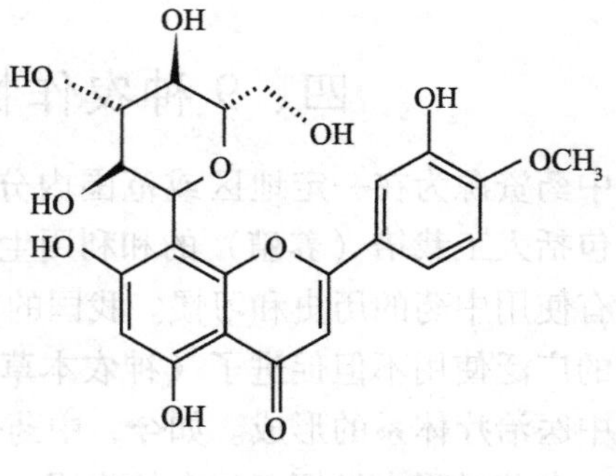


**香叶木素－8－C－葡萄糖苷**

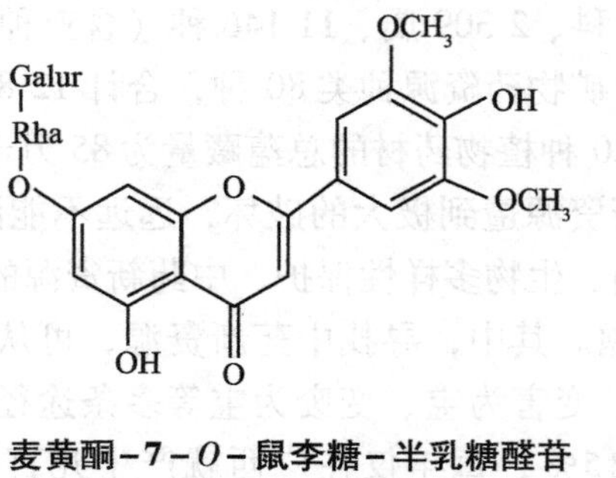


**麦黄酮－7－*O*－鼠李糖－半乳糖醛苷**

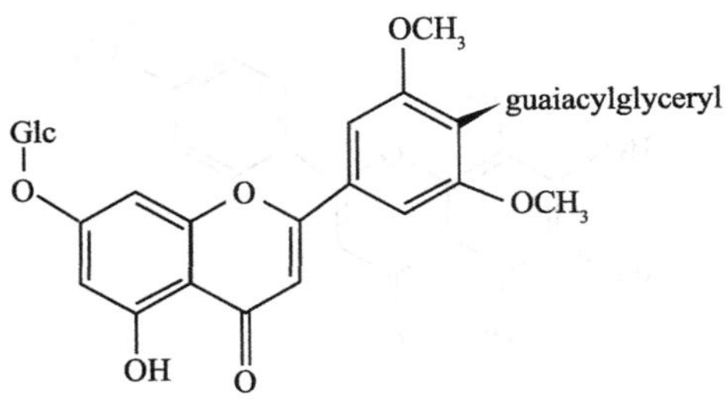

麦黄酮-β-4′-O-愈创木酚甘油醚-7-O-葡萄糖苷

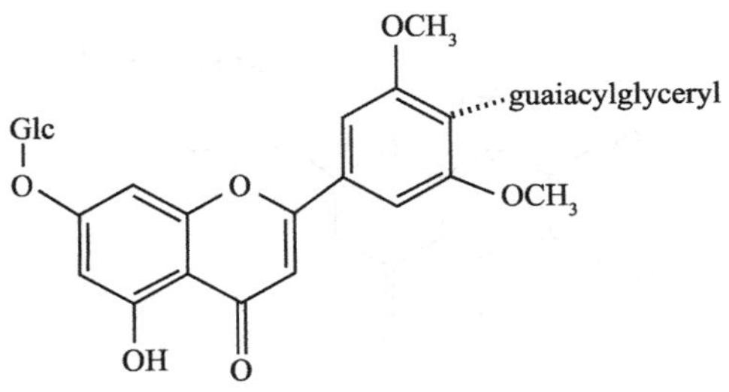

麦黄酮-α-4′-O-愈创木酚甘油醚-7-O-葡萄糖苷

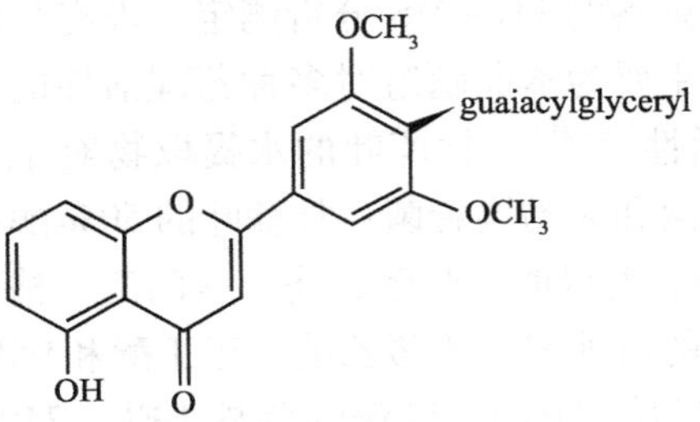

麦黄酮-β-4′-O-愈创木酚甘油醚

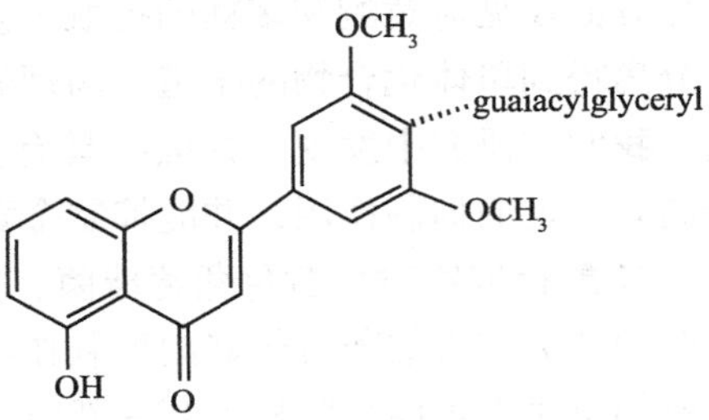

麦黄酮-α-4′-O-愈创木酚甘油醚

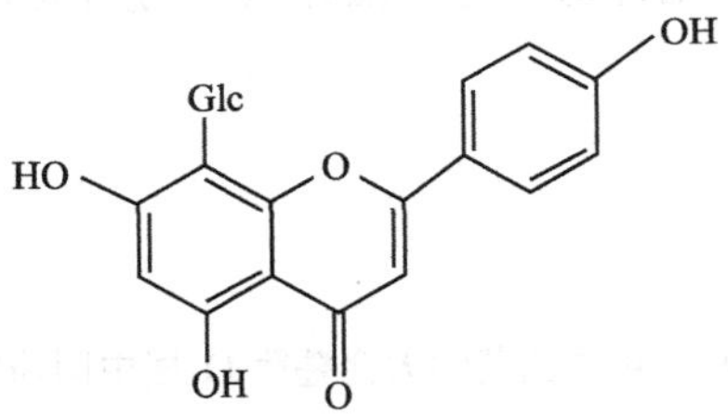

牡荆素

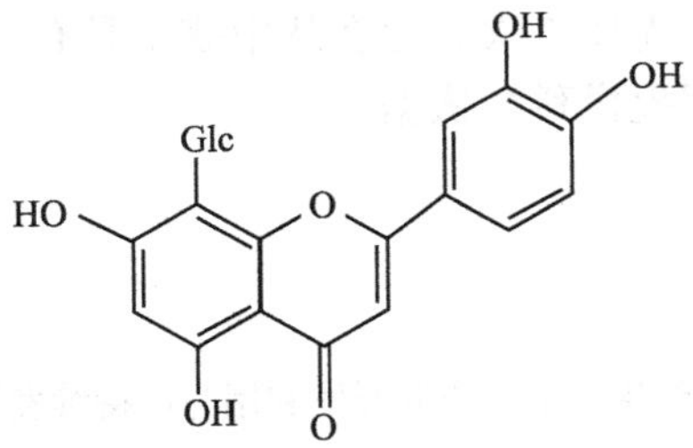

荭草素

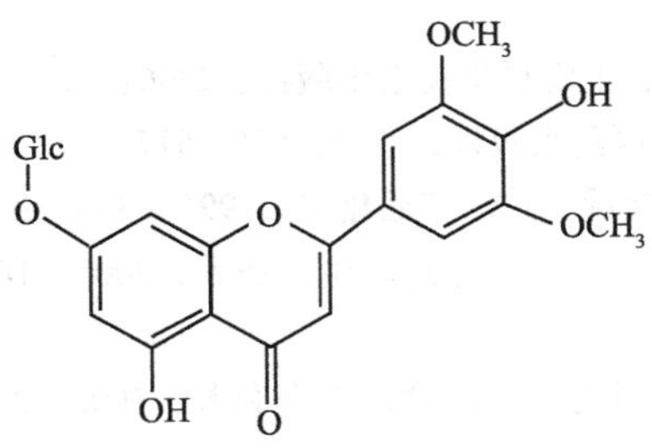

麦黄酮-7-O-葡萄糖苷

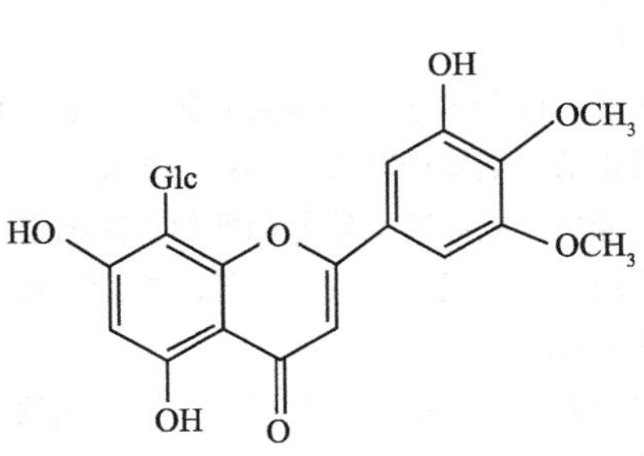

木犀草素-4′,5′-二甲氧基-8-C-葡萄糖苷

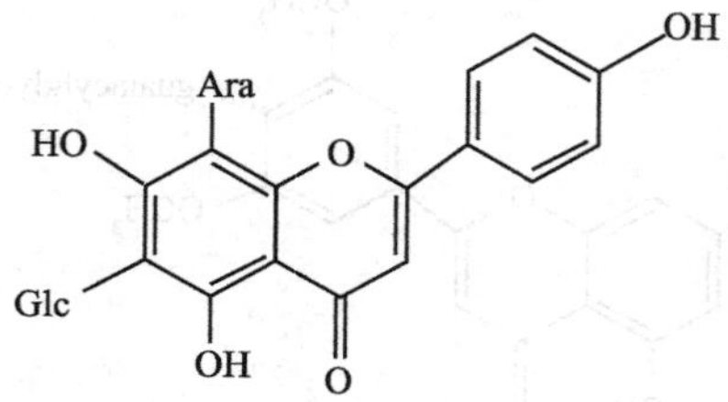


**夏佛塔苷**

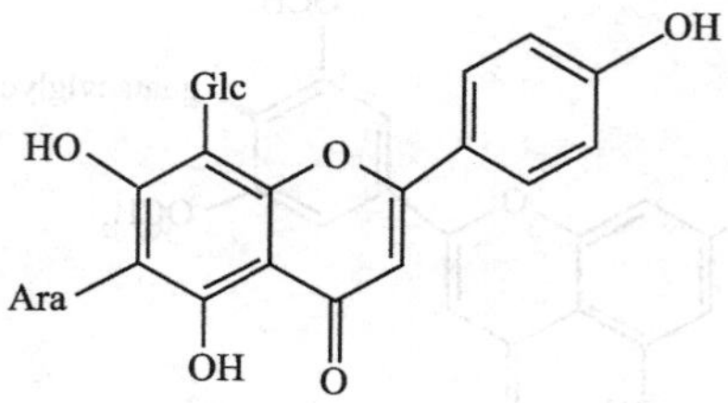


**异夏佛塔苷**

近年来，围绕着综合利用的主题，世界各国对甘蔗的研究和开发取得了一些进展，而对甘蔗叶的研究则相对滞后。虽有少量文献对甘蔗叶的化学和药理研究进行了报道，但化学成分方面仅见对黄酮和多糖的提取工艺研究和对黄酮的 LC－MS 分析测定，没有从该植物中分离得到单体化合物的报道；药理研究方面则主要为本课题组对多种药理活性的初步筛选。我们在研究中发现，甘蔗叶具有多种药理活性[19－21]，甘蔗叶的水提取物对小鼠血糖升高有一定的抑制作用，并能抑制金黄色葡萄球菌和大肠埃希菌；甘蔗叶的50%醇提取物和70%醇提取物对金黄色葡萄球菌、大肠埃希菌、铜绿假单胞菌、伤寒沙门菌、枯草芽孢杆菌和肺炎克雷伯菌有较好的抑制作用；甘蔗叶的石油醚、乙酸乙酯、正丁醇和95%乙醇提取部位对人胃癌细胞株 SGC－7901、宫颈癌细胞株 HeLa、肝癌细胞株 BEL－7404 的生长均有一定的抑制作用，其中乙酸乙酯部位的抑制作用最为明显，并在测定浓度范围内呈现良好的剂量依赖性。为了更深入、系统地对甘蔗叶进行研究，本课题组在前期研究的基础上，对甘蔗叶进行降血糖、神经保护、抗炎等方面的活性筛选和化学成分研究，这在国际上尚属首次，旨在从中获得具有一定生物活性的化合物，为甘蔗叶这一药用资源的开发利用提供科学依据。

## 参考文献

［1］蒋红艳．中药资源开发利用与可持续发展研究［C］//2011 年中国药学大会暨第 11 届中国药师周论文集．［出版者不详］，2011：1508－1512.

［2］Chinese medicine resources books［M］．Beijing：Science Press，1995：6－11.

［3］中国科学院中国植物志编辑委员会．中国植物志［M］．北京：科学出版社，1997，10（2）：41.

［4］国家中医药管理局《中华本草》编委会．中华本草：第 8 卷［M］．上海：上海科学技术出版社，1999：411－413.

［5］南京中医药大学．中药大辞典：上册［M］．2 版．上海：上海科学技术出版社，2006：797－798.

［6］钱正清．最新中药大辞典：第 2 卷［M］．北京：中国中医药出版社，2005：576－577.

［7］蒋瑾华，刘布鸣．紫外标准加入法测定甘蔗叶中的维 C 含量［J］．广西化工，1991（3）：39－40.

［8］闫超，黄建城，刘昔辉，等．超滤法提取分离甘蔗叶多糖的研究［J］．生物技术，2008，18（3）：49－51.

［9］徐美奕，关雄泰，许学军．甘蔗叶制取叶绿素铜钠盐的研究［J］．食品工业科技，2002，23（1）：59－60.

［10］陈晓山，黄谷亮，周镇峰，等．蔗叶提取叶绿素试验［J］．广西轻工业，2005（5）：12－13.

［11］刘昔辉，杨荣仲，区惠平，等．甘蔗叶多糖的提取与含量测定［J］．安徽农业科学，2007，35

(34)：10960，11035.

[12] 侯小涛，郭振旺，马丽娜，等. 甘蔗叶不同生长期多糖含量的动态积累研究 [J]. 药物分析杂志，2011，31 (5)：888-891.

[13] 吴玉强，侯小涛，郭振旺，等. 多指标正交优选甘蔗叶多糖的提取工艺 [J]. 中国实验方剂学杂志，2011，17 (19)：11-13.

[14] 侯小涛，赵超超，邓家刚. 甘蔗叶多糖除蛋白工艺研究 [J]. 食品工业科技，2012，33 (20)：240-244，247.

[15] 吴建中，欧仕益，汪勇. 甘蔗叶中黄酮类物质的提取及其抗氧化性研究 [C] //"科技创新与食品产业可持续发展"学术研讨会暨2008年广东省食品学会年会论文集. [出版者不详]，2008：235-237.

[16] JERZY GAJDUS，ZBIGNIEW KACZYNSKI，JOANNA SMIETANA，et al. Determination of flavonoids in cultivated sugarcane leaves，bagasse，juice and in transgenic sugarcane by liquid chromatography - UV detection [J]. Carbohydrate Research，2009 (344)：1054-1057.

[17] COLOMBO R，YARIWAKE J H，QUEIROZ E F，et al. On - line identification of sugarcane (*Saccharum officinarum* L.) methoxyflavones by liquid chromatography - UV detection using post - column derivatization and liquid chromatography - mass spectrometry [J]. Journal of Chromatography A，1082 (1)：51-59.

[18] COLOMBO R，LANCAS F M，YARIWAKE J H. Determination of flavonoids in cultivated sugarcane leaves，bagasse，juice and in transgenic sugarcane by liquid chromatography - UV detection [J]. Journal of Chromatography A，1103 (1)：118-124.

[19] 侯小涛，邓家刚，马建凤，等. 甘蔗叶提取物的体外抑菌作用研究 [J]. 华西药学杂志，2010，25 (2)：161-163.

[20] 邓家刚，郭宏伟，侯小涛，等. 甘蔗叶提取物的体外抗肿瘤活性研究 [J]. 辽宁中医杂志，2010，37 (1)：32-34.

[21] 邓家刚，侯小涛，李爱媛，等. 甘蔗叶的药效学初步研究 [J]. 广西中医学院学报，2008，11 (3)：77-78.

(侯小涛)

## (二) 西瓜藤药用研究简况

西瓜为葫芦科 Cucurbitaceae 植物西瓜 *Citrullus lanatus* (Thunb.) Matsum. et Nakai 的果实。西瓜不仅是一种美味可口的水果，也是一味常用的中药，为我国历代本草所收载，西瓜的瓤、皮、籽皆可入药，其药用历史已达2 000年。西瓜味甘，性寒，无毒，归心、胃、膀胱经，具有清热利湿之功效，用于水泻、痢疾、烫伤、萎缩性鼻炎等[1]。而西瓜茎叶，为葫芦科植物西瓜的叶或藤茎。

目前对西瓜瓤、西瓜皮及西瓜籽的研究比较多。在化学成分研究方面，西瓜皮中含有丰富的氨基酸，大约是西瓜瓤的3倍，含钾量大约是西瓜瓤的1.3倍，含糖量大约是西瓜瓤的一半，此外还含有丰富的铁、铜、锌、锰等人体必需的微量元素[2-6]。

在药理作用研究方面，西瓜瓤和西瓜皮醇提取的混合物对链脲霉素诱导的大鼠具有降低血糖、提高胰岛素水平从而抗糖尿病的作用，其机制可能是有效保护了胰腺细胞[7]。西瓜叶不同溶剂提取物对疟蚊具有良好的杀虫卵、抑制幼虫生长作用，尤其是苯提取物对疟蚊和黑斑蚊生物活性指数的影响效果最好，粗提取物显示出良好的杀虫卵作用[8-9]。

在临床应用方面，西瓜瓤具有杀菌及治疗尿毒症、肾盂肾炎、腹泻、黄疸性肝炎等多种功效[10-15]。西瓜汁能够合成细菌纤维素[16]，并能使环孢素 A 的血药浓度下降[17]。西瓜皮具有退热、抗菌、抗病毒、抗炎消肿及局部止血的作用，能够治疗腰痛、红痱、溃疡等疾病[18-22]。西瓜霜具有良好的治疗口腔溃疡的作用[23-25]。西瓜霜联合其他药物也可以治疗非特异性阴道炎[26]。西瓜籽有治疗小儿鹅口疮、前列腺结节状增生的报道[27-28]。

在工艺研究方面，武挨厚等[29]对西瓜皮果胶制备工艺条件进行了研究。许泽典[30]对西瓜霜的制法进行了研究。Dikhtyarev S I 等[31-32]对西瓜种子中脲酶的最佳提取工艺进行了研究，并确定了脲酶的最大比活度，对其活度的酸碱依赖度和活力参数也进行了研究。Yadav S 等[33]采用蛋白质分离方法对西瓜种子中低分子量类豌豆糖蛋白进行了分离，采用层析法结合质谱法进行了纯化和部分特性的确定。Rakhimov M M 等[34-35]对西瓜种子的蛋白质成分、中性脂进行了研究。Wani A A 等[36]对西瓜种子中的蛋白质进行了分离。Baboli Z M 等[37]用正己烷提取了西瓜籽油的成分。De Conto L C 等[38]用正己烷提取法和物理压榨法对西瓜籽油提取工艺进行了研究，发现这两种提取方法对西瓜籽油小分子物质没有显著区别，而压榨法可以产生氧化稳定性好、含胡萝卜素的西瓜籽油。

目前对西瓜藤的研究比较少，仅见耿敬章等[39]对西瓜藤的化学成分进行了初步研究，结果表明，西瓜藤中主要含黄酮类化合物。李培[40]对西瓜藤中黄酮类化合物的提取工艺进行了研究。由此可见，目前尚未对西瓜藤进行深入、系统的科学研究，西瓜藤仍处于待研究开发状态。我国作为西瓜的主产国之一，拥有大量西瓜藤废弃物，但其未得到很好的利用。对这些农作物废弃物进行深入的研究，明确其药理活性的有效成分或有效部位，将其变废为宝，开发为一种新的药用资源，进而开发为我国一类、五类新药，这将为人们的健康及医药和经济的发展做出一定的贡献。

## 参考文献


[1] 国家中医药管理局《中华本草》编委会. 中华本草［M］. 上海：上海科学技术出版社，1999：4578-4580.

[2] 李华安，时元林. 西瓜皮提取物的成分及其药用价值［J］. 中国中药杂志，1989，14（7）：43.

[3] 乐长高，黄国林. GC-MS 测定西瓜皮中的挥发性成分［J］. 光谱实验室，1999，16（4）：439-441.

[4] 殷国健，王光灿，朱光辉. 西瓜中微量元素含量的测定［J］. 广东微量元素科学，1999，6（1）：64-65.

[5] 张帆，王倩，马智宏，等. 西瓜可溶性糖和纤维素含量的近红外光谱测定［J］. 食品科学，2007，28（1）：258-261.

[6] 韩明，薛福玲，蔺志铎，等. 西瓜皮营养成分分析［J］. 食品研究与开发，2010，31（1）：199-121.

[7] 邓自华，何旭研，何植满. 西瓜皮柴黄汤治呼吸道感染高热 386 例［J］. 中国医药指南，2010，8（9）：62.

[8] MULLAI K，JEBANESAN A，PUSHPANATHAN T. Mosquitocidal and repellent activity of the leaf extract of *Citrullus vulgaris*（Cucurbitaceae）against the malarial vector，*Anopheles stephensi* Liston（diptera culicidae）［J］. Eur Rev Med Pharmacol Sci，2008，12（1）：1-7.

[9] MULLAI K，JEBANESAN A，PUSHPANATHAN T. Effect of bioactive fractions of *Citrullus vulgaris* Schrad. leaf extract against *Anopheles stephensi* and *Aedes aegypti*［J］. Parasitol Res，2008，102（5）：951-955.

[10] 高梦祥，马海乐，郭康权．西瓜汁的脉冲磁场杀菌试验［J］．食品与发酵工业，2004，30（3）：14－17．
[11] 李纯一，蒲昭和．三汁饮疗慢性肾盂肾炎［J］．家庭医药，2008（1）：23．
[12] 孟宪礼．“通腑健脏越冬西瓜汁”治疗尿毒症［J］．中华中西医学杂志，2007，5（4）：50－51．
[13] 杨兆轩．西瓜治愈慢性腹泻2例［J］．中国社区医师，2002，18（14）：36．
[14] 蔡兰英．西瓜瓤蒸大蒜治疗肾盂肾炎32例［J］．金华医学，1994（1）：39．
[15] 何秉然．西瓜治疗急性黄疸型病毒性肝炎18例临床疗效观察报告［J］．医药卫生资料，1979（2）：36－39．
[16] 李静，朱平．利用西瓜汁合成细菌纤维素的研究［J］．生物技术通报，2008（2）：158－162．
[17] 黄春新．西瓜使环孢素A血药浓度下降个案报道［J］．中国医院药学杂志，2007，27（7）：929．
[18] JIYUN AHN，WONHEE CHOI，SUNA KIM，et al. Anti－diabetic effect of watermelon（*Citrullus vulgaris* Schrad）on Streptozotocin－induced diabetic mice［J］. Food Science and Biotechnology，2011，20（1）：251－254．
[19] 马磊，张勇．西瓜皮青皮治疗腰痛19例［J］．中国民间疗法，2010，18（1）：71．
[20] 邹远云，李淮涌，张运卫．西瓜皮巧治红痱［J］．中医外治杂志，1999，8（1）：29．
[21] 王秀莲，叶凤龙．西瓜皮外用小验方3则［J］．新中医，2002，34（8）：73．
[22] 白桦，白桂香．自拟西瓜皮散治疗体表溃疡17例［J］．中医外治杂志，2001，10（2）：51．
[23] 刘士霞．西瓜霜喷剂联合甲硝唑治疗老年复发性口腔溃疡的临床观察［J］．临床合理用药杂志，2010，3（9）：88．
[24] 于利．治疗口腔溃疡药物的临床观察［J］．丹东医药，2009（4）：15－16．
[25] 邹节明，王力生，潘佐静，等．西瓜霜清咽含片药效学及毒理研究［J］．中国中西医结合耳鼻咽喉科杂志，2003，11（6）：261－264．
[26] 刘小慧．土霉素、西瓜霜含片、甲硝唑联合外用治疗非特异性阴道炎152例疗效分析［J］．九江医学，2008，23（2）：40－42．
[27] 彭文英．巴豆、西瓜子敷印堂穴治疗小儿鹅口疮［J］．中华实用中西医杂志，2004，17（19）：27－29．
[28] 徐苏，马基康．重用西瓜子治疗前列腺增生症52例疗效观察［J］．实用中西医结合杂志，1998，11（5）：462－463．
[29] 武挨厚，米拉，许辉，等．制备西瓜皮果胶工艺条件的研究［J］．内蒙古农牧学院学报，1998，19（2）：90－93．
[30] 许泽典．西瓜霜制法的探讨及演用［J］．福建中医药，1993，24（2）：35－36．
[31] DIKHTYAREV S I，YANINA M M，KUZNETSOVA R G，et al. Isolation of a urease from watermelon seeds and the study of its properties［J］. Chemistry of Natural Compounds，1983，19（5）：587－591．
[32] DIKHTYAREV S I. A study of the optimum conditions for the extraction of urease from the seeds of the watermelon *Citrullus vulgaris*［J］. Chemistry of Natural Compounds，1980，16（1）：95－98．
[33] YADAV S，TOMAR A K，JITHESH O，et al. Purification and partial characterization of low molecular weight vicilin－like glycoprotein from the seeds of *Citrullus lanatus*［J］. The Protein Journal，2011（12）：11．
[34] RAKHIMOV M M，ÉRMATOV A M，ALIEV T A. Investigation of the protein composition of the seeds of *Citrullus vulgaris*［J］. Chemistry of Natural Compounds，1995，31（3）：357－360．
[35] RAKHIMOV M M，ALIEV T A，TOLIBAEV I. Neutral lipids of *Citrullus vulgaris* seeds［J］. Chemistry of Natural Compounds，1995，31（3）：408－409．
[36] WANI A A，SOGI D S，SHIVHARE S. Characterization and functional properties of watermelon（*Citrul-*

*lus lanatus*）seed protein isolates and salt assisted protein concentrates［J］. Food Science and Biotechnology，2011，20（4）：877－887.

［37］BABOLI Z M，KORDI A A S. Characteristics and composition of watermelon seed oil and solvent extraction parameters effects［J］. Journal of the American Oil Chemists' Society，2010，87（6）：667－671.

［38］DE CONTO L C，GRAGNANI M A L，MAUS D，et al. Characterization of crude watermelon seed oil by two different extractions methods［J］. Journal of the American Oil Chemists' Society，2011，5（11）：1709－1714.

［39］耿敬章，冯君琪. 黄酮类化合物的生理功能与应用研究［J］. 中国食品添加剂，2007（4）：53，62－65.

［40］李培. 西瓜藤中黄酮类化合物提取工艺的优化［J］. 饮料工业，2008，11（2）：29－31.

（王　硕）

## （三）番茄叶药用研究简况

番茄又名六月喜、洋柿子、喜报三元、西红柿，是多年生植物番茄 *Lycopersicon esculentum* Mill. 的果实，在国外还有“爱情果”“金苹果”的美称[1]。番茄在全世界普遍栽培，是一种生熟均可食用、风味独特、营养丰富的茄科蔬菜，也是世界卫生组织推荐的保健品或抗肿瘤食品中都有的果蔬之一[2]。中医学认为番茄味甘、酸，性微寒，具有凉血养肝、生津止渴、解毒清热的作用。现代研究还发现，番茄中含有大量的类胡萝卜素和维生素C，丰富的钙、锌、铁、硒等矿物元素及苹果酸、番茄红素、柠檬酸、谷胱甘肽、番茄碱等对某些疾病有着特殊防治作用的活性物质。番茄中所含的番茄碱具有特殊的抑菌作用，可明显抑制真菌和多种细菌[3]。番茄红素和维生素C均具有较强的抗氧化作用[4-5]，而番茄红素是类胡萝卜素中抗氧化性能最强的物质，还具有抗肿瘤作用，对前列腺癌、消化道癌、宫颈癌等均具有较为明显的对抗作用[6]。

番茄的枝叶、主干、根茎等部位均含大量抗氧化活性成分，且在果实采摘过后，其他部位仍然含有大量的维生素C、生物碱、总黄酮类等物质。番茄叶具有浓郁的气味，这种气味非常特殊，早在20世纪70—80年代，国外就已开始研究其气味的成分[7-8]。研究发现这种气味主要是由2－甲基－*N*－苯基－2－丙烯酰胺、水芹烯－3－己烯醇、邻苯二甲酸丁基双酯、2－己烯酮－2－己烯醇等一些罕见的含氮特殊天然产物组成[9-10]。体外的抗氧化研究表明，番茄叶提取物中含有多种可抑制某些病原微生物的抑菌活性成分[11]，这些物质可用多种溶剂（包括非极性、强极性和弱极性）提取[12]。有研究表明，番茄叶的水提取物含有蛋白质、有机酸、黄酮类、皂苷、糖、酚类及生物碱等多种化学成分[13]。阎莉等[14]的研究表明，番茄叶的水提取物对细菌脂多糖诱导的急性炎症具有较明显的抑制作用。

在国家自然科学基金课题的支持下，我们开展了番茄叶药用价值的系统研究，主要涉及成分分析、抗氧化活性研究、总黄酮的提取工艺及含量测定、番茄叶提取物体外抗肿瘤活性研究等方面。冯旭等[15]从番茄叶中提取分离并鉴定了番茄碱苷等15个化合物，这些化合物均为首次从番茄叶中分离得到。番茄叶提取物有较强的抗氧化作用，且不同极性部位的抗氧化效果不同，抗氧化效果最强的是正丁醇部位和水部位。体内抗氧化实验也证实了番茄叶水提取物具有良好的抗氧化活性。番茄叶中总黄酮含量较高，且不同提取方法得到的总黄酮含量不一，我们优先选用番茄叶浸膏中总黄酮的提取方法，实验结果表明，不同浓度的番茄叶提取物对人肺癌细胞株 NCI－H460、宫颈癌细胞株 HeLa、肝癌细胞株 SMMC－7721 3 种癌细胞均有不同程度的抑制作用，而且与时间长短和剂量大小具有相关性。

## 参考文献


[1] 中国农业百科全书编辑委员会. 中国农业百科全书（蔬菜卷）[M]. 北京：中国农业出版社，1990：72－74.

[2] 师莉莎，陈江伟，张旭明，等. 番茄体外抗氧化活性研究 [J]. 广东农业科学，2012，39（13）：131－133.

[3] 熊维全，万群. 番茄红素研究进展 [J]. 热带农业科技，2007，30（2）：48－52.

[4] 宫智勇，方敏，王耀峰，等. 番茄乙醇提取物体外抗氧化活性研究 [J]. 中国食物与营养，2008（8）：31－33.

[5] 赵海清，窦君，阿吉艾克拜尔·艾萨. 番茄有效成分含量测定及其综合利用产业化构想 [J]. 安徽农业科学，2010，38（29）：16186－16187.

[6] 陆瑞芳，吴岷. 番茄红素的抗氧化作用与人体健康 [J]. 上海预防医学杂志，2004，16（2）：71－72.

[7] DIRINCK P，SCHREYEN L，SCHAM P N. Flavor quality of apples and tomatoes [J]. Appl Spectrom Mass（SM），1975，15（4）：427－435.

[8] LUNDGREN L，NORELIUS C，STENHAGEN G. Leaf volatiles from some wild tomato species [J]. Nord J Bot，1985，5（4）：315－320.

[9] PAN X F，YUAN F. Qualitative analysis of essential oil of stem and leaf in tomatoes by GC－MS [J]. J Northeast For Univ，2000（28）：119－120.

[10] SUN Y，LU Z P，GAO S H，et al. Extraction and identification of the volatile compositions from the stem-sand leaves of *Lycopersicon esculentum* Mill. [J]. Chin J Chem，2001（11）：277－278.

[11] FANG J T，SHI Y Q，ZHANG X. Screening studies on fungistasis of 56 plant Agriculture and Foresty extracts [J]. Journal of Northwest Sci－Tech university of Agriculture and Foresty，2001，29（2）：65－68.

[12] 杨从军，孟昭礼，郭景，等. 番茄茎叶提取物对 8 种植物病原菌的生物活性初步研究 [J]. 植物保护，2005，31（1）：28－31.

[13] 梁臣艳，邓家刚，冯旭，等. 番茄叶化学成分的初步研究 [J]. 中国民族民间医药，2013，22（4）：26－28.

[14] 阎莉，邓家刚，卫智权. 番茄叶水提物急性毒性及其对急性炎症的影响 [J]. 天然产物研究与开发，2013，25（6）：819－821.

[15] 冯旭，邱骥鹏，李扬，等. 番茄叶化学成分研究 [J]. 湖北农业科学，2017，56（21）：4127－4130.


（冯 旭）

## （四）肉桂叶药用研究简况

肉桂 *Cinnamomum cassia* Presl 为樟科 Lauraceae 樟属 *Cinnamomum* 植物，又名玉桂，为热带、南亚热带常绿乔木[1]。肉桂原产地为斯里兰卡，我国、东南亚国家及世界其他国家的许多热带地区都有栽培，在我国，肉桂主要种植于广西、广东、云南、福建等湿热地区[2-3]。肉桂为我国传统药物，药用历史悠久，主要用其皮及嫩枝。肉桂具有补火助阳、散寒止痛、引火归原等传统功效及抗炎、免疫调节、改善糖脂代谢、抗肿瘤、抗氧化、抗衰老、抗胃溃疡、扩张血管、抑菌等药理活性[4-5]。肉桂叶含油量丰富，且再生能力强、再生量大，是肉桂种植加工产业中常见的副产物之一。肉桂叶是工业上通过水蒸气蒸馏法提取肉桂油的原料，提取残渣通常仅作为锅炉燃料处理，其中含量丰富的天然活性成分没有得到充分利用，造成资源浪费和环境污染。

肉桂叶中含有挥发油、萜类、苯丙素类、酚苷类、黄酮类等多种化学成分。肉桂叶中的挥发油含量丰富，且功效与桂皮油类似[4]。肉桂叶挥发油以肉桂醛为主，相对含量在50%~90%，此外，相对含量在1%以上的还有苯丙醛、邻甲氧基肉桂醛、乙酸肉桂酯、香豆素等。周蕾[6]通过多种现代色谱分离技术及光谱分析手段，从肉桂叶的乙醇提取物正丁醇部位分离鉴定出39个化合物，其中包括2个二萜新骨架化合物、5个Cinncassiol G类二萜骨架新化合物和11个Cinncassiol D类二萜骨架新化合物。曾俊芬等[7-8]运用反复柱层析技术从肉桂叶的乙醇提取物中分离鉴定了20个单体化合物，其中1个为新异瑞诺烷二萜，命名为Cinncassiol G2；3个为简单苯丙素：3－(4－hydroxy－3－methoxy phenyl)－propan－1，2－dio、3－dehydroxy－1－(3，4－dihydroxyphenyl)－1－propanone、dihydrocinnacasside；2个为首次在肉桂叶中发现的木脂素(+)lariciresinol、(－)4－epi－lyoniresinol；3个为酚苷类化合物：2，6－dimethoxy－*p*－hydroquinone－1－*O*－*β*－D－glucopyranside、cinnacasolide A、canthoside C。向丽等[9]从广西玉林桂叶中提取分离得到黄酮类化合物，且通过红外光谱对比分析得出其含量比肉桂皮高的结论。李军集等[10]用紫外分光光度计法测定肉桂叶及其渣所提取的总黄酮浓度，结果分别为2.56 g/L和1.18 g/L，说明在提油过程中有部分黄酮损失。此外，肉桂叶中还含有草酸钙、微量元素、单宁、树脂、树胶质、纤维素等化学成分。

现代药理研究表明肉桂叶具有抑菌、抗氧化、调节免疫力等功效。Jasenka O等[11]证明肉桂叶油对大豆北方茎溃疡病菌、葡萄枝枯病病菌、向日葵茎溃疡病菌等10种植物的致病真菌具有较好的抗真菌活性。朱羽尧等[12]研究肉桂的皮、叶、枝、果实、花萼5种精油对金黄色葡萄球菌、大肠埃希菌的抑制活性，发现各部位精油对金黄色葡萄球菌、大肠埃希菌的抑菌圈直径均大于20 mm，属于极度敏感，说明各部位精油对2种供试微生物均具有显著的抑菌效果。卫向南[13]提取了肉桂叶水扩散蒸馏副产物黄酮和多糖并考察了它们的抗菌活性，结果显示它们对金黄色葡萄球菌、枯草芽孢杆菌、大肠埃希菌的抑制作用较明显，而对志贺菌属的抑制效果不明显。孙振军[14]对肉桂叶乙醇提取液的不同极性部分清除自由基的能力进行研究，结果表明：肉桂叶乙醇相清除羟自由基的能力接近于维生素C，其清除能力随样品添加量的递增而增强；石油醚部分清除$NO_2^-$的能力略强于维生素C；肉桂叶不同极性部分对超氧阴离子自由基均有一定的活性。Ayala－Zavala J F等[15]的研究表明肉桂叶油是一种有效的抗氧化剂，且添加的肉桂叶油浓度越高，其丁香酚含量越高，抗氧化能力越强。而Melgarejo－Flores B G等[16]的研究表明肉桂叶油能增加葡萄的抗氧化保健作用。卫向南[13]提取了肉桂叶水扩散蒸馏副产物黄酮和多糖，并考察了它们的抗氧化活性，结果表明：黄酮对羟自由基和超氧阴离子具有明显的清除作用，在供试质量浓度范围内，羟自由基（超氧阴离子）清除率随黄酮质量浓度的增加而增加；多糖对羟自由基具有一定的清除作用，在供试质量浓度范围内，羟自由基清除率随多糖质量浓度的增加而增加，而多糖对超氧阴离子几乎没有清除效果。周蕾[6]从肉桂叶中提取出39个化合物，其中6个化合物在不同的浓度之下，对伴刀豆球蛋白（ConA）诱导的小鼠T淋巴细胞表现出促进增殖的作用，且增幅可达78%，而另外2个化合物在低浓度下表现为明显促进作用、高浓度下表现为抑制作用，说明这部分二萜类化合物具有良好的免疫调节作用。曾俊芬[7]从肉桂叶的乙醇提取物中分离鉴定的倍半萜类化合物 aglycon 和 badounoid B 有一定的免疫抑制活性，其中化合物 aglycon 在800 μM 时，对T细胞和B细胞的增殖抑制率达到68%。此外，桂叶精油还有灭活酿酒酵母[17]、降低霉菌毒素[18]和体外抗虱子[19]等作用。

近年来，国内外学者对于肉桂的研究大多集中在肉桂皮及其精油的成分和功效上，对肉桂叶的研究大多处在基础阶段。肉桂叶资源丰富，再生能力强，可常年采集，有必要系统研究肉桂叶的化学成分及单体活性的作用机制，为进一步开发利用肉桂叶提供科学依据。

## 参考文献

[1] 黎贵卿，陆顺忠，江燕，等. 不同生长阶段肉桂叶中油细胞的形态及精油成分［J］. 广西林业科学，2016，45（1）：85-88.

[2] 侯小涛，郝二伟，秦健峰，等. 肉桂的化学成分、药理作用及质量标志物（Q-marker）的预测分析［J］. 中草药，2018，49（1）：20-34.

[3] 李艳，苗明三. 肉桂的化学、药理及应用特点［J］. 中医学报，2015，30（9）：1335-1337.

[4] 郭虹，林观样. 肉桂叶挥发性成分分析［J］. 浙江中医药大学学报，2009，33（6）：883-884.

[5] 黄丽涛，杨向宏，许育佳，等. 肉桂的研究进展［J］. 大众科技，2018，20（1）：77-79.

[6] 周蕾. 肉桂叶化学成分及免疫调节活性研究［D］. 武汉：华中科技大学，2016.

[7] 曾俊芬. 肉桂皮及叶化学成分和生物活性研究［D］. 武汉：华中科技大学，2014.

[8] 曾俊芬，朱虎成，周忠泉. 肉桂皮及叶中木脂素类化学成分的研究［J］. 中国药师，2017，20（5）：781-784.

[9] 向丽，张贵君，赵保胜，等. 肉桂不同部位及其挥发油的红外光谱宏观表征［J］. 中国实验方剂学杂志，2017，23（8）：57-61.

[10] 李军集，周丽珠，陈海燕，等. 紫外分光光度法检测桂叶、桂叶渣总黄酮研究［J］. 应用化工，2015，44（5）：970-971，975.

[11] JASENKA O，KAROLINA V，JELENA P，et al. In vitro antifungal activity of essential oils on growth of phytopathogenic fungi［J］. Poljoprivreda，2010，16（2）：25-28.

[12] 朱羽尧，钱骅，张琪瑶，等. 肉桂不同植物部位精油成分分析及抑菌活性研究［J］. 中国野生植物资源，2014，33（6）：1-5.

[13] 卫向南. 水扩散蒸馏提取肉桂叶有效成分的研究［D］. 南宁：广西大学，2014.

[14] 孙振军. 桂皮、桂枝、桂叶油提取工艺、化学成分及其乙醇提取物的抗氧化活性研究［D］. 桂林：广西师范学院，2010.

[15] AYALA-ZAVALA J F，SILVA-ESPINOZA B A，CRUZ-VALENZUELA M R，et al. Pectin-cinnamon leaf oil coatings add antioxidant and antibacterial properties to fresh-cut peach［J］. Flavour and Fragrance Journal，2013，28（1）：39-45.

[16] MELGAREJO-FLORES B G，ORTEGA-RAMÍREZ L A，SILVA-ESPINOZA B A，et al. Antifungal protection and antioxidant enhancement of table grapes treated with emulsions，vapors，and coatings of cinnamon leaf oil［J］. Postharvest Biology and Technology，2013（86）：321-328.

[17] SÁNCHEZ-RUBIO M，TABOADA-RODRÍGUEZ A，CAVA-RODA R，et al. Combined use of thermo-ultrasound and cinnamon leaf essential oil to inactivate *Saccharomyces cerevisiae* in natural orange and pome-

granate juices [J]. LWT - Food Science and Technology, 2016 (73): 140 - 146.
[18] ADAM P, KRZYSZTOF J, KATARZYNAM M, et al. Degradation of zearalenone by essential oils under in vitro conditions [J]. Frontiers in Microbiology, 2016 (7): 1224.
[19] VEAL L. The potential effectiveness of essential oils as a treatment for headlice, *Pediculus humanus capitis* [J]. Complementary Therapies in Nursing and Midwifery, 1996, 2 (4): 97 - 101.

（张笮晦）

## （五）木菠萝叶药用研究简况

木菠萝 *Artocarpus heterophyllus* Lam. 为桑科 Moraceae 波罗蜜属 *Artocarpus* 植物，其果实又称菠萝蜜、波罗蜜、树菠萝、蜜冬瓜、牛肚子果等，为世界著名热带水果。木菠萝原产于亚洲热带地区，在热带潮湿地区广泛栽培，引入我国已有 1 000 多年的历史[1]。木菠萝的果肉味甘、微酸，性平，无毒，有生津、止渴解烦、醒酒、益气、助消化之功效。《本草纲目》中记载“菠萝蜜生交趾、南番诸国”“内肉层叠如桔，食之味至甜美如蜜，香气满室”，瓤“甘、香、微酸”“止渴解烦，醒酒益气，令人悦泽”，核中仁“补中益气，令人不饥轻健”。木菠萝是集水果、木本粮食及珍贵木材于一体的热带树种。笔者就近年来国内外对木菠萝叶的化学成分、药理作用和临床研究的药学研究报道概述如下。

### 1. 化学成分研究

#### （1）黄酮类化合物

姚胜等[2]从木菠萝叶中的乙酸乙酯部位分得 5 个黄酮化合物，分别为波罗蜜查耳酮 ZA（artonin ZA）、波罗蜜查耳酮 ZB（artonin ZB）、isobavachromene、apigenin 和 pinocembrin。Di X X 等[3]从木菠萝树枝内分离出 2 个新查耳酮（artocarpusins A 和 artocarpusins B）、1 个新的黄酮（artocarpusin C）。潘小姣、韦海红等[4-5]在木菠萝叶中提取分离得到一个水溶性的黄酮二糖碳苷——牡荆素 - 2″- *O* - 木糖苷，发现其为木菠萝叶所特有的黄酮苷，在木菠萝树的其他部位，如茎枝和果实（包括种子、果皮、果肉）中均未检测到，并且其在黄色落叶中含量最高，约为 4 mg/g。

#### （2）多糖

潘小姣等[6]从木菠萝叶中提取分离得到一种分子量小于 100 kDa、得率为 1.63%、含量大于 91.75% 的木菠萝叶多糖复合物。

### 2. 药理作用研究

#### （1）降血糖和降血脂作用

Omar H S 等[7]报道，从木菠萝叶中提取的黄酮类成分对大鼠的血糖、血脂均有降低作用，其机制可能是通过所含黄酮类成分（如异槲皮苷）的抗氧化作用来实现的。潘小姣等[4-6,8]报道，木菠萝叶水溶性提取物具有降血糖和降血脂的作用，很可能和其含有的水溶性多糖和水溶性黄酮类化合物有关。通过进一步研究发现，一种分子量小于 100 kDa 的木菠萝叶多糖复合物和牡荆素 - 2″- *O* - 木糖苷单体都具有良好的降血糖作用。但是由于牡荆素 - 2″- *O* - 木糖苷在叶片中的含量很低，故含量较高的多糖类化合物更具有开发和利用前景。

(2) 抗菌作用

Loizzo M R 等[9]报道，木菠萝叶水总提取物及其乙酸乙酯部位对食源性致病菌具有一定的抗菌作用，而且该抗菌作用很可能与其所含有的酚类物质有关。

(3) 抗氧化作用

Loizzo M R 等[9]报道，木菠萝叶水总提取物及其乙酸乙酯部位具有一定的抗氧化作用，而且该抗氧化作用很可能与其所含有的酚类物质有关。

(4) 其他药理作用

木菠萝叶中的环异叶波罗蜜素、artonin A 和 artonin B 具有防止脂质发生过氧化反应的作用，桂木黄素和桂木生黄素通过抑制相关细菌可有效防止龋齿的形成[10]。此外，叶片乙醇提取物还具有促进创口愈合及抗梅毒和驱虫功能[11-12]；叶片甲醇提取物也具有伤口治愈特性[13]；叶片的二氯甲烷提取物还具有体外抗丙型肝炎病毒的作用[14]。

3. 临床研究

Baliga M S 等[15]报道，木菠萝叶的水煮液对健康个体和非胰岛素依赖型糖尿病病人均具有降血糖作用。

4. 小结

通过分析研究现状发现，无论是药理研究还是临床研究，都表明了木菠萝叶具有降血糖的作用，且与其有效成分和水溶性化学成分相关，尤其是黄酮苷及多糖，但是目前对其降血糖有效成分和作用机制的研究尚不够深入，有必要对其进行深入的研究。

## 参考文献


[1] 高爱平，陈业渊，李建国. 全身都是宝的“热带水果皇后”菠萝蜜 [J]. 中国果菜，2003 (4)：33.

[2] 姚胜，闵知大. 波罗蜜叶中新的查耳酮 [J]. 中国天然药物，2005，3 (4)：219-223.

[3] DI X X，WANG S Q，WANG B，et al. New phenolic compounds from the twigs of Artocarpus heterophyllus [J]. Drug Discoveries & Therapeutics，2013，7 (1)：24-28.

[4] 潘小姣，韦海红，邓家刚，等. 木菠萝叶中水溶性黄酮苷的分离、鉴定和测定 [J]. 中成药，2016，38 (4)：863-868.

[5] 韦海红，潘小姣，邓家刚，等. 木菠萝叶降血脂活性成分分析 [J]. 中国实验方剂学，2016，22 (15)：51-54.

[6] 潘小姣，邓家刚. 一种木菠萝叶多糖及其制备方法和应用：201510359701.9 [P]. 2017-07-11.

[7] OMAR H S，El-BESHBISHY H A，MOUSSA Z，et al. Antioxidant activity of *Artocarpus heterophyllus* Lam. (Jack Fruit) leaf extracts：remarkable attenuations of hyperglycemia and hyperlipidemia in streptozotocin-diabetic rats [J]. Scientific World Journal，2011，11 (71)：788-800.

[8] 潘小姣，邓家刚，汪泉，等. 牡荆素木糖苷的用途：201510315052.2 [P]. 2018-04-27.

[9] LOIZZO M R，TUNDIS R，CHANDRIKA U G，et al. Antioxidant and antibacterial activities on foodborne pathogens of *Artocarpus heterophyllus* Lam. (Moraceae) leaves extracts [J]. J Food Sci，2010，75 (5)：M291-M295.

[10] SATO M，FUJIWARA S，TSUCHIYA H，et al. Flavones with antibacterial activity against cariogenic bacteria [J]. Journal of Ethnopharmacology，1996 (54)：171-176.

[11] KHAN M R, OMOLOSO A D, KIHARA M. Antibacterial activity of *Artocarpus heterophyllus* [J]. Fitoterapia, 2003, 74 (5): 501-505.

[12] PATIL K S, JADHAV A G, JOSHI V S. Wound healing activity of leaves of *Artocarpus heterophyllus* [J]. Indian Journal of Pharmaceutical Sciences, 2005, 67 (5): 626-632.

[13] GUPTA N, JAIN U K, PATHAK A K. Wound healing properties of *Artocarpus heterophyllus* Lam [J]. Anc Sci Life, 2009, 28 (4): 36-37.

[14] ACHMAD F H, CHIE A-U, ADITA A P, et al. Antiviral activity of the dichloromethane extracts from *Artocarpus heterophyllus* leaves against hepatitis C virus [J]. Asian Pac J Trop Biomed, 2017, 7 (7): 633-639.

[15] BALIGA M S, SHIVASHANKARA A R, HANIADKA R, et al. Phytochemistry, nutritional and pharmacological properties of *Artocarpus heterophyllus* Lam (jackfruit): a review [J]. Food Research International, 2011, 44 (7): 1800-1811.

（潘小姣）

## （六）木薯叶药用研究简况

木薯 *Manihot esculenta* Crantz 又称树薯、木番薯，地下部结薯，属大戟科 Euphorbiineae 木薯属 Manihot 植物，原产于南美洲巴西，约有 4 000 年的栽培历史，16 世纪末以后逐步传播到其他热带和亚热带地区，现已分布到世界南北纬 30°以内的地带，是世界三大薯类（马铃薯、番薯、木薯）植物之一[1]。木薯于 19 世纪 20 年代以前传入我国，分布于秦岭—淮河一线以南，以广东、广西的栽培面积最大[2]。目前，种植木薯主要是为了获得富含淀粉的块根，而茎叶、薯皮等副产物则得不到充分利用，大部分被任意丢弃。

相关分析显示，木薯叶含有蛋白质、氨基酸、黄酮类化合物等营养成分，同时富含矿物质及微量元素，有害元素含量很低，且都在安全范围内。因此，木薯叶是非常具有开发潜力的副产物。

木薯叶蛋白质的含量在鲜叶中一般为 4.0%~9.6%，在干叶中为 20.6%~36.4%。氨基酸的含量为 8.4%~9.4%，其中赖氨酸含量较高，除蛋氨酸含量较低外，其他主要氨基酸含量也相当丰富。100 g 新鲜木薯叶含 231~482 mg 维生素 C、8.28~11.78 mg $\beta$-胡萝卜素。胡萝卜素、维生素 $B_2$ 等维生素的含量也比较高[3]。在木薯叶的矿物质及微量元素中，大量元素含量从高到低依次为钾、钙、磷、镁、硫、锰、锌、钠、铁、硼、铜，尤其锰、锌、铁、硼的含量达10~800 μg/g（DW，干重），微量元素钼、钴、硒、锗的含量均在0.01~0.2 μg/g（DW）[4]。

木薯叶中的黄酮类化合物包括儿茶素、芦丁、二氢黄酮苷、槲皮素、山柰酚、穗花杉双黄酮等，通过 HPLC 法测定发现不同产地品种、不同采收季节黄酮类化合物的含量差别很大[5-8]。木薯叶对金黄色葡萄球菌有较高的抑制作用[9]，且与维生素 C 相比，木薯叶总黄酮表现出更强的抗氧化活性[10-12]，木薯叶中抗营养因子（氢氰酸、单宁等）的存在对其开发应用产生了一定的影响。

木薯茎叶含有氢氰酸，其中叶部含量约占全株含量的 2.1%，主要是由亚麻苦苷（linamarin）水解产生的氢氰酸，氰离子与氧化型细胞色素氧化酶中的三价铁结合，阻断了氧化过程中三价铁的电子传递，使组织细胞不能利用氧，以致组织细胞窒息中毒，故以木薯茎叶作为食物时，应注意去毒[13]。

木薯叶含有大量的单宁，单宁的大量酚羟基与蛋白质或酶的肽基、氨基及羧基以氢键的形式发生多点结合，以至产生沉淀，抑制酶的活性使营养物质难以消化，代谢迟缓，由此具有一定的抗营养作用。单宁分子内有许多个邻位酚羟基，它能与 2 个以上的配位原子及 1 个中心离子（如铝、钙、铁、锌、铜、铬等）络合，形成环状的络合物，于不同 pH 下发生沉淀，不但能破坏生物体的内环境平衡，而且会造成一些微量金属元素在机体的流失。单宁还能与生物大分子（多糖、生物碱、脂质、核酸等）产生很强的复合作用，改变细胞膜的通透性，影响营养物质的吸收和代谢产物的排泄[14]。

## 参考文献

[1] 吴秋妃，徐缓，王琴飞，等. 木薯叶综合利用技术进展（英文）[J]. Agricultural Science & Technology，2017，18（12）：2576－2579，2586.

[2] 黄洁，李开绵，叶剑秋，等. 中国木薯产业化的发展研究与对策 [J]. 中国农学通报，2006，22（5）：421－426.

[3] 陶海腾，吕飞杰，台建祥，等. 木薯叶营养保健功效的开发 [J]. 中国农学通报，2008，124（6）：78－81.

[4] 陶海腾，张春江，陈晓明，等. ICP－MS 测定木薯生产副产物的矿质元素和有害重金属元素 [J]. 光谱学与光谱分析，2009，29（7）：1983－1985.

[5] 王定美，王伟，麦力文，等. HPLC 法同时测定不同采收期木薯叶中 6 种类黄酮的含量 [J]. 食品研究与开发，2017，38（18）：132－137，210.

[6] 何翠薇，覃洁萍，黄俏妮. HPLC 法测定木薯叶中芦丁的含量 [J]. 中国药房，2011，22（23）：2160－2161.

[7] 何翠薇. 减压法提取及测定木薯叶中芦丁的实验研究 [J]. 时珍国医国药，2011，22（9）：2193－2194.

[8] 何翠薇，陈玉萍，覃洁萍，等. 木薯茎杆及叶化学成分初步研究 [J]. 时珍国医国药，2011，22（4）：908－909.

[9] 李兵，何翠薇，陈青青，等. 广西木薯叶总黄酮提取工艺及抗菌性研究 [J]. 湖北农业科学，2014，53（23）：5816－5819.

[10] 周宁，赵晓璐，谢庆武. 超声波辅助提取木薯叶总黄酮及抗氧化性研究 [J]. 粮食与油脂，2016，29（10）：21－24.

[11] RODRIGO L F，DANIEL S D S，ANA P O P，et al. Antimicrobial，antioxidant and cytotoxicity potential of *Manihot multifida*（L.）Crantz（Euphorbiaceae）[J]. Annals of the Brazilian Academy of Sciences，2015，87（1）：303－311.

[12] 王琴飞，吴秋妃，徐缓，等. 木薯叶片中黄酮醇类物质的提取与检测 [J]. 西南农业学报，2018，31（8）：1694－1699.

[13] 王伟，王定美，李玮，等. 3 个木薯品种嫩茎叶中氢氰酸、总黄酮及主要营养成分含量的变化 [J]. 植物资源与环境学报，2017，26（1）：84－90.

[14] 冀凤杰，侯冠彧，张振文，等. 木薯叶的营养价值、抗营养因子及其在生猪生产中的应用 [J]. 热带作物学报，2015，36（7）：1355－1360.

（何翠薇）

## （七）八角枝叶药用研究简况

八角 *Illicium verum* Hook. f. 为木兰科 Magnoliaceae 八角属 *Illicium* 植物，别名大料、大茴香。八角的果实是我国传统的调味香料和中药材[1-2]，其味辛，性温，归肝、肾、脾、胃经，具有温阳散寒、理气止痛之功效，除用于食品的调味外，也用于寒疝腹痛、肾虚腰痛、胃寒呕吐、脘腹冷痛等[3-6]。八角为南亚热带珍贵的经济树种，主要生长于气候温暖、土壤疏松的潮湿山地。我国是世界上最大的八角生产国家，主产区为广西、云南及福建南部等。据统计，我国种植八角的年产量约为5万吨，其中广西的产量占全国的70%以上[7]。

关于八角果实化学成分的研究，已有八角茴香油[8]、莽草酸[9-10]和其他倍半萜内酯[11-12]方面的报道。八角果实中含有挥发油，反式茴香脑是八角茴香油的主要活性成分，广泛用于医药领域及配制饮料、烟草、食品等的增香剂。八角中的莽草酸具有很高的药用价值，是合成抗流感药物“达菲”的中间体[13-14]，具有广阔的研究前景。八角叶中也含有挥发油及莽草酸等化学成分，因此可用来提取八角茴香叶油，每100 kg八角鲜叶可生产八角茴香叶油0.8～1.0 kg[15]。杜正彩等[16]优化了从八角枝叶提取挥发油所产生的废水中分离莽草酸的工艺。另外，八角叶富含黄酮类化合物，莫丽玲等[17]报道了八角叶总黄酮的提取方法，并测定了该黄酮混合物清除自由基的能力；鲍泥满等[18]从八角枝叶中分离出2种黄酮类成分；易国富等[19]测定了八角叶黄酮苷元的种类及其含量。

八角在广西、广东、云南等主产区的种植面积很大，八角枝叶资源也极为丰富，1株8～20a树龄的八角树，每年产干果10～60 kg、落叶20～30 kg，且四季都有落叶。大量的八角枝叶被农民废弃焚烧，造成环境污染。因此，我们要加强八角枝叶化学成分与药理作用基础研究及产品开发与应用研究，为八角枝叶的综合利用提供科学依据。

### 参考文献

[1] 王琴，蒋林，温其标．八角茴香的研究进展［J］．中国调味品，2005，30（5）：18－22.
[2] 国家药典委员会．中华人民共和国药典［M］．北京：中国医药科技出版社，2015：4.
[3] 黄建梅，杨春澍．八角科植物化学成分和药理研究概况［J］．中国药学杂志，1998，33（6）：3－5.
[4] 赵俊丽，骆志成，武三卯，等．八角茴香挥发油抗念珠菌活性的体外研究［J］．中华皮肤科杂志，2004，37（8）：37－39.
[5] 曹雁平．食品调味技术［M］．北京：中国轻工业出版社，2002：113.
[6] DE M，DE A K，SEN P，et al. Antimicrobial properties of star anise（*Illicium verum* Hook. f.）［J］. Phytotherapy Research，2002，16（1）：94－95.
[7] 张中朋．八角茴香、莽草酸生产市场概况［J］．中国现代中药，2006，8（4）：41－42.
[8] LEE S O，PARK I K，CHOI G J，et al. Fumigant activity of essential oils and components of *Illicium verum* and *Schizonepeta tenuifolia* against *Botrytis cinerea* and *Colletotrichum gloeosporioides*［J］. Journal of Microbiology and Biotechnology，2007，17（9）：1568－1572.
[9] AVULA B，WANG Y H，SMILLIE T J，et al. Determination of shikimic acid in fruits of *Illicium* species and various other plant samples by LC－UV and LC－ESI－MS［J］. Chromatographia，2009，69（3－

4): 307-314.

[10] LIU H C, LI Q, ZHANG Y, et al. Analysis of(-)-shikimic acid in Chinese star anise by GC-MS with selected ion monitoring [J]. Chromatographia, 2009, 69 (3-4): 339-344.

[11] CHANG J Y, ABDEI-RAZEK M H, CHEN Y H, et al. Phytoquinoids and secoprezizaane-type sesquiterpenes from *Illicium* arborescens [J]. Helvetica Chimica Acta, 2010, 93 (1): 123-132.

[12] YOKOYAMA R, HUANG J M, YANG C S, et al. New seco-prezizaane-type sesquiterpenes, jiadifenin with neurotrophic activity and 1,2-dehydroneomajucin from *Illicium jiadifengpi* [J]. Journal of Natural Products, 2002, 65 (4): 527-531.

[13] ZHANG Y, LIU A, YE Z G, et al. New Approach to the total synthesis of (-)-zeylenone from shikimic acid [J]. Chem Pharm Bull, 2006, 54 (10): 1459-1461.

[14] 占弋丰，张小林，欧阳红霞. 莽草酸的应用与制取方法研究进展 [J]. 化工中间体，2012，9 (5): 1-5.

[15] 陈培栋，梁守珍. 八角栽培与茴油生产 [M]. 北京：中国林业出版社，1985: 12-15.

[16] 杜正彩，李学坚，黄月细，等. 八角枝叶提油废水中莽草酸的提取工艺优选 [J]. 中国实验方剂学杂志，2013，19 (9): 18-20.

[17] 莫丽玲，肖词英，黄锁义，等. 八角叶总黄酮的提取及其捕获自由基作用研究 [J]. 中国野生植物资源，2011，30 (1): 50-53.

[18] 鲍泥满，董旭俊，周乐. 八角枝叶的化学成分研究 [J]. 西北农林科技大学学报（自然科学版），2012 (9): 231-234.

[19] 易国富，龙永勋，陈全斌. 八角叶黄酮苷元及其含量的测定 [J]. 轻工科技，2013，29 (7): 19-20.

（杜正彩）

## （八）柿叶药用研究简况

柿 *Diospyros kaki* Thunb.为柿科 Ebenaceae 柿属 *Diospyros* 植物，广泛分布于热带、亚热带和温带地区[1]。全世界柿共有 6 属 450 余种，其中我国有 2 属 50 余种，是世界上最主要的柿生产国[2]，其中广西有 20 余种（包括栽培品种和野生品种），柿资源非常丰富[3]。柿的果实既可食用又可药用，而柿叶、柿蒂、柿花则是我国传统中药材[4]。柿叶为柿的新鲜或干燥叶[5]。柿叶药用始载于明代《滇南本草》，以后诸家本草及医（药）书也多有记载[6]。柿叶具有较高的营养价值和医疗保健作用，含有多种对人体健康有益的营养成分。柿叶味苦、酸、涩，性凉，无毒，归肺经，用于咳喘、肺气肿及各种内出血。柿叶具有抗菌消炎、生津止渴、清热解毒、润肺强心、镇咳止血、抗肿瘤、利尿、降血压等功效，能改变血液高凝状态，具有止血和体液免疫双向调节的作用，可治疗冠心病、心绞痛、功能性子宫出血等[2]。

柿叶的化学成分研究表明，柿叶中主要含有黄酮类、三萜类、有机酸、香豆素类、植物甾醇类、鞣质、酚类、树脂、多糖、挥发油、氨基酸、维生素等化合物[6]。从柿叶中分离鉴定的三萜类化合物有乌苏醇、乌苏酸、齐墩果酸、白桦脂酸、19-$\alpha$-羟基乌苏酸、19$\alpha$,24-二羟基乌苏酸、熊果苷等[7-9]。安秋荣等[10]用 GC-MS 法从柿叶中分离出 21 种脂肪酸，其中鉴定出 19 种。安秋荣等[11]还用程序升温与毛细血管气相色谱-质谱联用（GC-MS）的方法分离鉴定出柿叶 80 个挥发成分的组分。纪莉莲等[12]以柿叶提取物对 7 种常见的食品腐败菌及致病菌进行抑菌试验，结果表明，柿叶具有较强的拮抗食品腐败菌与致病菌的活性。马希汉等[13]研究认为，柿叶的石油醚提取物具有很强的抗氧化作用。

熊果酸和齐墩果酸是2种五环三萜皂苷类化合物，二者互为同分异构体。齐墩果酸具有消炎、增强免疫力、抑制血小板聚集、降血糖等多方面的临床药理作用，是治疗急性黄疸性肝炎和慢性病毒性肝炎的较为理想的药物。熊果酸具有多种生物活性，有强心、降血脂、降血糖、抗肿瘤等药理作用，尤其在抗肿瘤、抗氧化、抗炎保肝、降血脂方面作用显著[14]。甄汉深等[15-16]采用薄层色谱法和紫外－可见分光光度法对广西产柿叶进行定性鉴别，采用薄层色谱扫描法对广西不同时间、不同产地采集的柿叶中的熊果酸成分进行含量测定，采用HPLC法研究柿叶药材的指纹图谱并测定广西产柿叶中齐墩果酸和熊果酸的含量，为该药材的质量评价和控制提供科学依据。

我国对柿叶研究利用得较为成功的是对柿叶茶制备技术的应用研究，而对柿叶的综合利用方面的研究较少。2011年，由柿叶的提取物单味药制成的“脑心清片”在我国受到大力推广，它是由广州白云山和记黄埔中药有限公司开发的新药[17]。柿叶资源丰富，成分多样，药理作用明显，有必要对柿叶进行进一步的开发利用。

## 参考文献


［1］中国科学院西北植物研究所．秦岭植物志：第1卷 第4册［M］．北京：科学出版社，1983：58.

［2］林娇芬，林河通，谢联辉，等．柿叶的化学成分、药理作用、临床应用及开发利用［J］．食品与发酵工业，2005，31（7）：90－96.

［3］周法兴，梁培瑜，文洁，等．柿叶化学成分的研究（Ⅰ）［J］．中草药，1983，14（2）：4－6.

［4］冉先德．中华药海（上）［M］．哈尔滨：哈尔滨出版社，1993：1249.

［5］国家中医药管理局《中华本草》编委会．中华本草：第6册［M］．上海：上海科学技术出版社，1999：140－141.

［6］盛敬伟，徐萍，李学林，等．柿叶的药用［J］．河南中医药学刊，1995，10（6）：24.

［7］MATSURA S，IINUMA M．Studies on the constituents of useful plants．Ⅳ．The constituents of calyx of *Diospyros kaki*［J］．Yakugaku Zasshi，1977，97（4）：452－455.

［8］FUNAYAMA S．Study on extraction and isolation of persimmon flavone glucosides［J］．Chem Pharm Bull，1979（27）：2865－2869.

［9］陈光，徐绥绪，沙沂．柿叶的化学成分研究（Ⅰ）［J］．中国药物化学杂志，2000，10（4）：66－67.

［10］安秋荣，郭志峰．用GC－MS法分析柿树叶中的脂肪酸［J］．分析测试学报，2000，19（1）：74－75.

［11］安秋荣，郭志峰．柿叶挥发成分的GC/MS分析［J］．河北大学学报（自然科学版），1999，19（3）：256－259，263.

［12］纪莉莲，张强华，崔桂友．柿叶抗菌活性的研究及活性成分的分离鉴定［J］．食品科学，2003，24（3）：129－131.

［13］马希汉，尉芹．柿叶抗氧化作用的研究［J］．西北林学院学报，2000，15（2）：41－44.

［14］张秋燕，王亮，肖峰，等．柿叶药理作用研究进展［J］．河北职工医学院学报，2004，21（3）：39－40，43.

［15］甄汉深，黄珊映，唐维宏．柿叶中齐墩果酸的含量测定［J］．中药材，1998，21（7）：354－355.

［16］甄汉深，辛宁，陈勇，等．薄层扫描法测定柿叶中熊果酸的含量［J］．中药材，2001，24（3）：182－183.

[17] 傅建敏，梁晋军，周道顺. 柿叶有效成分研究综述 [J]. 中南林业科技大学学报，2013，33 (11): 66-72.

（周江煜）

## （九）五眼果药用研究简况

五眼果是漆树科 Anacardiaceae 植物南酸枣[1] *Choerospondias axillaris*（Roxb.）Burtt et Hill 的干燥果核，南酸枣在广西各地均有分布，资源非常丰富。据《中华本草》记载：其味甘、酸，性平，具有行气活血、养心安神、消积解毒的功效，用于气滞血瘀、胸痛、心悸气短、神经衰弱、失眠、支气管炎、食滞腹满、腹泻、疝气、烫火伤等。南酸枣果核与果皮间有可食用的白色果肉，果肉酸中带甜，靠果核处酸，呈黏稠状，有极高的营养价值。南酸枣的主要成分有植物黄酮、天然果胶、膳食纤维、维生素、有机酸、微量元素等。有研究报告[2-3]指出植物黄酮在南酸枣中含量极高；黄酮类化合物是天然活性物质，具有抗氧化、延缓衰老、保护心血管、抗病毒、养心安神、增强机体免疫等作用；五眼果具有降血糖、降血脂、通便、解毒的作用。

近年来，围绕着综合利用的主题，我们对五眼果抗上尿路结石进行了研究，结果表明，五眼果水提取物可显著降低以1%乙二醇和1α(OH)$VitD_3$为诱石液进行诱导的泌尿系统结石模型小鼠的尿草酸、肾草酸、尿钙、肾钙水平[4]。五眼果不同提取部位体外对草酸钙结晶的影响研究结果表明，五眼果水溶性成分可能是其抗草酸钙型结石的有效部位[5]。另外，用五眼果水提液对$CCl_4$、D-半乳糖胺（D-GalN）诱导的肝损伤小鼠进行灌胃能明显降低小鼠血清中的谷丙转氨酶（ALT）及谷草转氨酶（AST）含量，表明五眼果对$CCl_4$和D-GalN所致的小鼠急性肝损伤有明显的保护作用[6]。

### 参考文献

[1] 中国科学院植物研究所. 中国高等植物图鉴：第2册 [M]. 北京：科学出版社，1972.
[2] 熊冬生，浦跃武，吴晓英. 南酸枣植物在药物方面的研究概况及其应用前景 [J]. 广东药学，2000，10 (5): 8-10.
[3] 邓丽嘉，王月梅，顾维彰，等. 蒙药广枣的化学成分研究 [J]. 中草药，1989，20 (3): 8-9.
[4] 杨柯，曾春晖，黎文智，等. 五眼果对小鼠泌尿系统结石的作用研究 [J]. 中成药，2010，32 (5): 719-722.
[5] 李先梅，谭娥玉，蔡妮娜，等. 五眼果不同提取部位体外对草酸钙结晶的影响 [J]. 广西中医药，2015，38 (5): 54-56.
[6] 覃文慧，杨柯，曾春晖，等. 五眼果对小鼠急性肝损伤保护作用的实验研究 [J]. 广西中医药，2010，33 (3): 50-51.

（杨　柯）

# 第二章 化学成分与工艺研究

## 第一节 甘蔗叶

### 一、甘蔗叶中化学成分的研究

甘蔗为禾本科甘蔗属植物，世界各地均有栽培，为常见的经济作物和传统药物，全体（包括甘蔗皮、甘蔗渣、甘蔗叶）皆可药用。中医认为，甘蔗味甘，性凉，有清热生津、润燥解酒等功效，可治疗热病津伤、心烦口渴、反胃呕吐、肺燥咳嗽、大便燥结等[1]。甘蔗叶为甘蔗的副产物，产量较大，含有氨基酸、多糖、苷类、有机酸、黄酮类、酚类、香豆素或内酯、植物甾醇、三萜类等化学成分，具有抗肿瘤、抗菌、降血糖、抗炎、抗氧化等多种药理活性[2-3]。笔者研究了甘蔗叶乙醇提取物二氯甲烷部位的化学成分，分离并鉴定出 10 个化合物，这些化合物均为首次从该植物中分离得到。

#### （一）材料

**1. 仪器**

500 型核磁共振光谱仪（美国 Inova 公司，以 TMS 为内标）；1000 Series LC - MSD - Trap - SL 型 ESI - MS 质谱仪（美国安捷伦科技有限公司）；LC - 6AD 型液相色谱仪（日本岛津公司）。凝胶 Sephadex™ LH - 20（瑞典安发玛西亚生物技术公司）；柱层析和薄层层析硅胶、聚酰胺（青岛海洋化工厂有限公司）。

**2. 药材**

台糖 22 号甘蔗叶采自中国农业科学院甘蔗研究所 32 号试验地，经鉴定为禾本科植物甘蔗的叶。

#### （二）方法与结果

**1. 提取与分离**

取 60 kg 甘蔗叶，干燥后切成小段，用 95% 乙醇回流提取 3 次，减压浓缩至无乙醇气味，用适量水混悬，再依次用石油醚、二氯甲烷、乙酸乙酯、正丁醇萃取，得到相应部位的萃取物。取 36.6 g 二氯甲烷萃取物，采用硅胶柱色谱分离，用石油醚 - 乙酸乙酯（50∶1 ~ 0∶1）梯度洗脱，根据 TLC 检识结果，合并得到 20 个组分（$J_1$ ~ $J_{20}$）。组分 $J_{11}$ 经聚酰胺柱色谱分离、乙醇 - 水溶剂系统除色素后，取其中 2 个较纯净的组分 $J_{11-5}$ 和 $J_{11-9}$，分别经 Sephadex™ LH-20 柱用二氯甲烷-甲醇（1∶1）洗脱，组分 $J_{11-5-7}$经高压制备色谱分离纯化，用乙腈-水（20∶80）的流动相制备，得到3.49 mg 化合物Ⅰ；组分 $J_{11-9-4}$经高压制备色谱分离纯化，用乙腈-水（25∶75）的流动相制备，得到2.28 mg 化合物Ⅱ。组分 $J_{17}$经聚酰胺柱色谱分离、乙醇-水溶剂系统除色素后，取其中的9个较纯净的组分（$J_{17-1}$~$J_{17-9}$），分别经 Sephadex™ LH-20 柱用二氯甲烷-甲醇（1∶1）反复纯化，后组分 $J_{17-5-4}$经高压制备色谱用乙腈-水(35∶65）的流动相制备，纯化得到2.47 mg 化合物Ⅲ和4.46 mg 化合物Ⅳ；组分 $J_{17-5-9}$经高压制备色谱用乙腈-水（35∶65）的流动相制备，纯化得到2.35 mg 化合物Ⅴ和12.17 mg 化合物Ⅵ；组分 $J_{17-7-3}$经高压制备色谱用乙腈-水(35∶65)的流动相制备，纯化得到2.31 mg 化合物Ⅶ；组分 $J_{17-8}$经高压制备色谱分离，得到2个组分（$J_{17-8-1}$、$J_{17-8-2}$），其中 $J_{17-8-1}$为3.90 mg 的化合物Ⅷ，得到的组分 $J_{17-8-2}$经高压制备二次纯化，得到2.70 mg 化合物Ⅸ。组分 $J_{18}$经聚酰胺柱色谱分离、乙醇-水溶剂系统除色素后，取其中的1个较纯净的组分 $J_{18-6}$，经 Sephadex™ LH-20 柱用二氯甲烷-甲醇（1∶1）洗脱，组分 $J_{18-6-5}$经高压制备色谱用乙腈-水（40∶60）的流动相制备，纯化得到2.49 mg 化合物Ⅹ。

## 2. 结构的鉴定

### （1）化合物Ⅰ的鉴定

化合物Ⅰ为白色粉末（甲醇）；$[\alpha]_D^{25}$ +7.4（c=0.04 MeOH）；ESI-MS 正离子模式下给出准分子离子峰 *m/z* 199［M+H］$^+$，221［M+Na］$^+$，提示其分子量为198。结合核磁数据，推断分子式为 $C_9H_{10}O_5$，不饱和度为5。$^1$HNMR（$CD_3OD$，500 MHz）：δ7.27（2H，s，H-2，6），3.83（6H，s，H-3,5-$OCH_3$）；$^{13}$CNMR（$CD_3OD$，125 MHz）：δ122.3（C-1），108.6（C-2，6），149.1（C-3，5），142.0（C-4），170.3（C-7），57.1（C-3,5-$OCH_3$）。数据与文献[4]基本一致，故鉴定化合物Ⅰ为丁香酸（4-hydroxy-3,5-dimethoxybenzoic acid）。

### （2）化合物Ⅱ的鉴定

化合物Ⅱ为淡黄色粉末（甲醇）；ESI-MS 正离子模式下给出准分子离子峰 *m/z* 395［M+Na］$^+$，*m/z* 411［M+K］$^+$，提示其分子量为372。结合核磁数据，推断分子式为 $C_{20}H_{20}O_7$，不饱和度为11。$^1$HNMR（$CD_3OD$，500 MHz）：δ6.70（1H，d，*J*=8.5 Hz，H-2′），6.77（1H，d，*J*=1.5 Hz，H-5′），6.89（1H，dd，*J*=10.0、1.5 Hz，H-6′），6.75（1H，s，H-2），6.72（1H，s，H-5），4.27（1H，d，*J*=3.75 Hz，H-7′），3.37（1H，d，*J*=15.0 Hz，H-$7_a$），3.40（1H，d，*J*=15.0 Hz，H-$7_b$），3.69（1H，m，H-8′），3.96（1H，dd，*J*=10.0、8.5 Hz，H-9′），3.80（3H，s，H-3-OMe），3.82（3H，s，H-3′-OMe）；$^{13}$CNMR（$CD_3OD$，125 MHz）：δ134.5（C-1′），111.0（C-2′），149.5（C-3′），147.4（C-4′），116.3（C-5′），120.0（C-6′），48.8（C-7′），49.9（C-8′），85.1（C-9′），119.8（C-1），110.0（C-2），149.4（C-3），147.5（C-4），116.6（C-5），131.2（C-6），45.9（C-7），70.3（C-8），180.6（C-9），56.7（C-3′-OMe），57.3（C-3-OMe）。以上数据与文献[5]基本一致，故鉴定化合物Ⅱ为(8′*R*,7′*S*)-(-)-8-hydroxy-α-conidendrin。

（3）化合物Ⅲ的鉴定

化合物Ⅲ为白色粉末（甲醇）；ESI－MS 正离子模式下给出准分子离子峰 *m/z* 246.0［M＋Na］$^+$，ESI－MS 负离子模式下给出准分子离子峰 *m/z* 443.1［2M－H］$^-$，提示其分子量为222。结合核磁数据，推断分子式为 $C_{13}H_{18}O_3$，不饱和度为 5。$^1$HNMR（$CD_3OD$，500 MHz）：δ2.44（1H，d，*J*＝17.0 Hz，H－2），2.22（1H，d，*J*＝17.0 Hz，H－2），5.89（1H，s，H－4），5.74（1H，d，*J*＝15.5 Hz，H－7），5.85（1H，dd，*J*＝15.5、5.0 Hz，H－8），4.40（1H，m，H－9），1.29（1H，d，*J*＝6.5 Hz，H－10），1.01（1H，s，H－11），1.00（1H，s，H－12），1.89（1H，s，H－13）；$^{13}$CNMR（$CD_3OD$，125 MHz）：δ41.1（C－1），49.7（C－2），198.0（C－3），126.8（C－4），162.7（C－5），79.0（C－6），135.8（C－7），128.9（C－8），67.9（C－9），25.0（C－10），24.0（C－11），22.9（C－12），15.8（C－13）。以上数据与文献[6]基本一致，故鉴定化合物Ⅲ为去氢催吐萝芙叶醇（dehydrovomifoliol）。

（4）化合物Ⅳ的鉴定

化合物Ⅳ为白色粉末（甲醇）；ESI－MS 正离子模式下给出准分子离子峰 *m/z* 246.9［M＋Na］$^+$，ESI－MS 负离子模式下给出准分子离子峰 *m/z* 222.8［M－H］$^-$，提示其分子量为224。结合核磁数据，推断分子式为 $C_{13}H_{20}O_3$，不饱和度为 4。$^1$HNMR（$CD_3OD$，500 MHz）：δ2.44（1H，d，*J*＝17.0 Hz，H－2），2.22（1H，d，*J*＝17.0 Hz，H－2），5.89（1H，s，H－4），5.74（1H，d，*J*＝15.5 Hz，H－7），5.85（1H，dd，*J*＝15.5、5.0 Hz，H－8），4.40（1H，m，H－9），1.29（1H，d，*J*＝6.5 Hz，H－10），1.01（1H，s，H－11），1.00（1H，s，H－12），1.89（1H，s，H－13）；$^{13}$CNMR（$CD_3OD$，125 MHz）：δ41.2（C－1），49.3（C－2），197.2（C－3），127.4（C－4），160.3（C－5），79.0（C－6），144.9（C－7），130.1（C－8），196.8（C－9），28.1（C－10），24.1（C－11），22.7（C－12），14.9（C－13）。以上数据与文献[7]基本一致，故鉴定化合物Ⅳ为催吐萝芙叶醇（vomifoliol）。

（5）化合物Ⅴ的鉴定

化合物Ⅴ为白色粉末（甲醇）；$[\alpha]_D^{25}$ +7.4（c＝0.04 MeOH）；ESI－MS 正离子模式下给出准分子离子峰 *m/z* 175［M＋Na］$^+$，191［M＋K］$^+$，提示其分子量为152。结合核磁数据，推断分子式为 $C_8H_8O_3$，不饱和度为 5。$^1$HNMR（$CD_3OD$，500 MHz）：δ7.89（2H，d，*J*＝8.0 Hz，H－2,6），6.85（2H，d，*J*＝8.0 Hz，H－3,5），3.87（3H，s，H－7－$OCH_3$）；$^{13}$CNMR（$CD_3OD$，125 MHz）：δ120.8（C－1），131.3（C－2,6），114.8（C－3,5），162.1（C－4），167.2（C－7），50.8（C－8）。以上数据与文献[8]基本一致，故鉴定化合物Ⅴ为尼泊金甲酯（methyl 4－hydroxybenzoate）。

（6）化合物Ⅵ的鉴定

化合物Ⅵ为白色粉末（甲醇）；$[\alpha]_D^{25}$ +7.4（c＝0.04 MeOH）；ESI－MS 正离子模式下给出准分子离子峰 *m/z* 179［M＋H］$^+$，201［M＋Na］$^+$，提示其分子量为178。结合核磁数据，推断分子式为 $C_{10}H_{10}O_3$，不饱和度为 6。$^1$HNMR（$CD_3OD$，500 MHz）：δ7.64（1H，d，*J*＝16.0 Hz，H－7），7.47（2H，d，*J*＝8.0 Hz，H－2，6），6.83（2H，d，

$J$=8.0 Hz，H－3，5），6.36（1H，d，$J$=16.0 Hz，H－8），3.78（3H，s，H－9－$OCH_3$）；$^{13}$CNMR（$CD_3OD$，125 MHz）：δ125.8（C－1），129.8（C－2，6），115.4（C－3，5），159.9（C－4），145.2（C－7），113.5（C－8），168.4（C－9），50.6（C－10）。以上数据与文献[9]基本一致，故鉴定化合物Ⅵ为对羟基肉桂酸甲酯［(E)－methyl 3－(4－hydroxyphenyl) acrylate］。

（7）化合物Ⅶ的鉴定

化合物Ⅶ为淡黄色粉末（甲醇）；ESI－MS 正离子模式下给出准分子离子峰 $m/z$ 593［M+H］$^+$，615［M+Na］$^+$，提示其分子量为592。结合核磁数据，推断分子式为 $C_{28}H_{32}O_{14}$，不饱和度为13。$^1$HNMR（$CD_3OD$，500 MHz）：δ6.99（1H，s，H－3），6.49（1H，s，H－6），6.22（1H，s，H－8），7.18（2H，d，$J$=7.5 Hz，H－2′，6′），6.75（2H，d，$J$=7.5 Hz，H－3′，5′），3.73（3H，s，5－OMe），3.82（3H，s，4′－OMe），4.85（2H，d，$J$=5.5 Hz，H－1″），3.25－4.00（11H，m，H－2″，6″，2‴，5‴），4.39（1H，d，$J$=3.5 Hz，H－1‴）；$^{13}$CNMR（$CD_3OD$，125 MHz）：δ165.6（C－2），105.7（C－3），184.1（C－4），163.5（C－5），100.5（C－6），166.5（C－7），95.4（C－8），159.9（C－9），105.4（C－10），128.1（C－1′），111.8（C－2′），147.2（C－3′），155.1（C－4′），115.9（C－5′），121.1（C－6′），56.6（5－OMe），57.2（4′－OMe），95.5（C－1″），74.5（C－2″），87.7（C－3″），74.5（C－4″），74.0（C－5″），62.2（C－6″），106.2（C－1‴），75.4（C－2‴），72.8（C－3‴），70.6（C－4‴），60.5（C－5‴）。以上数据与文献[10]基本一致，故鉴定化合物Ⅶ为4′,5′－二甲氧基黄酮－7－*O*－葡萄糖基木糖苷（4′,5′－dimethoxyfla－vone－7－*O*－glucoxyloside）。

（8）化合物Ⅷ的鉴定

化合物Ⅷ为白色粉末（甲醇）；ESI－MS 正离子模式下给出准分子离子峰 $m/z$ 213.0［M+Na］$^+$，ESI－MS 负离子模式下给出准分子离子峰 $m/z$ 379.4［2M－H］$^-$，提示其分子量为190。结合核磁数据，推断分子式为 $C_{12}H_{14}O_2$，不饱和度为6。$^1$HNMR（$CD_3OD$，500 MHz）：δ3.44（1H，m，H－1），2.19（1H，m，H－2），2.55（1H，m，H－2），2.86（1H，m，H－3），3.30（1H，m，H－3），7.76（1H，s，H－5），6.22（1H，s，H－7），1.04（3H，s，C－1－$CH_3$），1.93（3H，s，H－$CH_3$），5.73（8－OH）；$^{13}$CNMR（$CD_3OD$，125 MHz）：δ21.5（C－1），23.8（C－2），43.1（C－3），201.3（C－4），127.8（C－5），138.2（C－6），119.8（C－7），151.4（C－8），129.9（C－9），135.5（C－10），24.9（C－6－OMe），19.9（C－1－$CH_3$）。以上数据与文献[11]基本一致，故鉴定化合物Ⅷ为 schiffnerone B（2－hydroxy－11,12,13－trinor－7－calamenone）。

（9）化合物Ⅸ的鉴定

化合物Ⅸ为淡黄色粉末（甲醇）；ESI－MS 正离子模式下给出准分子离子峰 $m/z$ 375［M+H］$^+$，397［M+Na］$^+$，提示其分子量为374。结合核磁数据，推断分子式为 $C_{20}H_{22}O_7$，不饱和度为10。$^1$HNMR（$CD_3OD$，500 MHz）：δ6.26（1H，d，$J$=3.0 Hz，H－2），6.67（1H，d，$J$=6.0 Hz，H－5），6.60（1H，d，$J$=6.0 Hz，H－5′），6.75（1H，dd，$J$=8.5、2.5 Hz，H－6），6.70（1H，dd，$J$=8.5、2.5 Hz，H－6′），4.42（1H，d，$J$=2.0 Hz，H－7），2.91（1H，m，H－8），3.80（1H，m，H－9），3.34（1H，m，H－

9)，3.82（1H，d，$J=15.0$、5.5 Hz，H－7′），3.39（1H，dd，$J=15.0$、5.5 Hz，H－7），3.11（1H，m），3.76（6H，s，H－3,3′－OMe）；$^{13}$CNMR（$CD_3OD$，125 MHz）：δ135.8（C－1），110.7（C－2），147.7（C－3），147.5（C－4），111.0（C－5），116.4（C－6），85.0（C－7），50.1（C－8），63.5（C－9），134.4（C－1′），116.8（C－2′），149.7（C－3′），149.4（C－4′），116.8（C－5′），120.0（C－6′），32.3（C－7′），48.8（C－8′），180.1（C－9′），55.8（C－3－OMe），56.7（C－3′－OMe）。以上数据与文献[11]基本一致，故鉴定化合物Ⅸ为isohydroxymatairesinol。

（10）化合物Ⅹ的鉴定

化合物Ⅹ为白色无定形粉末（甲醇）；ESI－MS正离子模式下给出准分子离子峰 *m/z* 197［M＋H］$^+$，提示其分子量为196。结合核磁数据，推断分子式为$C_{11}H_{16}O_3$，不饱和度为4。$^1$HNMR（$CD_3OD$，500 MHz）：δ4.15（1H，m，H－3），5.68（1H，s，H－7），1.21（3H，s，H－9），1.45（3H，s，H－10），1.68（3H，s，H－11）；$^{13}$CNMR（$CD_3OD$，125 MHz）：δ37.2（C－1），47.9（C－2），67.2（C－3），46.4（C－4），88.9（C－5），185.7（C－6），113.3（C－7），174.4（C－8），27.4（C－9），31.0（C－10），26.9（C－11）。以上数据与文献[12]基本一致，故鉴定化合物Ⅹ为地芰普内酯（loliolide）。

## （三）讨论

笔者对禾本科植物甘蔗叶二氯甲烷部位的化学成分进行了研究，分离并鉴定了10个化合物，包括3个酚酸及其酯类化合物（Ⅰ、Ⅴ、Ⅵ）、2个倍半萜类化合物（Ⅲ、Ⅳ）、2个环烯醚萜类化合物（Ⅹ、Ⅷ）、1个黄酮类化合物（Ⅶ）、1个四氢呋喃类木脂素（Ⅸ）和1个苯基四氢萘并丁内酯类木脂素（Ⅱ）。所有化合物均为首次从甘蔗叶中分离得到，为进一步研究开发甘蔗叶提供了理论基础。

## 参考文献


［1］南京中医药大学．中药大辞典：上册［M］．2版．上海：上海科学技术出版社，2006：797－798.

［2］侯小涛，邓家刚，冯建凤，等．甘蔗叶提取物的体外抑菌作用研究［J］．华西药学杂志，2010，25（2）：161－163.

［3］侯小涛，邓家刚，李爱媛，等．甘蔗叶不同提取物对3种糖尿病模型的降血糖作用［J］．华西药学杂志，2011，26（5）：451－453.

［4］许文清，龚小见，周欣，等．马兰化学成分及生物活性研究［J］．中国中药杂志，2010，35（23）：3172－3174.

［5］FUMIO K，SHINGO K，HIDEO O．Sesquilignans and lignans from *Tsuga heterophylla*［J］．Phytochemistry，1997，44（7）：1351－1357.

［6］HIDEAKI O，EIJI H，TAKAKAZU S．Stereochemistry of megastigmane glucosides from *Glochidion zeylanicum* and *Alangium premnifolium*［J］．Phytochemistry，2003（62）：763－768.

［7］EKLUND P C，SMED A I，SUNDELL F J，et al．A new lariciresinol－typebutyrolactone lignan derived from hydroxymatairesinol and its identification in Spruce wood［J］．J Nat Prod，2004，67（6）：927－931.

［8］朱玲花，黄肖生，叶文才，等．海芋的化学成分研究［J］．中国药学杂志，2012，47（13）：1029－1031.

［9］曾鹏，张勇，潘晨，等．巴东过路黄酚类化学成分研究［J］．药学学报，2013，48（3）：377－382.

[10] RAMSEWAK R S, NAIR M G, DEWITT D L, et al. Phenolic glycosides from *Dirca palustris* [J]. J Nat Prod, 1999, 62 (11): 1558-1561.
[11] MULHOLLAND D A, IOURINE S, TAYLOR D A H. Sesquiterpenoids from *Dysoxylum schiffneri* [J]. Phytochemistry, 1998, 47 (7): 1421-1422.
[12] SIMONA D M, NICOLA B, FULVIO G, et al. New constituents of sweet *Capsicum annuum* L. fruits and evaluation of their biological activity [J]. J Agric Food Chem, 2006, 54 (20): 7508-7516.

（张金玲，黄　艳，刘布鸣，侯小涛）

## 二、甘蔗叶脂溶性成分的GC-MS分析

甘蔗味甘，性平，无毒，具有清热解毒、生津止渴、和胃止呕、滋阴润燥等功效，用于口干舌燥、津液不足、小便不利、大肠燥结、消化不良、反胃呕吐、呃逆、高热烦渴等[1]。研究表明，甘蔗叶具有抑菌、降血糖、抗肿瘤、抗炎[2-6]等活性。甘蔗叶中的化学成分主要有糖类[7]、黄酮类[8]、有机酸类等。笔者对甘蔗叶的脂溶性化学成分进行分析研究，为进一步挖掘甘蔗叶的药用价值提供基础数据。

### （一）材料

#### 1. 仪器

美国Agilent 7890B-5977气相色谱-质谱-计算机联用仪。

#### 2. 药材与试剂

甘蔗叶，采集于广西农业科学院甘蔗研究所32号试验地，经广西中医药大学宁小清高级实验师鉴定为禾本科植物甘蔗的叶。样品采回后自然阴干，粉碎，过三号筛，备用。石油醚（60~90 ℃）、乙酸乙酯、氢氧化钾、甲苯、无水硫酸钠等均为分析纯。

### （二）方法

#### 1. 供试品的提取与制备

甘蔗叶晾干后粉碎，称取10.4 kg，经95%乙醇回流提取3次，每次提取2 h，过滤，合并提取液，滤过，减压回收溶剂，得乙醇提取物浸膏395.8 g，将该浸膏用水悬浮后，依次用石油醚（60~90 ℃）、二氯甲烷、乙酸乙酯、正丁醇进行萃取，回收溶剂后得石油醚部位浸膏（83.4 g）、二氯甲烷部位浸膏、乙酸乙酯部位浸膏、正丁醇部位浸膏。取石油醚部位浸膏4 g，经100~200目硅胶柱层析，石油醚-乙酸乙酯（100∶0~98∶2）梯度洗脱，直至洗脱液为无色，合并2%乙酸乙酯洗脱的馏分，旋干。石油醚洗脱的馏分为样品Ⅰ，2%乙酸乙酯洗脱的馏分为样品Ⅱ，样品Ⅰ为墨绿色半固体物0.415 0 g，样品Ⅱ为黄色油状物1.119 0 g。分别将样品Ⅰ、Ⅱ置于100 ml具塞烧瓶中，加入石油醚（60~90 ℃）-甲苯（1∶1，V/V）20 ml将其溶解，再加入0.4 mol/L的KOH-MeOH溶液10 ml，摇匀，置于45 ℃恒温水浴1 h，停止加热，加纯净水20 ml，振荡摇匀，待分层清晰后分取上清液，经无水硫酸钠脱水，0.45 μm微孔滤膜过滤，分别制得样品Ⅰ、Ⅱ供试品溶液。

## 2. GC－MS 分析条件

HP－5MS 石英毛细管色谱柱（30 m×250 μm×0.25 μm）；采用升温程序：①样品Ⅰ：初始温度150 ℃，保持1 min，以3 ℃/min 升温至210 ℃，保持5 min，再以5 ℃/min 升温至300 ℃，保持20 min；②样品Ⅱ：初始温度150 ℃，保持1 min，以3 ℃/min 升温至210 ℃，保持10 min，再以5 ℃/min 升温至300 ℃，保持10 min。电离方式为电子轰击，电离能量为70 eV，载气为He，柱流量为1.0 ml/min，进样量为0.2 μl，分流比为100∶1。进样口温度为300 ℃，离子源温度为230 ℃。扫描质量范围为全扫描，溶剂延迟3 min，电子倍增器设置模式增益：1.000 000。

## 3. 分析方法

精密吸取样品Ⅰ、Ⅱ供试品溶液各1.0 μl，经GC－MS 分析得到质谱图，通过HPMSD 化学工作站 NIST8、NIST11 标准质谱数据库进行检索，结合相关文献资料，确定各化学成分的结构，各化合物的百分含量采用峰面积归一化法计算。

## （三）结果

在上述条件下对供试品进行 GC－MS 分析，得到样品Ⅰ和样品Ⅱ的总离子流图（TIC），分别见图2－1 和图2－2。将图2－1、图2－2 中各化合物的质谱图经 HPMSD 化学工作站 NIST8、NIST11 标准质谱数据库检索，结合保留时间和相关文献资料，确定每个成分的化学结构，按照峰面积归一化法计算各化合物的百分含量。从样品Ⅰ鉴定确认了8 个成分，见表2－1；从样品Ⅱ鉴定确认了43 个成分，见表2－2。

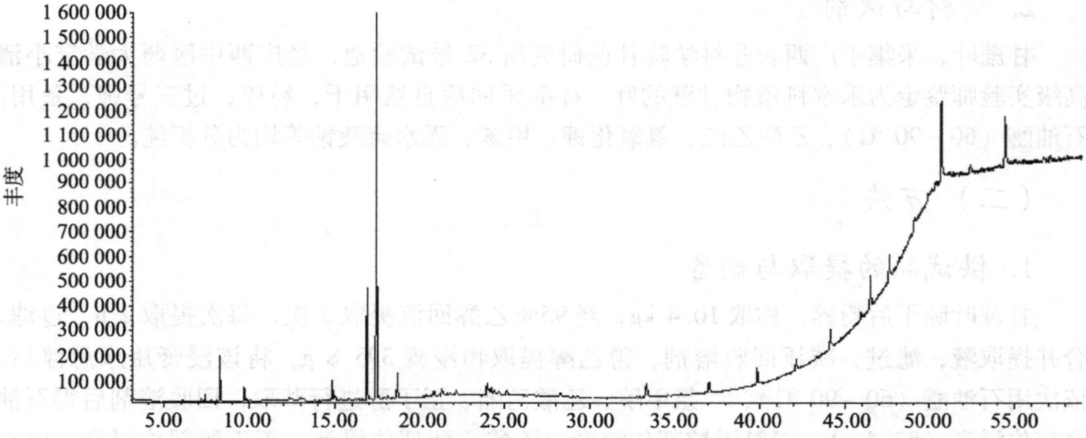


**图2－1　样品Ⅰ的总离子流**

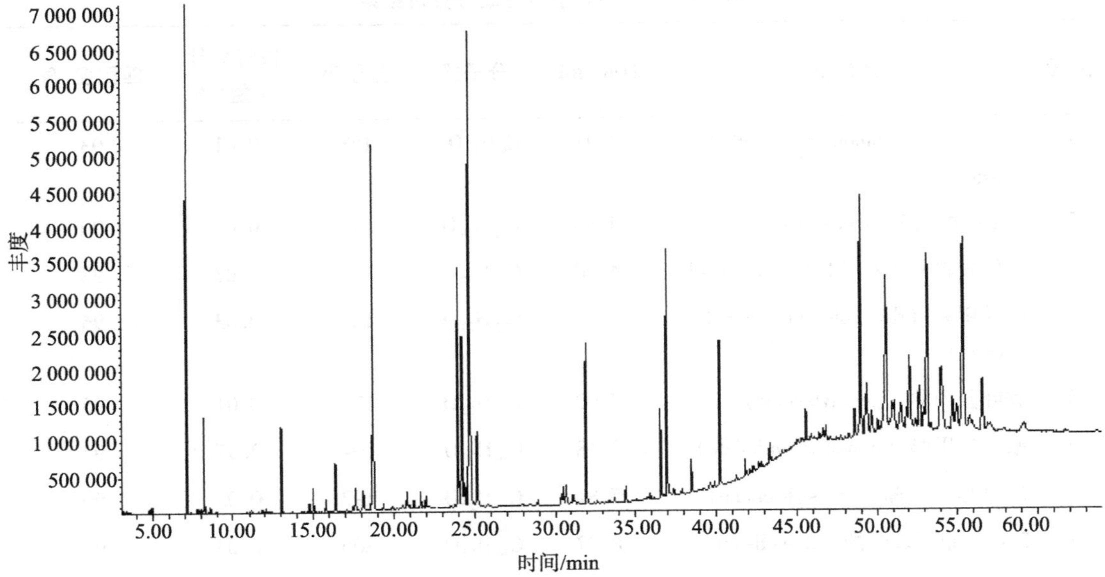


**图 2－2　样品Ⅱ的总离子流**

**表 2－1　样品Ⅰ脂溶性成分分析结果**

| 序号 | 化合物 | 时间/min | 分子式 | 分子量 | 相对百分含量/% | 匹配度/% |
|---|---|---|---|---|---|---|
| 1 | 二叔丁基对甲酚（butylated hydroxytoluene） | 8.25 | $C_{25}H_{24}O$ | 220 | 0.46 | 98 |
| 2 | 1-十六碳烯（cetene） | 9.69 | $C_{16}H_{32}$ | 224 | 0.14 | 94 |
| 3 | 1-十八碳烯（1-octadecene） | 14.86 | $C_{18}H_{36}$ | 252 | 0.23 | 99 |
| 4 | 棕榈酸甲酯（hexadecanoic acid methyl ester） | 18.69 | $C_{17}H_{34}O_2$ | 270 | 0.42 | 99 |
| 5 | 亚油酸甲酯［9,12-octadecadienoic acid(*Z*,*Z*)-methyl ester］ | 23.97 | $C_{19}H_{34}O_2$ | 294 | 0.25 | 99 |
| 6 | 正十二烷（eicosane） | 24.08 | $C_{20}H_{42}$ | 282 | 0.12 | 93 |
| 7 | 亚麻酸（linolenic acid） | 24.21 | $C_{18}H_{30}O_2$ | 278 | 0.19 | 90 |
| 8 | 正十八烷（octadecane） | 33.36 | $C_{18}H_{38}$ | 254 | 0.37 | 95 |

**表2－2　样品Ⅱ脂溶性成分分析结果**

| 序号 | 化合物 | 时间/min | 分子式 | 分子量 | 相对百分含量/% | 匹配度/% |
|---|---|---|---|---|---|---|
| 1 | 辛酸甲酯（octanoic acid methyl ester） | 3.41 | $C_9H_{18}O_2$ | 158 | 0.01 | 93 |
| 2 | 2-十一醇（2-undecanol） | 4.80 | $C_{11}H_{24}O$ | 172 | 0.02 | 90 |
| 3 | 4-癸烯酸甲基酯（4-decenoic acid） | 4.90 | $C_{11}H_{20}O_2$ | 184 | 0.03 | 98 |
| 4 | 癸酸甲酯（decenoic acid methyl ester） | 5.05 | $C_{11}H_{22}O_2$ | 186 | 0.03 | 96 |
| 5 | 香叶基丙酮（geranylacetoe） | 7.00 | $C_{13}H_{22}O$ | 194 | 0.01 | 95 |
| 6 | 酞酸二甲酯（dimethyl phthalate） | 7.18 | $C_{10}H_{10}O_4$ | 194 | 2.97 | 94 |
| 7 | 反-*β*-紫罗兰酮（trans-*β*-lonone） | 7.81 | $C_{13}H_{20}O$ | 192 | 0.03 | 90 |
| 8 | 2,4-二叔丁基苯酚（2,4-di-tert-butylphenol） | 8.07 | $C_{14}H_{22}O$ | 206 | 0.03 | 91 |
| 9 | 十二烷二酸单甲酯（dodecanoic acid methyl ester） | 8.23 | $C_{13}H_{24}O_4$ | 244 | 0.56 | 97 |
| 10 | 1,2-苯二酸，乙基甲基酯（1,2-benzenedicarboxylic acid ethyl methyl ester） | 8.52 | $C_{13}H_{14}O_6$ | 266 | 0.02 | 95 |
| 11 | 联苄（bibenzyl） | 8.63 | $C_{14}H_{14}$ | 182 | 0.04 | 94 |
| 12 | 二氢猕猴桃内酯［2(4H)-benzofuranone,5,6,7,7a-tetrahydro-4,4,7a-trimethyl-］ | 8.97 | $C_{11}H_{16}O_2$ | 180 | 0.02 | 97 |
| 13 | (+)-*α*-柏木萜烯［(+)-*α*-funebrene］ | 11.16 | $C_{15}H_{24}$ | 204 | 0.05 | 90 |
| 14 | 十三酸甲酯（tridecanoic acid methyl ester） | 12.03 | $C_{14}H_{28}O_2$ | 228 | 0.03 | 98 |
| 15 | 2,6-双(1,1-二甲基乙基)-4-(甲氧基甲基-苯酚)［phenol，2,6-bis(1,1-dimethylethy)-4-(methoxymethyl)-］ | 12.37 | $C_{16}H_{26}O_2$ | 250 | 0.01 | 91 |
| 16 | 肉豆蔻酸甲酯（methyl etradecanoate） | 13.02 | $C_{15}H_{30}O_2$ | 242 | 0.65 | 96 |
| 17 | 13-甲基肉豆蔻酸甲酯（methyl etradecanoate） | 14.75 | $C_{16}H_{32}O_2$ | 256 | 0.08 | 98 |
| 18 | 12-甲基肉豆蔻酸甲酯（tetradecanoic acid，12-methyl-，methyl ester） | 14.98 | $C_{16}H_{32}O_2$ | 256 | 0.20 | 94 |

续表

| 序号 | 化合物 | 时间/min | 分子式 | 分子量 | 相对百分含量/% | 匹配度/% |
|---|---|---|---|---|---|---|
| 19 | 十五烷酸甲酯（pentadecanoic acid methyl ester） | 15.79 | $C_{16}H_{32}O_2$ | 256 | 0.10 | 99 |
| 20 | 植酮（2-pentadecanone, 6, 10, 14-trimethyl） | 16.39 | $C_{18}H_{36}O$ | 268 | 0.40 | 96 |
| 21 | 棕榈酸甲酯（hexadecanoic acid methyl ester） | 17.62 | $C_{17}H_{34}O_2$ | 270 | 0.20 | 97 |
| 22 | 棕榈油酸甲酯[(*Z*)-9-hexadecenoic acid methyl ester] | 18.11 | $C_{17}H_{32}O_2$ | 268 | 0.20 | 99 |
| 23 | 3-(3, 5-二叔丁基-4-羟基苯基)丙酸甲酯[benzenepropanoic acid, 3,5-bis-1,1-dimethylethyl-4-hydroxy-, methyl ester] | 19.35 | $C_{18}H_{28}O_3$ | 292 | 0.06 | 90 |
| 24 | 15-甲基棕榈酸甲酯（hexadecanoic acid, 15-methyl-, methyl ester） | 20.55 | $C_{18}H_{36}O_2$ | 284 | 0.05 | 97 |
| 25 | 顺-10-碳烯酸甲酯（cis-10-heptadecenoic acid methyl ester） | 21.23 | $C_{18}H_{34}O_2$ | 282 | 0.10 | 99 |
| 26 | 邻苯二甲酸二异丁酯（methyl propyl phthalate） | 21.98 | $C_{16}H_{22}O_4$ | 278 | 0.13 | 96 |
| 27 | 1-十九碳烯（1-nonadecene） | 23.53 | $C_{19}H_{38}$ | 266 | 0.04 | 94 |
| 28 | 16-甲基-十七烷酸甲基酯（heptadecanoic acid, 16-methyl-, methyl ester） | 23.77 | $C_{19}H_{38}O_2$ | 298 | 0.05 | 94 |
| 29 | 亚油酸甲酯[(*Z*,*Z*)-9,12-octadecadienoic acid, methyl ester] | 24.00 | $C_{19}H_{34}O_2$ | 294 | 2.83 | 93 |
| 30 | 亚麻酸甲酯[(*Z*,*Z*,*Z*)-9,12,15-octadecatrienoic acid, methyl ester] | 24.24 | $C_{19}H_{32}O_2$ | 292 | 2.12 | 99 |
| 31 | 反-9-十八碳烯酸甲酯[(*E*)-9-octadecenoic acid, methyl ester] | 24.40 | $C_{19}H_{36}O_2$ | 296 | 0.34 | 99 |
| 32 | 植物醇（phytol） | 24.75 | $C_{20}H_{40}O$ | 296 | 6.71 | 97 |
| 33 | 硬脂酸甲酯（methyl stearate） | 25.16 | $C_{19}H_{38}O_2$ | 298 | 0.98 | 99 |
| 34 | 正二十三烷（tricosane） | 27.96 | $C_{23}H_{48}$ | 324 | 0.04 | 94 |

续表

| 序号 | 化合物 | 时间/min | 分子式 | 分子量 | 相对百分含量/% | 匹配度/% |
|---|---|---|---|---|---|---|
| 35 | 正十九酸甲酯（nonadecanoic acid methyl ester） | 28.93 | $C_{20}H_{40}O_2$ | 312 | 0.08 | 95 |
| 36 | 花生酸甲酯（eicosanoicacid acid methyl ester） | 31.93 | $C_{21}H_{42}O_2$ | 326 | 1.49 | 99 |
| 37 | 正二十四烷（tetracosane） | 33.69 | $C_{24}H_{50}$ | 338 | 0.05 | 96 |
| 38 | 二十一烷酸甲酯（heneicosanoic acid methyl ester） | 34.39 | $C_{22}H_{44}O_2$ | 340 | 0.14 | 97 |
| 39 | 二十二烷酸甲酯（docosanoicacid acid methyl ester） | 36.56 | $C_{23}H_{46}O_2$ | 354 | 0.72 | 99 |
| 40 | 二十三烷酸甲酯（tricosanoic acid methyl ester） | 38.47 | $C_{24}H_{48}O_2$ | 368 | 0.27 | 99 |
| 41 | 二十四烷酸甲酯（tetracosanoic acid methyl ester） | 40.22 | $C_{25}H_{50}O_2$ | 382 | 1.12 | 99 |
| 42 | β-谷甾醇（β-sitosterol） | 50.61 | $C_{29}H_{50}O$ | 414 | 4.59 | 97 |
| 43 | β-香树素（β-amyrin） | 51.52 | $C_{30}H_{50}O$ | 426 | 2.31 | 90 |

表2-1、表2-2结果显示，样品Ⅰ中的主要成分为：二叔丁基对甲酚（0.46%）、棕榈酸甲酯（0.42%）、正十八烷（0.37%）、亚油酸甲酯（0.25%）；样品Ⅱ中的主要成分为：植物醇（6.71%）、β-谷甾醇（4.59%）、酞酸二甲酯（2.97%）、亚油酸甲酯（2.83%）、β-香树素（2.31%）。样品Ⅰ和样品Ⅱ中的亚油酸甲酯和棕榈酸甲酯这2种成分重复出现，估计与洗脱不完全有关。由上述内容可知，甘蔗叶的脂溶性成分主要为烯酸类、烷酸类和直链烷烃类化合物。甘蔗叶为农作物废弃物，产量大，易获得，且具有药用价值，但目前对该资源的化学成分、药理作用的研究还不够深入，今后应进一步加大研究开发力度，为全民保健提供新资源。

## 参考文献

[1] 国家中医药管理局《中华本草》编委会．中华本草［M］．上海：上海科学技术出版社，1999：4002-4003.

[2] 侯小涛，邓家刚，马建凤，等．甘蔗叶提取物的体外抑菌作用研究［J］．华西药学杂志，2010，25（2）：161-163.

[3] 侯小涛，邓家刚，李爱媛，等．甘蔗叶不同提取物对3种糖尿病模型的降血糖作用［J］．华西药学杂志，2011，26（5）：451-453.

[4] 邓家刚，郭宏伟，侯小涛，等．甘蔗叶提取物的体外抗肿瘤活性研究［J］．辽宁中医杂志，2010，37（1）：32-34.

[5] 侯小涛，马丽娜，邓家刚，等. 甘蔗叶总黄酮提取工艺及抗炎活性的研究［J］. 中成药，2013，35（9）：2047－2050.
[6] 邓家刚，侯小涛，李爱媛，等. 甘蔗叶的药效学初步研究［J］. 广西中医学院学报，2008，11（3）：77－79.
[7] 吴玉强，侯小涛，郭振旺，等. 多指标正交优选甘蔗叶多糖的提取工艺［J］. 中国实验方剂学杂志，2011，17（19）：11－13.
[8] COLOMBO R，YARIWAKE J H，QUEIROZ E F，et al. On－line identification of sugarcane（*Saccharum officinarum* L.）methoxyflavones by liquid chromatography－UV detection using post－column derivatization and liquid chromatography－mass spectrometry［J］. Chromatogr，2005，1082（1）：51－59.

（张金玲，黄　艳，刘布鸣，侯小涛）

## 三、甘蔗叶 HPLC 指纹图谱的研究

甘蔗叶中主要含有黄酮[1]、多糖[2]、叶绿素[3]及维生素 C[4]等药用成分。指纹图谱技术已被广泛应用于中药材及复方物质基础研究，其优点在于可较全面地鉴定复杂的化学成分及其相对比例。现采用 HPLC 法对不同品种的甘蔗叶进行指纹图谱分析，这既可用于甘蔗叶的鉴定，也可为研究甘蔗叶的药效物质提供科学依据。

### （一）材料

#### 1. 仪器

Agilent 1100 高效液相色谱仪（美国安捷伦科技有限公司），含在线真空脱气机（G－1322A）、高压四元梯度泵（G－1311A）、标准自动进样器（G－1313A）、智能化柱温箱（G－1316A）、可变波长检测器（G－1314A）；Agilent 1100 series 色谱工作站（美国安捷伦科技有限公司）；LG16－WA 高速离心机（北京京立离心机有限公司）；KQ5200B 超声波清洗器（昆山市超声仪器有限公司）；BP211D 电子天平（德国赛多利斯集团）。

#### 2. 药材

甘蔗叶样品经广西甘蔗研究所高级农艺师许树宁鉴定为禾本科甘蔗属植物甘蔗的叶，17 批不同品种的样品均采集于广西甘蔗研究所，相关信息见表 2－3。

**表 2－3　17 批甘蔗叶信息表**

| 样品批次 | 采样时间 | 样品品种 |
|---|---|---|
| 1 | 2010 年 5 月 | 新台糖 22 |
| 2 | 2010 年 5 月 | 台糖 22 |
| 3 | 2010 年 5 月 | 桂台糖 04－155 |
| 4 | 2010 年 5 月 | 桂台糖 03－2625 |
| 5 | 2010 年 5 月 | 桂引 B8 |
| 6 | 2010 年 5 月 | 桂糖 03－2287 |

续表

| 样品批次 | 采样时间 | 样品品种 |
|---|---|---|
| 7 | 2010 年 5 月 | 桂糖 21 |
| 8 | 2010 年 5 月 | 桂引 B9 |
| 9 | 2010 年 5 月 | 桂糖 02－237 |
| 10 | 2010 年 5 月 | 桂辐 98－296 |
| 11 | 2010 年 5 月 | 桂糖 04－2239 |
| 12 | 2010 年 5 月 | 桂引 Q190 |
| 13 | 2010 年 5 月 | 桂糖 02－1156 |
| 14 | 2010 年 5 月 | 桂糖 02－963 |
| 15 | 2010 年 5 月 | 桂糖 97－69 |
| 16 | 2010 年 5 月 | 桂糖 02－770 |
| 17 | 2010 年 5 月 | 桂糖 02－8331 |

## （二）方法与结果

### 1. 色谱条件

色谱柱：安捷伦 $C_{18}$（4.6 mm×250 mm，5 μm）；流动相为甲醇（A）－0.1%冰醋酸（B）梯度洗脱（0～5 min，A 为 20%～20%；5～15 min，A 为 20%～28%；15～30 min，A 为 28%～34%；30～40 min，A 为 34%～34%；40～45 min，A 为 34%～42%；45～70 min，A 为 42%～50%；70～95 min，A 为 50%～65%）；柱温：25 ℃；检测波长：320 nm；流速：1.0 ml/min；进样量：20 μl；运行时间：95 min。

### 2. 供试品的制备

称取样品 2 g，按料液比 1∶25 加入 70% 乙醇回流提取 2 h，减压浓缩，将浓缩样品上大孔树脂柱，先用 100 ml 水洗脱洗至无色，然后用 100 ml 70% 乙醇洗脱，将洗脱液浓缩，并用甲醇定容至 5 ml 容量瓶，离心，备用。

### 3. 方法学考察

（1）精密度试验

取编号为 1 的供试品，按“供试品的制备”项下方法制备供试品，按色谱条件，连续进样 6 次，记录图谱，共有峰的相对保留时间 RSD 和相对峰面积 RSD 均小于 3.0%。结果表明：仪器的精密度良好，符合要求。

（2）重复性试验

取 6 份编号为 1 的供试品，按“供试品的制备”项下方法制备供试品，按色谱条件测定，记录色谱图，考察试验方法的重复性，6 份样品的共有峰的相对保留时间 RSD 均小于 1.0%，相对峰面积 RSD 均小于 3.0%。结果表明：本试验方法具有良好的重复性，符合要求。

（3）稳定性试验

取编号为 2 的供试品，按“供试品的制备”项下方法制备供试品，按色谱条件测定，分别在0 h、2 h、4 h、8 h、12 h、24 h检测指纹图谱，所有色谱峰的相对保留时间RSD均小于1.0%，相对峰面积RSD均小于3.0%。结果表明：样品溶液在24 h内基本稳定。

## 4. 甘蔗叶指纹图谱共有模式的建立

取各样品，分别按“供试品的制备”项下方法制样，按色谱条件进样，记录指纹图谱。将图谱导入“中药色谱指纹图谱相似度评价系统（2004A版）”软件，选择S1为参照图谱，为避免人工判峰的盲目性，保证共有峰确定的公正和客观，以平均数法作为生成对照指纹图谱的方法，软件自动匹配图谱，系统依据柿叶药材的共有模式，生成甘蔗叶的对照指纹图谱（图2-3），17批样品的HPLC指纹图谱叠加图见图2-4。

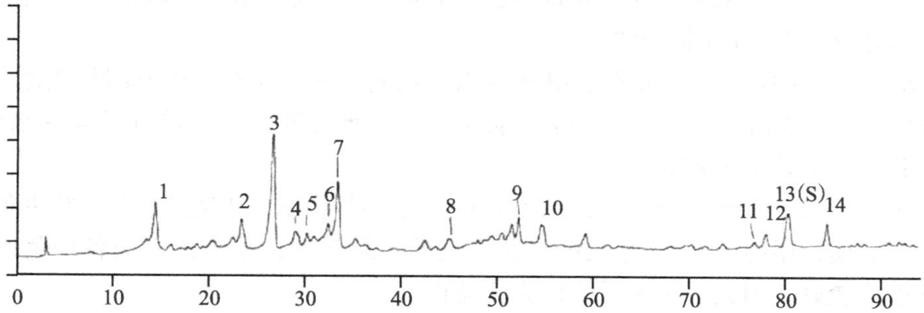


**图2-3　甘蔗叶对照指纹图谱（批号1）**

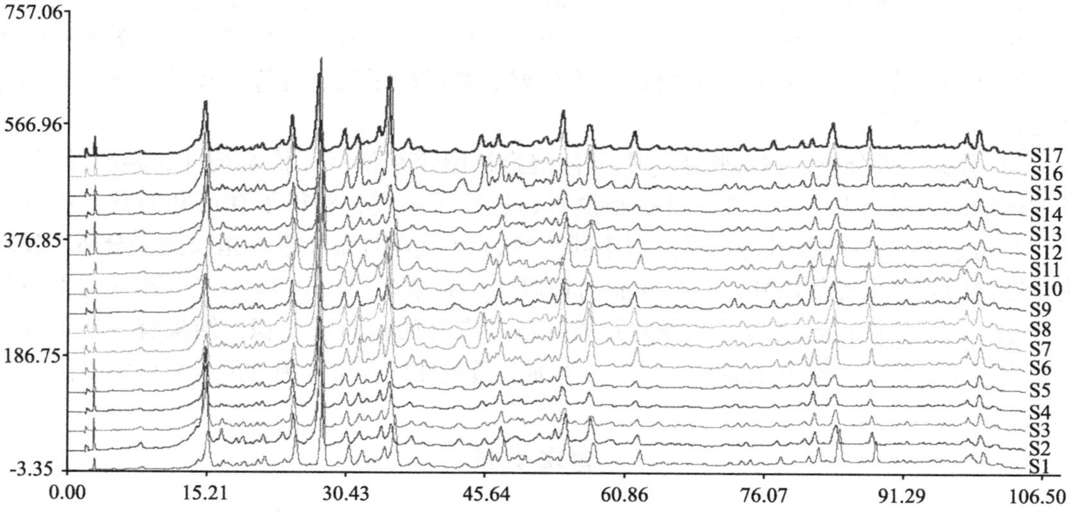


**图2-4　17批甘蔗叶的HPLC指纹图谱叠加图**

## 5. 相似度评价

通过“中药色谱指纹图谱相似度评价系统（2004A版）”软件得到与共有模式相比较的17批样品的相似度，S1～S12为0.957、0.962、0.932、0.979、0.751、0.983、0.923、0.946、0.961、0.862、0.982、0.982、0.961、0.940、0.974、0.968、0.971。

选择甘蔗叶HPLC图谱中的13号峰为内参照峰，分别计算17批样品14个共有峰的相对保留时间和相对峰面积，不同品种的样品各共有峰相对保留时间的RSD均小于3%，而相对峰面积的 RSD 却差别较大。

## （三）讨论

1）色谱柱的选择。实验中分别对月旭 $C_{18}$、依利特 Hypersil BDS$C_{18}$、安捷伦 $C_{18}$3 种不同的色谱柱进行比较，结果表明月旭、依利特色谱柱基线漂动较大，色谱峰也未完全分离开，而安捷伦色谱柱的基线稳定，分离效果较好，故选用该柱作为色谱柱建立甘蔗叶提取物 HPLC 指纹图谱。

2）检测波长的选择。实验中考察了在 210 nm、230 nm、254 nm、320 nm、360 nm 吸收波长下的色谱图，结果显示在 320 nm 处色谱峰较多，所得谱图各峰的峰型较好、基线较平稳，故选择 320 nm 为检测波长。

3）流动相的选择。分别考察了甲醇 - 水、乙腈 - 水、甲醇 - 0.1% 冰醋酸、甲醇 - 0.2% 冰醋酸系统在相同条件下的甲醇 - 水与乙腈 - 水梯度洗脱，进行甲醇 - 水洗脱时，色谱峰密集且分离效果也较好。

在选定用甲醇 - 水梯度洗脱后，加入不同比例的冰醋酸，以改善峰形，减少色谱峰的拖尾。结果表明，甲醇 - 0.1% 冰醋酸洗脱系统的效果最佳，采用该系统各个色谱峰的峰形和分离度均较好，因此选定该系统作为流动相。

4）柱温的选择。柱温是高效液相色谱的重要参数之一，柱温的变化可引起色谱峰保留时间的迁移，从而影响分离效果，使指纹图谱的相似度比较失去意义。因此，柱温必须限定，且在分离效果相同时，应尽可能选择低温，以延长色谱柱填料的寿命。在其他色谱条件相同的情况下，分别考察了 20 ℃、25 ℃、30 ℃、35 ℃不同柱温的实验效果，结果显示25 ℃柱温条件下所得谱图各峰的峰型较好、基线较平稳、各峰分离效果最好，因此确定柱温为 25 ℃。

5）数据结果分析。本实验在“中药色谱指纹图谱相似度评价系统（2004A 版）”软件的辅助下，采用 HPLC 对甘蔗叶的指纹图谱进行了研究，获得了甘蔗叶的共有指纹图谱，归属了 14 个共有指纹峰，通过对不同品种的 17 批次甘蔗叶进行指纹图谱分析，发现指纹图谱中除 5 号样品以外，其余样品的相似度计算结果均在 0.86 以上，相对保留时间也有很好的相似性；比较不同品种的甘蔗叶各共有峰的相对峰面积，结果有一定的差异性。实验结果显示，本方法简单、稳定、可靠、重复性好，可作为甘蔗叶的鉴定方法。

## 参考文献

[1] 吴建中，欧仕益，汪勇．甘蔗叶中黄酮类物质的提取及其抗氧化性研究［J］．现代食品科技，2009，25（2）：165.

[2] 刘昔辉，杨荣仲，区惠平，等．甘蔗叶多糖的提取与含量测定［J］．安徽农业科学，2007，35（34）：10960，11035.

[3] 徐美奕，关雄泰，许学军．甘蔗叶制取叶绿素铜钠盐的研究［J］．食品工业科技，2002，23（1）：59 - 60.

[4] 蒋瑾华，刘布鸣．紫外标准加入法测定甘蔗叶中的维 C 含量［J］．广西化工，1991（3）：39 - 40.

（马丽娜，侯小涛，王礼蓉，赵超超，刘　鸥）

# 四、均匀设计优选甘蔗叶多糖颗粒制备工艺

甘蔗为传统中药，其味甘，性凉，有清热生津、润燥解酒等功效。甘蔗皮、甘蔗渣、甘蔗叶亦可药用。现代研究证实，甘蔗叶具有多种药理活性[1-4]。本课题组前期研究发现甘蔗叶多糖具有降血糖作用[4]。本研究对甘蔗叶粗多糖颗粒剂的制备工艺进行考察，以成型颗粒的吸湿性、成型率为指标，考察辅料并筛选润湿剂的质量浓度及用量，适当添加矫味剂以提高颗粒剂的口感，从而优选出最佳制备工艺。

## （一）材料

### 1. 仪器

101A-3E 电热鼓风干燥箱（上海实验仪器厂有限公司）；粉碎机（天津市泰斯特仪器有限公司）；电子秤（深圳市安普特电子科技有限公司）；EL 电子天平［梅特勒-托利多仪器（上海）有限公司］。

### 2. 药材与试剂

甘蔗叶样品（新台糖 22 号）采集自广西甘蔗研究所，经广西甘蔗研究所高级农艺师许树宁鉴定为禾本科甘蔗属植物甘蔗的叶。糊精、甘露醇、可溶性淀粉、乳糖、山梨醇、阿斯巴甜、蔗糖［西陇化工股份有限公司（现西陇科学股份有限公司）］，乙醇（国药集团化学试剂有限公司），以上试剂（除乙醇外）均为药用规格，乙醇为食品级。

## （二）方法与结果

### 1. 试剂的制备

#### （1）甘蔗叶粗多糖的制备[5]

称取甘蔗叶，切成小段。加入适量水，浸泡 2 h，添水至盖过药面，于 100 ℃提取 3 次（加水量以盖过药面为准），每次 2 h。过滤，合并滤液，滤液浓缩至相对密度 1.10～1.15 $g/cm^3$（80 ℃测），浓缩液加入 3 倍量 95% 乙醇，充分搅拌，静置 12 h，收集下层沉淀，于烘箱中 55 ℃烘干，粉碎，得到甘蔗叶粗多糖粉末。

#### （2）甘蔗叶多糖制剂辅料配比的初步确定

据相关文献记载，初步选取糊精、甘露醇、可溶性淀粉、乳糖、山梨醇、蔗糖进行甘蔗叶制剂辅料筛选。而根据药理学预实验情况，考虑每日制剂剂量范围为 18～20 g，按照每日 3 次来算，成人每次剂量为 6～7 g，按照 1 包 20 g 来计算，每包颗粒剂的辅料最多 13～14 g，即为原料粗多糖的 2 倍。考虑甘蔗叶粗多糖吸湿性强，需要加以多量的辅料才能提高成型性，根据预实验经验，初步考虑以原料药与辅料的比例为 1∶1.5 筛选辅料；在制粒过程中发现原料药黏性较大，乙醇体积分数太低容易黏筛，因此考虑用 75% 乙醇作为辅料筛选的润湿剂。

#### （3）甘蔗叶多糖制剂的辅料初步筛选

称取 6 份原料药，每份 10 g，上述辅料每份 15 g，均匀混合，加入 75% 乙醇作为润湿

剂，根据“手握成团，轻按即散”[6]的原则制软材，之后过16目筛，并将过完筛后的颗粒放入60 ℃烘箱，15 min后，取出，将烘干后的颗粒用60目筛整粒，于80 ℃恒温箱中干燥至恒定质量，取能通过16目筛而不能通过60目筛的颗粒进行吸湿性试验。

（4）吸湿率的测定[7]

将干燥至恒定质量的成型颗粒剂置于敞口称量瓶中，精密称取质量，放入相对湿度为75%的密闭干燥器中，室温放置，每隔12 h称定质量，观察颗粒剂外观，并测定吸湿率，结果见表2-4。

吸湿率（%）=［（吸湿后质量-吸湿前质量）/吸湿前质量］×100%

**表2-4　不同辅料成型颗粒剂吸湿率（%）及其外观变化**

| 辅料 | 时间 | | | | | 60 h外观变化 |
|---|---|---|---|---|---|---|
| | 12 h | 24 h | 36 h | 48 h | 60 h | |
| 乳糖 | 3.907 | 4.550 | 5.341 | 5.934 | 6.429 | 无软化 |
| 甘露醇 | 2.017 | 3.933 | 4.790 | 5.245 | 6.152 | 无软化 |
| 糊精 | 6.368 | 8.526 | 9.684 | 10.316 | 10.526 | 颜色变深，软化 |
| 可溶性淀粉 | 3.646 | 6.843 | 8.241 | 9.441 | 10.939 | 颜色变深，软化 |
| 蔗糖 | 7.352 | 8.072 | 7.558 | 8.740 | 9.409 | 部分软化粘连 |

根据表2-4的结果可以得出，在加入不同辅料之后，颗粒剂呈现不同的吸湿性。山梨醇作为辅料时，在制粒过程中颗粒极易黏筛，无法成型，已剔除。蔗糖作为辅料制粒效果不好，成型性差，易黏筛，且不适宜高血糖人群服用；而糊精和可溶性淀粉的吸湿性较大，稳定性较差，对于颗粒剂的储藏影响较大。综合考虑，选取甘露醇、乳糖为辅料进行进一步筛选，并增设甘露醇乳糖辅料组[8]。

（5）甘蔗叶多糖与辅料比例的筛选

因为辅料和原料药的不同配比影响颗粒剂的吸湿性及制粒情况，考虑增加1∶1、1∶2配比组综合观察，以优选甘露醇和乳糖辅料，将原料药与辅料按表2-5的配比混合均匀，制粒，考察其吸湿性及外观。考虑到原料药的黏性较大，故将制粒情况列入颗粒评价范围内，结果见表2-5。

**表2-5　不同比例辅料的成型颗粒剂吸湿率（%）及其外观变化**

| 处方比例 | 时间 | | | | | 60 h外观变化 |
|---|---|---|---|---|---|---|
| | 12 h | 24 h | 36 h | 48 h | 60 h | |
| 原料∶甘露醇（1∶1） | 4.645 | 4.895 | 5.195 | 5.495 | 5.994 | 易黏筛，有潮感 |
| 原料∶甘露醇（1∶1.5） | 2.535 | 3.610 | 3.354 | 3.559 | 3.303 | 不易黏筛，无潮感 |
| 原料∶甘露醇（1∶2） | 3.328 | 2.572 | 2.471 | 3.026 | 3.328 | 不易黏筛，但粉末较多 |
| 原料∶乳糖（1∶1） | 3.455 | 3.756 | 4.006 | 4.557 | 5.008 | 易黏筛，有潮感 |
| 原料∶乳糖（1∶1.5） | 3.442 | 3.138 | 2.790 | 3.636 | 3.586 | 不易黏筛，无潮感 |

续表

| 处方比例 | 时间 | | | | | 60 h 外观变化 |
|---|---|---|---|---|---|---|
| | 12 h | 24 h | 36 h | 48 h | 60 h | |
| 原料:乳糖（1:2） | 3.406 | 2.898 | 2.745 | 3.457 | 3.610 | 不易黏筛，但粉末较多 |
| 原料:甘露醇:乳糖（1:0.75:0.75） | 2.789 | 3.287 | 3.386 | 3.735 | 4.333 | 不易黏筛，但部分粘连 |
| 原料:甘露醇:乳糖（1:0.375:1.125） | 3.778 | 5.038 | 5.340 | 5.743 | 6.247 | 不易黏筛，但有潮感 |

根据表2-5的辅料考察结果可知，单独使用不同比例的甘露醇和乳糖制得的颗粒剂吸湿性和性状皆相近，且吸湿率较低，作为甘蔗叶粗多糖制剂的辅料较好，但是考虑到给糖尿病病人服用应尽量减少糖类的摄入，因此将乳糖辅料剔除。而甘露醇有甜味，可以很好地遮掩原料药本身的苦涩味，因此甘露醇为最佳辅料。

（6）均匀设计试验[9]

在颗粒剂成型工艺中，辅料比、润湿剂质量浓度、润湿剂用量为制剂成型必须考察的因素，在选取甘露醇为辅料的基础上加设均匀试验，对颗粒剂辅料比、润湿剂质量浓度、润湿剂用量3个因素进行考察。考察辅料比（A）、乙醇体积分数（B）、乙醇用量（C）与制剂成型率、吸湿率的关系，需要扩大考察因素的水平范围，考察因素、水平和结果见表2-6、表2-7。

**表2-6　均匀设计因素水平**

| 水平 | 因素 | | |
|---|---|---|---|
| | A | B/% | C/（$ml \cdot g^{-1}$） |
| 1 | 0.75 | 55 | 0.250 |
| 2 | 1 | 60 | 0.275 |
| 3 | 1.25 | 65 | 0.300 |
| 4 | 1.5 | 70 | 0.325 |
| 5 | 1.75 | 75 | 0.350 |
| 6 | 2 | 80 | 0.375 |
| 7 | 2.25 | 85 | 0.400 |

**表2-7　均匀设计试验安排及结果**

| 水平 | 因素 | | | 制剂成型率/% | 吸湿率/% |
|---|---|---|---|---|---|
| | A | B/% | C/（$ml \cdot g^{-1}$） | | |
| 1 | 2 | 85 | 0.250 | 88.6 | 6.011 |
| 2 | 1.75 | 70 | 0.275 | 82.6 | 5.948 |
| 3 | 1.5 | 55 | 0.300 | 60.8 | 4.531 |
| 4 | 2.25 | 65 | 0.325 | 95.6 | 3.102 |
| 5 | 1 | 60 | 0.350 | 55.2 | 5.261 |
| 6 | 1.25 | 80 | 0.375 | 76.3 | 0.385 |
| 7 | 0.75 | 75 | 0.400 | 60.6 | 7.374 |

1）成型率测定方法

称取用不同体积分数乙醇制粒后的成型颗粒剂，对其进行整粒过筛，分别平行摇动，1 min 后，取能通过 16 目筛而不能通过 60 目筛的颗粒。

成型率（%）＝（能通过 16 目筛而不能通过 60 目筛的颗粒质量/颗粒总质量）×100%

2）吸湿率测定方法

称取干燥至恒定质量的颗粒剂 0.2 g，分别放于敞口的称量瓶中，置于装有氯化钠饱和溶液的干燥器中，60 h 后取出，称定质量，求吸湿率。

### （7）数据分析

考虑因素之间存在交互作用，采用二次回归分析法，利用逐步回归求取回归方程。

由成型率结果得到：$Y = 26.178 + 1.4663ABC$。

$F = 85.396$，$F_{0.05(3,3)} = 9.28$，$F_{0.1(3,3)} = 5.39$，$P < 0.05$，$R^2 = 0.945$，说明线性拟合度较好。由上式可以看出 $A$、$B$、$C$ 3 个因素与成型率成正比。

### （8）综合指标的结果分析

如果要求成型率达到最大值 100%，则 $A$、$B$、$C$ 数值乘积为 50.346，成型率就能达到最大值；而吸湿率需要达到最小值，则 $A$、$C$ 取最大值，$B$ 取最小值，此时吸湿率为最小值 1.096%。

在颗粒剂质量评价中，剂量大小是一个需要考虑的因素。在相同药效并保证吸湿率、成型率的基础上，从病人服用方面考虑，应尽量减少辅料的用量，从而减少服用量，因此在考虑辅料比时根据药理学预实验结果，应将辅料比控制在 1.5 以内，则辅料比最大值取 1.5，将辅料比 1.5 和乙醇用量最大值 0.4 ml/g 代入方程，得出使用 85% 乙醇时成型率可以达到最大值 100%。根据吸湿率结果，乙醇体积分数与吸湿率成正比，而吸湿率是生产储存中制剂评价的一个重要指标，因此适当减少乙醇体积分数有利于颗粒剂吸湿率的降低，且可以减少生产中乙醇的用量，故根据实验结果综合考虑，选择颗粒成型率 90%，以减少乙醇对颗粒剂吸湿率的影响，代入方程，得出乙醇体积分数为 72.54%，辅料比为 1.5，乙醇用量为 0.4 ml/g，成型率为 90%，吸湿率为 4.716%。

### （9）矫味剂的添加[10]

因为原料药略为苦涩，故要加入矫味剂以改善口感，经查阅文献，选取阿斯巴甜作为矫味剂，经比较，确定阿斯巴甜用量为 2% 的情况下颗粒剂口感适宜，因而选用 2% 用量的阿斯巴甜作为甘蔗叶多糖制剂的矫味剂。

## 2. 验证试验

根据以上方法，取甘蔗叶粗多糖、甘露醇辅料（原料药和辅料的比例为 1∶1.5），并加入 2% 的阿斯巴甜，将 73% 乙醇 0.4 ml/g 作为润湿剂以制软材，过 16 目筛后，将过筛后的颗粒放入 60 ℃烘箱 20 min 后取出，用 16 目和 60 目药筛进行整粒，于 80 ℃恒温箱中干燥，干燥后即得甘蔗叶多糖颗粒剂。测量其吸湿率和成型率，得到吸湿率为 4.64%，成型率为 91.3%，与试验结果接近，因此试验结果可信。

## 3. 休止角[11]

采用固定漏斗测量 3 批颗粒剂的休止角，测定平均休止角为 $\tan\alpha = 0.6769$，角度小于

40°可以满足生产过程中的流动性需求。

4. 临界相对湿度[12]

平行称定3份干燥至恒定质量的颗粒剂0.2 g，精密称量后分别放于敞口的称量瓶中，然后置于装有不同盐的过饱和溶液的干燥器中，48 h后称定质量，求出各吸湿率平均值及各点标准差，以相对湿度为横坐标，颗粒剂吸湿率为纵坐标，得出吸湿曲线（图2－5），并对曲线两端的切点做切线，相交处对应的横坐标即为临界相对湿度，计算后结果为78.95%。

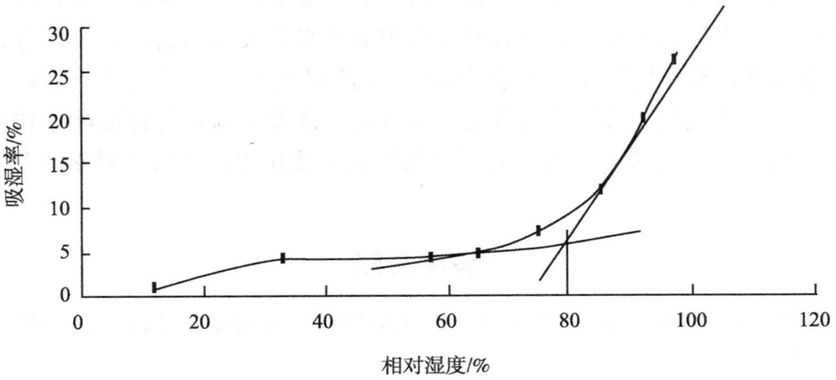


图2－5　甘蔗叶多糖颗粒剂吸湿曲线

5. 颗粒剂的质量检查

（1）外观

制得的颗粒剂为深棕色至黄棕色颗粒，味略甜，微苦涩。

（2）粒度

取3份20 g/包的颗粒剂，称定质量，置于药筛中过筛，过筛时，将筛保持水平状态，左右往返轻轻筛动3 min，不能通过一号筛和能通过五号筛的颗粒和粉末总和均低于《中国药典》的规定。

（3）水分

取供试品2 g，称定质量后装入称量瓶，在105 ℃恒温箱中干燥2 h，取出，称定干燥后的供试品质量，并测定水分含有量，做3个批次，含水量分别为4.01%、3.57%、3.79%，平均含水量为3.79%，符合《中国药典》的规定。

水分含有量＝［（干燥前供试品质量－干燥后供试品质量）/干燥前供试品质量］×100%

（4）溶化性

取供试品10 g，加热水200 ml，搅拌5 min，观察到可溶性颗粒全部溶化。

（三）讨论

1）研究表明，蔗糖、乳糖、糊精、甘露醇、可溶性淀粉与一定比例的原料药混合制粒，均可不同程度地降低原料药的吸湿性。在考察成型颗粒吸湿性的基础上，以颗粒剂制备成型率作为考察筛选颗粒剂工艺的指标，得到甘蔗叶颗粒剂的最佳制备工艺：原料药与甘露醇的比例为1∶1.5，矫味剂阿斯巴甜的用量为2%，以72.54%的乙醇作为润湿剂，乙醇用量为0.4 ml/g。此工艺制备出来的颗粒剂符合《中国药典》的有关要求。

2）颗粒剂工艺研究发现原料药的性质是制备颗粒剂时需要考察的主要因素之一；在加入辅料的过程中，应考虑制备的颗粒剂需具有良好的流动性、低吸湿性、易成型、利于溶出等优点[13]；而颗粒剂的吸湿性是反映颗粒剂质量的重要指标之一，对于吸湿性大的原料药，应选取吸湿性较小的辅料对其进行制粒，并且在甘蔗叶多糖辅料筛选的过程中需要考虑到制剂的降血糖作用，因此在考虑其药效的情况下将含糖辅料剔除，以利于稳定药物的总体药效。对于筛选制剂工艺中碰到考察因素和水平较多的情况，可以考虑用均匀设计以减少试验次数，对于同因素同水平的试验，均匀设计相对于正交设计可以大大减少试验次数，科学、快速地发现最佳试验方法，并且使用该方法制备的甘蔗叶颗粒剂的各项指标均符合《中国药典》的要求，这为甘蔗叶颗粒剂工业化生产提供了科学的参考和依据。

## 参考文献


[1] 邓家刚，郭宏伟，侯小涛，等. 甘蔗叶提取物的体外抗肿瘤活性研究［J］. 辽宁中医杂志，2010，53（1）：32－34.

[2] 吴建中，欧仕益，汪勇. 甘蔗叶中黄酮类物质的提取及其抗氧化性研究［J］. 现代食品科技，2009，25（2）：165.

[3] 侯小涛，邓家刚，马建凤，等. 甘蔗叶提取物的体外抑菌作用研究［J］. 华西药学杂志，2010，25（2）：161－163.

[4] 侯小涛，邓家刚，李爱媛，等. 甘蔗叶不同提取物对3种糖尿病模型的降血糖作用［J］. 华西药学杂志，2011，26（5）：451－453.

[5] 侯小涛，赵超超，邓家刚. 甘蔗叶多糖除蛋白工艺研究［J］. 食品工业科技，2012，33（20）：240－244，247.

[6] 崔福德. 药剂学［M］. 6版. 北京：人民卫生出版社，2008：122－123.

[7] 夏新华，胡岚. 复方芩柏颗粒剂成型工艺的研究［J］. 中国中药杂志，2000，25（9）：16－18.

[8] 袁羿，马龙，徐芳，等. 琐琐葡萄多糖颗粒制备工艺的研究［J］. 中成药，2011，33（1）：153－156.

[9] 方开泰. 均匀设计及均匀设计表［M］. 北京：科学出版社，1994：69.

[10] 罗友华，黄奕琦，杨辉，等. 中药颗粒剂辅料的研究进展［J］. 海峡药学，2002，14（1）：1－3.

[11] 董玉秀，宋珍鹏，崔素娟. 对休止角测定方法的讨论［J］. 中国药科大学学报，2008，39（4）：317－320.

[12] 曹兰，王英利，詹先成，等. 饱和溶液法和粉末吸湿法测定临界相对湿度的研究［J］. 华西药学杂志，2010，25（1）：103－105.

[13] 王宏顺，熊学敏. 中药颗粒剂辅料筛选的研究［J］. 江西中医药，2010，41（7）：65－67.


（侯小涛，刘　鹏，邓家刚，黄慧学，何耀涛，郑　鑫）

## 五、甘蔗叶不同生长期多糖含量的动态积累研究

甘蔗为禾本科甘蔗属植物甘蔗的茎秆[1-2]。中医认为甘蔗味甘，性凉，有清热生津、润燥解酒等功效，可除热止渴、和中、宽膈、行水，主治发热口干、肺燥咳嗽、咽喉肿痛、心胸烦热、反胃呕吐、妊娠水肿[3]。甘蔗收割后会遗留大量废弃的甘蔗叶，有关甘蔗叶成分及其药理研究的报道尚不多见[4]。多糖是一类由醛糖或酮糖通过糖苷键连接而成的天然高分子多聚物，是中药的主要活性成分之一，具有增强机体免疫功能、降血糖、抗应激、抗肿瘤、抗病毒、抗辐射、抗氧化等多种药理功效[5-7]。笔者以甘蔗叶多糖含量变化为指标，用硫酸－苯酚法测定了不同生长时期、同一产地的甘蔗叶中多糖的含量，研究甘蔗叶中多糖动态积累的规律，为甘蔗废弃部位甘蔗叶的有效利用提供科学依据。

### （一）材料

#### 1. 仪器

TU－1901 紫外分光光度计（北京普析通用仪器有限责任公司）；Sartorius BP211D 电子天平｛北京赛多利斯天平有限公司［现丹佛仪器（北京）有限公司］｝；B3500S－MT 超声波清洗器［必能信超声（上海）有限公司］。

#### 2. 药材与试剂

30 个品种甘蔗叶（产于广西甘蔗研究所 28 号、32 号高产示范田）经广西农业科学院甘蔗研究所高级农艺师许树宁鉴定为禾本科甘蔗属植物甘蔗的叶。苯酚（原天津市四通化工厂）；浓硫酸（原广西师范学院化学试剂厂，批号：200501180）；D－无水葡萄糖对照品（中国食品药品检定研究院，批号：110833－200503）；其他试剂均为分析纯，水为蒸馏水。

### （二）方法与结果

#### 1. 溶液的制备

（1）对照品溶液

精密称取 105 ℃干燥至恒重的葡萄糖对照品 60 mg，用蒸馏水溶解，定容至 100 ml 容量瓶中，摇匀备用。

（2）苯酚溶液

取苯酚 5 g，精密称定。用蒸馏水定容至 100 ml 容量瓶中，摇匀备用。

（3）供试品溶液

将甘蔗叶粉碎，过 60 目筛处理后，取样品粉末 1 g，精密称定，置圆底锥形瓶中，按物料比 1∶50 加水，称重，在 100 ℃下水浴提取 2 h，补足重量，趁热抽滤，残渣加适量水继续提取，提取 3 次，合并滤液，放冷后移取 1 ml 定容至 25 ml 容量瓶中，即得。

#### 2. 实验方法

（1）苯酚－硫酸法

精密吸取供试品溶液 2 ml，置 10 ml 具塞玻璃管中，加新鲜配制的 5% 苯酚试液

1.0 ml，摇匀，缓慢均匀地滴加浓硫酸7.0 ml，摇匀，静置10 min，再置沸水浴中加热15 min，取出，流水冷却至室温；另以2 ml蒸馏水加相应试剂同上操作作为空白对照，在相应波长处测定吸光度。

（2）检测波长的选择

将葡萄糖和甘蔗叶粗多糖分别配成适宜浓度的溶液，按照“苯酚－硫酸法”项下方法操作，显色后在400～800 nm波长范围内扫描，两者均在485 nm波长处有最大吸收，故选择485 nm作为检测波长。

（3）甘蔗叶粗多糖的提取与精制

称取甘蔗叶粉末50 g，置于圆底烧瓶中，加石油醚（60～90 ℃）500 ml回流2次，每次2 h；过滤，残渣挥干石油醚，加入无水乙醇500 ml回流2次，每次2 h；过滤，残渣挥干乙醇，加入纯水1 500 ml，于100 ℃水浴中浸提4 h，抽滤。残渣用热水20 ml洗涤，洗涤3次，抽滤，合并洗液于滤液中。用旋转蒸发仪减压浓缩至200 ml，加氯仿－正丁醇（体积比4∶1）30 ml，手摇10 min，10 000 r/min离心10 min，萃取去除蛋白质，重复3次，收集水层，加入无水乙醇制成80%的乙醇溶液，即有多糖析出。冷藏过夜，抽滤，收集沉淀。

（4）换算因子

精密称取甘蔗叶粗多糖100.3 mg，置于100 ml容量瓶中，用蒸馏水溶解定容。取1 ml稀释至50 ml，吸取2 ml，按照下面“标准曲线的绘制”项下方法，测定吸光度，用回归方程计算出样品中葡萄糖的含量，计算换算因子如下。

$$f = W/(C \times D)$$

式中，$C$为多糖溶液中葡萄糖的浓度；$D$为多糖稀释倍数；$W$为称取的甘蔗叶粗多糖质量。

3. 标准曲线的绘制

精密量取对照品溶液0.5 ml、1.0 ml、1.5 ml、2.0 ml、2.5 ml、3.0 ml，分别置于25 ml容量瓶中，各加蒸馏水定容至刻度，摇匀，得相应浓度（$C$）的对照品溶液。按照“苯酚－硫酸法”项下方法操作，于485 nm波长处测定吸光度。以葡萄糖浓度$C$（μg/ml）为横坐标、吸光度$A$为纵坐标绘制标准曲线，得回归方程$A = 0.1127C + 0.0831$，$r = 1.000$，结果表明葡萄糖浓度在12.24～73.44 μg/ml范围内呈良好的线性关系。

4. 方法学考察

（1）精密度试验

取甘蔗叶粗粉1 g，按照“供试品溶液”项下方法制备供试品溶液，并按“苯酚－硫酸法”项下方法操作，测定吸光度，连续测定6次，结果RSD为0.14%（$n = 6$），表明仪器精密度较高。

（2）显色稳定性试验

精密称取甘蔗叶粗粉1 g，按照“供试品溶液”项下方法制备供试品溶液，并按“苯酚－硫酸法”项下方法操作，分别在0 min、15 min、30 min、45 min、60 min、90 min、120 min、150 min、180 min测定吸光度。结果0～180 min的RSD为5%（$n = 9$），供试品溶液显色后在 30 min 内稳定。

(3) 重复性试验

取相同甘蔗叶（台糖22号）粗粉6份，每份1 g，精密称定。按“供试品溶液”项下方法制备供试品溶液，并按“苯酚－硫酸法”项下方法操作，测定吸光度。结果 RSD 为 1.2% ($n=6$)，表明实验方法重复性较好。

(4) 回收率试验

取同一品种甘蔗叶（台糖22号）粗粉6份，每份0.5 g，精密称定。分别精密加入等量的葡萄糖溶液，按“供试品溶液”项下方法制备供试品溶液，并按“苯酚－硫酸法”项下方法操作，测定吸光度。结果平均回收率 ($n=6$) 为 100.1%，RSD 为 1.9%。

5. 样品的测定

精密吸取供试品溶液 2.0 ml，置 10 ml 具塞试管中，按“苯酚－硫酸法”项下方法测定吸光度，计算样品中多糖的含量。本实验动态累计测定了中国科学院广西甘蔗研究所提供的 30 个甘蔗品种甘蔗叶连续 5 个月的多糖含量。采摘期分别为 8 月 9 日、9 月 10 日、10 月 9 日、11 月 10 日、12 月 11 日。结果见表 2－8。

**表 2－8 30 个品种甘蔗叶多糖含量测定结果**

| 样品 | 多糖含量/ ($\mu g \cdot ml^{-1}$) | | | | |
|---|---|---|---|---|---|
| | 8 月 | 9 月 | 10 月 | 11 月 | 12 月 |
| 桂 Q－141 | 65.80 | 63.52 | 42.30 | 39.97 | 36.54 |
| 桂 Q－170 | 91.49 | 69.04 | 41.70 | 43.91 | 45.12 |
| 桂 Q－188 | 87.74 | 55.81 | 50.10 | 43.57 | 31.36 |
| 桂引 Q－190 | 87.54 | 73.20 | 56.70 | 47.43 | 52.18 |
| 台糖 22 | 65.02 | 43.90 | 41.30 | 21.55 | 19.36 |
| 桂引 $B_8$ | 61.18 | 48.44 | 60.73 | 35.36 | 17.96 |
| 桂引 $B_9$ | 63.20 | 68.01 | 22.34 | 14.29 | 23.07 |
| 桂糖 21 | 64.63 | 62.03 | 36.81 | 10.57 | 12.00 |
| 桂糖 26 | 60.95 | 54.80 | 30.94 | 18.47 | 16.70 |
| 桂糖 28 | 66.28 | 74.72 | 52.38 | 26.42 | 37.12 |
| 桂辐 98－296 | 50.97 | 50.27 | 50.10 | 16.67 | 31.88 |
| 赣蔗 18 | 83.93 | 81.04 | 52.70 | 28.17 | 24.52 |
| 桂糖 97－69 | 71.61 | 85.72 | 60.45 | 26.91 | 29.57 |
| 桂 99－181 | 60.47 | 47.42 | 46.74 | 40.62 | 37.65 |
| 桂糖 01－53 | 59.05 | 52.64 | 40.44 | 32.32 | 43.62 |
| 桂 02－208 | 52.95 | 47.74 | 43.10 | 42.56 | 41.54 |
| 桂糖 02－237 | 77.09 | 81.70 | 51.18 | 58.15 | 64.58 |

续表

| 样品 | 多糖含量/（μg·ml⁻¹） | | | | |
|---|---|---|---|---|---|
| | 8月 | 9月 | 10月 | 11月 | 12月 |
| 桂糖02-281 | 51.64 | 50.51 | 38.58 | 20.91 | 20.59 |
| 桂糖02-351 | 47.89 | 47.89 | 46.45 | 24.19 | 33.04 |
| 桂糖02-353 | 54.33 | 43.53 | 23.74 | 25.24 | 26.60 |
| 桂糖02-467 | 39.11 | 39.59 | 30.39 | 20.26 | 27.90 |
| 桂糖02-649 | 73.15 | 86.68 | 25.75 | 27.68 | 36.22 |
| 桂糖02-761 | 63.89 | 53.85 | 26.95 | 28.19 | 35.06 |
| 桂糖02-770 | 72.31 | 85.59 | 35.80 | 51.12 | 45.19 |
| 桂糖02-883 | 20.93 | 40.31 | 21.30 | 50.72 | 39.07 |
| 桂02-901 | 35.51 | 65.76 | 44.95 | 22.88 | 33.13 |
| 桂糖02-963 | 49.22 | 72.43 | 26.36 | 47.88 | 42.07 |
| 桂糖02-1156 | 67.58 | 94.92 | 31.39 | 41.25 | 49.74 |
| 桂糖03-2287 | 63.28 | 64.71 | 31.26 | 49.79 | 26.85 |
| 桂糖03-2625 | 38.75 | 51.90 | 29.44 | 28.27 | 33.05 |

## （三）讨论

1）选择D-无水葡萄糖作为对照品，系参考2005年版《中国药典》一部玉竹，《卫生部药品标准中药成方制剂》第11册胃乐新颗粒、第18册猪苓多糖注射液，《新药转正标准》第8册“香菇多糖”项下的检查或含量测定方法，且综合考虑了其低廉的价格和方便的来源。

2）测定多糖，一般是利用多糖在强酸性条件下脱水生成糖醛或其衍生物，然后再与酚类或胺类化合物缩合，生成特殊颜色的物质的原理。本实验比较了苯酚-硫酸法、地衣酚-硫酸法、蒽酮-硫酸法等显色法，最终确定采用苯酚-硫酸法。苯酚-硫酸法是利用多糖在硫酸的作用下先水解成单糖，并迅速脱水生成糖醛衍生物，然后与苯酚生成橙黄色化合物的原理，再以比色法测定。该法操作简单、快速、灵敏、重复性好。本实验中苯酚与浓硫酸及供试品溶液的体积比为1:7:2，较传统的1:4:2、1:5:2等比例而言，足量的浓硫酸的加入，使得多糖的水解更加充分。

3）实验结果显示，不同品种甘蔗叶的多糖含量的变化趋势是相同的，即在甘蔗生长旺盛的8~9月含量维持在较高水平，随着甘蔗的成熟，甘蔗叶中的多糖含量逐渐降低。同一产地不同品种的甘蔗叶多糖含量产生差异的具体原因有待进一步研究。

4）我国是世界主要产糖国之一，产糖总量居世界第三。广西作为我国主要蔗糖产区之一，其蔗糖产量占全国总量的60%以上。蔗糖原料仅采用甘蔗秆，而甘蔗收获后产生的大量甘蔗叶仅少量作为饲料，绝大部分则作为废弃物直接焚烧还田，这不仅严重污染了环境，还极大地降低了农业附加值。笔者通过实验，确定甘蔗叶中含有具一定生物活性的多糖物质。本实验通过测定多个品种的甘蔗叶多糖含量，为进一步深入研究和开发甘蔗叶资源提供科学依据。

## 参考文献


[1] 国家中医药管理局《中华本草》编委会. 中华本草［M］. 上海：上海科学技术出版社，1999：411.

[2] 南京中医药大学. 中药大辞典：上册［M］. 2 版. 上海：上海科学技术出版社，2006：797－798.

[3]《全国中草药汇编》编写组. 全国中草药汇编［M］. 北京：人民卫生出版社，1996.

[4] 古越. 甘蔗食疗方［J］. 食品与健康，2007（12）：33.

[5] 周林珠，杨祥良，周井炎，等. 多糖抗氧化作用研究进展［J］. 中国生化药物杂志，2002，23(4)：210－212.

[6] 杨方美，王林，胡秋辉. 鼠尾藻多糖的制备及其抗氧化活性［J］. 食品科学，2005，26(2)：224－227.

[7] 关奇，杨万政，温中平. 沙棘果皮、叶中多糖的提取及其抑菌作用研究［J］. 国际沙棘研究与开发，2005，3(2)：17－20.


（侯小涛，郭振旺，马丽娜，吴玉强，邓家刚）

# 六、甘蔗叶多糖除蛋白工艺研究

热带、亚热带地区广泛种植甘蔗，世界上有 100 多个国家种植甘蔗，我国的蔗区主要分布在广西、广东等地。甘蔗叶作为甘蔗收获后的副产品，年产量颇高，却未得到充分利用，除少部分作为动物饲料外，绝大部分被蔗农就地焚烧，造成严重的资源浪费、环境污染。另外，中药资源面临着严峻的可持续发展问题，对甘蔗叶这样既有药用价值同时又是农作物的资源进行研究，发现其新用途，对于资源保护和开发具有重要意义。据报道，甘蔗叶含有大量叶绿素、氨基酸、多糖和黄酮等物质，嫩叶和蔗梢含过氧化物酶等物质，具有抗氧化、抗菌、降血糖、抗肿瘤[1-6]等药理作用。甘蔗叶多糖为甘蔗叶的有效成分，但世界范围内的相关研究极少，仅见一般提取工艺研究的报道[2]。目前多糖的提取多采用水提醇沉法，水提液经醇沉处理时，沉淀中除含有多糖类物质，同时还含有蛋白质等杂质，影响多糖的纯度，因此有待进一步纯化除去多糖中的蛋白质等杂质。Ⅱ型 ZTC1＋1 天然澄清剂是从食品中提取的天然高分子物质，是替代聚丙烯酰胺、聚合铝等人工合成絮凝剂的理想品种，它主要用于除去鞣质、蛋白质、树胶、蜡质等胶体不稳定成分，而中药有效成分如黄酮、生物碱、苷类、萜类、多糖、氨基酸、多肽、矿物质等小分子物质不受影响[7]。本实验以多糖保留率和蛋白质清除率为指标，比较研究天然澄清剂法、Sevage 法、TCA 法、TCA－Sevage 法 4 种不同的除蛋白方法，并采用正交试验优选Ⅱ型 ZTC1＋1 天然澄清剂除蛋白的工艺，期望制备出高纯度的甘蔗叶多糖，为后续研究奠定基础。

## （一）材料

### 1. 仪器

UV－160A 紫外－可见分光光度计（日本岛津公司）；Sartorius BP211D 电子天平｛北京赛多利斯天平有限公司［现丹佛仪器（北京）有限公司］｝；HHS4 数显恒温水浴锅［金坛市医疗仪器厂（现江苏金怡科技有限公司）］；LDZ4－1.2 离心机［北京医用离心机厂（现北京京立医用离心机有限公司）］；B3500S－MT 超声波清洗器［必能信超声（上海）有限公司］。

### 2. 药材与试剂

甘蔗叶（新台糖22号）采集于广西甘蔗研究所，经该所高级农艺师许树宁鉴定为禾本科甘蔗属植物甘蔗的叶；Ⅱ型 ZTC1＋1 天然澄清剂（由 A 剂和 B 剂组成、从食品中提取的天然高分子物质，天津振天成科技有限公司）；D－无水葡萄糖标准品（中国食品药品检定研究院，批号：110833－200503）；牛血清白蛋白标准品（Sigma－Aldrich 公司）；考马斯亮蓝G－250（上海源叶生物科技有限公司）；苯酚、浓硫酸、三氯乙酸（TCA）、氯仿、正丁醇均为国产分析纯。

## （二）方法

### 1. 甘蔗叶多糖的制备

取甘蔗叶粗粉 335 kg，置于1 t 提取罐中，加 30 倍量纯水于 100 ℃浸提 3 次，每次 2 h，过滤，合并滤液，并浓缩至饱和状态，加无水乙醇至浓度达到80%，静置 12 h，离心，沉淀依次用无水乙醇、丙酮、乙醚反复洗涤数次，抽滤，真空干燥后得甘蔗叶粗多糖粉末。

### 2. 葡萄糖标准曲线的绘制

称取干燥至恒重的葡萄糖标准品 25.30 mg，置于 25 ml 容量瓶中，加蒸馏水溶解、稀释至刻度，配制成质量浓度为 1.012 mg/ml 的母液。精密吸取母液 5.0 ml，置于 100 ml 容量瓶中，加蒸馏水稀释至刻度作为贮备液，吸取贮备液 2.0 ml，以苯酚－硫酸法[8]显色，在 400～800 nm 波长范围内扫描，确定 $\lambda_{max}$。然后精密吸取贮备液 1.0 ml、1.2 ml、1.4 ml、1.6 ml、1.8 ml、2.0 ml，分别置于具塞试管中，加蒸馏水补至 2.0 ml，以苯酚－硫酸法显色，另以蒸馏水 2.0 ml 同上操作作为空白对照，于 $\lambda_{max}$ 处测定吸光度，绘制标准曲线，求出回归方程。

### 3. 蛋白质标准曲线的绘制

称取干燥至恒重的牛血清白蛋白标准品 12.44 mg，置于 100 ml 容量瓶中，加蒸馏水溶解、稀释至刻度，配制成质量浓度为 124.4 μg/ml 的贮备液。吸取贮备液 1.0 ml，根据考马斯亮蓝 G－250 法[9]（考马斯亮蓝试剂的配制参照李如亮[10]的方法），在 400～800 nm 波长范围内扫描，确定 $\lambda_{max}$。然后吸取 0.2 ml、0.4 ml、0.6 ml、0.8 ml、1.0 ml 贮备液，加蒸馏水补至 1.0 ml，加入考马斯亮蓝 G－250 试剂 5 ml，摇匀，以蒸馏水为空白，10 min 后于 $\lambda_{max}$ 处测定吸光度，绘制标准曲线，求出回归方程。

### 4. 色素表征吸收[11]

取甘蔗叶多糖配成适宜浓度的溶液，在 400～800 nm 波长范围内进行扫描，确定色素表征吸收。

### 5. 除蛋白方法的比较

(1) 多糖溶液的配制

称取甘蔗叶粗多糖 10 g，加入 200 ml 蒸馏水超声溶解，离心，配制成质量浓度为 5% 的甘蔗叶多糖溶液，备用。

(2) 澄清剂的配制

根据Ⅱ型 ZTC1 +1 天然澄清剂说明书所示，配制方法如下。

A 剂：称取澄清剂 A 剂 1 g，用 10 ml 蒸馏水溶解，并搅拌成糊状，再加入剩余 90 ml 蒸馏水，不断搅拌，使其充分溶解，溶胀 24 h，配成 1% 黏胶液（用前摇匀）100 ml，即得。

B 剂：先配制 1% 醋酸（V/V），称取澄清剂 B 剂 1 g，用 10 ml 1% 醋酸溶解，并搅拌成糊状，加入余下的 90 ml 1% 醋酸，充分搅拌使其溶解，溶胀 24 h，配成 1% 黏胶液（用前摇匀）100 ml，即得。

(3) Ⅱ型 ZTC1 +1 天然澄清剂法

取 5% 甘蔗叶多糖溶液，澄清剂用量（B/A）为 8%/4%，在 60 ℃下，保温 2 h/1 h（每隔半小时搅匀 1 次），过滤，定容，分别测定多糖、蛋白质的含量。

(4) TCA 法

取 5% 甘蔗叶多糖溶液，按体积比为 1∶1 的比例，加入 10% 三氯乙酸溶液，充分振摇，置于 4 ℃冰箱，静置 2 h，离心，上清液用 5% 氢氧化钠溶液中和，定容，分别测定多糖、蛋白质的含量。

(5) Sevage 法

取 5% 甘蔗叶多糖溶液，按照多糖溶液∶氯仿∶正丁醇 = 25∶5∶1（V∶V∶V）的比例，先后加入氯仿、正丁醇，剧烈振摇 15 min，待其静置分层，得上层水层，同上操作，重复 6 次，离心，取上清液定容，分别测定多糖、蛋白质的含量。

(6) TCA - Sevage 法

取 5% 甘蔗叶多糖溶液，先按照体积比为 1∶1 的比例，加入 10% 三氯乙酸溶液，充分振摇，置于 4 ℃冰箱，静置 2 h，离心，上清液用 5% 氢氧化钠溶液中和，然后按多糖溶液∶氯仿∶正丁醇 = 25∶5∶1（V∶V∶V）的比例，先后加入氯仿、正丁醇，剧烈振摇 15 min，离心，取上清液定容，分别测定多糖、蛋白质的含量。

### 6. 单因素实验

(1) 澄清剂用量对除蛋白效果的影响

固定多糖溶液浓度为 5%，温度为 60 ℃，时间 2/1（B/A，h/h），分别加入澄清剂，用量（B/A）为 4%/2%、6%/3%、8%/4%、10%/5%，进行澄清处理。

(2) 温度对除蛋白效果的影响

固定多糖溶液浓度为 5%，澄清剂用量（B/A）为 6%/3%，时间 2/1（B/A，h/h），分别在温度为 20 ℃、40 ℃、60 ℃、80 ℃的条件下进行澄清处理。

（3）多糖浓度对除蛋白效果的影响

固定温度为40 ℃，澄清剂用量（B/A）为6%/3%，时间2/1（B/A，h/h），分别取浓度为2%、4%、6%、8%、10%的甘蔗叶多糖溶液进行澄清处理。

（4）时间对除蛋白效果的影响

固定多糖溶液浓度为2%，澄清剂用量（B/A）为6%/3%，温度为40 ℃，在保温时间分别为0.5/0.5、0.5/1、1/1、2/1、2/2（B/A，h/h）的条件下进行澄清处理。

### 7. 样品溶液的测定

精密吸取除蛋白前后的多糖溶液，根据标准工作曲线下方法分别测定多糖、蛋白质的含量和色素$A_{400}$。

### 8. 指标的确定

以多糖保留率、蛋白质清除率和脱色率为考察指标，兼顾多糖保留率（权值为0.4）、蛋白质清除率（权值为0.5）和脱色率（权值为0.1），采用加权法进行综合评分。

$$多糖保留率 = (M_2/M_1) \times 100\%$$

$$蛋白质清除率 = [(N_1 - N_2)/N_1] \times 100\%$$

$$脱色率 = [(A_1 - A_2)/A_1] \times 100\%$$

$$综合评分 = 0.1 \times 脱色率 + 0.4 \times 多糖保留率 + 0.5 \times 蛋白质清除率$$

式中，$M_1$、$M_2$分别为处理前后的多糖含量；$N_1$、$N_2$分别为处理前后的蛋白质含量；$A_1$、$A_2$分别为处理前后色素$A_{400}$。

### 9. 正交试验因素水平表

选择澄清剂用量、温度、多糖浓度、时间4个因素，按$L_9(3^4)$安排正交试验，因素水平表见表2-9。

**表2-9 因素水平表**

| 水平 | 因素 | | | |
|---|---|---|---|---|
| | 澄清剂用量（B/A） | 温度/℃ | 多糖浓度（W/V）/% | 时间/（h/h） |
| 1 | 4%/2% | 30 | 2 | 1/1 |
| 2 | 6%/3% | 40 | 3 | 2/1 |
| 3 | 8%/4% | 50 | 4 | 2/2 |

### 10. 验证试验

为考察工艺的稳定性，配制质量浓度为3%的多糖溶液3份，根据最佳工艺条件处理后，分别测定多糖、蛋白质的含量和色素表征吸收，计算出多糖保留率、蛋白质清除率、脱色率及RSD。

## （三）结果与分析

### 1. 葡萄糖标准曲线

吸取葡萄糖贮备液，显色后进行光谱扫描，如图2-6所示，确定$\lambda_{max}$为487 nm。以

葡萄糖浓度 $C$（μg/ml）为横坐标、吸光度 $A_{487}$ 为纵坐标绘制标准曲线，得回归方程 $A_{487}=0.0133C+0.0136$，$r=0.9956$，结果表明葡萄糖浓度在 25.30～50.60 μg/ml 范围内，具有良好的线性关系（图 2－7）。

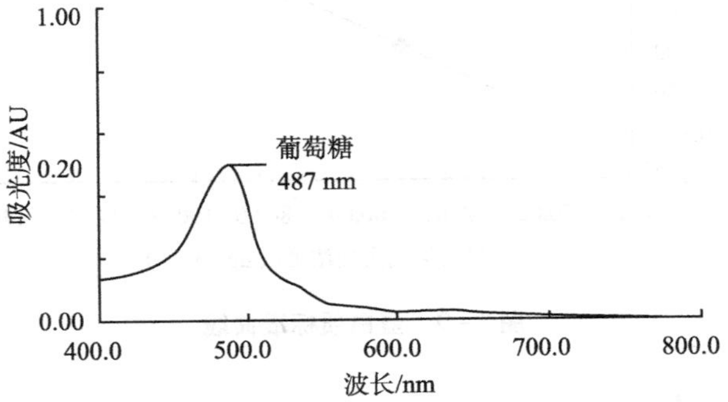


**图 2－6　葡萄糖扫描光谱图**

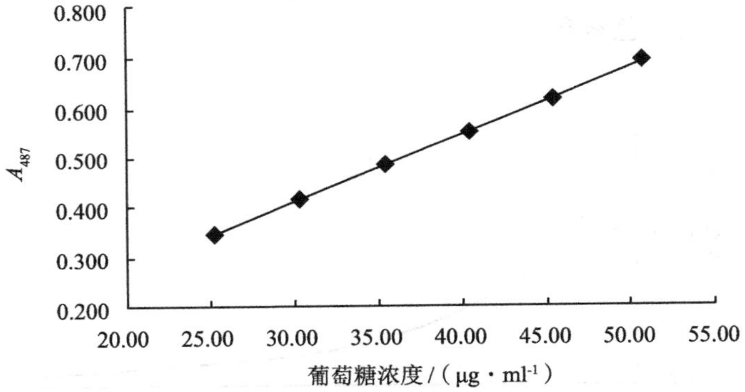


**图 2－7　葡萄糖标准曲线**

## 2. 蛋白质标准曲线

吸取牛血清白蛋白贮备液，显色后进行光谱扫描，如图 2－8 所示，确定 $\lambda_{max}$ 为 593 nm。以牛血清白蛋白浓度 $C$（μg/ml）为横坐标、吸光度 $A_{593}$ 为纵坐标绘制标准曲线，得回归方程 $A=0.0055C+0.0396$，$r=0.9992$，结果表明牛血清白蛋白浓度在 24.88～124.4 μg/ml 范围内，具有良好的线性关系（图 2－9）。

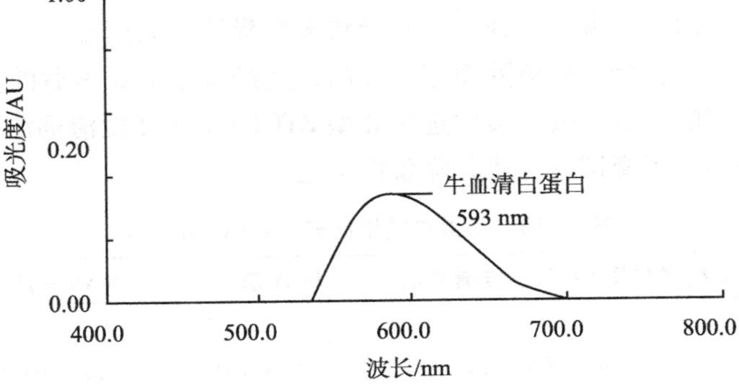


**图 2－8　蛋白质扫描光谱图**

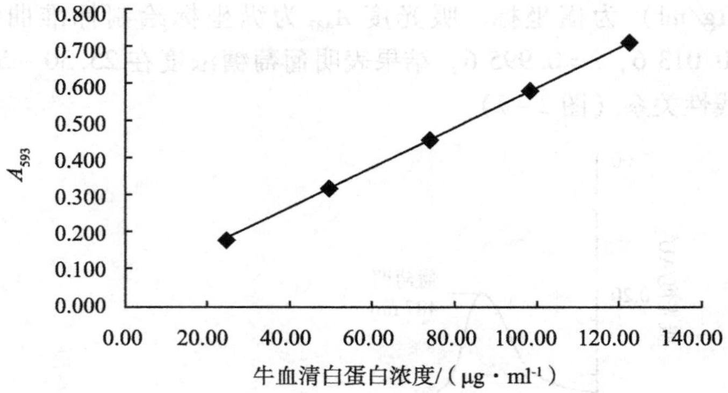


**图2-9　蛋白质标准曲线**

## 3. 色素表征吸收

将多糖溶液在400～800 nm波长范围内进行扫描，如图2-10所示，由此选择400 nm处的吸光值（$A_{400}$）表征色素含量。

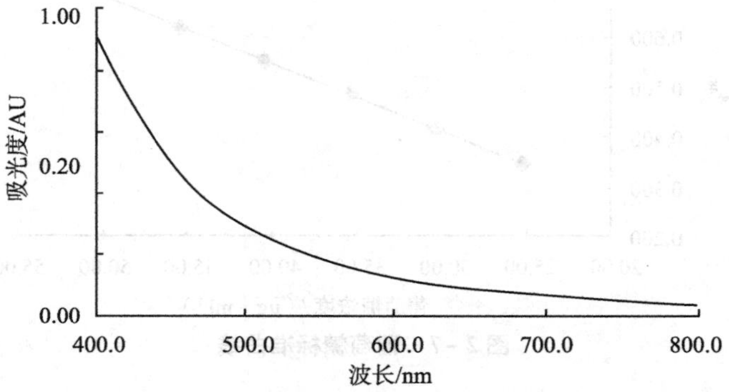


**图2-10　多糖溶液扫描光谱图**

## 4. 除蛋白效果比较

如表2-10所示，甘蔗叶多糖采用Sevage法除蛋白，反复处理6次后多糖损失相对较少，蛋白质清除率较高，该法条件温和，在避免多糖降解方面效果较好，但该法效率低，且需消耗大量有毒有机试剂，试剂易残留；TCA法除蛋白效果明显，与Sevage法相比，多糖损失相差不大，但由于其酸性较强，容易导致多糖降解；天然澄清剂法在除蛋白过程中优势明显，多糖损失少，蛋白质清除率相对较高，且经过澄清处理后的多糖溶液具有颜色浅、易过滤、无残留的特点。故本实验选用Ⅱ型ZTC1+1天然澄清剂法用于去除甘蔗叶多糖中的蛋白质，并通过正交试验优化其除蛋白工艺。

**表2-10　除蛋白效果比较（$\bar{x} \pm s$，$n=3$）**

| 指标 | Ⅱ型ZTC1+1天然澄清剂法 | TCA法 | Sevage法 | TCA-Sevage法 |
|---|---|---|---|---|
| 除蛋白次数 | 1 | 1 | 6 | 1 |
| 多糖保留率/% | 95.77±0.11 | 71.80±0.05 | 77.27±0.15 | 92.06±0.14 |
| 蛋白质清除率/% | 56.92±0.15 | 59.01±0.11 | 43.06±0.11 | 17.67±0.12 |

5. 除蛋白单因素实验结果

（1）澄清剂用量对除蛋白效果的影响

如图 2－11 所示，随着澄清剂用量的增加，除蛋白效果呈现先升后降的趋势，说明澄清剂用量并非越大越好，这可能是由于澄清剂体系内高分子与蛋白质的结合已经达到饱和，剩余澄清剂产生的絮凝物的吸附作用使多糖损失增加。

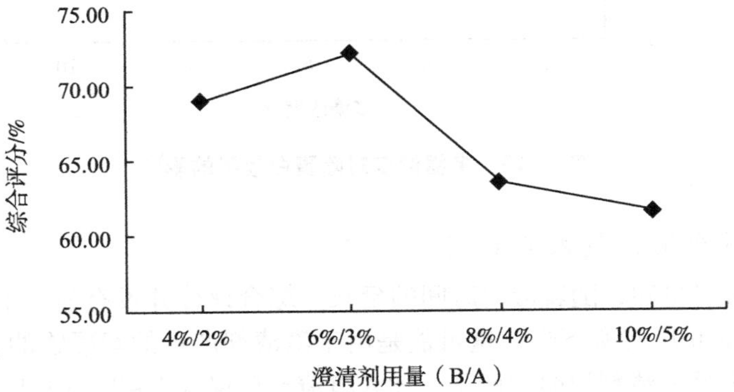


**图 2－11　澄清剂用量对除蛋白效果的影响**

（2）温度对除蛋白效果的影响

如图 2－12 所示，随着温度的升高，澄清剂除蛋白效果呈现先升后降的趋势，这可能是由于温度低，澄清剂体系内粒子热运动不剧烈，絮凝作用不充分，效果差；温度过高，澄清剂体系内高分子活性受到限制，影响絮凝作用。

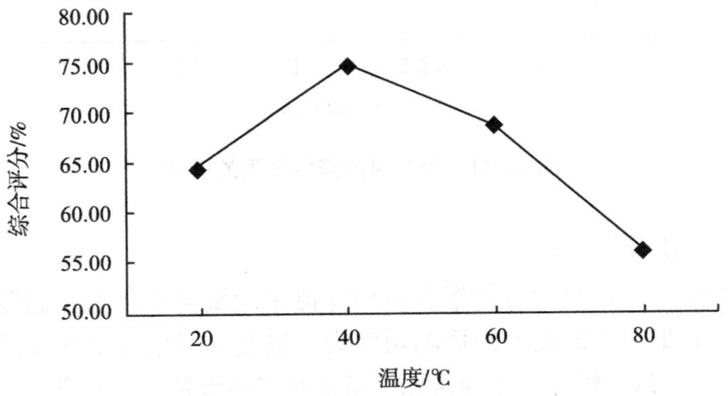


**图 2－12　温度对除蛋白效果的影响**

（3）多糖浓度对除蛋白效果的影响

从图 2－13 可以看出，随着多糖浓度的增加，澄清剂除蛋白效果呈现下降的趋势，这可能是由于多糖浓度过大，使得澄清剂在药液中分散不均匀，且浓的药液在澄清时所产生的大量絮凝物可能会夹杂目标成分，从而影响有效成分含量。

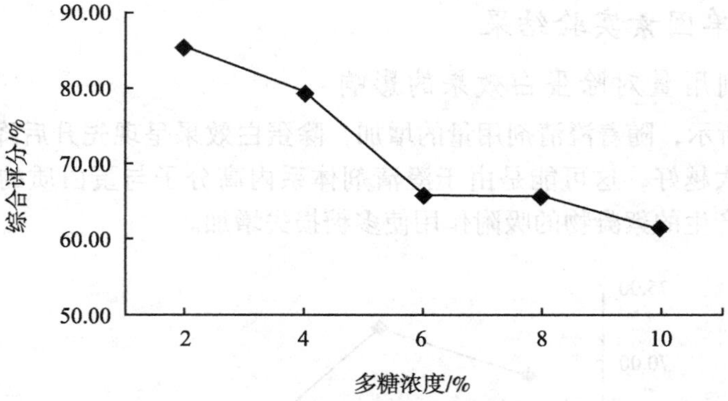


**图 2－13　多糖浓度对除蛋白效果的影响**

（4）时间对除蛋白效果的影响

从图 2－14 可以得知，随着澄清时间的延长，综合评分并没有显著上升，且基本保持在 75% 以上，待 2 h 后有所下降，这可能是由于澄清剂产生的絮凝物的长时间吸附作用，影响澄清效果。根据澄清剂说明书所示，加入澄清剂后保温 1 ~2 h 即可。

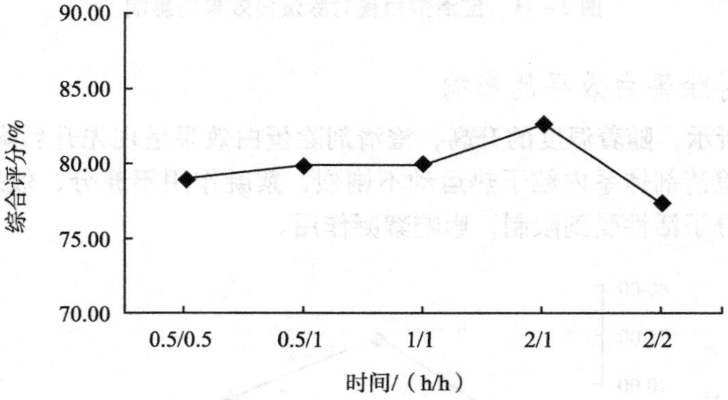


**图 2－14　时间对除蛋白效果的影响**

## 6. 正交试验结果分析

由表 2－11 可知，各因素对脱色率和多糖保留率的影响顺序为：温度 > 澄清剂用量 > 多糖浓度 > 时间；对蛋白质清除率的影响顺序为：温度 > 多糖浓度 > 澄清剂用量 > 时间。

由表 2－12 可知，以多糖保留率为指标，温度对多糖保留率有显著影响，澄清剂用量对多糖保留率有一定影响，其他因素几乎没有影响；以脱色率和蛋白质清除率为指标，温度对溶液澄清度和蛋白质清除率均有显著影响，其他因素几乎没有影响。温度是具有显著影响的因素，故选择反应温度为 30 ℃；澄清剂用量是具有一定影响的因素，根据直观分析并结合本实验研究目的，选择澄清剂用量为 6%/3%；多糖浓度和时间是几乎没有影响的因素，以综合评分为指标，根据极差分析结果，选择多糖浓度为 3%；从节约能源、提高效率的角度出发，选择处理时间为 1/1（h/h）。故筛选出的最佳工艺为：配制质量浓度为 3% 的多糖溶液，在温度为30 ℃、澄清剂用量为 6%/3% 的条件下，加入 B 剂加热 1 h，然后加入 A 剂加热 1 h。

表 2－11　$L_9(3^4)$ 正交试验结果（$\bar{x} \pm s$，$n=3$）

| 试验号 | 澄清剂用量 | 温度 | 多糖浓度 | 时间 | 脱色率/% | 多糖保留率/% | 蛋白质清除率/% | 综合评分/% |
|---|---|---|---|---|---|---|---|---|
| 1 | 1 | 1 | 1 | 1 | 51.33 ±0.02 | 90.77 ±0.18 | 61.52 ±0.09 | 72.20 ±0.09 |
| 2 | 1 | 2 | 2 | 2 | 53.01 ±0.04 | 84.88 ±0.15 | 66.91 ±0.19 | 72.71 ±0.04 |
| 3 | 1 | 3 | 3 | 3 | 49.34 ±0.02 | 89.29 ±0.12 | 59.82 ±0.03 | 70.56 ±0.06 |
| 4 | 2 | 1 | 2 | 3 | 57.34 ±0.02 | 89.11 ±0.13 | 68.81 ±0.04 | 75.78 ±0.04 |
| 5 | 2 | 2 | 3 | 1 | 54.98 ±0.02 | 84.53 ±0.14 | 65.86 ±0.06 | 72.24 ±0.09 |
| 6 | 2 | 3 | 1 | 2 | 59.34 ±0.08 | 88.12 ±0.15 | 69.45 ±0.08 | 75.91 ±0.09 |
| 7 | 3 | 1 | 3 | 2 | 53.30 ±0.02 | 83.63 ±0.13 | 62.56 ±0.17 | 70.06 ±0.05 |
| 8 | 3 | 2 | 1 | 3 | 65.54 ±0.07 | 82.65 ±0.12 | 66.98 ±0.10 | 73.10 ±0.05 |
| 9 | 3 | 3 | 2 | 1 | 61.75 ±0.02 | 81.41 ±0.16 | 70.92 ±0.15 | 74.20 ±0.09 |
| $K_1$ | 153.68 | 284.88 | 176.21 | 168.06 | | | | |
| $K_2$ | 171.66 | 173.53 | 172.10 | 165.65 | | | | |
| $K_3$ | 180.59 | 170.43 | 157.62 | 172.22 | | | | |
| $R$ | 26.91 | 114.45 | 18.59 | 6.57 | | | | |
| $K'_1$ | 264.94 | 441.42 | 261.54 | 256.71 | | | | |
| $K'_2$ | 261.76 | 252.06 | 255.40 | 256.63 | | | | |
| $K'_3$ | 247.69 | 258.82 | 257.45 | 261.05 | | | | |
| $R'$ | 17.25 | 189.36 | 6.14 | 4.42 | | | | |
| $K''_1$ | 188.25 | 328.28 | 197.95 | 198.30 | | | | |
| $K''_2$ | 204.12 | 199.75 | 206.64 | 198.92 | | | | |
| $K''_3$ | 200.46 | 200.19 | 188.24 | 195.61 | | | | |
| $R''$ | 15.87 | 128.53 | 18.40 | 3.31 | | | | |
| $K'''_1$ | 215.47 | 369.19 | 221.21 | 218.64 | | | | |
| $K'''_2$ | 223.93 | 218.05 | 222.69 | 218.68 | | | | |
| $K'''_3$ | 217.36 | 220.67 | 212.86 | 219.44 | | | | |
| $R'''$ | 8.46 | 151.14 | 9.83 | 0.80 | | | | |

表 2－12　方差分析

| 指标 | 方差来源 | 偏差平方和 | 自由度 | 方差 | $F$ 值 | 显著性 |
|---|---|---|---|---|---|---|
| 脱色率 | 澄清剂用量 | 125.24 | 2 | 62.62 | 1.77 | |
| | 温度 | 18 331.31 | 2 | 9 165.66 | 258.42 | |
| | 多糖浓度 | 63.57 | 2 | 31.79 | 0.90 | |
| | 时间 | 7.36 | 2 | 3.68 | 0.10 | |
| 多糖保留率 | 澄清剂用量 | 56.18 | 2 | 28.09 | 5.21 | ② |
| | 温度 | 41 826.79 | 2 | 20 913.39 | 3 880.49 | ① |
| | 多糖浓度 | 6.51 | 2 | 3.26 | 0.60 | |
| | 时间 | 4.26 | 2 | 2.13 | 0.40 | |

续表

| 指标 | 方差来源 | 偏差平方和 | 自由度 | 方差 | $F$ 值 | 显著性 |
|---|---|---|---|---|---|---|
| 蛋白质清除率 | 澄清剂用量 | 46.04 | 2 | 23.02 | 0.79 | |
| | 温度 | 23 531.57 | 2 | 11 765.79 | 401.92 | ① |
| | 多糖浓度 | 56.48 | 2 | 28.24 | 0.96 | |
| | 时间（误差） | 2.06 | 2 | 1.03 | 0.04 | |
| 综合评分 | 澄清剂用量 | 13.15 | 2 | 6.57 | 0.70 | |
| | 温度 | 29 588.14 | 2 | 14 794.07 | 1 568.64 | ① |
| | 多糖浓度 | 18.73 | 2 | 9.36 | 0.99 | |
| | 时间（误差） | 0.14 | 2 | 0.07 | 0.01 | |

注：$F_{0.05}$（2，2）=19，$F_{0.01}$（2，2）=99，$F_{0.25}$（2，2）=3；①代表显著，$P<0.01$，②代表有一定影响，$P<0.25$。

### 7. 验证试验结果

验证试验结果如表 2-13 所示，在该工艺条件下，各指标的 RSD 均小于 3%，说明该工艺稳定、可行。

**表 2-13　验证试验结果**

| 组号 | 多糖保留率/% | 蛋白质清除率/% | 脱色率/% | 综合评分/% |
|---|---|---|---|---|
| 1 | 88.55 | 71.41 | 58.42 | 76.97 |
| 2 | 88.22 | 70.97 | 58.21 | 76.59 |
| 3 | 88.38 | 71.24 | 58.26 | 76.80 |
| RSD/% | 0.19 | 0.31 | 0.19 | 0.13 |

## （四）讨论

1）通过比较几种脱蛋白方法可知，Ⅱ型 ZTC1+1 天然澄清剂清除蛋白效果最佳，多糖损失少、蛋白质清除率较高，且经过处理后的多糖溶液清澈透亮、色泽浅、易过滤、无异味。采用正交试验优化的除蛋白工艺如下：澄清剂用量为 6%/3%（B/A），温度为 30 ℃，多糖溶液浓度为 3%，时间为 1/1（h/h）。在该工艺条件下，平均多糖保留率为 88.38%，平均蛋白质清除率为 71.21%，平均脱色率为 58.30%，平均综合评分为 76.79%，RSD 均小于 3%，说明该工艺稳定、可行。可见，Ⅱ型 ZTC1+1 天然澄清剂能有效纯化甘蔗叶多糖。

2）在纯化工艺中，温度对澄清剂有显著影响，可能是温度对体系内粒子热运动、高分子生物活性有影响[12]，从而影响其絮凝作用。澄清剂用量对除杂效果有一定影响，在一定范围内澄清剂用量越大，溶液越澄清，蛋白质含量越低，但是多糖也会相应减少，故需要合理选择澄清剂的用量。目前还未见有关多指标优选Ⅱ型 ZTC1+1 天然澄清剂用于甘蔗叶多糖纯化工艺的研究报道，本实验对絮凝技术应用于甘蔗叶多糖的纯化具有一定的指导意义，同时为制备高纯度甘蔗叶多糖提供技术支持。

## 参考文献

[1] 国家中医药管理局《中华本草》编委会. 中华本草［M］. 上海：上海科学技术出版社，1999：411.
[2] 刘昔辉，杨荣仲，区惠平，等. 甘蔗叶多糖的提取与含量测定［J］. 安徽农业科学，2007，35(34)：10960，11035.
[3] 吴建中，欧仕益，汪勇. 甘蔗叶中黄酮类物质的提取及抗氧化性研究［J］. 现代食品科技，2009，25(2)：165－167.
[4] 侯小涛，邓家刚，马建风，等. 甘蔗叶提取物的体外抑菌作用研究［J］. 华西药学杂志，2010，25(2)：161－163.
[5] 侯小涛，邓家刚，李爱媛，等. 甘蔗叶不同提取物对3种糖尿病模型的降血糖作用［J］. 华西药学杂志，2011，26(5)：451－453.
[6] 邓家刚，郭宏伟，侯小涛，等. 甘蔗叶提取物的体外抗肿瘤活性研究［J］. 辽宁中医杂志，2010，37(1)：32－34.
[7] 李朝兴. 新一代纯天然澄清剂（ZTC系列天然澄清剂）［J］. 离子交换与吸附，1994，10(6)：565－568.
[8] 侯小涛，郭振旺，马丽娜，等. 甘蔗叶不同生长期多糖含量的动态累积研究［J］. 药物分析杂志，2011，31(5)：888－891.
[9] 曲春香，沈颂东，王雪峰，等. 用考马斯亮蓝测定植物粗提液中可溶性蛋白质含量方法的研究［J］. 苏州大学学报（自然科学版），2006，22(2)：82－85.
[10] 李如亮. 生物化学实验［M］. 武汉：武汉大学出版社，1998：57－59.
[11] 龚桂珍，张学俊. 杜仲叶多糖脱色的研究［J］. 贵州农业科学，2010，38(3)：42－45.
[12] 孟祥海，朱骤海，张琳，等. Ⅱ型ZTC1＋1天然澄清剂在虎杖多糖纯化中的作用［J］. 中华中医药杂志，2010，25(12)：2140－2142.

（侯小涛，赵超超，邓家刚）

# 七、多指标正交优选甘蔗叶多糖的提取工艺

甘蔗叶为禾本科甘蔗属植物甘蔗的叶[1-2]，其应用研究主要集中在农业、轻工业和化工业等领域。甘蔗味甘，性凉，具有清热生津、润燥解酒之功效[3]。现代药理研究证明，多糖具有增强机体免疫、降血糖、抗肿瘤、抗病毒、抗氧化等多种功效[4-8]。化学预实验证明，甘蔗叶中含有一定量的多糖，现采用正交试验，以多糖的提取量为评价指标，对甘蔗叶多糖的提取工艺进行优化选择，为合理开发利用甘蔗叶提供科学依据。

## （一）材料

### 1. 仪器

UV－160型紫外－可见分光光度计（日本岛津公司）；Sartorius BP211D型电子天平（北京赛多利斯天平有限公司）。

### 2. 药材与试剂

甘蔗叶（台糖22号，采于广西农业科学院甘蔗研究所28号、32号试验田）经广西

农业科学院甘蔗研究所高级农艺师许树宁鉴定为禾本科甘蔗属植物甘蔗的叶。葡萄糖对照品为D-无水葡萄糖标准品（中国食品药品检定研究院，批号：110833-200503）；其他试剂均为分析纯，水为去离子水。

## （二）方法与结果

### 1. 甘蔗叶多糖的含量测定

#### （1）对照品溶液的配制

精密称取105 ℃干燥至恒重的葡萄糖标准品60 mg，用蒸馏水溶解，定容至100 ml，即可得到0.6 g/L的对照品溶液。

#### （2）供试品溶液的制备

将甘蔗叶粉碎、烘干、过60目筛处理后，精密称取所得样品粉末1 g，置于圆底锥形瓶中，按物料比1∶30，在100 ℃下水浴提取2 h，放冷，补足质量，趁热抽滤，残渣加适量水重复上述步骤3次，合并滤液，放冷后移取1 ml滤液，定容至25 ml即得。

#### （3）检测波长的选择

精密移取对照品溶液及供试品溶液各2 ml，分别置于10 ml具塞玻璃管中，加5%苯酚试液1.0 ml，摇匀，均匀滴加浓硫酸7.0 ml后摇匀，静置10 min，再沸水浴加热15 min，取出，流水冷却至室温，在400～900 nm波长范围内扫描，两者均在485 nm波长处有最大吸收，故选择485 nm为检测波长。另以蒸馏水2 ml加相应试剂作为空白对照，在相应波长处测定吸光度。

#### （4）标准曲线的绘制

精密量取对照品溶液0.5 ml、1.0 ml、1.5 ml、2.0 ml、2.5 ml、3.0 ml，分别置于25 ml容量瓶中，各加蒸馏水定容，摇匀。按照“检测波长的选择”项下方法操作，于485 nm波长处测定吸光度。以葡萄糖质量浓度（$C$）为横坐标、吸光度（$A$）为纵坐标绘制标准曲线，得回归方程$A=0.1127C+0.0831$（$R^2=1$），葡萄糖在12.24～73.44 mg/L范围内呈良好的线性关系。

#### （5）精密度、稳定性、重复性试验

取甘蔗叶粗粉1 g，精密称定，按“供试品溶液的制备”和“检测波长的选择”项下方法操作，测定吸光度，连续测6次。结果RSD为0.14%，表明仪器精密度较高。取甘蔗叶粗粉1 g，精密称定，按“供试品溶液的制备”和“检测波长的选择”项下方法操作，分别在0 min、15 min、30 min、45 min、60 min、90 min、120 min、150 min、180 min时测定吸光度。结果RSD为5%，比较数据，供试品和对照品溶液显色后在30 min内RSD小于3%，样品稳定。取相同甘蔗叶粗粉6份，每份1 g，精密称定。按“供试品溶液的制备”和“检测波长的选择”项下方法操作，分别测定吸光度。结果RSD为1.2%，表明试验方法的重复性较好。

#### （6）加样回收率试验

精密称定相同质量的甘蔗叶供试品6份，分别加入精密称定的不同量的甘蔗叶多糖，按“供试品溶液的制备”和“检测波长的选择”项下方法操作，测定回收率。结果见

表2－14。

**表2－14　甘蔗叶多糖加样回收率试验结果（$n=6$）**

| 试验号 | 样品含量/mg | 测得量/mg | 回收率/% | 平均回收率/% | RSD/% |
|---|---|---|---|---|---|
| 1 | 37.51 | 74.40 | 99.71 | 99.91 | 0.46 |
| 2 | 37.41 | 74.60 | 100.51 | | |
| 3 | 37.30 | 74.25 | 99.86 | | |
| 4 | 37.45 | 74.57 | 100.32 | | |
| 5 | 37.62 | 74.33 | 99.22 | | |
| 6 | 37.64 | 74.58 | 99.84 | | |

注：对照品加入量均为37 mg。

## 2. 甘蔗叶多糖提取工艺优选

### （1）单因素实验

选定料水比、提取时间、提取次数、提取温度4个影响因素作为考察对象，每组实验平行3份。

1）提取温度对多糖含量的影响

取甘蔗叶粗粉15份，每份1 g，精密称定，按料水比1∶40，分别在50 ℃、60 ℃、70 ℃、80 ℃、90 ℃、100 ℃下提取1 h，按“甘蔗叶多糖的含量测定”项下方法进行处理与测定，计算多糖质量分数，分别为2.71%、3.06%、3.39%、3.74%、4.47%、4.26%。50～90 ℃时，多糖含量随提取温度的升高而逐渐增加，100 ℃时有所下降。

2）提取时间对多糖含量的影响

取甘蔗叶粗粉15份，每份1 g，精密称定，按料水比1∶40，在100 ℃条件下，分别提取1 h、2 h、3 h、4 h、5 h，按“甘蔗叶多糖的含量测定”项下方法进行处理与测定，计算多糖质量分数，分别为3.21%、3.49%、3.60%、3.70%、3.32%。甘蔗叶多糖的含量在4 h内随着提取时间的延长而逐渐增加，4～5 h后多糖含量基本持平，5 h后有下降的趋势。

3）料水比对多糖含量的影响

取甘蔗叶粗粉15份，每份1 g，精密称定，分别按料水比1∶20、1∶30、1∶40、1∶50、1∶60、1∶70、1∶80，在100 ℃提取1 h，按“供试品溶液的制备”与“检测波长的选择”项下方法进行处理与测定，计算多糖质量分数、分别为3.69%、3.88%、3.69%、3.42%、3.45%、2.99%、3.25%。多糖质量分数随料水比的增加而逐渐增大，当料水比达到1∶30以后，多糖含量增长速度变慢直至稳定，而增加料水比，能耗也逐渐增大。

4）提取次数对多糖含量的影响

精密称取甘蔗叶粗粉1 g，按料水比1∶50，在100 ℃回流提取4 h，分别提取1、2、3、4次，再按“供试品溶液的制备”与“检测波长的选择”项下方法进行处理与测定，抽滤后的滤渣再按上述条件提取第2次，计算多糖质量分数，分别为3.65%、3.87%、4.01%、4.07%、4.10%。随着提取次数的增加，多糖质量分数逐渐增大，但增幅不大。

### （2）甘蔗叶多糖提取工艺正交试验

根据单因素实验结果确定料水比（A）、提取时间（B）、提取次数（C）、提取温度

（D）4 个影响因素，每个因素选定 3 个水平，按 $L_9$（$3^4$）正交表进行试验，因素水平表见表 2－15，正交试验结果见表 2－16。

**表 2－15　甘蔗叶多糖提取因素水平**

| 水平 | A | B/h | C/次 | D/℃ |
|---|---|---|---|---|
| 1 | 1∶20 | 3 | 1 | 80 |
| 2 | 1∶30 | 4 | 2 | 90 |
| 3 | 1∶40 | 5 | 3 | 100 |

**表 2－16　甘蔗叶多糖提取正交试验安排**

| 试验号 | A | B | C | D | 多糖质量分数/% |
|---|---|---|---|---|---|
| 1 | 1 | 1 | 1 | 1 | 4.318 |
| 2 | 1 | 2 | 2 | 2 | 4.989 |
| 3 | 1 | 3 | 3 | 3 | 6.263 |
| 4 | 2 | 1 | 2 | 3 | 5.542 |
| 5 | 2 | 2 | 3 | 1 | 5.853 |
| 6 | 2 | 3 | 1 | 2 | 4.467 |
| 7 | 3 | 1 | 3 | 2 | 5.151 |
| 8 | 3 | 2 | 1 | 3 | 4.097 |
| 9 | 3 | 3 | 2 | 1 | 4.802 |
| $K_1$ | 15.570 | 15.011 | 12.882 | 14.973 | |
| $K_2$ | 15.862 | 14.939 | 15.333 | 14.607 | |
| $K_3$ | 14.050 | 15.532 | 17.267 | 15.902 | |
| $R$ | 1.812 | 0.593 | 4.385 | 1.295 | |

结果表明，各因素对甘蔗叶多糖提取效果的影响程度依次为 C＞A＞D＞B，即提取次数影响最大，综合各因素，确定 $A_2$ $B_3$ $C_3$ $D_3$为最佳提取条件，即提取温度为 100 ℃，提取时间为 5 h，提取次数为 3 次，提取时的料水比为 1∶30。

## （三）讨论

1）多糖大多能溶于水，极性较强，相对分子质量分布范围广，容易发生变性失活。多糖尤其对温度和酸比较敏感，温度高时，多糖分子链的空间结构发生改变，甚至断裂分解而显色；在酸性环境下，多糖分子也容易发生水解反应。因此，在提取多糖的过程中选择适当的方法尤为重要。宜选取恒温水浴提取，此法条件温和，杂质溶出少，多糖含量较高，操作简便易行。

2）本实验对影响甘蔗叶多糖提取工艺的各因素进行了考察，其中，甘蔗叶多糖提取时间的考察结果表明，当提取时间在 1 ~ 4 h 时，多糖含量随着提取时间的延长而增大，4 ~5 h 多糖含量基本持平，5 h 后有下降的趋势，可能是多糖在长时间的高温条件下被水解或破坏所致。

## 参考文献


[1] 国家中医药管理局《中华本草》编委会. 中华本草 [M]. 上海：上海科学技术出版社，1999：411.

[2] 南京中医药大学. 中药大辞典：上册 [M]. 2版. 上海：上海科学技术出版社，2006：797.

[3]《全国中草药汇编》编写组. 全国中草药汇编 [M]. 北京：人民卫生出版社，1996：100.

[4] RAY B, LAHAYE M. Cell – wall polysaccharides from the marine green alga Ulva rigida (Ulvales, Chlorophyta) extraction and chemical composition [J]. Carbohydr Res, 1995, 274 (1): 251.

[5] 郭鹏，欧阳静萍，毛先晴，等. 黄芪多糖对2型糖尿病KKAy小鼠早期肾脏病理改变的影响 [J]. 武汉大学学报（医学版），2007，28(1)：73.

[6] 刘宗林. 西洋参茎叶水溶性多糖结构分析及其生理活性的研究 [J]. 食品工业科技，2001，22(2)：20.

[7] 杨方美，王林，胡秋辉. 鼠尾藻多糖的制备及其抗氧化活性 [J]. 食品科学，2005，26(2)：224-227.

[8] 关奇，杨万政，温中平. 沙棘果皮、叶中多糖的提取及其抑菌作用研究 [J]. 国际沙棘研究与开发，2005，3(2)：17-20.


（吴玉强，侯小涛，郭振旺，邓家刚）

# 八、甘蔗叶总黄酮提取工艺及抗炎活性的研究

甘蔗为禾本科甘蔗属多年生植物，在我国主要分布在广西、广东、台湾、福建及云南等省区[1]，其中广西的甘蔗产量占全国甘蔗产量的一半以上[2]，东南亚太平洋诸岛国、大洋洲岛屿和古巴等地也广为种植。甘蔗具有很高的综合利用价值，除了作为重要的制糖原料外，其茎秆、秆梢与叶片还有药用、制酒精、养酵母等多种用途[1]。药理研究表明，甘蔗叶对小鼠血糖有抑制作用[3-4]；醇提取物有较好的抑菌活性[5]，乙酸乙酯提取物是甘蔗叶提取物体外抗肿瘤的主要活性部位[6]。甘蔗叶含有丰富的黄酮类成分，LC-MS在线测定出甘蔗叶中含有11种黄酮类化合物[7-8]。本实验研究了从甘蔗叶中提取总黄酮的工艺，以优选最佳提取方法，并采用3种炎症模型对甘蔗叶总黄酮的抗炎作用进行研究。

## （一）材料

### 1. 仪器

UV-160型紫外-可见分光光度计（日本岛津公司）；Sartorius BP211D电子天平（北京赛多利斯天平有限公司）；B3500S-MT超声波清洗器［必能信超声（上海）有限公司］。

### 2. 药材与试剂

甘蔗叶均采集于广西甘蔗研究所28号、32号高产示范田，经广西甘蔗研究所高级农艺师许树宁鉴定为禾本科甘蔗属植物甘蔗的叶。芦丁（中国食品药品检定研究院）、甲醇、乙醇均为分析纯，水为蒸馏水；生理盐水（贵州天地药业有限责任公司）；阿司匹林（江

苏平光制药有限责任公司，批号：10071745）；伊文思蓝（上海源叶生物科技有限公司）；乙酸（上海试一化学试剂有限公司）；二甲苯（天津市富宇精细化工有限公司）。

### 3. 动物

清洁级 ICR 小鼠，体质量 18 ~ 22 g，均由广西医科大学动物实验中心提供，生产许可证号：SCXK（桂）2009 - 2002。

## （二）方法与结果

### 1. 总黄酮提取工艺研究

#### （1）标准溶液的制备

精密称取在 105 ℃下干燥的芦丁对照品 10.40 mg，置于 50 ml 容量瓶中，加甲醇溶解，摇匀，定容至刻度，即得对照品溶液。

#### （2）最大吸收波长的选择

采用氯化铝比色法，分别移取 4.0 ml 芦丁对照品和适量甘蔗叶总黄酮提取液于 25 ml 容量瓶中，加入 1% 氯化铝溶液 3.0 ml，定容至刻度，摇匀，静置 20 min[9]，在 200 ~ 600 nm 波长范围内进行扫描。

#### （3）标准曲线的绘制

精密吸取芦丁标准品溶液（0.208 mg/ml）0.0 ml、3.0 ml、3.5 ml、4.0 ml、4.5 ml、5.0 ml，置于25 ml 容量瓶中，加入3.0 ml 1% 的氯化铝溶液，混匀后加甲醇定容至刻度，放置20 min。以第 1 个为空白，于417 nm 处测定吸光度（$A$）。以芦丁的质量浓度 $C$（mg/ml）为横坐标、吸光度 $A$ 为纵坐标绘制标准曲线，结果表明，芦丁的质量浓度在 0.024 96 ~ 0.041 6 mg/ml 范围内线性关系良好，回归方程为 $A = 2.411\ 1C - 0.324\ 8$，$r = 0.999\ 7$。

#### （4）甘蔗叶总黄酮提取工艺流程

甘蔗叶样品烘箱干燥→粉碎过 40 目筛→加入乙醇→回流提取→抽滤→减压浓缩→定容→得黄酮提取液。

#### （5）样品总黄酮量及提取率的测定

精密吸取甘蔗叶待测液 2 ml，按照“标准曲线的绘制”项下方法操作，测定吸光度，按照回归方程计算提取液中的总黄酮量。

#### （6）单因素实验

1）提取温度的考察

取 5 份甘蔗叶细粉，每份 2 g，按照料液比 1∶25 加入 70% 乙醇，分别在 50 ℃、60 ℃、70 ℃、80 ℃、90 ℃水浴中回流提取 1 h，过滤，将提取液离心 5 min，取其清液定容至 50 ml 容量瓶中，分别移取 2.0 ml 提取液，各加入 1% 氯化铝溶液 2.0 ml，定容至 10 ml，按照“标准曲线的绘制”项下方法操作，在 417 nm 处测定吸光度，其吸光度值分别为 0.390、0.412、0.451、0.566、0.511。随着温度的升高，吸光度增加，即黄酮类化合物的提取率增加，在 80 ℃ 时达到最大。然后随着温度的继续升高，吸光度降低，其原因可能是温度过高，引起黄酮类化合物结构氧化破坏，导致其提取率的降低。

2）料液比的考察

取5份甘蔗叶细粉，每份2 g，分别按照料液比1∶10、1∶15、1∶20、1∶25、1∶30，加入70%乙醇，在80 ℃水浴中回流提取1 h，过滤，将提取液离心10 min，取其清液定容至50 ml容量瓶中，分别移取2.0 ml提取液，各加入1%氯化铝溶液2.00 ml，定容至10 ml，按照“标准曲线的绘制”项下方法操作，在417 nm处测定吸光度，其吸光度值分别为0.333、0.412、0.542、0.558、0.570。随着溶剂量的增加，吸光度也有不同程度的增加。

3）乙醇体积分数的考察

取5份甘蔗叶细粉，每份2 g，按料液比1∶25，分别加入50%、60%、70%、80%、90%的乙醇溶液，在80 ℃水浴中回流提取1 h，过滤，将提取液离心10 min，取其清液定容至50 ml容量瓶中，分别移取2.0 ml提取液，各加入1%氯化铝溶液2.00 ml，定容至10 ml，按“标准曲线的绘制”项下方法操作，在417 nm处测定吸光度，其吸光度值分别为0.345、0.448、0.514、0.499、0.471。开始时随着乙醇体积分数的提高，吸光度值增加，当乙醇体积分数达到70%后则吸光度值有所减少。当乙醇体积分数达到70%以上时，可能是由于一些醇溶性杂质及色素亲脂性强的成分溶出增多，干扰因素随之增大，从而导致黄酮类化合物的提取率降低。

4）提取时间的考察

取5份甘蔗叶细粉，每份2 g，按料液比1∶25，加入70%的乙醇溶液，在80 ℃水浴中，分别回流提取1 h、2 h、3 h、4 h、5 h，过滤，将提取液离心10 min，取其清液定容至50 ml容量瓶中，分别移取2.00 ml提取液，各加入1%氯化铝溶液2.0 ml，定容至10 ml，按“标准曲线的绘制”项下方法操作，在417 nm处测定吸光度，其吸光度值分别为0.350、0.362、0.383、0.469、0.379。随着提取时间的增加，吸光度值也随之增加，提取率有所升高，但是在超过一定的提取时间后，有可能会破坏黄酮类化合物的结构，从而导致其提取率降低。

（7）正交试验

1）正交试验设计

根据单因素实验结果，选择对本实验影响最大的4个因素，即提取温度（A）（70 ℃、80 ℃、90 ℃）、料液比（B）（1∶20、1∶25、1∶30）、乙醇体积分数（C）（60%、70%、80%）、提取时间（D）（2 h、3 h、4 h）做四因素三水平的正交试验，以甘蔗叶中的总黄酮量为评价指标，对提取工艺进行优化。采用$L_9(3^4)$正交表设计正交试验，因素水平见表2-17。

**表2-17　甘蔗叶总黄酮提取因素水平**

| 水平 | A/℃ | B | C/% | D/h |
|---|---|---|---|---|
| 1 | 70 | 1∶20 | 60 | 2 |
| 2 | 80 | 1∶25 | 70 | 3 |
| 3 | 90 | 1∶30 | 80 | 4 |

2）正交试验结果与分析

以单因素实验结果为基础，每个因素取3个水平数按$L_9(3^4)$正交表设计正交试验，确定最佳提取工艺，正交试验结果见表2-18，方差分析见表2-19。

表 2－18　正交试验结果

| 样品 | A | B | C | D | 黄酮量/（$mg \cdot g^{-1}$） |
| --- | --- | --- | --- | --- | --- |
| 1 | 1 | 1 | 1 | 1 | 5.19 |
| 2 | 1 | 2 | 2 | 2 | 6.21 |
| 3 | 1 | 3 | 3 | 3 | 5.26 |
| 4 | 2 | 1 | 2 | 3 | 5.95 |
| 5 | 2 | 2 | 3 | 1 | 6.21 |
| 6 | 2 | 3 | 1 | 2 | 5.41 |
| 7 | 3 | 1 | 3 | 2 | 5.15 |
| 8 | 3 | 2 | 1 | 3 | 5.85 |
| 9 | 3 | 3 | 2 | 1 | 5.01 |
| $K_1$ | 5.553 | 5.430 | 5.483 | 5.470 | |
| $K_2$ | 5.857 | 6.090 | 5.723 | 5.590 | |
| $K_3$ | 5.337 | 5.227 | 5.540 | 5.687 | |
| $R$ | 0.650 | 0.863 | 0.240 | 0.217 | |

表 2－19　正交试验方差分析

| 方差来源 | 自由度 | 偏差平方和 | $F$ 值 | 显著性 |
| --- | --- | --- | --- | --- |
| A | 2 | 0.409 | 5.76 | ① |
| B | 2 | 1.222 | 17.21 | ② |
| C | 2 | 0.094 | 1.32 | |
| D | 2 | 0.071 | 1.00 | |
| 误差 | 8 | 1.80 | | |

注：①为差异显著，②为差异极显著，$F_{0.05}$（2，8）＝4.46，$F_{0.01}$（2，8）＝8.65。

正交试验结果表明，各因素影响甘蔗叶总黄酮提取效果的主次顺序为 B＞A＞C＞D，即料液比＞提取温度＞乙醇体积分数＞提取时间。由表 2－19 可知，因素 A、B 有显著性差异，而因素 C、D 无显著性差异，结合单因素实验考察结果，确定最佳提取工艺，即提取温度为 80 ℃，料液比为 1∶25，乙醇的体积分数为 70%，提取时间为 2 h。

（8）工艺验证

精密称取同一批甘蔗叶细粉 2 g，平行 3 份，根据最佳水平组合进行处理：加入 25 倍量的 70% 乙醇回流提取，在 80 ℃下提取 2 h。过滤，分别移取 2.00 ml 提取液，各加入氯化铝溶液 3.0 ml，定容至 10 ml，摇匀，静置 20 min 后，在 417 nm 处测量吸光度值。利用回归方程计算出提取溶液中总黄酮的量，得到甘蔗叶总黄酮的平均量为 6.77 mg/g，即 1 g 样品中含 6.77 mg 甘蔗叶总黄酮。

## 2. 甘蔗叶总黄酮抗炎作用的研究

### （1）对二甲苯所致小鼠耳郭肿胀度的影响[10]

取小鼠 50 只，雄性，体质量 18～22 g，随机分为 5 组，每组 10 只，分别为空白对照组（生理盐水）、阳性对照组（阿司匹林 0.2 g/kg）、甘蔗叶总黄酮高剂量组（甘蔗叶总黄酮 4 g/kg）、甘蔗叶总黄酮中剂量组（甘蔗叶总黄酮 2 g/kg）、甘蔗叶总黄酮低剂量组（甘蔗叶总黄酮 1 g/kg）。除空白对照组给予生理盐水外，其余各组均给予相应的药物，每天灌胃给药 1 次，连续 5 天。末次给药后 45 min，每只小鼠以 0.02 ml 二甲苯滴于右耳致炎。15 min 后以颈椎脱臼法处死小鼠，沿耳郭基线剪下两侧耳片。用 6 mm 直径打孔器分别在左右耳同一部位打下圆耳片，称定质量，以左右耳片质量的差值表示肿胀程度，并计算肿胀抑制率。实验结果见表 2-20。

肿胀抑制率 = ［（空白组肿胀度 - 给药组肿胀度）/空白组肿胀度］×100%

**表 2-20　对二甲苯所致小鼠耳郭肿胀度的影响（$\bar{x} \pm s$，$n=8$）**

| 组别 | 剂量/（$g \cdot kg^{-1}$） | 肿胀度/mg | 抑制率/% | 显著性 |
|---|---|---|---|---|
| 空白对照组 | 等容量 | 24.25 ± 5.28 | — | |
| 阳性对照组 | 0.2 | 14.25 ± 5.78 | 41.23 | ② |
| 甘蔗叶总黄酮低剂量组 | 1 | 17.50 ± 5.55 | 27.83 | ① |
| 甘蔗叶总黄酮中剂量组 | 2 | 15.88 ± 5.17 | 33.15 | ① |
| 甘蔗叶总黄酮高剂量组 | 4 | 15.12 ± 5.51 | 36.41 | ② |

注：与空白对照组比较，①代表 $P<0.05$，②代表 $P<0.01$。

由表 2-20 可知，甘蔗叶总黄酮低、中剂量组与空白对照组相比，小鼠耳郭肿胀度显著下降（$P<0.05$），高剂量组与空白对照组相比，小鼠耳郭肿胀度极显著下降（$P<0.01$），说明甘蔗叶总黄酮能显著抑制二甲苯所致小鼠耳郭肿胀。

（2）对小鼠腹腔毛细血管通透性的影响[10]

取小鼠 50 只，雄性，体质量 18~22 g，随机分为 5 组，每组 10 只，分别为空白对照组（生理盐水）、阳性对照组（阿司匹林 0.2 g/kg）、甘蔗叶总黄酮高剂量组（甘蔗叶总黄酮 4 g/kg）、甘蔗叶总黄酮中剂量组（甘蔗叶总黄酮 2 g/kg）、甘蔗叶总黄酮低剂量组（甘蔗叶总黄酮 1 g/kg）。除空白对照组给予生理盐水外，其余各组均给予相应的药物，每天灌胃给药 1 次，给药容量 0.2 ml/10 g，连续 5 天。末次给药后 45 min 每只小鼠尾静脉注射 0.25% 伊文思蓝 - 生理盐水 0.1 ml/10 g，同时腹腔注射 0.6% 乙酸溶液 0.2 ml。15 min后以颈椎脱臼法处死小鼠，立即注入 6 ml 生理盐水冲洗腹腔，剪开腹腔，滤出腹腔洗出液，离心（2 000 r/min，10 min），取上清液于 590 nm 处测定吸光度，以 *A* 值判断小鼠腹腔毛细血管的通透性。实验结果见表 2-21。

毛细血管通透性抑制率 = ［（空白组吸光度 - 给药组吸光度）/空白组吸光度］×100%

**表 2-21　对小鼠腹腔毛细血管通透性的影响（$\bar{x} \pm s$，$n=10$）**

| 组别 | 剂量/（$g \cdot kg^{-1}$） | 吸光度 | 抑制率/% | *P* |
|---|---|---|---|---|
| 空白对照组 | 等容量 | 0.343 ± 0.094 | — | * |
| 阳性对照组 | 0.2 | 0.233 ± 0.029 | 32.07 | * |
| 甘蔗叶总黄酮低剂量组 | 1 | 0.264 ± 0.050 | 23.03 | * |
| 甘蔗叶总黄酮中剂量组 | 2 | 0.262 ± 0.033 | 23.61 | * |
| 甘蔗叶总黄酮高剂量组 | 4 | 0.257 ± 0.027 | 25.07 | * |

注：与空白对照组比较，* 代表 $P<0.05$。

由表2-21可知，甘蔗叶总黄酮低、中、高剂量组与空白对照组相比，伊文思蓝渗出量显著下降（$P<0.05$），说明甘蔗叶总黄酮能显著抑制乙酸所致小鼠毛细血管通透性的增加。

（3）对小鼠棉球肉芽肿形成的影响[10]

取小鼠50只，雄性，体质量18~22 g，乙醚麻醉，将各鼠的背部正中央去毛，并用75%的乙醇消毒，然后用手术剪刀开0.5 cm长的小口，用眼科镊子将已精密称为10 mg的灭菌棉球从小切口植入皮下，之后用手术针缝合小鼠皮肤。然后随机分成5组，按“对小鼠腹腔毛细血管通透性的影响”项下的给药剂量给药，从手术当天开始，每天灌胃给药1次，连续7天。末次给药后5 h以颈椎脱臼法处死小鼠，用剪刀和镊子打开原切口，将棉球连同周围结缔增生组织一起取出，剔除脂肪组织，放入烘箱中于60 ℃烘至恒定质量，称定质量。用称得的质量减去棉球原质量即得肉芽肿的质量，计算肉芽肿胀抑制率。实验结果见表2-22。

肉芽肿胀抑制率=[（空白组平均肉芽肿质量 - 给药组平均肉芽肿质量）/空白组平均肉芽肿质量] ×100%

**表2-22 对小鼠棉球肉芽肿形成的影响（$\bar{x}\pm s$，$n=10$）**

| 组别 | 剂量/（$g\cdot kg^{-1}$） | 肉芽肿质量/mg | 抑制率/% | 显著性 |
|---|---|---|---|---|
| 空白对照组 | 等容量 | 35.500±5.928 | — | |
| 阳性对照组 | 0.2 | 22.750±4.928 | 35.91 | ② |
| 甘蔗叶总黄酮低剂量组 | 1 | 31.123±5.640 | 12.33 | |
| 甘蔗叶总黄酮中剂量组 | 2 | 29.750±5.884 | 16.20 | ① |
| 甘蔗叶总黄酮高剂量组 | 4 | 27.125±5.503 | 23.59 | ① |

注：与空白对照组比较，①代表$P<0.05$，②代表$P<0.01$。

实验结果显示甘蔗叶连续灌胃7天能抑制小鼠棉球肉芽肿的形成，与空白对照组比较，差异显著。其中低剂量组有作用趋势，但无统计学意义。

## （三）讨论

1）测定总黄酮时，常选择显色系统$NaNO_2-Al(NO_3)_3-NaOH$显色，在此条件下，选择芦丁作为对照品，在510 nm处对照品有吸收峰，但样品溶液没有吸收峰；因此，更换显色剂，选择氯化铝溶液作为显色剂，在200~800 nm范围内进行扫描，结果对照品溶液与样品溶液在417 nm处有最大吸收峰。因此，选用芦丁作为对照品，显色剂为氯化铝溶液。氯化铝显色分光光度法，是根据黄酮类化合物分子中含有的3-羟基、4-羰基，或5-羟基、4-羰基，或邻二酚羟基可以与铝盐定量结合，形成有色络合物的原理，通过测定有色络合物的吸光度，来测定中药中总黄酮含量的方法[9]。化学成分研究表明[7-8]，甘蔗叶中含有的黄酮苷类成分符合以上结构特征，因此，可用氯化铝显色分光光度法测定总黄酮的量。

2）关于提取方法的选择，前期比较了回流法、超声法、浸渍法的提取效率，结果表明用回流法的提取效率最佳；对不同提取溶剂甲醇-水、乙醇-水进行考察，结果表明用乙醇-水的提取效率最佳。本研究在此基础上，利用正交试验法对甘蔗叶总黄酮的提取工艺进一步优化。结果显示最佳提取工艺为：提取温度 80 ℃、料液比 1:25、乙醇体积分数 50%、提取时间 2 h。本实验研究发现，对炎症渗出和肿胀模型，甘蔗叶总黄酮能显著抑制二甲苯致小鼠耳郭肿胀（抑制率分别为 27.83%、33.15%、36.41%），显著拮抗乙酸所致小鼠腹腔毛细血管通透性的增加（抑制率分别为 23.03%、23.61%、25.07%），中、高剂量组均能显著抑制小鼠棉球肉芽肿的形成（抑制率分别为 16.20%、23.59%）。实验表明，甘蔗叶总黄酮有抗炎作用，但是抗炎作用的物质基础及机制还有待进一步研究。

## 参考文献


[1] 中国科学院中国植物志编辑委员会. 中国植物志［M］. 北京：科学出版社，2004：41－42.

[2] 黄智刚，谢晋波. 我国亚热带地区甘蔗产量的模型模拟［J］. 中国糖料，2007（1）：8－12.

[3] 邓家刚，侯小涛，李爱媛，等. 甘蔗叶的药效学初步研究［J］. 广西中医学院学报，2008，11（3）：77－79.

[4] 侯小涛，邓家刚，李爱媛，等. 甘蔗叶不同提取物对 3 种糖尿病模型的降糖作用［J］. 华西药学杂志，2011，26（5）：451－453.

[5] 侯小涛，邓家刚，马建凤，等. 甘蔗叶提取物的体外抑菌作用研究［J］. 华西药学杂志，2010，25（2）：161－163.

[6] 邓家刚，郭宏伟，侯小涛，等. 甘蔗叶提取物的体外抗肿瘤活性研究［J］. 辽宁中医杂志，2010，37（1）：32－34.

[7] COLOMBO R，LANCAS F M，YARIWAKE J H，et al. Determination of flavonoids in cultivated sugarcane leaves，bagasse，juice and in transgenic sugarcane by liquid chromatography－UV detection［J］. J Chromatogr A，2006，1103（1）：118－124.

[8] COLOMBO R，YARIWAKE J H，QUEIROZ E F，et al. On－line identification of sugarcane（*Saccharum officinarum* L.）methoxyflavones by liquid－chromatography－UV detection using post－column derivatization and liquid chromatography-mass spectrometry［J］. J Chromatogr A，2005，1082（1）：51－59.

[9] 马陶陶，张群林，李俊，等. 三氯化铝比色法测定中药总黄酮方法的探讨［J］. 时珍国医国药，2008，19（1）：54－56.

[10] 陈奇. 中药药理研究方法学［M］. 2 版. 北京：人民卫生出版社，2006：300.


（侯小涛，马丽娜，邓家刚，王礼蓉，郝二伟，赵超超，刘　鹏）

# 九、甘蔗叶中黄酮类化合物的分离鉴定及含量测定

甘蔗为常见的经济作物和传统药物，属禾本科甘蔗属，世界各地广泛种植。甘蔗在我国具有悠久的药用历史，以秆、汁入药，中医认为其有除热止渴、和中、宽膈、行水的功效[1-2]。另外，甘蔗皮、甘蔗渣、甘蔗叶亦有药用价值，在广西有将甘蔗叶煮水制成甘蔗叶茶饮用的习惯，可用于治疗盗汗[3]。甘蔗叶为产量巨大的甘蔗副产物，但目前对甘蔗叶的应用和研究较少。黄酮类化合物是一种在自然界广泛存在的活性物质，具有抗氧化、清除自由基[4]、抑菌、抗病毒[5]、抗肿瘤[6]、降血糖[7]、抗炎[8]、镇痛[9]等多种药理活性。研究发现黄酮类化合物为甘蔗叶的主要化学成分之一，苜蓿素为甘蔗叶黄酮类化合物的主要成分，具有抗氧化[10]、抗肿瘤[11]、抑菌[12]等生物活性。本实验从甘蔗叶中提取分离苜

蓿素，并测定不同栽培品种甘蔗叶中苜蓿素的含量，为开发和利用甘蔗叶提供参考。

## （一）材料

### 1. 仪器

Agilent1100 高效液相色谱仪（美国安捷伦科技有限公司），含在线真空脱气机（G－1322A）、智能化柱温箱（G－1316A）、自动进样器（G－1313A），Agilent1100 series 色谱工作站（美国安捷伦科技有限公司）；Bruker Avance Ⅲ－500 超导核磁共振波谱仪（美国布鲁克公司）；Agilent 8453 紫外可见分光光度计（美国安捷伦科技有限公司）；BP211D 电子分析天平（德国赛多利斯集团）；LG－16W 高速微量离心机（北京医用离心机厂）；SB2200－T 超声波清洗器［必能信超声（上海）有限公司］；DJ－1500Y 粉碎机（上海顶佳工贸有限公司）；优普 UPC－Ⅱ－10T 纯水仪（四川优普超纯科技有限公司）；DZKW－S－4 电热恒温水浴锅（北京市永光明医疗仪器有限公司）。

### 2. 药材与试剂

不同栽培品种的甘蔗叶药材，共 9 批，经广西中医药大学宁小清高级实验师鉴定为禾本科植物甘蔗的叶。色谱材料：薄层色谱用 GF254、高效薄层色谱板，柱色谱用硅胶 G 和硅胶 H（青岛海洋化工厂有限公司）；凝胶 Sephadex™ LH－20（瑞典安发玛西亚生物技术公司）；甲醇、乙腈为色谱纯（美国费希尔试剂公司）；其他试剂均为分析纯［北京化工厂（现北京化工厂有限责任公司）］。

## （二）方法与结果

### 1. 甘蔗叶中苜蓿素的分离与鉴定

（1）提取与分离

将甘蔗叶晾干后粉碎，称取 10.4 kg，分数次提取，以 95% 乙醇为提取溶剂，回流提取 3 次（第 1 次提取前浸泡 12 h），每次 2 h，料液比为 1∶10、1∶10、1∶8（kg/L）。放冷，滤过，合并滤液，减压回收溶剂，得乙醇提取浸膏。将浸膏用水悬浮后，依次用石油醚、二氯甲烷、乙酸乙酯、正丁醇萃取，回收溶剂，得浸膏石油醚部位 83.4 g、二氯甲烷部位 36.6 g、乙酸乙酯部位 124.5 g、正丁醇部位 173.1 g。取乙酸乙酯部位浸膏 124.5 g，与 190 g 硅胶拌样，湿法装柱，上样，进行硅胶柱层析色谱分离，洗脱剂为二氯甲烷－甲醇（体积比分别为 1∶0、80∶1、40∶1、30∶1、10∶1、5∶1、3∶2、0∶1），进行梯度洗脱，分离得到 11 个流分（Fr1～Fr11）。将 Fr8（27.282 7 g）经聚酰胺柱色谱分离，以乙醇－水溶剂系统（体积比分别为 10∶90、30∶70、50∶50、70∶30、95∶0）梯度洗脱，得到 13 个流分（Fr8－1～Fr8－13），将 Fr8－1（1.559 5 g）经凝胶柱色谱分离，以二氯甲烷－水系统（1∶1）洗脱，得到 10 个流分（Fr8－1－1～Fr8－1－10），其中 Fr8－1－4 挥干溶剂后经重结晶得到化合物 1（34 mg）。

（2）结构鉴定

化合物 1 为淡黄色粉末，易溶于水，氯化铁显色为黄色，浓硫酸显色为黄褐色，提示该化合物为黄酮类化合物。在氢核磁共振波谱法（$^{1}H-NMR$）（$CD_3OD$，500 MHz）中，低场区有4个氢信号，其中，δ6.19（1H，d，$J=1.9$ Hz）与δ6.55（1H，d，$J=1.9$ Hz）相互偶合，为一个间位取代苯环中的2个芳香氢质子信号；δ7.32（2H，s）为另一个苯环上的2个质子信号；δ6.98（1H，s）为双键质子信号，δ3.85（6H，s）为2个甲氧基质子信号，δ12.96（1H，s）、δ10.81（1H，s）、δ9.33（1H，s）为羟基质子信号。碳核磁共振波谱法（$^{13}C-NMR$）（$CD_3OD$，125 MHz）中共有14个碳信号，其中，δ181.9为酮羰基碳信号，除10个苯环碳信号和2个双键碳信号外，高场区的δ56.4为甲氧基信号。碳、氢数据与文献[13]报道的基本一致，数据归属见表2-23，文献测定溶剂为$CD_3OD$，鉴定该化合物为苜蓿素，化学结构见图2-15。

**表2-23 化合物1的$^1H-NMR$和$^{13}C-NMR$数据**

| 位置 | 实验$\delta_C$ | 实验$\delta_H$ | 文献$\delta_C$ | 文献$\delta_H$ |
|---|---|---|---|---|
| 2 | 164.2 | | 164.1 | |
| 3 | 103.8 | 6.98（1H，s） | 103.7 | 6.99（1H，s） |
| 4 | 181.9 | | 181.8 | |
| 5 | 157.4 | | 157.5 | |
| 6 | 98.9 | 6.19（1H，d，$J=1.9$ Hz） | 98.8 | 6.20（1H，d，$J=2$ Hz） |
| 7 | 163.7 | | 163.6 | |
| 8 | 94.3 | 6.55（1H，d，$J=1.9$ Hz） | 94.1 | 6.56（1H，d，$J=2$ Hz） |
| 9 | 161.4 | | 161.3 | |
| 10 | 103.6 | | 102.3 | |
| 1′ | 139.8 | | 139.8 | |
| 2′,6′ | 104.3 | 7.32（2H，s） | 104.3 | 7.33（2H，s） |
| 3′,5′ | 148.2 | | 148.1 | |
| 4′ | 163.7 | | 164.1 | |
| 3′,5′-OMe | 56.4 | 3.85（6H，s） | 56.3 | 3.88（6H，s） |
| 5-OH | | 12.96（1H，s） | | 12.97（1H，s） |
| 7-OH | | 10.81（1H，s） | | 10.82（1H，s） |
| 4′-OH | | 9.33（1H，s） | | 9.34（1H，s） |

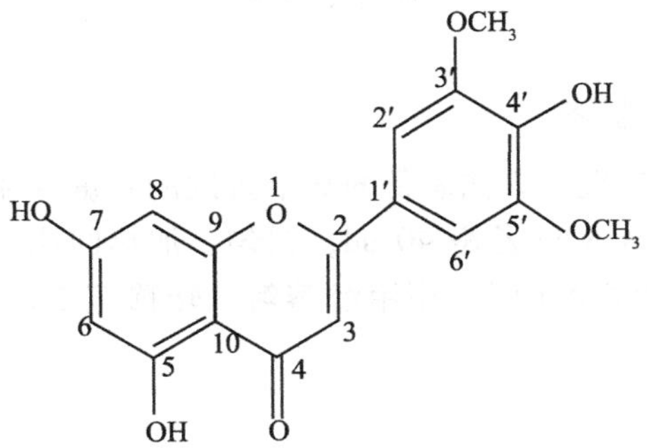


**图2-15 苜蓿素的化学结构**

## 2. 苜蓿素的纯度检测

### （1）供试品溶液的制备

取苜蓿素 10.5 mg，精密称定，置 10 ml 容量瓶中，用甲醇定容至刻度，摇匀，配制成浓度为 1.05 mg/ml 的供试品溶液，备用。

### （2）色谱条件

Phenomenex $C_{18}$色谱柱（250 mm×4.6 mm，5 μm）；流动相为甲醇－0.1%磷酸（体积比为54∶46）；体积流量为1 ml/min；检测波长为350 nm；柱温为20 ℃；进样量为10 μl。

### （3）检测方法和结果

将“供试品溶液的制备”项下的供试品溶液在色谱条件下平行检测3次，计算供试品中苜蓿素的峰面积。结果：甲醇空白溶剂对纯度检查无干扰，3 次峰面积均大于98%，相对标准偏差为0.14%，平均值达到99.6%。苜蓿素对照品的HPLC 图谱见图2－16。

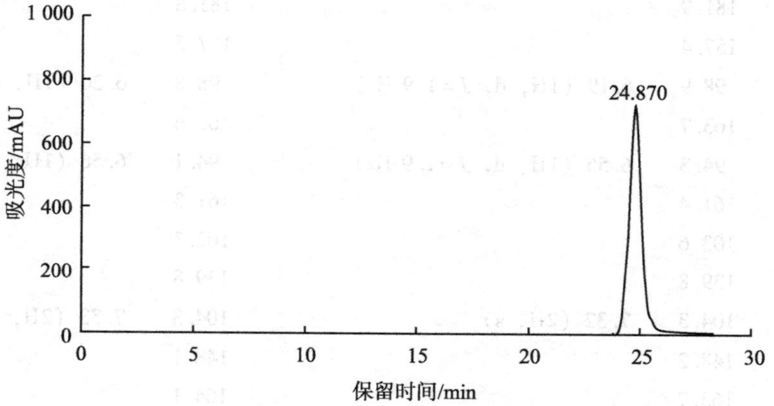


**图2－16　苜蓿素对照品的HPLC 图谱**

## 3. 苜蓿素的含量测定

### （1）药材前处理

将9 种不同栽培品种的甘蔗叶自然晾干，粉碎后过100 目筛，得到9 批甘蔗叶粉末，置于干燥容器中备用。

### （2）供试品溶液的制备

分别取按照“药材前处理”方法制备的9 个批次的甘蔗叶粉末2 g，精密称定，置于100 ml 锥形瓶中，分别加入80%乙醇40 ml，摇匀，加热回流（85 ℃）提取3 次，每次120 min，放冷，滤过，浓缩至干燥，用甲醇溶解，转移至2 ml 容量瓶中，定容，摇匀，过0.45 μm 滤膜，即得。

### （3）色谱条件

Phenomenex $C_{18}$色谱柱（250 mm×4.6 mm，5 μm）；流动相为甲醇－0.1%磷酸（体积比为54∶46）；体积流量为1 ml/min；检测波长为350 nm；柱温为20 ℃；进样量为10 μl。

(4) 对照品溶液的配制

精密称定苜蓿素对照品2.6 mg，置于25 ml容量瓶中，用甲醇定容至刻度，摇匀，制得浓度为0.104 mg/ml的对照品溶液，备用。

(5) 线性范围考察

精密吸取“对照品溶液的配制”项下苜蓿素对照品溶液0.5 ml、1.0 ml、1.5 ml、2.0 ml、2.5 ml、3.0 ml，分别置于10 ml容量瓶中，用甲醇定容至刻度，摇匀，各进样10 μl测定，按色谱条件分别进样检测，以苜蓿素浓度（$X$）为横坐标、苜蓿素的峰面积（$Y$）为纵坐标绘制标准曲线，得到回归方程 $Y=349\,965.3X-5.9$，$r=0.999\,9$，结果表明，苜蓿素在浓度0.005 2～0.031 2 mg/ml范围内呈良好的线性关系。

(6) 精密度试验

精密吸取苜蓿素对照品溶液10 μl，按色谱条件检测，重复进样6次。结果显示，苜蓿素峰面积RSD为0.15%，表明仪器精密度良好。

(7) 稳定性试验

精密称取新台糖22号甘蔗叶粉末2.00 g，按“供试品溶液的制备”项下方法制备供试品溶液，分别于0 h、2 h、4 h、6 h、8 h、10 h、12 h在色谱条件下进行检测。结果显示，苜蓿素含量的RSD为1.29%，表明供试品溶液在12 h内稳定性良好。

(8) 重复性试验

精密称取新台糖22号甘蔗叶粉末6份，每份2.00 g，按“供试品溶液的制备”项下方法制备供试品溶液，在色谱条件下进行检测。结果显示，苜蓿素含量的RSD为0.68%（$n=6$），表明该方法重复性良好。

(9) 加样回收率试验

精密称取苜蓿素对照品3.90 mg，置于50 ml容量瓶中，加甲醇溶解并定容至刻度，摇匀，作为苜蓿素对照品储备液A。取已知含量（苜蓿素含量为0.156 0 mg/g）的甘蔗叶粉末约1 g，精密称定，共6份，分别在6份供试品中加入1 ml苜蓿素对照品储备液A。按“供试品溶液的制备”项下方法制备供试品溶液，在色谱条件下进行检测，计算回收率，结果见表2-24。由表2-24可知，该方法的回收率良好。

**表2-24 加样回收率试验结果（$n=6$）**

| 样品编号 | 称样量/g | 样品原含量/mg | 加入量/mg | 加样后测得量/mg | 回收率/% | 平均回收率/% | RSD/% |
|---|---|---|---|---|---|---|---|
| 1 | 1.006 8 | 0.077 95 | 0.078 00 | 0.151 6 | 97.2 | | |
| 2 | 1.005 6 | 0.078 00 | 0.078 00 | 0.153 1 | 98.1 | | |
| 3 | 1.005 5 | 0.077 90 | 0.078 00 | 0.158 8 | 101.8 | 99.0 | 1.99 |
| 4 | 1.005 9 | 0.077 95 | 0.078 00 | 0.152 1 | 97.5 | | |
| 5 | 1.005 3 | 0.077 85 | 0.078 00 | 0.152 9 | 98.1 | | |
| 6 | 1.007 2 | 0.077 82 | 0.078 00 | 0.157 6 | 101.1 | | |

（10）样品含量的测定

按“供试品溶液的制备”项下方法制备供试品溶液，在色谱条件下进行检测，结果见表2－25和图2－17。

**表2－25　不同栽培品种甘蔗叶中苜蓿素的含量（$n=3$）**

| 栽培品种 | 含量/（$mg \cdot g^{-1}$）1 | 含量/（$mg \cdot g^{-1}$）2 | 含量/（$mg \cdot g^{-1}$）3 | 平均值/（$mg \cdot g^{-1}$） | 相对平均偏差/% |
|---|---|---|---|---|---|
| 新台糖22号 | 0.154 7 | 0.159 8 | 0.152 9 | 0.152 5 | 1.45 |
| 桂糖26号 | 0.081 53 | 0.080 25 | 0.079 60 | 0.080 46 | 1.22 |
| 桂糖03－2287 | 0.137 8 | 0.136 2 | 0.133 4 | 0.135 8 | 1.64 |
| 桂31 B9 | 0.095 33 | 0.092 48 | 0.094 07 | 0.093 96 | 1.52 |
| 桂糖02－1156 | 0.085 21 | 0.086 21 | 0.084 51 | 0.085 31 | 1.00 |
| 桂糖02－901 | 0.107 4 | 0.098 71 | 0.119 6 | 0.108 6 | 1.05 |
| 云蔗16号 | 0.133 1 | 0.128 5 | 0.132 2 | 0.131 3 | 1.86 |
| 赣蔗18号 | 0.097 25 | 0.098 41 | 0.100 3 | 0.098 65 | 1.56 |
| 福农15号 | 0.112 2 | 0.116 2 | 0.115 4 | 0.114 6 | 1.85 |

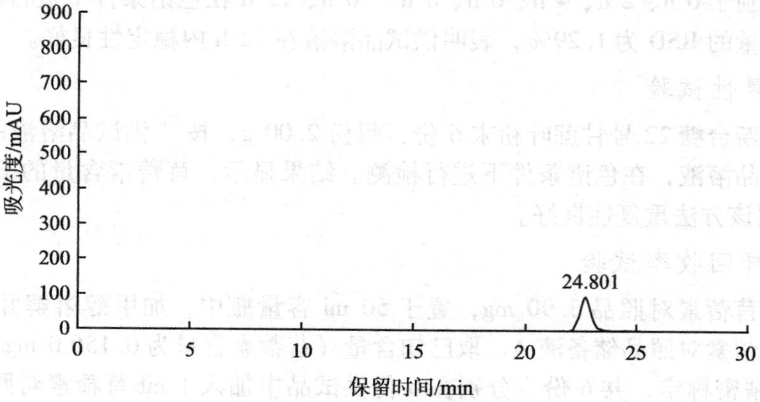


A. 苜蓿素对照品

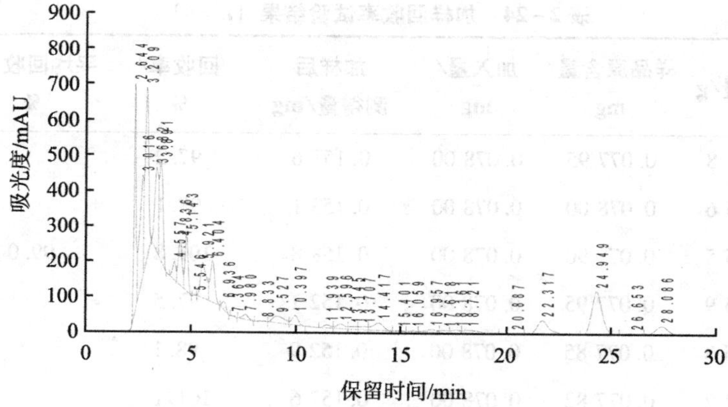


B. 新台糖22号

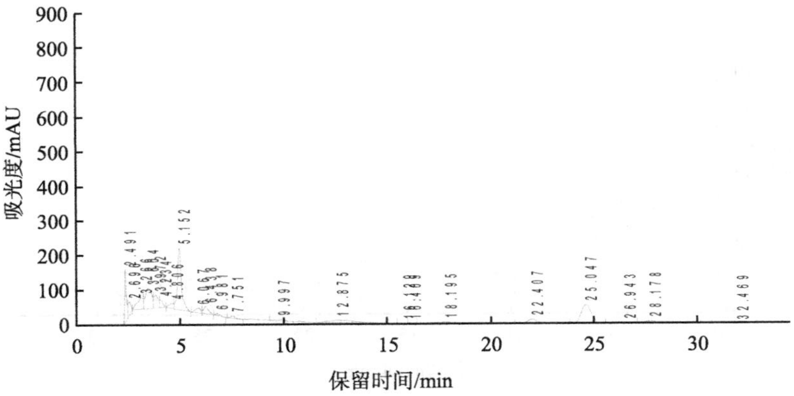


C. 桂糖 26 号

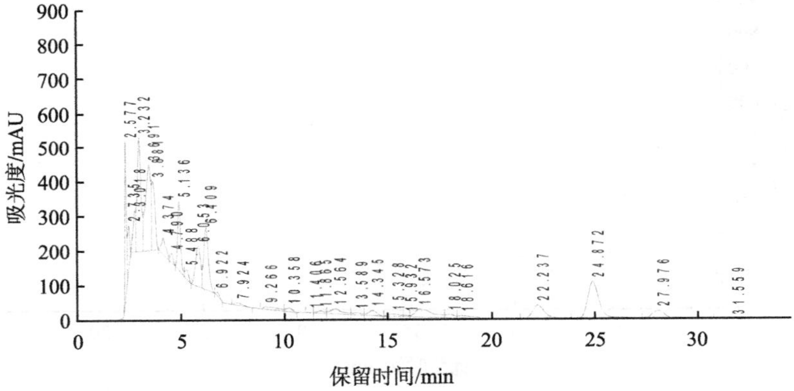


D. 桂糖 03－2287

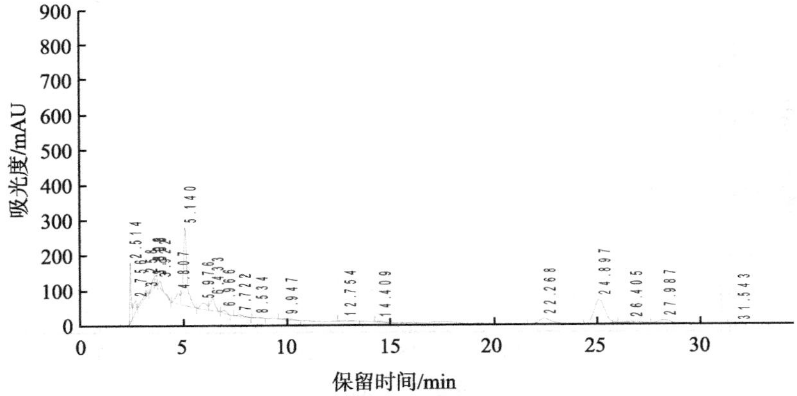


E. 桂 31 B9

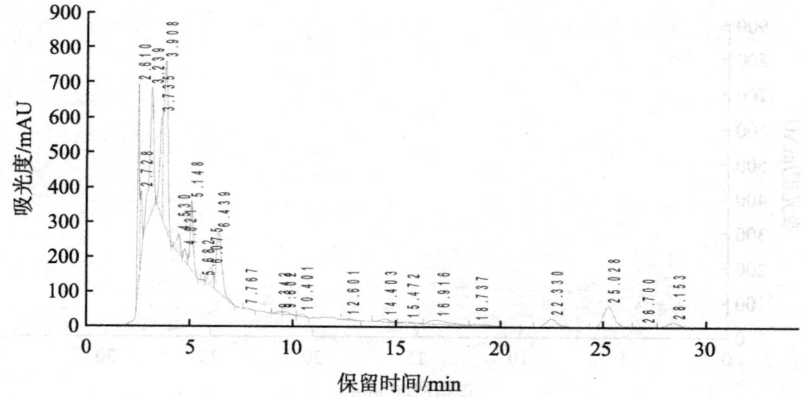


F. 桂糖 02－1156

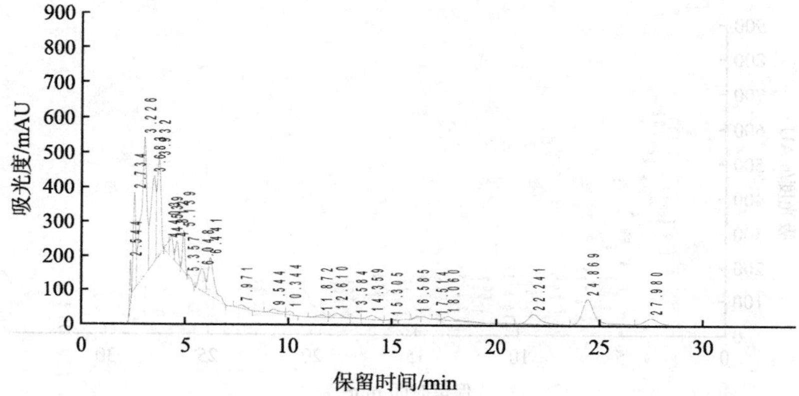


G. 桂糖 02－901

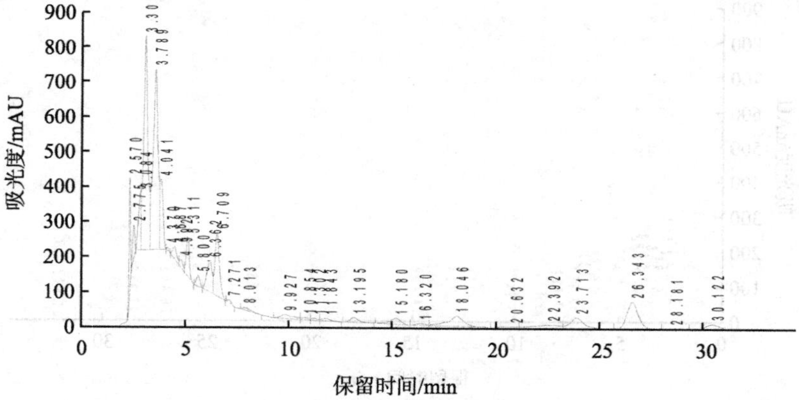


H. 云蔗 16 号

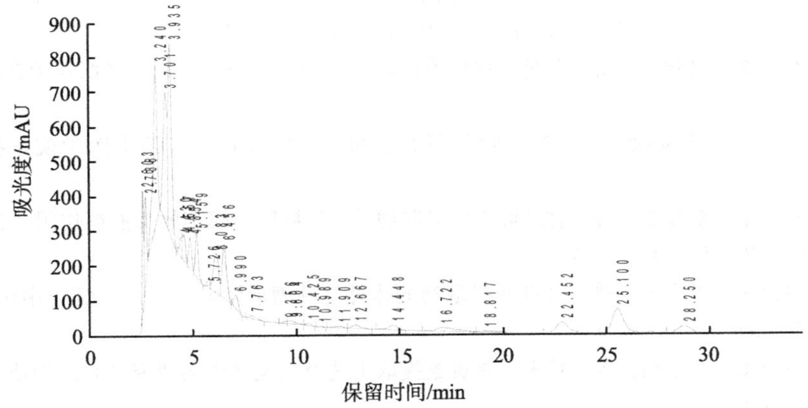


I. 赣蔗 18 号

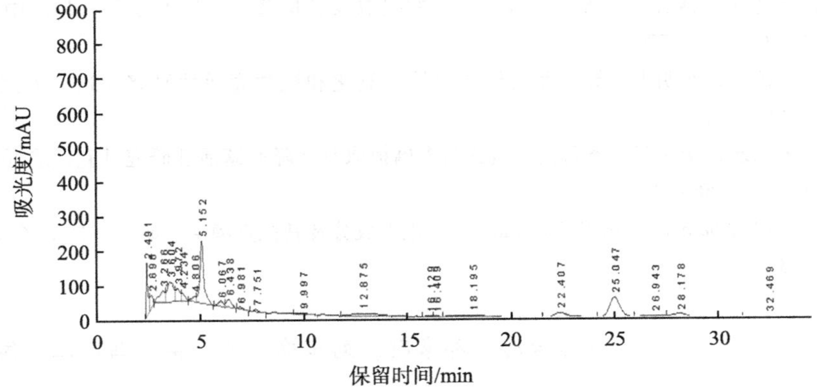


J. 福农 15 号

**图 2-17　不同栽培品种甘蔗叶的 HPLC 图谱**

## （三）讨论

1）苜蓿素为首次从甘蔗叶中分离得到的黄酮类化合物，研究发现甘蔗叶具有抑菌、抗肿瘤、降血糖、抗炎等药理活性[4-8]，苜蓿素具有抗氧化[10]、抗肿瘤[11]、抑菌[12]等生物活性，因此苜蓿素可能是甘蔗叶抑菌、抗肿瘤的有效活性成分之一。

2）本实验首次建立了 HPLC 法测定甘蔗叶中苜蓿素含量的方法，在测定的 9 个批次样品中，新台糖 22 号含量最大，为 0.152 5 mg/g，桂糖 26 号含量最小，为 0.080 46 mg/g。含量测定结果显示，不同栽培品种的甘蔗叶中苜蓿素的含量有较大的差异。本实验结果对开发甘蔗叶的药用价值具有一定的实际意义。

## 参考文献

[1] 南京中医药大学. 中药大辞典：上册 [M]. 2 版. 上海：上海科学技术出版社，2006：797-798.

[2] 钱正清．最新中药大辞典：第2卷［M］．北京：中国中医药出版社，2005：576－577.
[3] 王发渭，郝爱真．家庭药茶［M］．北京：金盾出版社，1993：96.
[4] 侯小涛，邓家刚，马建凤，等．甘蔗叶提取物的体外抑菌作用研究［J］．华西药学杂志，2010，25（2）：161－163.
[5] 邓家刚，侯小涛，李爱媛，等．甘蔗叶的药效学初步研究［J］．广西中医学院学报，2008，11（3）：77－79.
[6] 侯小涛，邓家刚，李爱媛，等．甘蔗叶不同提取物对3种糖尿病模型的降血糖作用［J］．华西药学杂志，2011，26（5）：451－453.
[7] 邓家刚，郭宏伟，侯小涛，等．甘蔗叶提取物的体外抗肿瘤活性研究［J］．辽宁中医杂志，2010，37（1）：32－34.
[8] 侯小涛，马丽娜，邓家刚，等．甘蔗叶总黄酮提取工艺及抗炎活性的研究［J］．中成药，2013，35（9）：2047－2050.
[9] 王开金，陈列忠，李宁，等．加拿大一枝黄花黄酮类成分及抗氧化与自由基消除活性的研究［J］．中国药学杂志，2006，41（7）：493－497.
[10] 王尊民，高秀妹，赵庆友，等．梧桐花黄酮的提取及其抑菌、抗病毒效果［J］．中国兽医学报，2013，33（2）：272－276.
[11] 徐春华，张治广，谢明杰，等．大豆异黄酮的抗氧化和抗肿瘤活性研究［J］．大豆科学，2010，29（5）：870－873.
[12] 杜阳吉，王三永，李春荣．番石榴叶黄酮与多糖提取及其降血糖活性研究［J］．食品研究与开发，2011，32（10）：56－59.
[13] 许周典．青皮竹 *Bambusa textilis* McClure. 竹叶化学成分及其抗真菌活性研究［D］．合肥：安徽农业大学，2013.

（张金玲，邓家刚，刘布鸣，黄　艳，冯蕴江，侯小涛）

# 第二节　柿叶

## 一、广西产柿叶质量分析研究

柿叶为柿科植物柿的干燥叶，味苦、酸、涩，性凉，无毒，能清肺止咳、凉血止血、活血化瘀、降血压，用于咳喘、肺胀、各种内出血、高血压、脑动脉硬化症、冠心病等[1]。

文献研究表明，柿叶中主要含有黄酮类、三萜类、有机酸、香豆素类、植物甾醇类、鞣质、酚类等化合物[2]。齐墩果酸和熊果酸是2种五环三萜皂苷类化合物，互为同分异构体。齐墩果酸具有消炎、增强免疫力、抑制血小板聚集、降血糖等多方面的临床药理作用，且毒性低，不良反应少，是治疗急性黄疸性肝炎和慢性病毒性肝炎较为理想的药物；熊果酸具有多种生物活性，有强心、降血脂、降血糖、抗肿瘤等药理作用，尤其在抗肿瘤、抗氧化、抗炎保肝、降血脂方面作用显著[3]。

目前，我国对柿叶研究利用得较为成功的是对柿叶茶制备技术的应用研究，而对柿叶的综合利用方面的研究较少。由于柿叶资源丰富，且成分多样，药理作用明显，因此对柿叶进行开发利用很有必要[4]。本实验采用薄层色谱法对广西产柿叶进行定性鉴别，采用HPLC 法测定广西产柿叶中齐墩果酸和熊果酸的含量，为该药材的质量控制提供科学依据。

## （一）材料

### 1. 仪器

Agilent 1100 高效液相色谱仪（美国安捷伦科技有限公司），含在线真空脱气机（G－1322A）、高压四元梯度泵（G－1311A）、标准自动进样器（G－1313A）、智能化柱温箱（G－1316A）、可变波长检测器（G－1314A）；Agilent 1100 series 色谱工作站（美国安捷伦科技有限公司）；LG－16W 高速微量离心机［北京医用离心机厂（现北京京立离心机有限公司）］；B3500S－MT 超声波清洗器［必能信超声（上海）有限公司］；Millipore Simplicity－185 超纯水器（美国密理博公司）；BP211D 电子分析天平（德国赛多利斯集团）；Thermo $C_{18}$色谱柱（250 mm×4.6 mm，5 μm）。

### 2. 药材与试剂

柿叶采自广西地区，经广西中医药大学药用植物教研室刘寿养副教授鉴定为柿科植物柿的干燥叶，柿叶的产地品种及采收时间见表 2－26。齐墩果酸（批号：0709－9803）与熊果酸（批号：110709－200505）对照品由中国食品药品检定研究院提供，均供含量测定用；甲醇、乙腈（天津市四友生物医学技术有限公司）为色谱纯；其他试剂均为分析纯。

**表 2－26 柿叶药材产地及采收时间**

| 产地品种 | 采收时间 | 产地品种 | 采收时间 |
|---|---|---|---|
| 隆林 1 号 | 2006 年 3 月 18 日 | 平南 6 号 | 2006 年 8 月 14 日 |
| 隆林 2 号（野生） | 2006 年 3 月 17 日 | 平南 7 号 | 2006 年 2 月 17 日 |
| 博白 3 号 | 2006 年 2 月 24 日 | 融安 8 号 | 2006 年 8 月 14 日 |
| 柳州 4 号 | 2006 年 7 月 17 日 | 融安 9 号（野生） | 2006 年 8 月 14 日 |
| 柳州 5 号 | 2006 年 8 月 15 日 | 梧州 10 号 | 2006 年 2 月 15 日 |

## （二）方法与结果

### 1. 薄层色谱鉴别

#### （1）供试品溶液的制备

取粉碎后的干燥柿叶约 2 g，置索氏提取器内，以无水乙醇回流至提取液无色，将提取液浓缩后转移至 10 ml 容量瓶中，并用无水乙醇稀释至刻度，摇匀，即得。

#### （2）对照品溶液的制备

精密称取熊果酸对照品 10.60 mg，置于 10 ml 容量瓶中，加无水乙醇至刻度，摇匀，制成浓度为 1.060 mg/ml 的对照品溶液。

#### （3）薄层色谱法定性

取上述供试品溶液及对照品溶液，用毛细管点约 20 μl 于同一硅胶 G 薄层板上，用展开剂环己烷－丙酮－乙酸乙酯（4∶2∶1）展开，晾干后喷 10% 硫酸乙醇溶液显色，置 110 ℃烘箱内烘约 8 min，在可见光下观察，供试品溶液和对照品溶液在相同位置上均显紫红色斑点，阴性对照液无相应斑点。结果见图 2－18。

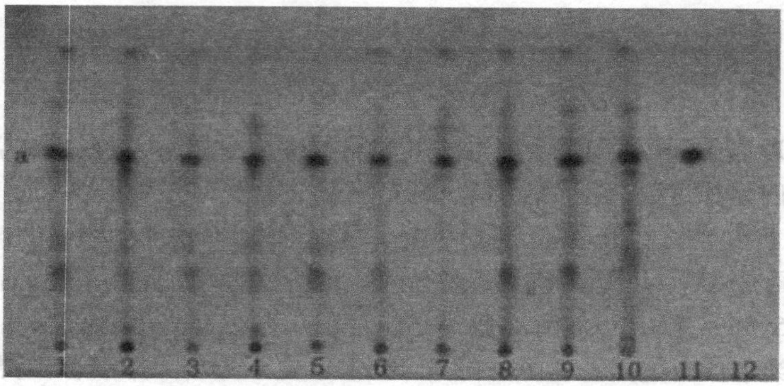


1. 隆林 1 号；2. 隆林 2 号；3. 博白 3 号；4. 柳州 4 号；
5. 柳州 5 号；6. 平南 6 号；7. 平南 7 号；8. 融安 8 号；
9. 融安 9 号；10. 梧州 10 号；11. 熊果酸对照品；12. 阴性对照液。

**图 2－18　广西产柿叶薄层色谱图**

## 2. HPLC 法测定齐墩果酸和熊果酸的含量

### （1）色谱条件

色谱柱：Thermo $C_{18}$ 色谱柱（250 mm × 4.6 mm，5 μm）。

流动相：甲醇－0.2% 乙酸铵水溶液（80∶20）；检测波长：204 mm；流速：0.8 ml/min；柱温：25 ℃。

理论塔板数：以齐墩果酸计不低于 5 000 计算。齐墩果酸的保留时间约为 29 min，熊果酸的保留时间约为 30 min，分离度大于 1.5。

### （2）对照品溶液的制备

精密称取齐墩果酸与熊果酸对照品，分别配制成浓度为 0.230 mg/ml 和 0.434 mg/ml 的混合对照品母溶液。

### （3）供试品溶液的制备

采用正交试验所得的最佳方法进行提取，精密称取药材粗粉 1 g，精密加入 95% 乙醇 50 ml，称定质量，浸泡 1 h，超声处理 1 h，放冷，用 95% 乙醇补足减失的质量，摇匀，滤过，取续滤液于离心管，以 12 000 r/min 离心 10 min，取上清液备用。

### （4）线性关系的考察

分别量取对照品母溶液 1 ml、2 ml、4 ml、6 ml、8 ml、10 ml，置于 10 ml 容量瓶中，加甲醇稀释至刻度，摇匀备用。在上述色谱条件下分别进样 10 μl，以浓度为横坐标、峰面积 $A$ 为纵坐标绘制标准曲线，计算回归方程。齐墩果酸的回归方程为 $Y = 561.2X - 17.01$，$r = 0.999\,6$，结果表明，齐墩果酸对照品的进样量在 0.230～2.30 μg 范围内与峰面积值呈良好的线性关系；熊果酸的回归方程为 $Y = 535.2X - 5.399$，$r = 0.999\,9$，结果表明，熊果酸对照品的进样量在0.430～4.30 μg范围内与峰面积值呈良好的线性关系。

（5）精密度试验

取供试品溶液10 μl，连续进样6次，分别测定其峰面积，齐墩果酸RSD为2.5%（$n=6$），熊果酸RSD为1.7%（$n=6$），结果表明仪器精密度符合测定要求。

（6）稳定性试验

取产地为梧州的供试品溶液，分别在0 h、4 h、8 h、12 h、16 h、24 h进样10 μl，测定齐墩果酸和熊果酸的峰面积，在24 h内齐墩果酸RSD为1.7%（$n=6$），熊果酸RSD为2.1%（$n=6$），结果表明供试品溶液在24 h内稳定。

（7）重复性试验

取6份产地为梧州的供试品粉末，每份约1 g，精密称定，按"供试品溶液的制备"项下方法制备供试品溶液，测定其含量，齐墩果酸平均含量为3.536 mg/g，RSD为2.7%（$n=6$）；熊果酸平均含量为11.13 mg/g，RSD为1.7%（$n=6$），结果表明该方法重复性良好。

（8）加样回收率试验

取6份产地为梧州的供试品粉末，每份约0.5 g，精密称定，分别精密加入混合对照品溶液（齐墩果酸0.035 02 mg/ml，熊果酸0.109 6 mg/ml）50 ml，按"供试品溶液的制备"项下方法制备供试品溶液，进样10 μl，计算回收率。齐墩果酸平均回收率为99.30%，RSD为1.8%（$n=6$）；熊果酸平均回收率为99.68%，RSD为2.1%（$n=6$）。结果见表2－27。

**表2－27　加样回收率测定结果**

| 组别名 | 称样量/g | 样品原含量/mg | 加入量/mg | 加样后测得量/mg | 回收率/% | 平均回收率/% | RSD/% |
|---|---|---|---|---|---|---|---|
| 齐墩果酸 | 0.503 5 | 1.780 | 1.751 | 3.523 | 99.52 | | |
| | 0.503 1 | 1.779 | 1.751 | 3.518 | 99.32 | 99.30 | 1.8 |
| | 0.507 3 | 1.794 | 1.751 | 3.525 | 98.87 | | |
| | 0.501 1 | 1.772 | 1.751 | 3.536 | 100.75 | | |
| | 0.501 6 | 1.774 | 1.751 | 3.545 | 101.16 | | |
| | 0.501 8 | 1.774 | 1.751 | 3.459 | 96.21 | | |
| 熊果酸 | 0.503 5 | 5.604 | 5.480 | 11.220 | 102.48 | | |
| | 0.503 1 | 5.600 | 5.480 | 11.130 | 100.92 | 99.68 | 2.1 |
| | 0.507 3 | 5.646 | 5.480 | 11.020 | 98.06 | | |
| | 0.501 1 | 5.577 | 5.480 | 11.060 | 100.05 | | |
| | 0.501 6 | 5.583 | 5.480 | 10.880 | 96.66 | | |
| | 0.501 8 | 5.585 | 5.480 | 11.060 | 99.91 | | |

（9）样品含量测定

取柿叶粉末约1 g，精密称定，按"供试品溶液的制备"项下方法制备供试品溶液，分别精密吸取供试品溶液和对照品溶液各10 μl，注入高效液相色谱仪中，按色谱条件进行测定，计算含量，结果见图2－19、图2－20、表2－28。

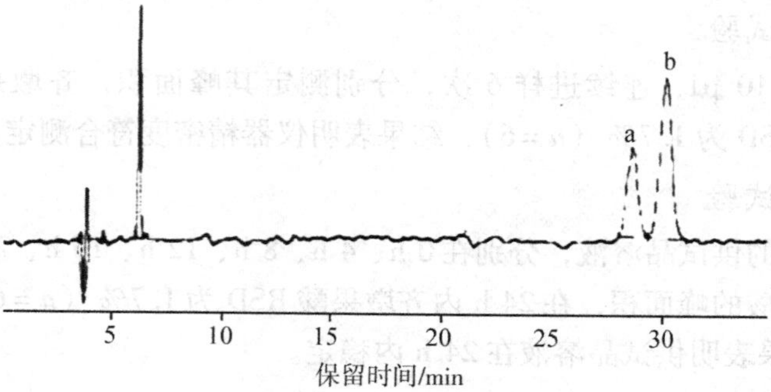


a. 齐墩果酸；b. 熊果酸。

**图2－19　齐墩果酸和熊果酸混合对照品溶液HPLC图**

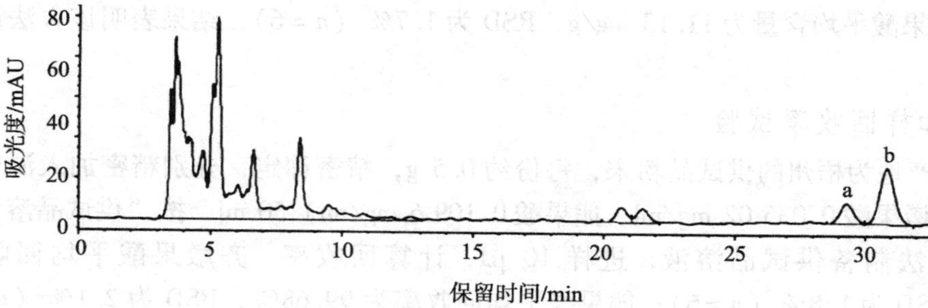


a. 齐墩果酸；b. 熊果酸。

**图2－20　柿叶供试品溶液HPLC图**

**表2－28　不同产地柿叶齐墩果酸和熊果酸的含量测定结果（*n*＝3）**

| 产地 | 齐墩果酸 | | 熊果酸 | |
|---|---|---|---|---|
| | 含量/（$mg \cdot g^{-1}$） | RSD/％ | 含量/（$mg \cdot g^{-1}$） | RSD/％ |
| 博白 | 3.67 | 1.9 | 11.5 | 2.2 |
| 梧州 | 3.43 | 1.8 | 10.9 | 1.9 |
| 隆林 | 3.26 | 2.1 | 10.0 | 2.3 |
| 平南 | 3.13 | 2.1 | 9.91 | 2.2 |
| 柳州 | 3.07 | 2.3 | 9.84 | 2.0 |
| 融安 | 3.07 | 1.6 | 9.03 | 2.2 |

## （三）讨论

1）在熊果酸薄层色谱鉴别过程中，曾比较了展开剂为环己烷－氯仿－乙酸乙酯（15∶5∶8）、显色剂为20％硫酸乙醇溶液，展开剂为氯仿－丙酮（9∶1）、显色剂为10％硫酸乙醇溶液和展开剂为环己烷－丙酮－乙酸乙酯（4∶2∶1）、显色剂为10％硫酸乙醇溶液3

种组合的作用。结果以环己烷－丙酮－乙酸乙酯（4∶2∶1）为展开剂、10%硫酸乙醇溶液显色效果最好。

2）流动相曾考察比较了甲醇－水－冰醋酸－三乙胺、甲醇－0.1%磷酸水溶液和甲醇－0.2%醋酸铵水溶液的作用。结果流动相为甲醇－0.2%醋酸铵水溶液（80∶20）、柱温为25 ℃时能较好地将齐墩果酸和熊果酸分离，分离度大于1.5，符合含量测定要求。

3）本实验方法简便、快速、准确，可以作为柿叶鉴别与柿叶中齐墩果酸和熊果酸含量测定的方法。

## 参考文献

[1] 广西壮族自治区卫生厅. 广西中药材标准［S］. 南宁：广西科学技术出版社，1992：70－71.

[2] 林娇芬，林河通，谢联辉，等. 柿叶的化学成分、药理作用、临床应用及开发利用［J］. 食品与发酵工业，2005，31（7）：90－96.

[3] 张秋燕，王亮，肖峰，等. 柿叶药理作用研究进展［J］. 河北职工医学院学报，2004，21（3）：39－40，43.

[4] 江维克，周涛. 柿叶——一种具有巨大开发潜力的资源［J］. 贵阳中医院学报，1997，19（2）：52.

（周江煜，侯小涛，黄天静，甄汉深，李耀华）

# 二、广西产柿叶的 HPLC 指纹图谱研究

柿叶为柿科植物柿的叶，被收载于《广西中药材标准》《中华本草》[1-2]中。全世界柿树有6属450余种，其中我国有2属50余种，我国是世界主要柿树生产国之一，我国的柿树产量占世界总产量的50%以上。广西有20余种（包括栽培品种和野生品种），柿资源非常丰富[3]。柿叶中主要含有黄酮类、三萜类、有机酸、香豆素类、植物甾醇类、脂肪酸等成分，具有抗菌消炎、生津止渴、清热解毒、润肺强心、镇咳止血、抗肿瘤等功效，其中三萜类化合物熊果酸具有抗氧化、抗炎的作用[4]。现采用HPLC法研究广西产柿叶药材的指纹图谱，为该药材的质量评价和控制提供科学依据。

## （一）材料

### 1. 仪器

Agilent 1100 高效液相色谱仪（美国安捷伦科技有限公司）。

### 2. 药材与试剂

柿叶采于广西地区，各批次的采收时间、产地不同，经广西中医药大学药用植物教研室刘寿养副教授鉴定为柿科植物柿的鲜叶或干燥叶（表2－29）。熊果酸对照品（中国食品药品检定研究院，批号：110709－200505）；甲醇、乙腈为色谱纯；其余试剂为分析纯。

**表2-29 柿叶的药材来源**

| 编号 | 产地 | 采收时间 | 编号 | 产地 | 采收时间 |
|---|---|---|---|---|---|
| 1 | 梧州 | 2006年2月 | 7 | 柳州 | 2007年5月 |
| 2 | 平南 | 2006年2月 | 8 | 柳州 | 2007年11月 |
| 3 | 平南 | 2006年8月 | 9 | 博白 | 2006年5月 |
| 4 | 隆林 | 2006年3月 | 10 | 博白 | 2007年6月 |
| 5 | 隆林（野生） | 2006年3月 | 11 | 陆川 | 2007年5月 |
| 6 | 融安 | 2006年8月 | 12 | 梧州 | 2007年2月 |

## （二）方法与结果

### 1. 溶液的制备

精密称取适量熊果酸对照品，加95%乙醇制成0.6 mg/ml的对照品溶液。取约1 g干燥柿叶粉末（过3号筛），精密称定，置于具塞三角瓶中，精密加入25 ml 95%乙醇，密封放置过夜，超声提取30 min，放冷，用95%乙醇补足损失的质量。取适量提取液置离心管中，以1 000 r/min离心10 min，取上清液作为供试品溶液。

### 2. 色谱条件

采用Thermo $C_{18}$色谱柱（250 mm×4.6 mm，5 μm）；流动相为乙腈-0.05%磷酸，进行梯度洗脱（0～20 min，23%～48%乙腈；20～35 min，48%乙腈；35～45 min，48%～62%乙腈；45～68 min，62%～90%乙腈；68～70 min，90%乙腈）；流速为0.9 ml/min；检测波长为210 nm；柱温为35 ℃；进样量为20 μl。

### 3. 系统适应性试验

按色谱条件，分别取熊果酸对照品及供试品溶液进样，记录色谱图。比较保留时间和紫外线UV光谱，确定供试品色谱图中峰的归属。熊果酸峰的信号强度适中，且相邻峰分离较好，保留时间约为61 min，在各个不同来源的柿叶药材样品中均含有此峰且较稳定，故选择熊果酸峰为参照峰。供试品溶液图谱在保留时间70 min后无色谱峰出现，故确定洗脱时间为70 min。

### 4. 精密度试验

取6号供试品，按“溶液的制备”项下方法制备供试品溶液，连续进样6次，按色谱条件测定，记录指纹图谱，计算得出：柿叶各色谱峰相对保留时间的RSD为0.04%～0.14%，各峰相对峰面积的RSD为0.28%～2.52%。

### 5. 重复性试验

分别取1 g的柿叶药材干燥粉末6份（6号药材），精密称定，按“溶液的制备”项下方法平行制备6份供试品溶液，按色谱条件测定，记录色谱图，考察实验方法的重复性。计算得出：6份柿叶药材中各色谱峰相对保留时间的RSD为0.04%～0.12%，各峰相对峰面积的 RSD 为 0.76%~2.36%。结果表明，该方法重复性良好。

### 6. 稳定性试验

取 6 号供试品，按“溶液的制备”项下方法制备供试品溶液，并分别在 0 h、4 h、8 h、12 h、16 h、24 h 时测定指纹图谱。计算得出：柿叶药材各色谱峰相对保留时间的 RSD 为 0.03%~0.11%，各峰相对峰面积的 RSD 为 1.13%~3.84%。结果表明，供试品溶液在 24 h 内保持稳定。

### 7. 指纹图谱与共有峰的确定

采用国家药典委员会颁布的“中药色谱指纹图谱相似度评价系统（2004A 版）”软件对指纹图谱的相关参数进行自动匹配，标定药材的共有指纹峰 11 个。为避免人工判峰的盲目性，保证共有峰确定的公正和客观，以平均数法作为生成对照指纹图谱的方法，软件自动匹配图谱，系统依据柿叶药材的共有模式，生成柿叶药材的对照指纹图谱（图 2-21）。12 批样品的 HPLC 指纹图谱叠加图见图 2-22，计算均值相似度 S1~S12，分别为 0.981、0.987、0.983、0.972、0.984、0.992、0.985、0.988、0.990、0.975、0.978、0.982。

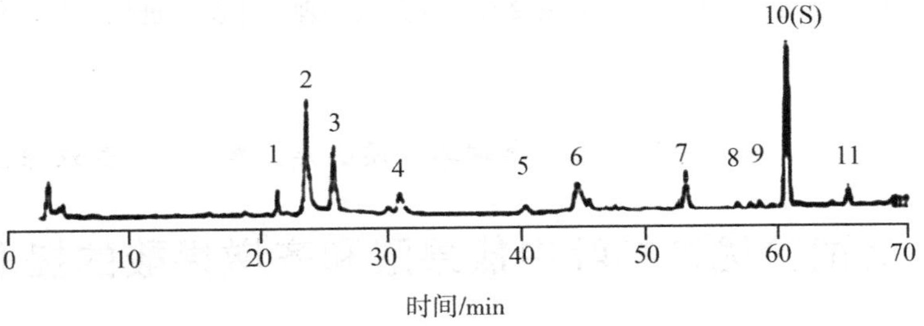


**图 2-21　以共有模式建立对照指纹图谱**

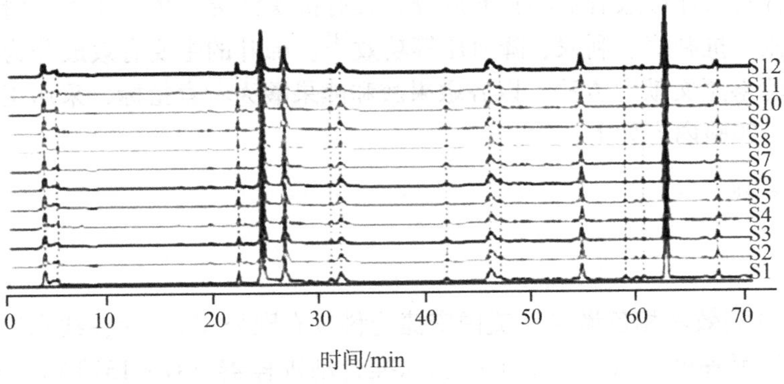


**图 2-22　12 批柿叶药材指纹图谱的共有模式图**

## （三）讨论

笔者曾考察在 204 nm、210 nm、230 nm、254 nm 下的指纹图谱，并用二极管阵列检测器获得了三维全波长指纹图谱。结果在 210 nm 处各色谱峰均有较好的紫外吸收，色谱信息丰富，基线较平稳，且熊果酸峰面积较大，故选择210 nm作为测定波长。笔者还考察了甲醇－水、乙腈－水、甲醇－0.05%磷酸、乙腈－0.05%磷酸系统对柿叶HPLC图谱的影响。实验表明：甲醇－水、甲醇－磷酸系统的色谱图，出峰较少；乙腈－水系统的色谱图，各峰无法分离且重叠峰形状较差；乙腈－0.05%磷酸系统的分离效果最佳，峰形好，出峰时间适中。经过多次摸索，用乙腈－0.05%磷酸系统，以梯度洗脱法在70 min内可使全部色谱峰流出，指纹图谱各峰能较好地分离，基线相对平稳。12批柿叶HPLC指纹图谱的相似度大于0.9，特征峰共找到11个，表明该柿叶指纹图谱具有专属性，本实验可为柿叶药材的质量控制提供可靠的科学依据。

## 参考文献


[1] 广西壮族自治区卫生厅. 广西中药材标准［S］. 南宁：广西科学技术出版社，1992：70－71.

[2] 国家中医药管理局《中华本草》编委会. 中华本草［M］. 上海：上海科学技术出版社，1999：140－141.

[3] 周法兴，梁培瑜，文洁，等. 柿叶化学成分的研究（Ⅰ）［J］. 中草药，1983，14（2）：4－6.

[4] 姜红波，赵卫星，冯国栋，等. 柿叶的主要有效成分及药理作用研究进展［J］. 化工时刊，2010，24（6）：38－44.


（周江煜，李耀华，侯小涛，李江旗，甄汉深，黄克南）

# 三、正交试验优选柿叶中熊果酸和齐墩果酸的提取工艺

柿叶为柿科柿属植物柿的新鲜或干燥叶[1]。全世界柿树有6属450余种，其中我国有2属50余种，我国是世界主要柿叶生产国之一[2]。柿叶具有较高的营养价值和医疗保健价值，含有多种对人体健康有益的营养成分，具有抗菌消炎、生津止渴、清热解毒、润肺强心、镇咳止血、抗肿瘤、利尿、降血压等功效[3]。柿叶的主要有效成分为齐墩果酸和熊果酸[4]。本实验参照文献[5]方法，以齐墩果酸和熊果酸为考察指标，采用正交试验优选柿叶的提取工艺，实验内容如下。

## （一）材料

### 1. 仪器

Agilent 1100高效液相色谱仪（美国安捷伦科技有限公司），含在线真空脱气机（G－1322A）、高压四元梯度泵（G－1311A）、标准自动进样器（G－1313A）、智能化柱温箱（G－1316A）、可变波长检测器（G－1314A）；Agilent 1100 series色谱工作站（美国安捷伦科技有限公司）；色谱柱：Thermo $C_{18}$色谱柱（250 mm×4.6 mm，5 μm）；BP211D电子分析天平（德国赛多利斯集团）；AE100S电子分析天平［梅特勒－托利多仪器（上海）有限公司］；LG－16W高速微量离心机［北京医用离心机厂（现北京京立离心机有限公司）］；B3500S－MT超声波清洗器［必能信超声（上海）有限公司］；Millipore Simplicity－185超纯水器（美国密理博公司）；Agilent 8453紫外可见分光光度计（美国安捷伦科技有限公司）。

### 2. 药材与试剂

实验材料柿叶采自广西隆林、兴安、柳州、融安、博白、平南、梧州等地。经广西中医药大学药用植物教研室刘寿养副教授鉴定为柿科植物柿的干燥叶。齐墩果酸对照品（中国食品药品检定研究院，批号：0709－9803，供含量测定用）；熊果酸对照品（中国食品药品检定研究院，批号：110742－200212，供含量测定用）；乙腈（天津市四友生物医学技术有限公司，色谱纯）；甲醇［北京化工厂（现北京化工厂有限责任公司），优级纯］；乙醇［北京化工厂（现北京化工厂有限责任公司），优级纯］；乙酸铵［中国医药（集团）上海化学试剂公司，分析纯］；其他试剂均为分析纯。

## （二）方法与结果

### 1. 正交设计

根据预实验结果，取柿叶粗粉 1 g，以乙醇为提取溶剂，提取方式为超声提取。根据单因素实验，乙醇浓度（A）选择 50%、75%、95% 3 个水平，乙醇量（B）选择 10 ml、25 ml、50 ml 3 个水平，浸泡时间（C）选择 0.0 h、0.5 h、1.0 h 3 个水平，超声时间（D）选择 0.5 h、1.0 h、1.5 h 3 个水平，按四因素三水平 $L_9(3^4)$ 进行正交试验。因素水平选择见表 2－30。

表 2－30　正交试验因素水平

| 水平 | A/% | B/ml | C/h | D/h |
|---|---|---|---|---|
| 1 | 50 | 10 | 0.0 | 0.5 |
| 2 | 75 | 25 | 0.5 | 1.0 |
| 3 | 95 | 50 | 1.0 | 1.5 |

### 2. 正交试验安排及结果分析

以齐墩果酸和熊果酸为考察指标，按表 2－30 进行正交试验。每个试验号平行制备 2 份，每份进样测定 2 次。由正交试验结果（表 2－31 ~ 表 2－34）可知，各因素对齐墩果酸和熊果酸含量的影响程度依次为 A > B > C > D，即溶剂浓度对提取效果的影响最大。综合各因素，确定齐墩果酸和熊果酸的最佳提取条件为 $A_3B_3C_3D_2$，即采用 95% 乙醇 50 ml，浸泡 1 h 后超声处理 1 h。

表 2－31　齐墩果酸含量正交试验测定结果

| 试验号 | 因素 | | | | 齐墩果酸含量 | | |
|---|---|---|---|---|---|---|---|
| | A | B | C | D | 1 | 2 | 平均值 |
| 1 | 1 | 1 | 1 | 1 | 0.168 | 0.150 | 0.159 |
| 2 | 1 | 2 | 2 | 2 | 0.458 | 0.476 | 0.467 |
| 3 | 1 | 3 | 3 | 3 | 0.729 | 0.742 | 0.736 |
| 4 | 2 | 1 | 2 | 3 | 2.938 | 3.075 | 3.006 |
| 5 | 2 | 2 | 3 | 1 | 3.803 | 3.776 | 3.790 |

续表

| 试验号 | 因素 | | | | 齐墩果酸含量 | | |
|---|---|---|---|---|---|---|---|
| | A | B | C | D | 1 | 2 | 平均值 |
| 6 | 2 | 3 | 1 | 2 | 3.968 | 3.659 | 3.814 |
| 7 | 3 | 1 | 3 | 2 | 3.706 | 3.913 | 3.810 |
| 8 | 3 | 2 | 1 | 3 | 3.441 | 3.653 | 3.547 |
| 9 | 3 | 3 | 2 | 1 | 3.866 | 3.511 | 3.688 |
| $K_1$ | 0.454 | 2.325 | 2.507 | 2.546 | $\sum Y = 23.017$ | | |
| $K_2$ | 3.537 | 2.601 | 2.387 | 2.697 | $\sum Y^2 = 79.430$ | | |
| $K_3$ | 3.682 | 2.746 | 2.779 | 2.430 | | | |
| $R$ | 3.228 | 0.421 | 0.392 | 0.267 | | | |

**表 2-32　齐墩果酸含量正交试验方差分析**

| 误差来源 | 方差平方和 | 自由度 | 均方 | $F$ 值 | $P$ |
|---|---|---|---|---|---|
| A | 19.942 | 2 | 9.971 | 184.648 | <0.05 |
| B | 0.275 | 2 | 0.138 | 2.546 | |
| C | 0.242 | 2 | 0.121 | 2.241 | |
| D | 0.108 | 2 | 0.054 | 1.000 | |
| 误差 | 0.110 | 2 | | | |

注：$F_{0.05}$（2，2）=19.00。

**表 2-33　熊果酸含量正交试验测定结果**

| 试验号 | 因素 | | | | 熊果酸含量 | | |
|---|---|---|---|---|---|---|---|
| | A | B | C | D | 1 | 2 | 平均值 |
| 1 | 1 | 1 | 1 | 1 | 0.208 | 0.216 | 0.212 |
| 2 | 1 | 2 | 2 | 2 | 0.727 | 0.912 | 0.820 |
| 3 | 1 | 3 | 3 | 3 | 1.900 | 2.130 | 2.020 |
| 4 | 2 | 1 | 2 | 3 | 5.360 | 5.790 | 5.550 |
| 5 | 2 | 2 | 3 | 1 | 10.960 | 11.100 | 11.050 |
| 6 | 2 | 3 | 1 | 2 | 11.680 | 11.100 | 11.350 |
| 7 | 3 | 1 | 3 | 2 | 10.990 | 11.600 | 11.300 |
| 8 | 3 | 2 | 1 | 3 | 10.510 | 11.000 | 10.750 |
| 9 | 3 | 3 | 2 | 1 | 11.150 | 11.200 | 11.150 |
| $K_1$ | 1.107 | 5.687 | 7.437 | 7.471 | $\sum Y = 64.202$ | | |

续表

| 试验号 | 因素 | | | | 熊果酸含量 | | |
|---|---|---|---|---|---|---|---|
| | A | B | C | D | 1 | 2 | 平均值 |
| $K_2$ | 9.317 | 7.540 | 5.840 | 7.823 | $\sum Y^2 = 654.100$ | | |
| $K_3$ | 11.067 | 8.173 | 8.123 | 6.107 | | | |
| $R$ | 10.050 | 2.486 | 2.283 | 1.716 | | | |

**表 2-34　熊果酸含量正交试验方差分析**

| 误差来源 | 方差平方和 | 自由度 | 均方 | *F* 值 | *P* |
|---|---|---|---|---|---|
| A | 172.931 | 2 | 86.466 | 35.063 | <0.05 |
| B | 10.014 | 2 | 5.007 | 2.030 | |
| C | 8.236 | 2 | 4.118 | 1.670 | |
| D | 4.932 | 2 | 2.466 | 1.000 | |
| 误差 | 4.900 | 2 | | | |

注：$F_{0.05}$（2，2）=19.00。

## （三）讨论

1）传统中药提取分离有效成分的常规方法有煎煮法、溶剂浸渍法、回流法和连续回流提取法等。综合考虑各种提取方法的优缺点，本实验分别对回流提取和超声提取进行了比较，发现用超声提取，齐墩果酸和熊果酸的含量稍高于回流提取，并且超声提取方法简单，操作简便，故本实验选用超声提取法。

2）根据齐墩果酸和熊果酸的化学性质，分别以甲醇、乙醇作为溶剂，按药材∶溶剂为1∶25 对柿叶药材进行提取，提取液经 HPLC 测定。结果表明，乙醇的提取效果要比甲醇略好，且考虑到甲醇提取成本高，毒性大，故选用乙醇作为提取溶剂。

3）本实验采用正交设计优化柿叶中齐墩果酸和熊果酸的提取工艺，对溶剂浓度、溶剂量、提取时间等因素进行了考察，以齐墩果酸和熊果酸的含量为指标，筛选出最佳提取工艺：取柿叶粗粉 1 g，加入 95% 乙醇 50 ml，浸泡 1 h 后超声处理 1 h。该工艺条件简单，稳定可行，2 种成分的提取率高。

## 参考文献

[1] 国家中医药管理局《中华本草》编委会. 中华本草［M］. 上海：上海科学技术出版社，1999：140-141.

[2] 林娇芬，林河通，谢联辉，等. 柿叶的化学成分、药理作用、临床应用及开发利用［J］. 食品与发酵工业，2005，31（7）：90-96.

[3] 张秋燕，王亮，肖峰，等. 柿叶药理作用研究进展［J］. 河北职工医学院学报，2004，21（3）：39-40，43.

[4] 周法兴，梁培瑜，文洁，等．柿叶化学成分的研究（Ⅰ）[J]．中草药，1983，14（2）：4-6.
[5] 戴航，侯小涛，程世贤．正交试验优选复方百部止咳颗粒中黄芩苷的提取工艺[J]．世界中西医结合杂志，2008，3（3）：139-141.

（周江煜，黄天静，甄汉深，李耀华，戴　航）

## 四、薄层扫描法测定柿叶中熊果酸的含量

柿叶为柿科植物柿的干燥叶。中医认为，柿叶味苦、酸、涩，性凉，具有清肺止咳、凉血止血、活血化瘀、降血压之功效，为较常用的临床用药，主要用于咳喘、肺胀、各种内出血、高血压、脑动脉硬化症、冠心病等[1]。现代研究表明，柿叶含有熊果酸、齐墩果酸等成分。对于柿叶质量鉴别及柿叶中齐墩果酸的含量测定已有报道[2-3]，但未见采用薄层扫描法测定熊果酸含量的报道，本实验对此进行了研究，具体内容如下。

### （一）材料

#### 1. 仪器

CS-9000双波长飞点快速扫描仪（日本岛津公司）；三用紫外分析仪（日本岛津公司）；点样用定量毛细管（德拉蒙德科技公司）；PBQ-Ⅰ型薄层自动铺板器（原重庆南岸新力实验电器厂）。

#### 2. 药材与试剂

柿叶采自广西兴安县和南宁郊区，经广西中医药大学刘寿养副教授鉴定为柿科植物柿的干燥叶。熊果酸对照品（中国食品药品检定研究院）；硅胶G（青岛海洋化工厂有限公司）；其余试剂均为分析纯。

### （二）方法与结果

#### 1. 层析条件

取硅胶G，按1∶3的比例加0.7%羧甲基纤维素钠（CMC-Na），电动搅拌器搅匀后，用自动铺板器铺板，规格为10 cm×20 cm×0.6 mm，晾干后，于烘箱中110 ℃烘1 h，置干燥容器内备用。展开剂为环已烷-丙酮-乙酸乙酯（4∶2∶1），显色剂为5%硫酸乙醇溶液。

#### 2. 样品供试液的制备

取柿叶粉碎，过80目筛后，60 ℃烘1 h。精密称定2 g，置索氏提取器内，以无水乙醇回流提取至提取液无色（约6 h）。提取液浓缩后定容于10 ml容量瓶中。

#### 3. 熊果酸对照液的制备

用十万分之一分析天平精密称取熊果酸对照品2.0 mg，置2 ml容量瓶中，加无水乙醇制成1.0 mg/ml的对照液。

#### 4. 薄层定性

在同一薄层板上分别点对照液和供试液适量，按上述条件展开，展距12 cm，晾干后

喷显色剂，110 ℃烘约8 min，在可见光下观察，供试液与对照液在$R_f$值相同的位置上均显紫红色斑点。

### 5. 扫描条件

对样品与对照品$R_f$值相同的特征斑点，在370～760 nm波长范围内进行薄层扫描，结果两者在535 nm波长处有最大吸收，而在650 nm波长处吸收较小，故采用$\lambda_s$为535 nm、$\lambda_R$为650 nm的双波长反射法锯齿扫描。

### 6. 线性关系考察

用定量毛细管分别精密吸取熊果酸对照液1 μl、2 μl、3 μl、4 μl、5 μl进行点样，按上述条件展开，显色，扫描测定其峰面积，结果表明，熊果酸在1～5 μg范围内，点样量与峰面积线性关系良好。回归方程为$Y=32\ 203.8+21\ 448.5X$，$r=0.999\ 9$。

### 7. 精密度试验

同一斑点连续扫描5次，测得峰面积RSD为0.31%；同一样品在同一薄层板上的不同位置上点样5次，测得峰面积RSD为1.11%；同一样品在不同薄层板上点样，测得峰面积RSD为2.67%。

### 8. 稳定性试验

取对照液点样、展开、晾干、显色、110 ℃烘干，显色后测定，每隔0.5 h测定1次，直至2.5 h峰面积基本稳定，RSD为2.52%（$n=5$）。

### 9. 样品含量的测定

用定量毛细管分别精密吸取样品供试液1 μl，对照液1 μl、2 μl，分别点于同一薄层板上，按上述条件展开、晾干、显色、烘干后，盖上大小相同的干净玻璃板，周围用胶布固定，扫描测定其峰面积，按外标两点法计算，结果见表2-35。

**表2-35 柿叶中熊果酸含量（$n=5$）**

| 产地 | 样品批次 | 含量/% | RSD/% |
|---|---|---|---|
| 广西兴安县 | 1 | 0.784 | 2.65 |
| | 2 | 0.787 | 1.83 |
| 广西南宁郊区 | 3 | 0.775 | 2.49 |
| | 4 | 0.788 | 2.20 |

### 10. 加样回收率的测定

精密称取对照品适量，加入已测得含量的样品中，再按“样品含量的测定”项下方法操作。结果平均回收率为97.52%，RSD为1.68%（$n=5$）。

## （三）讨论

熊果酸具有强心、降血脂、降血糖、抗肿瘤等药理作用[4]，与柿叶的功效一致。本实验的结果表明柿叶中熊果酸的含量较高，因此，选择熊果酸作为柿叶的定量指标，测定其含量，具有一定的实际意义。

## 参考文献

[1] 广西壮族自治区卫生厅. 广西中药材标准［S］. 南宁：广西科学技术出版社，1992：70，243.
[2] 甄汉深，黄珊映，唐维宏. 柿叶中齐墩果酸的含量测定［J］. 中药材，1998，21（7）：354－355.
[3] 甄汉深，张三平，唐维宏. 柿叶鉴别的实验研究［J］. 中草药，1998，29（9）：627－629.
[4] 季宇彬. 中药有效成分药理与应用［M］. 哈尔滨：黑龙江科学技术出版社，1995：322.

（甄汉深，辛　宁，陈　勇，莫桂云，吴怀恩）

# 五、柿叶袋泡剂质量控制的实验研究

柿叶来源于柿科植物柿的干燥叶，被收载于《广西中药材标准》中[1]，具有清肺止咳、凉血止血、活血化瘀、降血压之功效，用于咳喘、肺胀、各种内出血、高血压、脑动脉硬化症、冠心病。据报道[1]，柿叶除含有齐墩果酸外，尚含有鞣质、酚类、树脂、黄酮苷、香豆精、有机酸、氨基酸、还原糖等成分，将其加适当辅料制成袋泡剂，即成为一种降血压、治疗脑动脉硬化症和冠心病的新型制剂。本实验就其质量控制的方法进行研究，内容如下。

## （一）材料

### 1. 仪器

CS－9000双波长飞点快速扫描仪（日本岛津公司）；点样用定量毛细管（德拉蒙德科技公司）；PBQ－Ⅰ型薄层自动铺板器（原重庆南岸新力实验电器厂）。

### 2. 药材与试剂

柿叶收集自广西全州县郊区，经广西中医药大学周子静教授鉴定为柿科植物柿的干燥落叶。齐墩果酸对照品（中国食品药品检定研究院）；硅胶G（青岛海洋化工有限公司）；其余试剂均为分析纯。柿叶袋泡剂（广西北海市中医医院研制品）。

## （二）方法与结果

### 1. 显微定性鉴别

取柿叶原药材粉末装片作为阳性对照品，取柿叶袋泡剂研成细粉，装片，置显微镜下观察，确定本品的显微特征：上表皮细胞多角形，垂周壁较平直，下表皮细胞垂周壁多稍弯曲，草酸钙方晶直径8～30 μm。

### 2. 薄层色谱鉴别

柿叶袋泡剂样品液的制备：取柿叶袋泡剂适量，研成粉末，过80目筛，称取约5 g，以95%乙醇50 ml，回流提取3 h，过滤，滤液用石油醚萃取3次（每次5 ml），合并萃取液，挥干石油醚，残渣用无水乙醇5 ml溶解。

柿叶阳性对照液的制备：称取柿叶粉末约5 g，制法同上。

柿叶阴性对照液的制备：称取无柿叶的袋泡剂粉末约3 g，制法同上。

齐墩果酸对照液的制备：取齐墩果酸对照液适量，加氯仿制成0.5 mg/ml的对照液。

分别取上述4种溶液适量，点于同一块硅胶G－0.7% CMC－Na（1∶3）薄层板上，以苯－乙酸乙酯（3∶1）为展开剂，展开，展距12 cm，晾干后，喷以10%硫酸乙醇溶液，于90 ℃烘10 min。在可见光下观察，样品与阳性对照品、化学对照品在相同$R_f$值的位置均显红色斑点；在紫外光（254 nm或365 nm）下显黄色荧光斑点；阴性对照品在此处无斑点。详见图2－23。

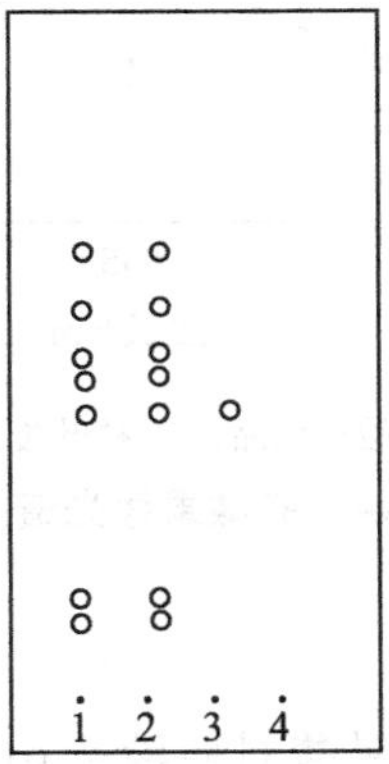


1. 柿叶袋泡剂样品液；2. 柿叶阳性对照液；

3. 齐墩果酸对照液；4. 柿叶阴性对照液。

**图2－23　柿叶袋泡剂中柿叶的TLC图谱**

### 3. 齐墩果酸的含量测定[2]

#### （1）层析条件

取硅胶G，加0.7% CMC－Na（1∶3），用电动搅拌器搅匀后，用自动铺板器铺板，规格为10 cm×20 cm×0.5 mm，晾干，110 ℃活化1 h，置干燥器中备用。展开剂、显色剂同“薄层色谱鉴别”项。

#### （2）对照液的制备

精密称取齐墩果酸对照品2.50 mg，置于5 ml容量瓶中，加氯仿制成0.50 mg/ml的对照液。

#### （3）样品液的制备[3]

取柿叶袋泡剂，研成粉末，过80目筛，60 ℃烘6 h，精密称取粉末约6 g，置索氏提取器中，加95%乙醇回流提取至无色，提取液浓缩至约30 ml，用95%乙醇定容至50 ml。再加盐酸5 ml，回流水解1 h，定容至50 ml。滤过，精密量取滤液5 ml，先后用5 ml石油醚萃取10次。合并萃取液，挥干石油醚，残渣用无水乙醇溶解，定容至5 ml，即得供试液。

#### （4）薄层定性

在同一块薄层板上，分别点对照液和样品液适量，按上述条件展开，展距12 cm，晾干后，喷显色剂，90 ℃烘10 min，结果参看图2－23。

#### （5）薄层扫描条件

对上述$R_f$值相同的斑点，在370～760 nm波长范围内进行光谱扫描，结果表明样品与齐墩果酸对照品在535 nm波长处有最大吸收，而在650 nm波长处吸收较小，故采用$\lambda_S$为535 nm、$\lambda_R$为650 nm的双波长反射法锯齿扫描。光谱扫描图见图2-24。

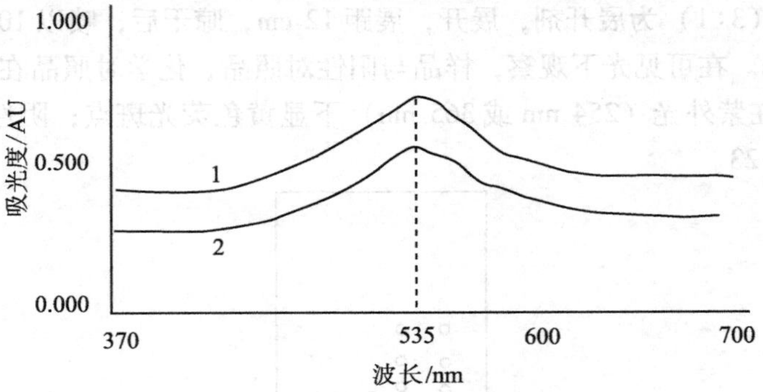


1. 齐墩果酸对照品；2. 柿叶袋泡剂样品。

**图2-24　齐墩果酸光谱扫描图**

（6）线性关系考察

用定量毛细管分别精密吸取齐墩果酸对照液2 μl、3 μl、4 μl、5 μl、6 μl进行点样，按上述条件展开、显色、烘干，扫描测定峰面积，得回归方程$Y=14\,522.6X+13\,668$，$r=0.999\,8$。结果表明齐墩果酸点样量在1～3 μg范围内，与斑点峰面积呈良好的线性关系。

（7）精密度试验

对同一样品斑点连续扫描5次，测得峰面积的RSD为0.42%；在同一薄层板上的不同位置对同一样品进行点样测定，结果RSD为1.06%（$n=5$）。

（8）稳定性试验

取供试液，按上述条件点样、展开、显色、烘干后，从10 min起测定，每隔30 min测定1次其峰面积，直至2 h，结果表明齐墩果酸在2 h内基本稳定（RSD为1.59%，$n=5$）。

（9）样品的含量测定

用定量毛细管分别精密吸取样品供试液4 μl，齐墩果酸对照液2 μl、3 μl，分别点于同一薄层板上，按上述条件展开、显色、烘干，扫描测定其峰面积，按外标两点法计算，结果见表2-36。

**表2-36　柿叶袋泡剂中齐墩果酸含量测定结果**

| 样品批号 | $\bar{x}$/% | RSD/% |
|---|---|---|
| 970301 | 0.25 | 3.26 |
| 970302 | 0.30 | 1.89 |
| 970303 | 0.28 | 3.45 |
| 970304 | 0.33 | 2.47 |
| 970305 | 0.26 | 1.92 |

（10）加样回收率试验

分别精密称取齐墩果酸对照品适量，加入样品中，按“样品含量的测定”项下方法进行测定，结果见表2－37。

**表2－37 柿叶袋泡剂中齐墩果酸加样回收率测定**

| 样品编号 | 含量/mg | 测得总量/mg | 回收率/% | $\bar{x}$/% | RSD/% |
|---|---|---|---|---|---|
| 1 | 14.29 | 28.77 | 96.5 | | |
| 2 | 15.03 | 29.76 | 98.2 | | |
| 3 | 14.03 | 23.94 | 99.1 | 98.2 | 1.2 |
| 4 | 14.24 | 23.99 | 97.5 | | |
| 5 | 14.84 | 24.79 | 99.5 | | |

注：样品1、2对照品的加入量为15.00 mg，样品3、4、5的加入量为10.00 mg。

## （三）讨论

1）柿叶除含有齐墩果酸外，尚含有多种成分，如丰富的维生素C等。本制剂以经霜之落叶为原料，一般认为经霜柿叶的质量较好[1]。齐墩果酸稳定，重复性好，而且还具有消炎抗菌、降血脂、降血糖的药理作用，与本制剂的功效一致，因此选用齐墩果酸作为定量指标具有一定的实际意义。

2）在薄层扫描中，显色烘干后应用大小相同的干净玻璃板盖在薄层板上，周围用胶布密封，在2 h内测定完毕，否则会影响测定结果。

### 参考文献

[1] 广西壮族自治区卫生厅. 广西中药材标准［S］. 南宁：广西科学技术出版社，1992：244.
[2] 甄汉深，黄珊映，唐维宏. 双波长薄层扫描法测定柿叶中齐墩果酸含量［J］. 中药材，1998，21（7）：354－355.
[3] 甄汉深，张三平，唐维宏. 柿叶鉴别的实验研究［J］. 中草药，1998，29（9）：627－629.

（甄汉深，李凌云，郑跃年，唐维宏）

# 六、柿叶中齐墩果酸的含量测定

柿叶来源于柿科植物柿的干燥叶，一般在秋季采收，除去杂质，晒干即得。中医认为，柿叶味苦、酸、涩，性凉，具有清肺止咳、凉血止血、活血化瘀、降血压之功效，主要用于咳喘、肺气胀、各种内出血、高血压、脑动脉硬化症、冠心病等。现代研究表明，柿含有齐墩果酸等成分，对于柿叶中该成分的含量测定未见文献报道，本文就此进行研究，效果满意。

## （一）材料

### 1. 仪器

CS－9000双波长飞点快速扫描仪（日本岛津公司）；点样用定量毛细管（德拉蒙德科

技公司)；PBQ－Ⅰ型自动铺板器（原重庆南岸新力实验电器厂）。

### 2. 药材与试剂

柿叶（采自广西全州，经鉴定均为柿科植物柿的干燥叶）；齐墩果酸（中国食品药品检定研究院）；硅胶 G（青岛海洋化工厂有限公司）；实验所用试剂均为分析纯。

## （二）方法与结果

### 1. 层析条件

取硅胶 G 加 0.7% CMC－Na（1∶3），电动搅拌器搅匀后，用自动铺板器铺板，规格为 10 cm×20 cm×0.5 mm，晾干，110 ℃活化 1 h，置干燥器中备用。展开剂为苯－乙酸乙酯(3∶1)；显色剂为 10% 硫酸乙醇液；显色条件为 90 ℃烘 10 min。

### 2. 对照液的制备

用十万分之一分析天平精密称取齐墩果酸对照品 2.50 mg，置 5 ml 容量瓶中，加氯仿制成 0.50 mg/ml 对照液。

### 3. 样品液的制备

取柿叶研成粉末，过 80 目筛，60 ℃烘 6 h，精密称取粉末约 8 g，置索氏提取器中，加 95% 乙醇回流提取至无色，提取液浓缩至约 30 ml，用 95% 乙醇定容至 50 ml。再加盐酸 5 ml，回流水解 1 h，定容至 50 ml。滤过，精密量取滤液 5 ml，先后用 5 ml 石油醚萃取 10 次。合并萃取液，挥干石油醚，残渣用无水乙醇溶解，定容至 5 ml，即得供试液。

### 4. 薄层层析

在同一块薄层板上，分别点对照液和样品液适量，按上述条件展开，展距 12 cm，晾干后，喷显色剂，90 ℃烘 10 min，在可见光下观察，发现供试品与对照品在相同位置上均显紫红色斑点。

### 5. 薄层扫描条件

对上述两者 $R_f$值相同的斑点，在 370～760 nm 波长范围内进行光谱扫描，结果表明齐墩果酸与样品在 535 nm 波长处有最大吸收，而在 650 nm 波长处吸收较小，故采用 $\lambda_s$为 535 nm、$\lambda_R$为 650 nm 的双波长反射法锯齿扫描。

### 6. 线性关系考察

用定量毛细管分别精密吸取齐墩果酸对照液 2 μl、3 μl、4 μl、5 μl、6 μl，点样，按上述条件展开、显色、烘干，扫描测定峰面积，得回归方程 $Y=14\ 522.6X+13\ 668$，$r=0.999\ 8$。结果表明齐墩果酸点样量在 1～3 μg 时浓度与斑点峰面积呈良好的线性关系。

### 7. 精密度试验

对同一样品斑点连续扫描 5 次，各次测得峰面积 RSD 为 0.25%；在同一薄层板上的不同位置对同一样品进行点样测定，结果 RSD 为 0.59%（$n=5$）；在不同薄层板上对同一样品进行点样测定，结果 RSD 小于等于 2.64%。

### 8. 稳定性试验

取供试液 3 μl，点样，按上述条件展开，显色烘干后，从 10 min 起开始测定，每隔

30 min 测定一次其峰面积，直至 2 h 结束，结果表明齐墩果酸在 2 h 内稳定。

### 9. 样品的含量测定

用定量毛细管分别精密吸取供试液 3 μl，齐墩果酸对照液 2 μl、3 μl，分别点于同一薄层板上，按上述条件展开、显色、烘干，扫描测定其峰面积，按外标两点法计算含量，结果见表 2-38。

**表 2-38　柿叶袋泡剂中齐墩果酸含量测定结果**

| 样品批号 | $\bar{x}$/% | RSD/% |
|---|---|---|
| 970301 | 0.25 | 3.26 |
| 970302 | 0.30 | 1.89 |
| 970303 | 0.28 | 3.45 |
| 970304 | 0.33 | 2.47 |
| 970305 | 0.26 | 1.92 |

### 10. 加样回收率试验

精密吸取齐墩果酸液适量，加入样品中，按“样品液的制备”和“样品的含量测定”项下方法进行提取、测定，结果平均回收率为 99.1%，RSD 为 1.84%（$n=5$）。

## （三）讨论

1）采用薄层扫描法测定柿叶中齐墩果酸含量的文献尚未见报道。本实验测定方法灵敏、可靠、重复性好。据报道，柿叶除含有齐墩果酸外，尚含有维生素 C、鞣质、挥发油、其他有机酸等成分[1]。中医认为经霜柿叶质量好，在临床应用和批量生产中多采用经霜之落叶，将其干燥后作原料使用。在实际应用中，齐墩果酸比维生素 C 等其他成分稳定，重复性好，并且齐墩果酸具有消炎抗菌、降血脂、降血糖之功效[2]，与柿叶功效一致，因此以齐墩果酸作为柿叶的定量指标，具有一定的实际意义。笔者认为本法可作为制订柿叶质量标准的依据。

2）采用本法测定时，显色烘干后，应用一块大小相同的干净玻璃板盖在薄层板上，周围用胶布密封，在 2 h 内测定完毕，否则会影响测定结果。

## 参考文献

[1] 广西壮族自治区卫生厅. 广西中药材标准 [S]. 南宁：广西科学技术出版社，1992：70，243.
[2] 季宇彬. 中药有效成分药理与应用 [M]. 哈尔滨：黑龙江科学技术出版社，1995：322.

（甄汉深，黄珊映，唐维宏）

# 七、柿叶鉴别的实验研究

柿叶为柿科植物柿的干燥叶，中医认为其味苦、酸、涩，性凉，具有清肺止咳、凉血止血、活血化瘀、降血压之功效，主要用于咳喘、肺气肿、各种内出血、高血压等[1]。柿叶的生药学鉴定，未见有显微、理化方面的报道，我们就此进行研究，报道如下。

## （一）材料

### 1. 仪器

UV－160A 分光光度计（日本岛津公司）；紫外分析仪（日本岛津公司）。

### 2. 药材与试剂

柿叶采自广西全州，经广西中医药大学周子静教授鉴定为柿科植物柿的干燥叶。硅胶G（青岛海洋化工厂有限公司）；齐墩果酸对照品（中国食品药品检定研究院）；实验所用试剂均为分析纯。

## （二）方法与结果

### 1. 药材性状

叶片多皱缩或破碎，完整叶片展平后呈卵状椭圆形、宽卵形或近圆形，长 10 ~ 15 cm，宽 6 ~ 10 cm，先端渐尖或钝，基部楔形至圆形，全缘；上表面灰绿色或黄棕色，较光滑；下表面颜色稍浅，中脉及侧脉上面凹下或平坦，下面凸起，侧脉每边 5 ~ 7，向上斜生，近叶缘网结，脉上有微毛；叶柄长 8 ~ 20 mm。质脆。气微，味微苦、涩。

### 2. 显微特征

#### （1）叶横切面

上表皮细胞呈长方形。下表皮细胞较少，非腺毛、腺毛较多，气孔可见。栅栏组织具 1 列细胞。主脉维管束外韧型，弯月状，木质部导管常 4 ~ 7 个排列成行，韧皮部较小；主脉上下表皮内侧有若干列厚角细胞；主脉及叶肉中散有黏液细胞及草酸钙方晶。（图 2－25）

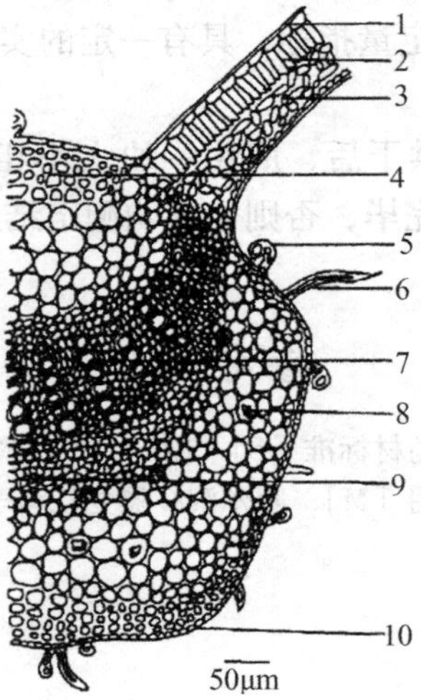


1. 上表皮细胞；2. 栅栏组织；3. 海绵组织；4. 厚角组织；5. 腺毛；6. 非腺毛；7. 木质部；8. 草酸钙方晶；9. 韧皮部；10. 下表皮细胞。

**图 2－25　柿叶主脉横切面组织图**

(2) 叶粉末

上表皮细胞呈多角形，垂周壁较平直，气孔少见。下表皮细胞较小，垂周壁多稍弯曲，气孔较密集，非腺毛、腺毛较多。表皮细胞内常存在棕黄色块状物，有时脱离出来。草酸钙方晶较多。导管多为网纹、螺纹。(图 2-26)

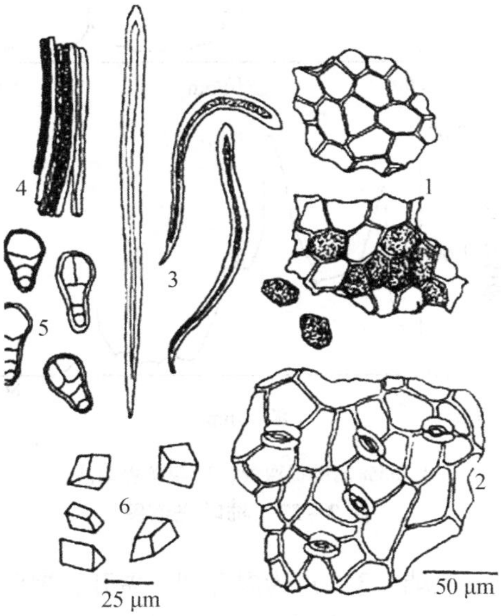


1. 上表皮细胞，示有的细胞内含棕黄色物；
2. 下表皮细胞；3. 非腺毛；4. 导管；5. 腺毛；6. 草酸钙方晶。

**图 2-26 柿叶粉末显微特征图**

### 3. 理化鉴别

(1) 化学定性鉴别

取本品粉末约 0.5 g，置试管中，加水 10 ml 振摇约 10 min，静置，过滤，取滤液 5 ml，加入硝酸银试液数滴，出现混浊，放置后有大量沉淀产生（检验维生素 C）。

取本品粉末约 0.5 g，加 60% 乙醇 10 ml，水浴加热 10 min，过滤，取滤液 5 ml，加入少量镁粉与盐酸 0.5 ml，加热片刻，滤液由黄绿色变为红色（检验黄酮类成分）。

(2) UV-Vis 鉴别

取本品粉末适量，分别用 95% 乙醇、氯仿浸泡过夜，过滤，取滤液在 200 ~ 800 nm 波长范围内进行光谱扫描。结果显示，醇液在 218 nm、370 nm、412 nm、664 nm 波长处有吸收峰，氯仿液在 248 nm、415 nm、458 nm、668 nm 波长处有吸收峰（图 2-27）。

(3) TLC 鉴别

供试液的制备：取本品粉末适量（约 5 g），过 80 目筛，以 95% 乙醇 50 ml 回流提取 3 h，过滤，滤液加盐酸 5 ml，水浴回流水解 1 h，滤过，滤液用石油醚萃取 3 次（每次用 5 ml），合并萃取液，挥干石油醚，残渣用无水乙醇 5 ml 溶解。

对照液的制备：取对照品齐墩果酸加氯仿制成 0.5 mg/ml 的对照液。

操作方法：分别取上述供试液、对照液适量，点于同一块硅胶 G-0.7% CMC-Na

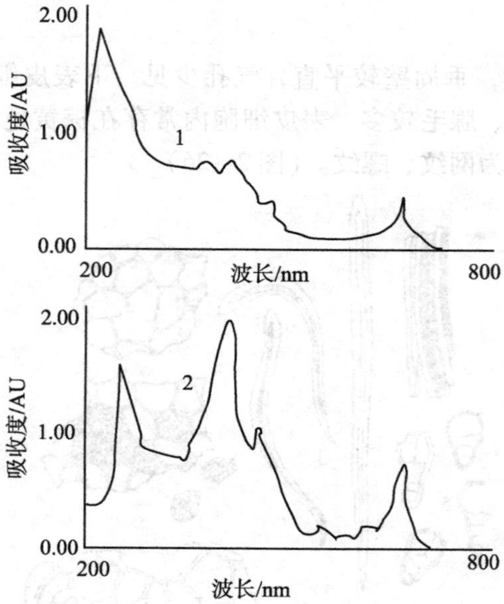


1. 95%乙醇提取液；2. 氯仿提取液。

**图 2－27　柿叶光谱图**

(1∶3)薄层板上，以苯－乙酸乙酯（3∶1）为展开剂，展开，展距 12 cm，晾干后喷以 10%硫酸乙醇液，于 90 ℃烘 10 min。在可见光下观察，两者在相同位置上均显红色斑点；在紫外光下（254 nm 或 365 nm 均可）观察，两者在相同位置上均显黄色荧光斑点（图 2－28）。

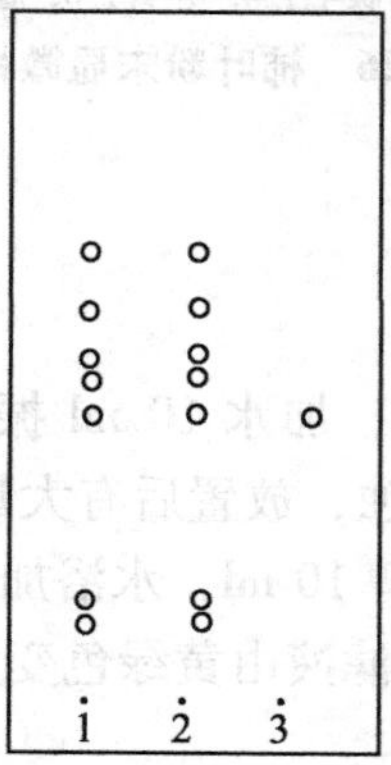


1－2. 柿叶供试液；3. 齐墩果酸对照液。

**图 2－28　柿叶 TLC 图谱**

## （三）讨论

1）柿叶横切面组织及粉末特征较明显，草酸钙方晶、腺毛、非腺毛、表皮细胞形状、内含物均可作为其鉴别特征。

2）现代研究表明，柿叶含有有机酸类化合物，如齐墩果酸，还含有维生素 C、黄酮苷等成分[1]。实验以维生素 C、黄酮苷为指标对其进行化学反应鉴别，以齐墩果酸为对照品对其进行 TLC 鉴别，这些方法均灵敏、重复性好。

3）在 UV - Vis 鉴别中，可供鉴别的特征峰较多，特别是氯仿提取液，在可见光区和紫外光区特征峰更加明显。

笔者认为上述研究可为今后制订柿叶质量标准提供科学依据。

### 参考文献

[1] 广西壮族自治区卫生厅. 广西中药材标准［S］. 南宁：广西科学技术出版社，1992：243.

（甄汉深，张三平，唐维宏）

# 第三节　西瓜藤

## 一、西瓜藤的化学成分研究（Ⅰ）

西瓜藤为葫芦科植物西瓜的藤。作为一种农作物废弃物，西瓜藤资源非常丰富，且具有较好的抗炎镇痛作用，开展其药用价值研究，对开发新的药用资源、实现中药资源的可持续发展具有重要的意义[1-2]。目前，对西瓜藤化学成分的研究较少[3]，仅见李培[4]对西瓜藤黄酮类化合物提取工艺的初步研究。笔者对西瓜藤石油醚部位的化学成分进行了研究，分离得到10个化合物，这些化合物均为首次从该植物中分离得到。

### （一）材料

#### 1. 仪器

X-4 型数字显示微熔点测定仪［熔点未校正，郑州南北仪器设备有限公司（现南北仪器有限公司）］；600 兆核磁共振仪（美国瓦里安公司）；LC - MS（美国瓦里安公司）；ZF - Ⅰ型三用紫外分析仪（上海宝山顾村电光仪器厂）；柱色谱硅胶（100～200 目、200～300 目，青岛海洋化工厂有限公司）；$GF_{254}$ 硅胶板（青岛海洋化工厂有限公司）；柱色谱聚酰胺（青岛海洋化工厂有限公司）。

#### 2. 药材与试剂

西瓜藤采自广西南宁，经广西药用植物研究所马小军研究员鉴定为葫芦科植物西瓜的藤，样品保存于广西药用植物研究所药剂中心标本室。色谱用试剂均为分析纯。

### （二）方法与结果

#### 1. 提取与分离

取西瓜藤 10 kg 晒干、粉碎，用 5 倍量 80% 乙醇超声 2 h，然后浸泡 10 天，过滤，合并滤液，减压浓缩，得墨绿色浸膏，冷冻干燥，得 300 g 绿色粉末。将此粉末分散于 5 000 ml

去离子水中，静置过夜。离心（3 000 r/min），分出不溶于水的绿色黏稠固体悬浮物和水溶液。取水溶液，依次用石油醚、乙酸乙酯、正丁醇3倍量萃取样品，萃取液分别减压浓缩，回收溶剂，蒸干，得到石油醚部位30 g、乙酸乙酯部位33 g、正丁醇部位100 g。

取石油醚部位，通过小孔树脂（MCI），除去色素，得到样品20 g，经硅胶（100～200目）柱层析，以石油醚－丙酮（98∶2，96∶4，95∶10，90∶20，80∶30，1∶1，2∶3，1∶3）为梯度洗脱溶剂进行系统洗脱。石油醚－丙酮（98∶2）洗脱部分，第2～5份，石油醚重结晶，得化合物1（0.6 g），第7～8份，吡啶重结晶，得化合物2（0.3 g）；石油醚－丙酮（96∶4）洗脱部分，第11～25份，吡啶重结晶，得化合物3（0.05 g）；石油醚－丙酮（95∶10）洗脱部分，第2～7份，氯仿重结晶，得化合物4（0.1 g），第13～18份，氯仿重结晶，得化合物5（0.04 g）；石油醚－丙酮（90∶20）洗脱部分，第17～27份，氯仿重结晶，得化合物6（0.03 g），第22～39份，经Sephadex™ LH－20葡聚糖凝胶柱（氯仿－甲醇1∶1），氯仿重结晶，得化合物7（0.08 g）和化合物8（0.05 g）；石油醚－丙酮（80∶30）洗脱部分，第17～27份，吡啶重结晶，得化合物9（0.5 g），第28～37份，吡啶重结晶，得化合物10（0.06 g）。

### 2. 结构的鉴定

#### （1）化合物Ⅰ的鉴定

化合物Ⅰ为白色粉末，熔点为139～142 ℃，易溶于氯仿、甲醇等有机溶剂，几乎不溶于水，香草醛浓硫酸显色为紫色。$^1$H－NMR（$CDCl_3$，600 MHz）：δ0.61（3H，s，H－18），0.74（3H，d，$J$=7.0 Hz，H－27），0.76（3H，d，$J$=6.8 Hz，H－26），0.77（3H，t，$J$=7.5 Hz，H－29），0.85（3H，d，$J$=6.5 Hz，H－21），0.94（3H，s，H－19），5.28（1H，m，H－6），3.45（3H，m，H－3）。$^{13}$C－NMR（$CDCl_3$，150 MHz）：δ36.2（C－1），30.6（C－2），70.8（C－3），41.3（C－4），139.7（C－5），120.7（C－6），30.9（C－7，8），49.1（C－9），35.1（C－10），20.1（C－11），38.8（C－12），41.3（C－13），55.8（C－14），23.3（C－15），27.2（C－16），55.1（C－17），11.0（C－18），18.0（C－19），35.5（C－20），17.8（C－21），32.9（C－22），25.1（C－23），44.8（C－24），28.2（C－25），18.4（C－26），18.8（C－27），22.1（C－28），10.8（C－29）。以上数据与文献[5-8]基本一致，且与β－谷甾醇对照品共薄层，其斑点和颜色一致，故鉴定该化合物为β－谷甾醇。

#### （2）化合物Ⅱ的鉴定

化合物Ⅱ为白色粉末，熔点为286～287 ℃，溶于吡啶，微溶于甲醇、丙酮。ESI－MS $m/z$（%）：611［M＋Cl］$^-$。$^1$H－NMR（$CDCl_3$，600 MHz）：δ0.66（3H，s，H－18），0.84（3H，d，$J$=7.1 Hz，H－27），0.86（3H，d，$J$=5.3 Hz，H－26），0.88（3H，t，$J$=7.4 Hz，H－29），0.98（3H，d，$J$=6.4 Hz，H－21），5.05（1H，d，$J$=7.7 Hz，H－1′），5.35（1H，m，H－6），4.56（1H，m，H－3）。$^{13}$C－NMR（$CDCl_3$，150 MHz）：δ36.1（C－1），28.1（C－2），77.1（C－3），37.9（C－4），139.5（C－5），120.5（C－6），30.8（C－7），30.7（C－8），48.9（C－9），35.2（C－10），19.9（C－11），38.5（C－12），41.0（C－13），54.8（C－14），23.1（C－15），25.0（C－16），55.4（C－17），10.8（C－18），18.6（C－19），35.0（C－20），17.6（C－21），28.9（C－

22)，32.8（C-23），44.6（C-24），25.0（C-25），17.8（C-26），18.0（C-27），22.0（C-28），10.6（C-29），101.1（C-1′），73.9（C-2′），77.2（C-3′），70.3（C-4′），76.7（C-5′），61.4（C-6′）。通过与β-谷甾醇的$^{13}$C-NMR相比较，发现C3信号移向低场，C2和C4信号移向高场，其他碳信号基本相似。根据苷化位移规律，可知此化合物的葡萄糖连接在苷元的C3羟基上。经查阅文献，与文献[6]的报道基本一致，且与胡萝卜苷对照品共薄层，其斑点和颜色一致，故鉴定该化合物为胡萝卜苷。

（3）化合物Ⅲ的鉴定

化合物Ⅲ为白色粉末，熔点为161~170 ℃，易溶于氯仿。$^{1}$H-NMR（$CDCl_3$，600 MHz）：δ5.28（1H，br·s，H-6），5.08（1H，dd，$J$=15.1 Hz，8.64 Hz，H-22），4.94（1H，dd，$J$ = 15.1 Hz，8.7 Hz，H - 23），3.45（1H，m，H - 3）。$^{13}$C - NMR（$CDCl_3$，150 MHz）：δ35.5（C-1），30.9（C-2），70.8（C-3），41.2（C-4），139.7（C-5），120.7（C-6），30.9（C-7），30.9（C-8），49.2（C-9），36.3（C-10），20.1（C-11），38.7（C-12），41.3（C-13），55.0（C-14），24.4（C-15），27.9（C-16），55.9（C-17），11.2（C-18），18.4（C-19），39.5（C-20），20.1（C-21），137.3（C-22），128.3（C-23），50.2（C-24），30.7（C-25），20.1（C-26），18.0（C-27），23.4（C-28），11.0（C-29）。以上光谱数据与文献[9-10]基本一致，故鉴定该化合物为豆甾醇。

（4）化合物Ⅳ的鉴定

化合物Ⅳ为白色粉末，熔点为68~70 ℃，易溶于氯仿。$^{1}$H-NMR（$CD_3OD$，600 MHz）：δ4.74（1H，dd，$J$=4.5 Hz，H-1′），4.72（1H，dd，$J$=4.5 Hz，H-1′），4.66（1H，m，H-2′），4.14（2H，$J$=5.52 Hz，H-3′），2.36（2H，t，H-2），1.64（2H，m，H-3），1.21~1.29（22H，m，H-3-13），0.87（3H，t，H-14）。$^{13}$C-NMR（$CD_3OD$，150 MHz）：δ173.8（C-1），66.8（C-1′），70.9（C-2′），64.3（C-3′），34.4（C-2），32.1（C-12），29.4~30.0（C-4-11），25.3（C-2），23（C-13），14.3（C-14）。以上光谱数据与文献[11]基本一致，故鉴定该化合物为肉豆蔻酸甘油酯。

（5）化合物Ⅴ的鉴定

化合物Ⅴ为白色粉末，熔点为63~64 ℃，溶于氯仿。$^{1}$H-NMR（$CD_3OD$，600 MHz）：δ2.33（2H，t，$J$=7.4 Hz，H-2），1.62（2H，m，H-3），1.24~1.32（多个H，m，H-4-15），0.87（3H，t，H-16）。$^{13}$C-NMR（$CD_3OD$，150 MHz）：δ178.9（C-1），33.0（C-2），23.7（C-3），28.0~28.7（C-4-13），30.9（C-14），21.7（C-15），13.1（C-16）。以上数据与文献[12]基本一致，故鉴定该化合物为棕榈酸。

（6）化合物Ⅵ的鉴定

化合物Ⅵ为浅黄色粉末，熔点为75 ℃，溶于氯仿。$^{1}$H-NMR（$CD_3OD$，600 MHz）：δ4.74（1H，dd，$J$=4.5 Hz，H-1′），4.67（1H，dd，$J$=4.5 Hz，H-1′），4.47（1H，m，H-2′），4.14（2H，$J$=5.46 Hz，H-3′），2.37（2H，t，H-2），1.65（2H，m，H-3），1.22~1.27（多个H，m，H-4-15），0.87（3H，t，H-16）。$^{13}$C-NMR（$CD_3OD$，150 MHz）：δ172.3（C-1），65.4（C-1′），69.5（C-2′），62.9（C-3′），

33.0（C－2），30.7（C－14），28.0～28.5（C－4－13），23.9（C－2），21.5（C－15），12.8（C－16）。以上数据与文献[13]基本一致，故鉴定该化合物为棕榈酸甘油酯。

（7）化合物Ⅶ的鉴定

化合物Ⅶ为白色粉末，熔点为70 ℃，溶于氯仿。ESI－MS $m/z$（%）：415［M＋H］$^+$。$^1$H－NMR（$CD_3OD$，600 MHz）：δ4.21（1H，d，$J$＝11.3 Hz，H－1′），4.14（1H，d，$J$＝11.8 Hz，H－1′），3.93（1H，m，H－2′），3.65（2H，m，$J$＝11.3 Hz，5.58 Hz，H－3′），2.35（2H，t，H－2），1.62（2H，m，H－3），1.21～1.29（36H，m，H－3－20），0.87（3H，t，H－14）。$^{13}$C－NMR（$CD_3OD$，150 MHz）：δ173.3（C－1），65.1（C－1′），70.2（C－2′），63.3（C－3′），34.1（C－2），31.9（C－20），29.1～29.7（C－4－19），24.9（C－2），22.7（C－21），14.1（C－22）。以上数据与文献[14]基本一致，故鉴定该化合物为二十二烷酸甘油酯。

（8）化合物Ⅷ的鉴定

化合物Ⅷ为白色粉末，熔点为283～285 ℃，易溶于吡啶，溶于甲醇、乙醇，略溶于丙酮，微溶于氯仿和乙醚，不溶于水和石油醚，10%硫酸－乙醇显色为紫红色。ESI－MS $m/z$（%）：479［M＋Na］$^+$。$^1$H－NMR（600 MHz）：δ5.51（1H，m，H－12），3.47（1H，m，H－3），2.66（1H，br，d，$J$＝11.3 Hz，H－18）。$^{13}$C－NMR（$C_5D_5N$，150 MHz）：δ37.7（C－1），26.7（C－2），76.7（C－3），38.0（C－4），54.4（C－5），17.4（C－6），32.2（C－7），38.6（C－8），46.6（C－9），35.1（C－10），22.3（C－11），124.2（C－12），137.8（C－13），41.1（C－14），27.3（C－15），23.3（C－16），46.6（C－17），52.1（C－18），38.1（C－19），38.0（C－20），29.7（C－21），36.0（C－22），27.4（C－23），14.3（C－24），15.2（C－25），16.0（C－26），22.5（C－27），178.4（C－28），16.1（C－29），17.4（C－30）。以上数据与文献[15]基本一致，故鉴定该化合物为熊果酸。

（9）化合物Ⅸ的鉴定

化合物Ⅸ为白色结晶粉末，熔点为69～70 ℃。ESI－MS $m/z$（%）：425［M＋Na］$^+$。$^1$H－NMR（$CDCl_3$，600 MHz）：δ4.21（1H，d，$J$＝11.3 Hz，H－1′），4.14（1H，d，$J$＝11.8 Hz，H－1′），3.93（1H，m，H－2′），3.65（2H，m，$J$＝11.3 Hz，5.58 Hz，H－3′），2.35（2H，t，H－2），1.62（2H，m，H－3），1.21～1.29（36H，m，H－3－19），0.87（3H，t，H－21）。$^{13}$C－NMR（$CD_3OD$，150 MHz）：δ173.3（C－1），65.2（C－1′），70.3（C－2′），63.3（C－3′），34.1（C－2），31.9（C－20），29.1～29.7（C－4－18），24.9（C－2），22.7（C－20），14.1（C－21）。以上数据与文献[16]基本一致，故鉴定该化合物为二十一烷酸甘油酯。

（10）化合物Ⅹ的鉴定

化合物Ⅹ为白色颗粒状固体，熔点为67～72 ℃，溴甲酚绿显色为黄色。$^1$H－NMR（$CD_3OD$，600 MHz）：δ2.33（2H，t，$J$＝7.4 Hz，H－2），1.62（2H，m，H－3），1.24～1.32（多个H，m，H－4－17），0.87（3H，t，H－18）。$^{13}$C－NMR（$CD_3OD$，150 MHz）：δ178.9（C－1），33.0（C－2），23.7（C－3），28.0～28.7（C－4－15），30.9（C－

16)，21.7（C－17），13.1（C－18）。以上数据与文献[12]基本一致，故鉴定该化合物为硬脂酸。

## 参考文献


[1] 邓家刚. 农作物废弃物药用研究的战略意义与基本思路［J］. 广西中医药，2010，33（1）：1－3.

[2] DENG J G，WANG S，GUO L C，et al. Extracts from watermelon roots and leaves have protective roles in anti－inflammation and analgesia［J］. Chinese Herbal Medicines，2010，2（3）：231－235.

[3] 王硕，龚小妹，周小雷，等. 四种不同品种西瓜藤化学成分预实验［J］. 时珍国医国药，2012，23（2）：390－391.

[4] 李培. 西瓜藤中黄酮类化合物提取工艺的优化［J］. 饮料工业，2008，11（2）：29－31.

[5] 尉耀元. 秦岭岩白菜的化学成分（Ⅰ）［J］. 中国实验方剂学杂志，2012，18（9）：154－156.

[6] 庄鹏宇，付文卫，谭昌恒，等. 醉魂藤的化学成分研究［J］. 天然产物研究与开发，2009，21（6）：963－965.

[7] 罗娅君，肖新峰，王照丽. 大叶金花草化学成分的研究［J］. 化学研究与应用，2009，21（1）：97－99.

[8] 黄峰，崔红花，于治成，等. 狗肝菜的化学成分［J］. 中国实验方剂学杂志，2012，18（1）：90－91.

[9] 周先丽，梁成钦，徐庆，等. 明日叶的化学成分［J］. 中国实验方剂学杂志，2012，18（3）：103－105.

[10] 乌莉娅·沙依提，陈妍，耿萍，等. 维药芹菜根化学成分的研究［J］. 中药材，2007，30（12）：1535－1536.

[11] 宋月林，姜勇，周思祥，等. 卵叶远志地上部分化学成分研究［J］. 中草药，2010，41（1）：27－29.

[12] 刘睿，顾谦群，崔承彬，等. 密脉鹅掌柴的化学成分及其抗肿瘤活性［J］. 中草药，2005，36（3）：328－332.

[13] 刘玉明，杨峻山，刘庆华. 瘤果黑种草子化学成分的研究［J］. 中国中药杂志，2005，30（13）：980－983.

[14] 白虹，王英华，詹晓平，等. 栽培甘草地上部分化学成分研究［J］. 西北药学杂志，2005，20（2）：59－61.

[15] 邓刚，蒋才武，黄健军，等. 壮药风车子化学成分的研究（Ⅰ）［J］. 时珍国医国药，2010，21（10）：2518－2519.

[16] 盛柳青，颜继忠，童胜强，等. 结香茎皮化学成分的研究［J］. 中国中药杂志，2009，34（4）：495－496.


（王　硕，龚小妹，周丹丹，戴　航，周小雷，邓家刚）

# 二、西瓜藤的化学成分研究（Ⅱ）

西瓜藤为葫芦科植物西瓜的藤茎[1]。作为一种农作物废弃物，西瓜藤资源非常丰富，毒副作用相对较小，且具有较好的抗炎镇痛作用，开展其药用价值研究，对开发新的药用资源、实现中药资源的可持续发展具有重要的意义[2]。目前，对西瓜藤化学成分的研究较少，笔者在前期研究基础上[3-4]，进一步对西瓜藤乙酸乙酯部位的化学成分进行研究，分离得到10个化合物，分别鉴定为：十五烷酸（1）、十五烷酸单甘油酯（2）、十九烷酸-1-甘油酯（3）、二十四烷酸-$\alpha$-单甘油酯（4）、2-［2′-羟基（2′$R$,13$Z$）十六酰胺］-3-羟基-（2$S$,3$R$,4$Z$）-十八碳烯-1-$O$-$\beta$-D-吡喃葡萄糖苷（5）、2-羟基苯甲酸（6）、对羟基苯甲酸（7）、对羟基苯酚（8）、琥珀酸（9）、香草酸（10）。化合物1~10均为首次从西瓜藤中分离得到。

## （一）材料

### 1. 仪器

X-4型数字显示微熔点测定仪（温度计未校正）；600兆核磁共振仪（美国瓦里安公司）；LC-MS（美国瓦里安公司）；ZF-Ⅰ型三用紫外分析仪（上海宝山顾村电光仪器厂）；柱色谱硅胶（100~200目、200~300目，青岛海洋化工厂有限公司）；$GF_{254}$硅胶板（青岛海洋化工厂有限公司）；柱色谱聚酰胺（青岛海洋化工厂有限公司）。

### 2. 药材与试剂

西瓜藤采自广西崇左，经广西药用植物研究所马小军研究员鉴定为葫芦科植物西瓜的藤茎，样品保存于广西药用植物研究所药剂中心标本室。色谱用试剂均为分析纯。

## （二）方法与结果

### 1. 提取与分离

取西瓜藤10 kg晒干、粉碎，用5倍量80%乙醇超声2 h，然后浸泡10天，过滤，合并滤液，减压浓缩，得墨绿色浸膏，冷冻干燥，得300 g绿色粉末。将此粉末分散于5 000 ml去离子水中，静置过夜。离心（3 000 r/min），分出不溶于水的绿色黏稠固体悬浮物和水溶液。取水溶液，依次用石油醚、乙酸乙酯、正丁醇3倍量萃取样品，萃取液分别减压浓缩，回收溶剂，蒸干，得到石油醚部位30 g、乙酸乙酯部位33 g、正丁醇部位100 g。

取乙酸乙酯部位，通过MCI，除去色素，得到样品10 g，剩下23 g经硅胶（100~200目）柱层析，用氯仿-甲醇（98:5→0:100）梯度洗脱。氯仿-甲醇（98:5）洗脱部分，浓缩蒸干，得样品3 g，经反复硅胶洗脱，氯仿重结晶，得化合物1（0.04 g）和化合物2（0.5 g）；氯仿-甲醇（19:1）洗脱部分，浓缩回流蒸干，得样品4 g，经硅胶（200~300目）100 g，得流分，取第29~40份，浓缩蒸干，得样品1.5 g，经洗脱剂氯仿-甲醇（1:1）溶解，过凝胶，得流分，取第5~10份，氯仿重结晶，得化合物3（0.3 g），第23~34份，氯仿重结晶，得化合物4（0.08 g），再取硅胶洗脱部位的第45~67份，经洗脱剂氯仿-甲醇（1:1）溶解，过凝胶，得流分，取第20~50份，氯仿重结晶，得化合物5（1 g）；氯仿-甲醇（16:5）洗脱部位，浓缩蒸干，得样品2.5 g，经硅胶（200~300目）30 g，得流分，取第18~25份，浓缩蒸干，过凝胶，得流分，取第30~45份，甲醇重结晶，得化合物6（0.06 g）；氯仿-甲醇（3:1）洗脱部分，浓缩蒸干，得样品4 g，经洗脱剂氯仿-甲醇（1:1）溶解，过凝胶，得流分，取第15~25份和第40~50份，分别浓缩蒸干，得样品1 g和1.5 g，流分15~25经洗脱剂氯仿-甲醇（1:1）溶解，过凝胶，得流分，取第31~43份，甲醇重结晶，得化合物7（0.05 g）；流分40~50经洗脱剂甲醇溶解，再过凝胶，得流分，取第28～40份，甲醇重结晶，得化合物8（0.4 g）；氯仿－甲醇(2∶3)洗脱部分，浓缩蒸干，得样品4 g，用洗脱液甲醇溶解，经ODS柱洗脱，得流分，取第37～57份，浓缩蒸干，得样品2.5 g，用洗脱液甲醇溶解，经凝胶柱洗脱，得流分，取第26～46份，甲醇重结晶，得化合物9（0.2 g）；取流分50～78，再经凝胶柱洗脱，甲醇重结晶，得化合物10（0.09 g）。

## 2. 结构的鉴定

### （1）化合物Ⅰ的鉴定

化合物Ⅰ为白色粉末，熔点为53 ℃，易溶于氯仿，几乎不溶于水。香草醛浓硫酸显色为灰蓝色。$^1$H－NMR（$CD_3OD$，600 MHz）：δ2.34（2H，t，$J$＝7.4 Hz，H－2），1.62（2H，m，H－3），1.24～1.32（多个H，m，H－4～15），0.87（3H，t，H－16）；$^{13}$C－NMR（$CD_3OD$，150 MHz）：δ181.5（C－1），34.2（C－2），25.2（C－3），28.0～28.7（C－4－12），32.5（C－13），23.2（C－14），16.2（C－15）。以上数据与文献[5]基本一致，故鉴定该化合物为十五烷酸。

### （2）化合物Ⅱ的鉴定

化合物Ⅱ为白色粉末，熔点为70～72 ℃，易溶于氯仿，几乎不溶于水。香草醛浓硫酸显色为灰蓝色。$^1$H－NMR（$CD_3OD$，600 MHz）δ：4.74（1H，dd，$J$＝4.5 Hz，H－1′），4.67（1H，dd，$J$＝4.5 Hz，H－1′），4.47（1H，m，H－2′），4.14（2H，$J$＝5.46 Hz，H－3′），2.25（2H，t，H－2），1.48（2H，m，H－3），1.19～1.25（多个H，m，H－4～14），0.82（3H，t，H－16）；$^{13}$C－NMR（$CD_3OD$，150 MHz）δ：174.3（C－1），67.4（C－1′），70.5（C－2′），64.4（C－3′），34.7（C－2），31.7（C－13），28.0～28.5（C－4～12），22.6（C－14），12.8（C－15）。鉴定该化合物为十五烷酸单甘油酯。

### （3）化合物Ⅲ的鉴定

化合物Ⅲ为白色粉末，熔点为207～209 ℃。碘熏显棕色。易溶于氯仿、吡啶，不溶于水。$^1$H－NMR（$CDCl_3$）δ：4.21（1H，dd，$J$＝11.5 Hz，6.1 Hz，H－1′a），4.15（1H，dd，$J$＝11.5 Hz，6.1 Hz，H－1′b），3.94（1H，m，H－2′），3.70（1H，dd，$J$＝11.2 Hz，3.6 Hz，H－3′a），3.60（1H，dd，$J$＝11.3 Hz，6.0 Hz，H－3′b），2.48（1H，br s，2′－OH），2.35（2H，t，$J$＝7.4 Hz，H－2），2.05（1H，br s，3′－OH），1.63（2H，m，H－3），1.30（26H，m，H－4～18），0.90（3H，t，$J$＝6.8 Hz，H－19）。以上光谱数据与文献[6]基本一致，故鉴定该化合物为十九烷酸－1－甘油酯。

### （4）化合物Ⅳ的鉴定

化合物Ⅳ为无色粒状结晶，熔点为85.5 ℃，易溶于氯仿，不溶于水。EI－MS $m/z$：443［M＋1］$^+$，368，308，280，252，224，196，168，134，98，74，57。$^1$H－NMR δ：0.88（3H，t，$J$＝6.9 Hz），1.28（40H，br s），1.63（2H，$J$＝6.9 Hz），2.35（2H，t，$J$＝6.9 Hz），3.6（1H，dd），3.70（1H，dd），3.94（1H，m）；$^{13}$C－NMR谱δ29提示应存在多个次甲基碳信号，δ174.39提示有酯羰基，δ63.28、65.13、70.23为3个连氧的碳信号，提示有酯羰基，推测化合物为饱和脂肪酸甘油酯，又因甘油酯所连的两个$CH_2$碳谱化学位移不同，提示两个羟基依次连在酯基的$\beta$位和$\alpha$位。其波谱数据与文献[7]基本一

致，故鉴定该化合物为二十四烷酸－α－单甘油酯。

（5）化合物Ⅴ的鉴定

化合物Ⅴ为白色无定型粉末（氯仿－甲醇），熔点为110～112 ℃。磷钼酸显色为墨绿色。ESI－MS $m/z$：748 ［M＋Cl］$^-$，714 ［M＋H］$^+$；$C_{40}H_{75}NO_9$。$^1$H－NMR（$CD_3OD$，600 MHz）δ：3.52（2H，dd，$J$＝3.6 Hz，10.2 Hz，H－1），3.80（1H，m，H－2），0.99（1H，dd，$J$＝6.6 Hz，12.6 Hz，H－3），3.14（1H，m，H－2′），3.80（1H，m，H－2）；$^{13}$C－NMR（$CD_3OD$，150 MHz）δ：68.29（C－1），53.15（C－2），71.41（C－3），129.21（C－4），129.75（C－5），175.75（C－1′），71.65（C－2′）。鉴定该化合物为2－［2′－羟基（2′$R$,13$Z$）十六酰胺］－3－羟基－（2$S$,3$R$,4$Z$）－十八碳烯－1－$O$－$\beta$－D－吡喃葡萄糖苷。

（6）化合物Ⅵ的鉴定

化合物Ⅵ为白色结晶性粉末，熔点为157～159 ℃，在光照下逐渐变色，微溶于水，溶于甲醇，碘熏显棕色。$^1$H－NMR（600 MHz）δ：6.95（1H，$J$＝7.4 Hz，H－3），7.02（1H，$J$＝8.3 Hz，H－5），7.53（1H，$J$＝8.2 Hz，H－4），7.94（1H，$J$＝7.98 Hz，H－6）；$^{13}$C－NMR（$CD_3OD$，600 MHz）δ：118.0（C－1），162.3（C－2），114.4（C－3），137.2（C－4），119.8（C－5），131.1（C－6），175.1（C－7）。以上数据与文献[8]基本一致，故鉴定该化合物为2－羟基苯甲酸。

（7）化合物Ⅶ的鉴定

化合物Ⅶ为无色至白色棱柱形结晶体，熔点为213～214 ℃。有毒，有刺激性，应密封避光保存。易溶于乙醇，能溶于乙醚、丙酮，微溶于水（5 g/L，20 ℃）、氯仿，不溶于二硫化碳，碘熏显棕色。$^1$H－NMR（600 MHz）δ：7.92（1H，$J$＝8.7 Hz，H－2），6.92（1H，$J$＝8.7 Hz，H－3）；$^{13}$C－NMR（$CD_3OD$，600 MHz）δ：121.7（C－1），131.8（C－2，6），115.0（C－3，5），161.6（C－4），166.6（C－7）。以上数据与文献[9]基本一致，故鉴定该化合物为对羟基苯甲酸。

（8）化合物Ⅷ的鉴定

化合物Ⅷ为白色结晶性粉末，熔点为170.5 ℃，溶于水，易溶于乙醇、乙醚，碘熏显棕色。ESI－MS $m/z$：111 ［M＋H］$^+$。$^1$H－NMR（$CD_3OD$，600 MHz）δ：7.29（4H，H－2，3，5，6）；$^{13}$C－NMR（$CD_3OD$，600 MHz）δ：142.1（C－1，4），100.3（C－2，3）。以上数据与文献[10]基本一致，故鉴定该化合物为对羟基苯酚。

（9）化合物Ⅸ的鉴定

化合物Ⅸ为白色针状结晶（氯仿－甲醇），熔点为185～187 ℃，易溶于甲醇，难溶于氯仿、乙酸乙酯。ESI－MS $m/z$：141 ［M＋Na］$^+$。$^1$H－NMR（$CD_3OD$，600 MHz）δ：2.55（4H，H－2，3）；$^{13}$C－NMR（$CD_3OD$，600 MHz）δ：174.8（C－1，4），28.4（C－2，3）。以上数据与文献[11]基本一致，故鉴定该化合物为琥珀酸。

（10）化合物Ⅹ的鉴定

化合物Ⅹ为浅黄色结晶性粉末，熔点为211～213 ℃。5%硫酸－乙醇溶液显色为黄色，

5%三氯化铁-乙醇溶液中显紫黑色。ESI-MS $m/z$：169 [M+1]$^+$。$^1$H-NMR（DMSO-$d_6$，600 MHz）δ：7.42（1H，H-6），7.41（1H，H-6），6.81（1H，d，$J$=8.46 Hz，H-5）；$^{13}$C-NMR（DMSO-$d_6$，150 MHz）δ：167.9（C-7），124.0（C-1），115.3（C-2），151.6（C-3），147.4（C-4），113.3（C-5），121.8（C-6），55.7（$OCH_3$）。以上光谱数据与文献[12]基本一致，故鉴定该化合物为香草酸。

## 参考文献


[1] 中国科学院中国植物志编辑委员会. 中国植物志：第73分卷 第1分册 [M]. 北京：科学出版社，1986：200.

[2] DENG J G，WANG S，GUO L C，et al. Extracts from watermelon roots and leaves have protective roles in anti-inflammation and analgesia [J]. Chinese Herbal Medicines，2010，2(3)：231-235.

[3] 王硕，龚小妹，周小雷，等. 四种不同品种西瓜藤化学成分预实验 [J]. 时珍国医国药，2012，23(2)：390-391.

[4] 王硕，龚小妹，周丹丹，等. 西瓜藤的化学成分研究（Ⅰ）[J]. 中国实验方剂学杂志，2013，19(6)：131-134.

[5] 陈黎明，谢平，肖庆青，等. 白桂木化学成分研究 [J]. 中草药，2007，38(6)：815-818.

[6] 原源，陈万生，郑水庆，等. 巴天酸模的化学成分 [J]. 中国中药杂志，2001，26（4）：256-258.

[7] 胡旺云，罗士德，蔡建勋. 大果油麻藤化学成分研究 [J]. 中草药，1994，25(2)：59-60，63，110.

[8] 苏永庆，沈云亨，张卫东. 大花鸡肉参的化学成分研究 [J]. 药学实践杂志，2008，26(3)：166-168，171.

[9] 曾宪仪，方乍浦，吴永忠，等. 蔓荆子化学成分研究 [J]. 中国中药杂志，1996，21(3)：167-168，191.

[10] 周志宏，王锦亮，杨崇仁. 国产血竭的化学成分研究 [J]. 中草药，2001，32(6)：484-486.

[11] 杨中林，韦英杰，叶文才. 异叶南星的化学成分研究 [J]. 中成药，2003，25(3)：228-229.

[12] 沈小玲，曾惠芳，陈珍，等. 山橘的化学成分研究 [J]. 中国药学杂志，2002，37(1)：14-17.


（龚小妹，王　硕，周小雷，周丹丹，戴　航，邓家刚）

# 三、4种不同品种西瓜藤化学成分预实验

西瓜藤为葫芦科植物西瓜的藤茎，在我国各地资源非常丰富，笔者研究发现其具有良好的抗炎、镇痛等作用[1]。目前国内外对西瓜藤化学成分的研究暂处于基础研究阶段，未见有关于西瓜藤化学成分研究的文献报道，仅见李培[2]有对西瓜藤中黄酮类化合物提取工艺优化进行初步研究。基于此，本实验首次对4种不同品种西瓜藤的化学成分进行了预实验，以明确其中可能含有的化学成分，为以后的研究和开发利用提供依据。

## （一）材料

### 1. 仪器

HH-6数显恒温水浴锅（国华电器有限公司）；101A-2ET恒温电热鼓风干燥箱（上

海实验仪器厂有限公司）；HX502－T型电子天平（慈溪市天东衡器厂）；ZF－2型三用紫外仪（上海市安亭电子仪器厂）；UPK－I型优普超纯水机（成都超纯科技有限公司）；超声机（无锡鼎实电子科技有限公司）。

### 2. 药材与试剂

4种不同品种西瓜藤（茎、叶）采自海南省文昌市龙楼镇全美村，经广西药用植物园马小军研究员鉴定为成熟西瓜的茎、叶，品种分别为小蕙兰、黑美人、无子瓜、凤光。95%乙醇AR（成都市科龙化工试剂厂，批号：201110303）；石油醚AR（成都市科龙化工试剂厂）；去离子水（自制）。

其余试剂：茚三酮试剂、双缩脲试剂、斐林试剂、α－萘酚、氯化钠明胶试剂、三氯化铁试液、碘化汞钾试液、碘化铋钾试液、硅钨酸试液、苦味酸试剂、盐酸－镁粉试剂、三氯化铝试液、醋酸镁试液、3,5－二硝基苯甲酸、亚硝酰铁氰化钠试剂、异羟肟酸铁试液等（自配）。

## （二）方法与结果

西瓜藤经样品制备后采用试管、层析预试法进行实验。根据供试液可能含有的化学成分类型，选择各类成分特有的化学反应（如颜色反应、沉淀反应等）做一般定性预试。

### 1. 试管法

（1）样品制备

取一定量的4种不同品种西瓜藤，自然晒干，粉碎成粗粉，即为实验品粗粉。

（2）水供试液的制备

称取4种不同品种的西瓜藤粗粉各30 g，分别置具塞锥形瓶中，加入蒸馏水300 ml，不时振摇，浸渍24 h，再超声提取2 h，滤过，即得水供试液。

（3）乙醇供试液的制备

称取4种不同品种的西瓜藤粗粉各30 g，分别置具塞锥形瓶中，加入95%乙醇300 ml，不时振摇，浸渍24 h，再超声提取2 h，滤过，滤液回收乙醇至无醇味，取1/3量浓缩液，加95%乙醇30 ml溶解，供做甲项实验。剩余的浓缩液加5%盐酸30 ml，充分搅拌，过滤，滤液部分供做乙项实验。酸水不溶部分加乙酸乙酯30 ml溶解，乙酸乙酯液用5%氢氧化钠溶液30 ml振摇洗涤2次，弃去碱水层，乙酸乙酯层再用蒸馏水洗2次，至水洗液呈中性反应，弃去水洗液，置水浴锅上蒸发以除去乙酸乙酯，残留物用95%乙醇15 ml溶解，供做丙项实验。

（4）石油醚供试液的制备

称取4种不同品种的西瓜藤粗粉各30 g，分别置具塞锥形瓶中，加入石油醚300 ml，不时振摇，浸渍24 h，再超声提取2 h，滤过，滤液置于蒸发皿中浓缩后即得。

### 2. 纸色谱法

称取4种不同品种的西瓜藤粗粉各30 g，分别置具塞锥形瓶中，加入95%乙醇300 ml，不时振摇，浸渍24 h，再超声提取2 h，滤过，滤液供实验用。展开剂：95%乙醇。显色剂：间苯二胺试剂、0.1%溴酚蓝乙醇液、2%三氯化铝乙醇试剂、间二硝基苯试剂、改良式碘化铋钾试剂。取直径为12.5 cm的普通圆形滤纸4张，在各滤纸中心打一小孔，插入滤纸芯备用。将0.15 ml乙醇提取液小心地滴加在距中心约1 cm处，点样后，将小滤纸芯插入滤纸的中心小孔，移至剩有展开剂的直径为14 cm的培养皿中，进行层析。溶剂的前沿达到滤纸边缘后，取出滤纸，将滤纸剪为5份，分别喷以不同显色剂，根据滤纸上出现的颜色斑点，进一步确定样品成分。

### 3. 化学成分预实验

#### （1）水提取液预实验

水供试液中氨基酸、多肽、蛋白质、糖、多糖、苷类、鞣质、有机酸、皂苷等的检查结果见表2-39。

**表2-39 水提取液预实验结果**

| 成分类别 | 反应名称 | 正反应（+）指标 | 现象 | | | |
|---|---|---|---|---|---|---|
| | | | 小蕙兰 | 黑美人 | 无子瓜 | 凤光 |
| 氨基酸、多肽、蛋白质 | 茚三酮反应 | 呈蓝色、紫色 | - | - | - | - |
| | 双缩脲反应 | 呈紫色、红色 | - | - | - | - |
| | 蛋白质的沉淀反应 | 无沉淀产生 | - | - | - | - |
| 糖、多糖、苷类 | 斐林反应 | 棕红色沉淀 | ++ | + | + | ++ |
| | 莫立许（Molish）反应 | 形成紫红色环 | ++ | + | + | ++ |
| 鞣质 | 明胶实验 | 白色沉淀或混浊 | - | - | - | - |
| | 三氯化铁实验 | 呈绿色、蓝色或暗紫色 | - | - | - | - |
| 有机酸 | pH试纸 | 颜色在pH 7以下 | + | + | + | + |
| | 溴甲酚绿实验 | 黄色斑点 | + | + | + | + |
| 皂苷 | 泡沫实验 | 泡沫不消失 | + | + | + | + |

注：“+”示有此反应，“++”示此反应显著，“-”示无此反应。

#### （2）乙醇提取液预实验

①甲项实验：检查黄酮、蒽醌、酚、鞣质、植物甾醇、三萜；②乙项实验：检查生物碱；③丙项实验：检查香豆素、内酯、强心苷等。结果见表2-40。

**表2-40 乙醇提取液预实验结果**

| 成分类别 | 反应名称 | 正反应（+）指标 | 现象 | | | |
|---|---|---|---|---|---|---|
| | | | 小蕙兰 | 黑美人 | 无子瓜 | 凤光 |
| 甲项实验： | | | | | | |
| 黄酮类 | 盐酸-镁粉实验 | 呈红色 | + | + | ++ | + |
| | 三氯化铝实验 | 荧光变黄或加深 | + | + | ++ | + |

续表

| 成分类别 | 反应名称 | 正反应（+）指标 | 现象 | | | |
|---|---|---|---|---|---|---|
| | | | 小薫兰 | 黑美人 | 无子瓜 | 凤光 |
| | 氨熏实验 | 显黄色荧光 | + | + | + | + |
| | 荧光实验 | 有强烈荧光 | + | + | + | + |
| 蒽醌类 | 碱性实验 | 加碱变红色，加酸后红色褪去 | – | – | – | – |
| | 醋酸镁反应 | 呈红色 | – | – | – | – |
| 酚类 | 三氯化铁实验 | 呈绿色、蓝色或暗紫色 | – | – | – | – |
| 鞣质 | 明胶实验 | 白色沉淀或混浊 | – | – | – | – |
| 植物甾醇、三萜类 | 醋酸－浓硫酸实验 | 黄色—红色—紫色—青色—污绿色 | ++ | + | + | + |
| | 氯仿－浓硫酸实验 | 氯仿层显红色或青色，硫酸层显绿色荧光 | ++ | + | + | + |
| 乙项实验： | | | | | | |
| 生物碱 | 碘化汞钾实验 | 白色或淡黄色沉淀 | ++ | + | ++ | ++ |
| | 碘化铋钾实验 | 淡黄色或棕红色沉淀 | ++ | + | ++ | ++ |
| | 硅钨酸实验 | 淡黄色或白色沉淀 | ++ | + | ++ | ++ |
| 丙项实验： | | | | | | |
| 香豆素、内酯 | 异羟肟酸铁实验 | 呈紫色 | – | – | – | – |
| | 偶合反应 | 呈红色或紫色 | – | – | – | – |
| | 荧光实验 | 蓝色或绿色荧光 | – | – | – | – |
| 强心苷 | 3,5－二硝基苯甲酸实验 | 呈红色或紫色 | – | – | – | – |
| | 碱性苦味酸实验 | 呈红色或橙色 | – | – | – | – |
| | 亚硝酰铁氰化钠实验 | 呈红色或红色逐渐褪去 | – | – | – | – |

注：“+”示有此反应，“++”示此反应显著，“–”示无此反应。

### （3）石油醚提取液的预实验

石油醚供试液的挥发油、油脂、甾体检查结果见表2－41。

表 2-41　石油醚提取液预实验结果

| 成分类别 | 反应名称 | 正反应（+）指标 | 现象 | | | |
|---|---|---|---|---|---|---|
| | | | 小蕙兰 | 黑美人 | 无子瓜 | 凤光 |
| 挥发油 | 油斑检查 | 油斑挥发 | - | - | - | - |
| 油脂 | 油斑检查 | 油斑不消失 | - | - | - | - |
| 甾体 | 25%磷钼酸试验 | 呈蓝色 | + | + | + | + |

注：“+”示有此反应，“++”示此反应显著，“-”示无此反应。

(4) 滤纸层析

滤纸层析糖类、黄酮类、有机酸、甾体、生物碱的检查结果见表 2-42。

表 2-42　滤纸层析结果

| 成分类别 | 展开剂 | 反应名称 | 正反应（+）指标 | 现象 | | | |
|---|---|---|---|---|---|---|---|
| | | | | 小蕙兰 | 黑美人 | 无子瓜 | 凤光 |
| 糖类 | 95%乙醇 | 间苯二胺试剂 | 呈现黄色荧光 | ++ | + | + | ++ |
| 有机酸 | 95%乙醇 | 0.1%溴酚蓝乙醇液 | 在蓝色背景上显黄色斑点 | + | + | + | + |
| 黄酮类 | 95%乙醇 | 2%三氯化铝乙醇试剂 | 呈现黄色荧光 | + | + | + | + |
| 甾体 | 95%乙醇 | 间二硝基苯试剂 | 呈现黄褐色或紫色斑点 | + | + | + | + |
| 生物碱 | 95%乙醇 | 改良式碘化铋钾试剂 | 呈现橘红色斑点 | + | + | + | + |

注：“+”示有此反应，“++”示此反应显著，“-”示无此反应。

## （三）讨论

1）以上化学成分预实验结果表明，4 种不同品种西瓜藤所含成分基本相同，都可能含有糖、有机酸、皂苷、黄酮类、生物碱和甾体等化学成分。其中，无子瓜所含黄酮类成分较多，小蕙兰所含植物甾醇、三萜类成分较多，黑美人所含生物碱较其他 3 个品种少，小蕙兰、凤光所含糖类、多糖、苷类较其他 2 个品种多。

2）我国是世界上的西瓜生产大国，全国各地均有种植，拥有大量西瓜藤废弃物，却没有很好地加以利用。因此对这些农作物废弃物进行深入的研究，明确其药理作用的有效成分或有效部位，变废为宝，具有十分重要的意义。笔者首次对西瓜藤的化学成分进行了预实验，初步确定了其可能含有的化学成分，为进一步进行该植物生物活性成分的确定、提取、分离、纯化研究奠定了基础。

## 参考文献

[1] DENG J G, WANG S, GUO L C. Extracts from watermelon roots and leaves have protective roles in anti-inflammation and analgesia [J]. Chinese Herbal Medicines, 2010, 2 (3): 231-235.

[2] 李培. 西瓜藤中黄酮类化合物提取工艺的优化 [J]. 饮料工业, 2008, 11 (2): 29-31.

（王　硕，龚小妹，周小雷，戴　航）

# 第四节　番茄叶

## 一、番茄叶化学成分研究

番茄是茄科茄属植物番茄的果实，在国外素有“爱情果”“金苹果”的美称[1]。番茄也是世界卫生组织推荐的保健品和抗肿瘤果蔬[2]，中医学认为番茄味甘、酸，性微寒，具有凉血养肝、生津止渴、解毒清热的作用。现代研究发现，番茄叶含有多种维生素 C、生物碱、总黄酮类等物质[3]，番茄叶提取物中含有多种可抑制某些病原微生物的抑菌活性成分[4-5]，其中水提取物对细菌脂多糖诱导的急性炎症具有较明显的抑制作用[6]。目前有关番茄叶化学成分的研究较少，为了进一步探究番茄叶的活性物质，本实验对番茄叶的 95% 乙醇提取物进行了系统分离，从番茄叶的乙醇提取物中分离得到了 15 个单体化合物，分别鉴定为 $\beta$-谷甾醇、香草醛、对羟基苯甲酸、$N$-反式-对-香豆酰基酪胺、菠甾醇-3-$O$-$\beta$-D-葡萄糖苷、尿嘧啶、番茄碱苷、番茄碱-3-$O$-$\beta$-D-吡喃葡萄糖、蜀羊泉碱-3-$O$-$\beta$-D-吡喃葡萄糖基-(1→3)-$\beta$-D-吡喃葡萄糖-(1→4)-$\beta$-D-吡喃半乳糖苷、白英素 B、蜀羊泉碱苷、槲皮素、$\alpha$-菠甾醇、正丁基-$O$-$\beta$-D-吡喃果糖苷、芦丁。所有化合物均为首次从该植物中分离得到。

### （一）材料

#### 1. 仪器

Waters Autospec Premier p776 质谱仪（美国沃特世公司）；Bruker AM-400 MHz、Drx-500 MHz、Avance Ⅲ-800 MHz型核磁共振光谱仪（TMS 为内标）（瑞士 Bruker 公司）；LC-20AR 制备液相色谱仪（日本岛津公司）；YMC-Pack ODS-A 制备型色谱柱（20 mm × 250 mm，S-5 μm）；爱朗 N-1100D-WD 旋转蒸发仪（日本东京理化器械株式会社）；BP211D 分析天平（德国赛多利斯集团）；薄层色谱硅胶、柱色谱硅胶（青岛海洋化工厂有限公司）；Sephadex™ LH-20（美国法玛西亚公司）；聚酰胺粉（上海谱振生物科技有限公司）；D-101 大孔吸附树脂（长沙市承禹化工有限公司）。

#### 2. 药材与试剂

番茄叶采于广西百色国家农业科技园区无公害优质蔬菜产业化示范园，经广西中医药大学药用植物教研室的李斌副教授鉴定为茄科茄属番茄亚属番茄的叶。试剂均为分析纯（成都市科龙化工试剂厂）。

### （二）方法与结果

#### 1. 提取与分离

取番茄叶粗粉 10.0 kg，以 95% 乙醇为溶剂，10 倍量渗滤提取，合并提取液，回收溶剂至无醇味，得乙醇总提取物，总提取物用水悬浮后依次用石油醚（60～90 ℃）、乙酸乙酯、正丁醇萃取，回收溶剂，得到石油醚部位稠浸膏 272 g、乙酸乙酯部位稠浸膏 104 g、正丁醇部位稠浸膏 517 g、水部位稠浸膏 910 g。

取乙酸乙酯部位浸膏 60 g，用氯仿－甲醇（100∶0→0∶100）梯度洗脱，收集得到 14 个组分（Fr1～Fr14），其中 Fr1 有结晶析出，经重结晶得到化合物 1(30 mg)；Fr2 经硅胶 H 色谱分离，石油醚－乙酸乙酯梯度洗脱，再经重结晶得到化合物 2(15 mg)；Fr5 经硅胶色谱分离，用氯仿－甲醇（40∶1→5∶1）梯度洗脱，得到化合物 3(40 mg)；Fr7 经硅胶柱色谱分离，用氯仿－甲醇（40∶1→5∶1）梯度洗脱，重结晶，得到化合物 4(20 g)、化合物 5(10 mg) 和化合物 6(20 mg)。

取正丁醇部位浸膏 200 g，经 D－101 大孔吸附树脂柱色谱进行分离，水－乙醇梯度洗脱（水→15% 乙醇→30% 乙醇→50% 乙醇→75% 乙醇→95% 乙醇）。15% 乙醇洗脱部分经聚酰胺柱色谱（丙酮－水梯度洗脱）分离得到粗粉，经重结晶得到化合物 10(20 mg)；30% 乙醇流分经聚酰胺柱色谱（丙酮－水梯度洗脱）分离，重结晶，得到化合物 12(1 g) 和化合物 15(0.3 g)；50% 乙醇流分经反复硅胶柱色谱分离，重结晶，得到化合物 7(1 300 mg)、化合物 9(9 mg)、化合物 11(50 mg) 和化合物 14(15 mg)；75% 乙醇流分经反复硅胶柱色谱分离，得到化合物 8(20 mg) 和化合物 10(18 mg)；95% 乙醇流分经硅胶柱色谱分离，以丙酮－甲醇梯度洗脱，得到化合物 13(6 mg)。

## 2. 结构的鉴定

### (1) 化合物Ⅰ的鉴定

化合物Ⅰ为白色针状结晶，10% 浓硫酸显色为紫红色。与 $\beta$－谷甾醇对照品共薄层，在 3 种不同的溶剂展开系统中 $R_f$ 值基本相同，石油醚－乙酸乙酯（3∶1），$R_f=0.51$；石油醚－丙酮（4∶1），$R_f=0.52$；氯仿－乙酸乙酯（8∶1），$R_f=0.57$。鉴定该化合物为 $\beta$－谷甾醇。

### (2) 化合物Ⅱ的鉴定

化合物Ⅱ为白色针状结晶，三氯化铁－铁氰化钾反应呈阳性，溴甲酚绿反应呈阳性，Emerson 反应呈阴性。EI－MS *m/z*：168[M]$^+$，分子式为 $C_8H_8O_4$。$^1$H－NMR(400 MHz, $CD_3OD$) δ：3.88(3H, s, $-OCH_3$)，6.83(1H, d, $J=8.7$ Hz, H－5)，7.54(1H, d, $J=1.9$ Hz, H－2)，7.54(1H, d, $J=8.7$ Hz, 1.9 Hz, H－6)。$^{13}$C－NMR(100 MHz, $CD_3OD$)δ：125.3(C－1)，115.8(C－2)，152.6(C－3)，148.6(C－4)，113.7(C－5)，123.0(C－6)，170.1($-$COOH)，56.3($-OCH_3$)。以上数据与周琪等[7]的报道基本一致，故鉴定该化合物为香草醛。

### (3) 化合物Ⅲ的鉴定

化合物Ⅲ为白色针晶，三氯化铁反应呈红棕色，溴酚蓝反应呈阳性。EI－MS *m/z*：139[M＋1]$^+$，分子式为 $C_7H_6O_3$。$^1$H－NMR(400 MHz, $CD_3OD$)δ：7.87(2H, d, $J=7.9$ Hz, H－2)，6.81(2H, d, $J=7.9$ Hz, H－3)。$^{13}$C－NMR(100 MHz, $CD_3OD$)δ：122.6(C－1)，116.0(C－2, 6)，133.0(C－3, 5)，163.4(C－4)，170.4($-$COOH)。以

上数据与李艳茸等[8]的报道基本一致，故鉴定该化合物为对羟基苯甲酸。

（4）化合物Ⅳ的鉴定

化合物Ⅳ为白色针晶，在紫外灯（365 nm）下呈现黄色荧光，三氯化铁反应呈阳性。EI-MS $m/z$：283［M］$^+$，分子式为$C_{17}H_{17}NO_3$。$^1$H-NMR(400 MHz，$CD_3OD$)δ：7.05(2H，d，$J$=8.3 Hz，H-2，6)，6.78(1H，d，$J$=8.3 Hz，H-3，5)，7.41(2H，d，$J$=8.5 Hz，H-2′，6′)，6.78(2H，d，$J$=8.5 Hz，H-3′，5′)。$^{13}$C-NMR(100 MHz，$CD_3OD$)δ：131.2(C-1)，130.7(C-2，6)，116.6(C-3，5)，160.5(C-4)，141.7(C-7)，118.3(C-8)，169.2(C-9)，127.6(C-1′)，130.5(C-2′，6′)，116.2(C-3′，5′)，156.9(C-4′)，35.8(C-7′)，42.5(C-8′)。以上数据与舒伟虎等[9]的报道基本一致，故鉴定该化合物为$N$-反式-对-香豆酰基酪胺。

（5）化合物Ⅴ的鉴定

化合物Ⅴ为白色针晶，三氯化铁反应呈红棕色，溴酚蓝反应呈阳性。EI-MS $m/z$：573[M-H]$^+$，分子式为$C_{35}H_{58}O_6$。$^1$H-NMR(400 MHz，$C_5D_5N$)δ：0.64(3H，s，H-18)，0.83(3H，s，H-19)，1.11(3H，d，$J$=6.0 Hz，H-21)，0.96(3H，d，$J$=6.0 Hz，H-26)，5.01(1H，d，$J$=8.0 Hz，H-1′)，4.44(1H，dd，$J$=12.0 Hz，5.2 Hz，H-6′a)、4.59(1H，dd，$J$=12.0 Hz，2.0 Hz，H-6′b)。$^{13}$C-NMR(100 MHz，$C_5D_5N$)δ：37.4(C-1)，30.2(C-2)，78.0(C-3)，34.2(C-4)，39.9(C-5)，30.2(C-6)，121.9(C-7)，140.9(C-8)，50.3(C-9)，32.2(C-10)，21.3(C-11)，39.8(C-12)，42.5(C-13)，56.2(C-14)，23.4(C-15)，29.3(C-16)，56.9(C-17)，12.1(C-18)，12.5(C-19)，40.8(C-20)，21.5(C-21)，138.8(C-22)，129.4(C-23)，51.4(C-24)，32.0(C-25)，20.0(C-26)，19.2(C-27)，25.7(C-28)，12.0(C-29)，102.5(C-1′)，75.3(C-2′)，78.6(C-3′)，71.7(C-4′)，78.5(C-5′)，62.8(C-6′)。以上数据与李洁等[10]的报道基本一致，故鉴定该化合物为菠甾醇-3-$O$-$\beta$-D-葡萄糖苷。

（6）化合物Ⅵ的鉴定

化合物Ⅵ为无色针状结晶，改良的碘化铋钾反应呈阳性，在紫外灯（254 nm）下呈现淡斑。EI-MS $m/z$：113[M+H]$^+$，分子式为$C_4H_4N_2O_2$。$^1$H-NMR(400 MHz，DMSO-$d_6$)δ：11.01(1H，s，H-3)，10.81(1H，s，H-1)，5.44(1H，d，$J$=7.4 Hz，H-5)，7.38(1H，d，$J$=7.4 Hz，H-6)。$^{13}$C-NMR(100 MHz，DMSO-$d_6$)δ：151.5(C-2)，164.4(C-4)，100.2(C-5)，142.2(C-6)。以上数据与周建良等[11]的报道基本一致，故鉴定该化合物为尿嘧啶。

（7）化合物Ⅶ的鉴定

化合物Ⅶ为黄色颗粒，碘化铋钾反应呈阳性，斐林反应产生砖红色沉淀，Molish反应呈阳性，三氯乙酸反应呈阳性。EI-MS $m/z$：1034[M+H]$^+$，分子式为$C_{50}H_{83}NO_{21}$。$^1$H-NMR(500 MHz，$C_5D_5N$)δ：0.59(3H，s，H-18)，0.79(3H，d，$J$=6.3 Hz，H-27)，0.82(3H，s，H-19)，1.15(3H，d，$J$=7.1 Hz，H-21)。$^{13}$C-NMR(125 MHz，$C_5D_5N$)

数据见表2-43。以上数据与古惇文[12]的报道基本一致，故鉴定该化合物为番茄碱苷。

**表2-43　化合物Ⅶ~Ⅺ的$^{13}C$-NMR数据（100 MHz，$C_5D_5N$）**

| 碳位 | 7 | 8 | 9 | 10 | 11 |
|---|---|---|---|---|---|
| C-1 | 37.17 | 37.17 | 37.16 | 37.16 | 37.16 |
| C-2 | 29.88 | 30.01 | 29.87 | 29.87 | 29.87 |
| C-3 | 77.29 | 77.02 | 77.27 | 77.27 | 77.28 |
| C-4 | 34.79 | 34.82 | 34.78 | 34.78 | 34.78 |
| C-5 | 44.62 | 44.54 | 44.61 | 44.61 | 44.62 |
| C-6 | 28.92 | 28.93 | 28.91 | 28.91 | 28.92 |
| C-7 | 32.48 | 32.47 | 32.46 | 32.46 | 32.47 |
| C-8 | 35.13 | 35.14 | 35.11 | 35.11 | 35.13 |
| C-9 | 54.45 | 54.47 | 54.42 | 54.42 | 54.44 |
| C-10 | 35.80 | 35.81 | 35.79 | 35.79 | 35.79 |
| C-11 | 21.32 | 21.32 | 21.30 | 21.30 | 21.31 |
| C-12 | 40.40 | 40.41 | 40.47 | 40.47 | 40.40 |
| C-13 | 41.02 | 41.01 | 41.01 | 41.01 | 41.01 |
| C-14 | 55.80 | 55.81 | 55.79 | 55.79 | 55.79 |
| C-15 | 32.48 | 32.47 | 32.46 | 32.46 | 32.47 |
| C-16 | 78.68 | 78.68 | 78.67 | 78.67 | 78.66 |
| C-17 | 63.00 | 63.02 | 62.99 | 62.99 | 62.99 |
| C-18 | 16.19 | 16.17 | 17.14 | 17.14 | 17.15 |
| C-19 | 12.29 | 12.28 | 12.28 | 12.28 | 12.28 |
| C-20 | 43.01 | 39.99 | 41.01 | 41.01 | 43.01 |
| C-21 | 17.16 | 17.16 | 16.14 | 16.14 | 16.18 |
| C-22 | 99.37 | 99.35 | 98.31 | 98.31 | 99.00 |
| C-23 | 37.06 | 28.93 | 34.78 | 34.78 | 33.78 |
| C-24 | 29.29 | 29.27 | 32.46 | 32.46 | 29.87 |
| C-25 | 31.47 | 31.45 | 29.46 | 29.46 | 32.47 |
| C-26 | 44.62 | 50.57 | 50.57 | 44.61 | 44.62 |
| C-27 | 19.82 | 19.81 | 19.76 | 19.76 | 19.82 |
| Gal | | | | | |
| 1′ | 102.38 | | 104.90 | 104.90 | 102.37 |
| 2′ | 73.21 | | 73.20 | 73.20 | 73.20 |
| 3′ | 75.09 | | 75.08 | 75.08 | 75.08 |
| 4′ | 79.95 | | 81.41 | 81.41 | 79.94 |
| 5′ | 76.28 | | 75.38 | 75.38 | 76.28 |
| 6′ | 62.31 | | 62.30 | 62.30 | 62.30 |
| Glc(Inner) | | | | | |
| 1″ | 104.90 | 102.66 | 104.96 | 104.96 | 104.90 |

续表

| 碳位 | 7 | 8 | 9 | 10 | 11 |
|---|---|---|---|---|---|
| 2″ | 81.41 | 72.70 | 81.61 | 81.61 | 81.40 |
| 3″ | 86.63 | 75.45 | 86.67 | 86.67 | 86.66 |
| 4″ | 70.75 | 70.37 | 70.96 | 70.96 | 70.73 |
| 5″ | 78.68 | 76.89 | 78.67 | 78.67 | 78.66 |
| 6″ | 62.31 | 62.29 | 62.99 | 62.99 | 62.30 |
| Glc(Terminal) | | | | | |
| 1‴ | 104.90 | | 105.20 | | 104.95 |
| 2‴ | 75.39 | | 76.29 | | 75.38 |
| 3‴ | 78.68 | | 77.65 | | 78.66 |
| 4‴ | 70.97 | | 70.49 | | 70.95 |
| 5‴ | 77.65 | | 78.81 | | 77.65 |
| 6‴ | 63.00 | | 62.30 | | 62.99 |
| Xyl | | | | | |
| 1⁗ | 105.24 | | | 105.20 | 105.22 |
| 2⁗ | 75.61 | | | 76.29 | 75.60 |
| 3⁗ | 77.65 | | | 77.65 | 77.65 |
| 4⁗ | 70.50 | | | 70.49 | 70.49 |
| 5⁗ | 67.37 | | | 62.30 | 67.37 |

(8) 化合物Ⅷ的鉴定

化合物Ⅷ为黄色粉末，斐林反应产生砖红色沉淀，Molish 反应呈阳性，碘化铋钾反应呈阳性。EI－MS $m/z$：578[M＋H]$^+$，分子式为 $C_{33}H_{55}O_7N$。$^1$H－NMR(500 MHz，$C_5D_5N$) δ：0.63(3H，s，H－18)，0.78(3H，d，$J$＝6.5 Hz，H－27)，0.83(3H，s，H－19)，1.07(3H，d，$J$＝7.0 Hz，H－21)。$^{13}$C－NMR(125 MHz，$C_5D_5N$)数据见表2－43 。以上数据与 Maxweil A 等[13]的报道基本一致，故鉴定该化合物为番茄碱－3－$O$－$\beta$－D－吡喃葡萄糖。

(9) 化合物Ⅸ的鉴定

化合物Ⅸ为白色羽毛状簇晶，斐林反应产生砖红色沉淀，Molish 反应呈阳性，三氯乙酸反应呈阳性，碘化铋钾反应呈阳性。EI－MS $m/z$：902[M＋H]$^+$，分子式为 $C_{45}H_{75}O_{17}N$。$^1$H－NMR(500 MHz，$C_5D_5N$) δ：0.84(3H，s，H－18)，0.76(3H，d，$J$＝6.1 Hz，H－27)，0.61(3H，s，H－19)，1.08(3H，d，$J$＝6.5 Hz，H－21)。$^{13}$C－NMR(125 MHz，$C_5D_5N$)数据见表2－43。以上数据与尹海龙[14]的报道基本一致，故鉴定该化合物为蜀羊泉碱－3－$O$－$\beta$－D－吡喃葡萄糖基－(1→3)－$\beta$－D－吡喃葡萄糖－(1→4)－$\beta$－D－吡喃半乳糖苷。

(10) 化合物Ⅹ的鉴定

化合物Ⅹ为淡黄色无定形粉末，三氯乙酸反应呈阳性，Molish 反应呈阳性，碘化铋钾反应呈阳性。EI－MS $m/z$：872[M＋H]$^+$，分子式为 $C_{44}H_{73}O_{16}N$。$^1$H－NMR(500 MHz，

$C_5D_5N$)δ：0.76(3H，d，$J$=6.1 Hz，H-27)，1.08(3H，d，$J$=6.5 Hz，H-21)，0.84(3H，s，H-18)，0.61(3H，s，H-19)。$^{13}$C-NMR(125 MHz，$C_5D_5N$)数据见表2-43。以上数据与Lee Y Y等[15]的报道基本一致，故鉴定该化合物为白英素B。

（11）化合物Ⅺ的鉴定

化合物Ⅺ为浅黄色颗粒，Molish反应呈阳性，碘化铋钾反应呈阳性，三氯乙酸反应呈阳性。EI-MS $m/z$：1034[M+H]$^+$，分子式为$C_{50}H_{83}O_{21}N$。$^1$H-NMR(500 MHz，$C_5D_5N$)δ：0.59(3H，s，H-18)，0.79(3H，d，$J$=6.3 Hz，H-27)，0.82(3H，s，H-19)，1.15(3H，$J$=7.1 Hz，H-21)。$^{13}$C-NMR(125 MHz，$C_5D_5N$)数据见表2-43。以上数据与Lee Y Y等[16]的报道基本一致，故鉴定该化合物为蜀羊泉碱苷。

（12）化合物Ⅻ的鉴定

化合物Ⅻ为黄色针状结晶，钠汞齐还原反应显淡红色。EI-MS $m/z$：302[M]$^+$，分子式为$C_{15}H_{10}O_7$。$^1$H-NMR(400 MHz，DMSO-$d_6$)δ：12.48(1H，s，-OH)，6.40(1H，d，$J$=1.88 Hz，H-8)，6.16(1H，d，$J$=1.9 Hz，H-6)，7.52(1H，dd，$J$=2.1 Hz，H-6′)、7.67(1H，d，$J$=2.1 Hz，H-2′)，6.86(1H，d，$J$=8.5 Hz，H-5′)。$^{13}$C-NMR(100 MHz，DMSO-$d_6$)δ：147.7(C-2)，135.8(C-3)，175.9(C-4)，160.7(C-5)，98.2(C-6)，163.9(C-7)，93.4(C-8)，156.2(C-9)，103.0(C-10)，121.9(C-1′)，115.1(C-2′)，145.1(C-3′)，146.8(C-4′)，115.6(C-5′)，112.0(C-6′)。以上数据与杨文强等[17]的报道基本一致，故鉴定该化合物为槲皮素。

（13）化合物ⅩⅢ的鉴定

化合物ⅩⅢ为白色片状结晶，与α-菠甾醇标准品共薄层，碘蒸气显色，在3种不同的展开系统中$R_f$值相同且均为棕黄色的单斑，同时混合熔点不下降，故鉴定该化合物为α-菠甾醇。

（14）化合物ⅩⅣ的鉴定

化合物ⅩⅣ为白色针状结晶。斐林反应、Molish反应均呈阳性。EI-MS $m/z$：302[M]$^+$，分子式为$C_{27}H_{30}O_{16}$。$^1$H-NMR(400 MHz，$CDCl_3$)δ：3.7(1H，d，$J$=8.9 Hz，H-1)，1.5(2H，m，H-2)，1.3(2H，m，H-3)，0.9(3H，d，$J$=7.3 Hz，H-4)。$^{13}$C-NMR(100 MHz，$CDCl_3$)δ：61.6(C-1)，33.3(C-2)，20.5(C-3)，14.3(C-4)，63.4(C-1′)，101.6(C-2′)，71.5(C-3′)，71.1(C-4′)，70.5(C-5′)，65.2(C-6′)。其光谱数据与李帅等[18]的报道基本一致，故鉴定该化合物为正丁基-$O$-β-D-吡喃果糖苷。

（15）化合物ⅩⅤ的鉴定

化合物ⅩⅤ为黄色簇状针晶。Molish反应界面产生紫色环，四氢硼钠反应呈阳性。EI-MS $m/z$：610[M]$^+$，分子式为$C_{27}H_{30}O_{16}$。$^1$H-NMR(400 MHz，DMSO-$d_6$)δ：6.1(1H，d，$J$=1.9 Hz，H-6)，6.3(1H，d，$J$=2.1 Hz，H-8)，12.6(1H，s，5-OH)，4.6(1H，s，H-1‴)、5.2(1H，d，$J$=7.5 Hz，H-1″)，0.8(3H，d，$J$=5.8 Hz，6‴-$CH_3$)。$^{13}$C-NMR(100 MHz，DMSO-$d_6$)δ：156.5(C-2)，134.5(C-3)，178.1(C-4)，161.6(C-5)，99.0(C-6)，164.5(C-7)，94.0(C-8)，156.8(C-9)，104.4(C-10)，121.1

(C－1′)，115.8(C－2′)，145.6(C－3′)，148.8(C－4′)，116.0(C－5′)，121.5(C－6′)，101.2(C－1″)，74.1(C－2″)，70.4(C－4″)，75.8(C－5″)，67.9(C－6″)，100.8(C－1‴)，70.5(C－2‴)，70.7(C－3‴)，71.5(C－4‴)，68.1(C－5‴)，17.7(C－6‴)。以上数据与张清华等[19]的报道基本一致，故鉴定该化合物为芦丁。

## 参考文献


[1] 中国农业百科全书编辑委员会. 中国农业百科全书：蔬菜卷［M］. 北京：中国农业出版社，1990：72－74.

[2] 师莉莎，陈江伟，张旭明，等. 番茄体外抗氧化活性研究［J］. 广东农业科学，2012，39（13）：131－133.

[3] 梁臣艳，邓家刚，冯旭，等. 番茄叶化学成分的初步研究［J］. 中国民族民间医药，2013，22（4）：26，28.

[4] FENG J T，SHI Y Q，ZHANG X. Screening studies on fungistasis of 56 plant extracts［J］. Journal Northwest Sci－Tech Univ of Agric Forest，2001，29（2）：65－68.

[5] 杨从军，孟昭礼，郭景，等. 番茄茎叶提取物对8种植物病原菌的生物活性初步研究［J］. 植物保护，2005，31（1）：28－31.

[6] 阎莉，邓家刚，卫智权. 番茄叶水提物急性毒性及其对急性炎症的影响［J］. 天然产物研究与开发，2013，25（6）：819－821.

[7] 周琪，陈立，陈权威，等. 构棘根化学成分研究［J］. 中药材，2013，36（9）：1444－1447.

[8] 李艳茸，李春，王智民，等. 藏药甘青乌头化学成分研究（Ⅲ）［J］. 中国中药杂志，2014，39（7）：1163－1167.

[9] 舒伟虎，周光雄，叶文才. 水茄的化学成分研究［J］. 中草药，2011，42（3）：424－427.

[10] 李洁，陈全成，林挺，等. 刺苋的化学成分研究［J］. 中草药，2013，44（3）：272－276.

[11] 周建良，姜艳，毕志明，等. 蒲圻贝母中核苷类化学成分研究［J］. 中国药学杂志，2008，43（12）：894－896.

[12] 古惇文. 台湾栽培白英活性成分之研究［D］. 台北：台北医学大学生药学研究所，2013.

[13] MAXWEIL A，PINGAL R，REYNOLDS W F，et al. Two steroidal glycoalkaloids from *Solanum arboreum*［J］. Phytochemistry，1996，42（2）：543－545.

[14] 尹海龙. 茄属中草药天茄籽和白英抗H5N1病毒活性成分研究［D］. 北京：北京工业大学，2013.

[15] LEE Y Y，HSU F L，NOHARAT. Two new soladulcidine glycosides from *Solanum lyratum*［J］. Chem Pharm Bull，1997，45（8）：1381－1382.

[16] LEE Y Y，HASHIMOTO F，YAHARA S，et al. Steroidal glycosides from *Solanum dulcamara*［J］. Yakugaku Zasshi-journal of the Pharmaceutical Society of Japan，2001，29（2）：65－68.

[17] 杨文强，王红程，王文婧，等. 槟榔化学成分研究［J］. 中药材，2012，35（3）：400－403.

[18] 李帅，匡海学，冈田嘉仁，等. 鬼针草有效成分的研究（Ⅱ）［J］. 中草药，2004，35（9）：972－975.

[19] 张清华，张玲，尚立霞，等. 白梅花的化学成分研究［J］. 中药材，2008，31（11）：1666－1668.


（冯　旭，邱骥鹏，李　扬，宋　舸，陈　瑾，王　卉，吴　玲，韦建华）

# 二、番茄叶化学成分的初步研究

番茄叶是茄科茄属番茄亚属的多年生草本植物番茄的叶子。番茄叶散发着特殊气味，这些气味来自一些特殊的天然产物，早在20世纪70—80年代，国外就开始研究其气味的组成[1-2]。从番茄叶中分离出的挥发性成分多为含氮化合物和酯类化合物，具有特殊气味，有较强的水溶性[3]。此外，还有研究发现番茄叶中含有多种农用抑菌活性成分，这些活性物质既有强极性的，又有非极性和弱极性的，可用于多种溶剂的提取[4]。目前，对番茄叶的化学成分预试研究未见有报道。本文采用化学反应鉴别法对番茄叶的化学成分做初步预试，为番茄叶的开发利用提供科学依据。

## （一）材料

番茄叶来源于广西百色国家农业科技园区优质无公害蔬菜产业化示范园，经广西中医药大学药用植物教研室韦松基教授鉴定为茄科茄属番茄亚属番茄的叶。实验所用试剂均为分析纯。

## （二）方法与结果

### 1. 样品粗粉的制备

取一定量的番茄叶，50 ℃恒温烘干，粉碎成粗粉，即为实验品粗粉。

### 2. 水提取液的制备

取样品粗粉1 g，加入30 ml水，冷浸48 h，滤过，取10 ml滤液进行氨基酸、多肽、蛋白质的检查。剩余部分在60 ℃水浴上加热30 min，过滤，滤液进行糖、多糖、皂苷、苷类、鞣质、有机酸等的检查。

### 3. 乙醇提取液的制备

取样品粗粉1 g，加入30 ml乙醇，加热回流2 h，滤过，滤液加适量水，使含醇量达70%，在分液漏斗中加石油醚萃取除去叶绿素后，将乙醇液分成2份，一份进行黄酮、蒽醌、酚、苷、香豆素、内酯、萜类、强心苷甾体化合物的检查，另一份浓缩至无醇味，加5% HCl使溶解，过滤，对酸水做生物碱的检查。

### 4. 石油醚提取液的制备

取样品粗粉6 g，置具塞锥形瓶中，加入石油醚（60 ~ 90 ℃）60 ml，密闭，室温放置2 h后滤过，滤液置于蒸发皿中浓缩后即得。

### 5. 化学鉴别实验

分别对样品的水提取液、乙醇提取液、石油醚提取液进行化学鉴别实验，实验结果见表2-44 ~ 表2-46。

**表2-44　水提取液预实验结果**

| 成分类别 | 反应名称 | 正反应（+）指标 | 现象 |
|---|---|---|---|
| 氨基酸、多肽、蛋白质 | 茚三酮反应 | 呈蓝色、紫色 | - |
| | 双缩脲反应 | 呈紫色、红色 | - |
| | 蛋白质的沉淀反应 | 有沉淀产生 | ++ |

续表

| 成分类别 | 反应名称 | 正反应（+）指标 | 现象 |
|---|---|---|---|
| 糖、多糖、苷类 | 斐林反应 | 棕红色沉淀 | + |
| | Molish 反应 | 形成紫红色环 | ++ |
| 鞣质 | 明胶实验 | 白色沉淀或混浊 | – |
| | 三氯化铁实验 | 呈绿色、蓝色或暗紫色 | ++ |
| 有机酸 | pH 试纸 | pH 7 以下 | + |
| | 溴甲酚绿实验 | 黄色斑点 | + |
| 皂苷 | 泡沫实验 | 泡沫不消失 | + |

**表 2－45　95%乙醇提取液预实验结果**

| 成分类别 | 反应名称 | 正反应（+）指标 | 现象 |
|---|---|---|---|
| 黄酮类 | 盐酸－镁粉实验 | 呈红色 | ++ |
| | 三氯化铝实验 | 荧光变黄或加深 | ++ |
| | 氨熏实验 | 显黄色荧光 | + |
| 蒽醌类 | 荧光实验 | 有强烈荧光 | – |
| | 碱性实验 | 加碱变红色，酸化后红色褪去 | – |
| | 醋酸镁反应 | 呈红色 | – |
| 酚类 | 明胶实验 | 白色沉淀或混浊 | + |
| | 三氯化铁实验 | 呈绿色、蓝色或暗紫色 | ++ |
| 香豆素、内酯 | 异羟肟酸铁实验 | 显紫色 | + |
| | 偶合反应 | 显红色或紫色 | + |
| | 荧光实验 | 显蓝色或绿色荧光 | – |
| | 3,5－二硝基苯甲酸实验 | 显红色或紫色 | – |
| 强心苷 | 碱性苦味酸实验 | 显红色或橙色 | – |
| | 亚硝酰铁氰化钠实验 | 显红色且红色逐渐消失 | – |
| 植物甾醇、三萜类 | 醋酸－浓硫酸实验 | 黄色—红色—紫色—青色—污绿色 | – |
| | 氯仿－浓硫酸实验 | 氯仿层显红色或青色，硫酸层有绿色荧光 | – |
| 生物碱 | 碘化汞钾实验 | 白色或淡黄色沉淀 | + |
| | 碘化铋钾实验 | 淡黄色或棕红色沉淀 | + |
| | 硅钨酸实验 | 淡黄色或白色沉淀 | ++ |

表 2-46　石油醚提取液预实验结果

| 成分类别 | 反应名称 | 正反应（+）指标 | 现象 |
| --- | --- | --- | --- |
| 挥发油 | 油斑检查 | 油斑挥发 | - |
| 油脂 | 油斑检查 | 油斑不消失 | - |

注："+"示有此反应，"++"示此反应显著，"-"示无此反应。

以上实验结果表明，番茄叶中可能含有蛋白质、糖、有机酸、皂苷、黄酮类、酚类、生物碱等化学成分。

## （三）讨论

笔者首次对番茄叶进行了化学成分预实验，初步确定了番茄叶中可能含有蛋白质、糖、有机酸、皂苷、黄酮类、酚类、生物碱等化学成分，为进一步进行该植物生物活性成分的确定、提取、分离、纯化研究奠定了基础。

### 参考文献

[1] DIRINCK P, SCHREYEN L, SCHAM P N. Flavor quality of apples and tomatoes [J]. Appl Spectrom Mass (SM), 1975, 15 (4): 427-435.

[2] LUNDGREN L, NORELIUS C, STENHAGEN G. Leaf volatiles from wild tomato species [J]. Nord J Bot, 1985, 5 (4): 315-320.

[3] 李水清，于信洋. 番茄茎叶提取物对菜粉蝶的生物活性研究 [J]. 长江大学学报（自然科学版农学卷），2007，4（2）：1-4.

[4] 杨从军，孟昭礼，郭景，等. 番茄叶提取物对 8 种植物病原菌的生物活性初步研究 [J]. 植物保护，2005，31（1）：28-31.

（梁臣艳，邓家刚，冯　旭，牛晋英，郭　蕊，王　卉）

# 三、番茄叶中总黄酮提取工艺及含量测定的研究

番茄叶是茄科茄属的多年生草本植物番茄的叶。番茄叶散发着特殊气味，这些气味来自一些特殊的天然产物，早在 20 世纪 70—80 年代，国外就开始研究其气味的组成[1-2]。从番茄叶中分离出的挥发性成分多为含氮化合物和酯类化合物，具有特殊气味，有较强的水溶性[3]。此外，有关学者还发现番茄叶中含有多种抑菌活性成分，这些活性物质既有强极性的，又有非极性和弱极性的，可用于多种溶剂的提取[4-5]。

番茄是广西重要的农业栽培作物之一，广西各地均普遍栽培，每年会产生大量且未被利用的番茄叶。本研究拟从番茄叶中提取可作为天然抗氧化剂的物质，这样不仅可提高番茄的资源利用率，而且可带动番茄产业链的发展，带来巨大经济效益的同时还会产生深远的社会影响。

## （一）材料

### 1. 仪器

Agilent 8453 型紫外可见分光光度计（美国安捷伦科技有限公司）；CP224S 型电子天平｛北京赛多利斯仪器系统有限公司［现丹佛仪器（北京）有限公司］｝；SB25－12D 型超声波清洗仪（宁波新芝生物科技股份有限公司，功率 600 W，频率 50 Hz）。

### 2. 药材与试剂

番茄叶（批号：20090312、20090416、20090411）来源于广西百色国家农业科技园区优质无公害蔬菜产业化示范园。芦丁标准品（中国食品药品检定研究院，批号：080－9303）；其余试剂均为分析纯。

## （二）方法与结果

### 1. 标准曲线的绘制

精确称取干燥芦丁对照品 15.20 mg，置于 25 ml 容量瓶中，加 100% 甲醇溶解，定容，得标准储备液（含无水芦丁 0.608 0 mg/ml）。精确移取芦丁对照液 2.0 ml 置于 25 ml 容量瓶中，加蒸馏水至 6 ml，加入 5% 亚硝酸钠溶液 1.00 ml，摇匀，静置 6 min；再加 10% 硝酸铝溶液 1.00 ml，摇匀，静置 6 min；再加 4% 氢氧化钠溶液 10.00 ml，加蒸馏水稀释至刻度，摇匀，静置 15 min，以空白调零，从 400～800 nm 进行全波长扫描，测得 510 nm 处有最大吸收，因此以 510 nm 为测定波长，结果见图 2－29。

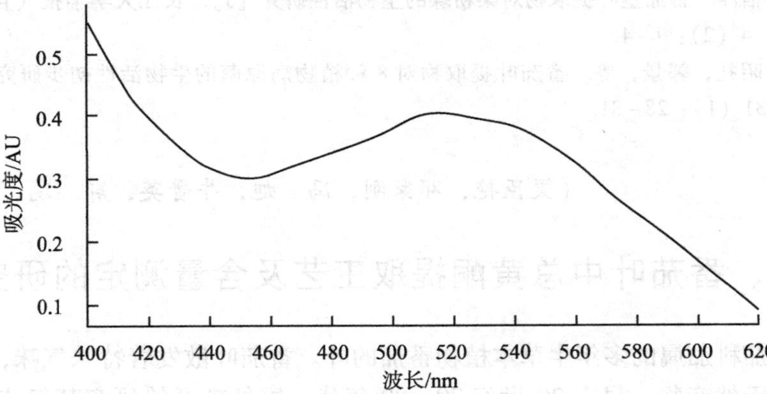


**图 2－29　芦丁标准品吸收曲线**

准确量取芦丁储备液 1.0 ml、1.5 ml、2.0 ml、2.5 ml、3.0 ml 于 25 ml 容量瓶中，测定溶液吸光度，以吸光度为纵坐标、溶液浓度为横坐标绘制标准曲线，并根据标准曲线求出总黄酮浓度－吸光度标准曲线，得出总黄酮浓度－吸光度回归方程 $A=11.289C-0.09511$，$r=0.9997$。由标准曲线可知在 0.024 03～0.072 96 mg/ml 范围内线性关系良好。

### 2. 番茄叶中总黄酮的提取工艺研究

甲醇超声提取法：称取番茄叶粗粉 0.5 g，加甲醇 25 ml，超声 60 min，过滤，备用。

甲醇水浴回流提取法：称取番茄叶粗粉 0.5 g，加甲醇 25 ml，回流 60 min，过滤，备用。

乙醇超声提取法：称取番茄叶粗粉 0.5 g，加乙醇 25 ml，超声 60 min，过滤，备用。

### 3. 单因素实验与正交试验设计

根据单因素实验结果进行正交试验。选用甲醇浓度（A）、溶剂量（B）、超声时间（C）及浸泡时间（D）4个因素，每个因素选择3个水平，用 $L_9$（$3^4$）进行正交试验设计优选。因素与水平见表2-47。

**表2-47　因素与水平表**

| 水平 | 因素 | | | |
|---|---|---|---|---|
| | A/% | B/ml | C/min | D/min |
| 1 | 30 | 15 | 30 | 0 |
| 2 | 60 | 20 | 45 | 15 |
| 3 | 100 | 25 | 60 | 30 |

### 4. 番茄叶中总黄酮的提取工艺研究结果

精确吸取样品液2.0 ml，置于25 ml容量瓶中，按“标准曲线的绘制”项下方法操作，于510 nm波长处测定溶液的吸光度，计算样品总黄酮的含量，结果见表2-48。由表2-48可知，最佳提取法为甲醇超声提取法。

**表2-48　番茄叶提取条件优劣比较**

| 试验号 | 提取条件 | 总黄酮含量/（$mg \cdot g^{-1}$） | RSD/% |
|---|---|---|---|
| 1 | 甲醇超声提取法 | 42.24 | 1.80 |
| 2 | 甲醇水浴回流提取法 | 42.03 | 1.60 |
| 3 | 乙醇超声提取法 | 37.10 | 0.58 |

### 5. 正交试验结果

采用正交试验设计，选用甲醇浓度（A）、溶剂量（B）、超声时间（C）及浸泡时间（D）4个因素，每个因素选择3个水平，用 $L_9$（$3^4$）正交表进行试验设计优选，结果见表2-49。由表2-49可知，正交试验的最优水平为 $A_3B_2C_1D_3$，即用100%甲醇20 ml浸泡30 min后超声提取30 min，测得的总黄酮含量最高，故确定其为提取番茄叶总黄酮的最佳工艺。影响番茄叶总黄酮提取的主次因素依次为甲醇浓度>溶剂量>超声时间>浸泡时间。

**表2-49　正交试验结果**

| 试验号 | A | B | C | D | 总黄酮含量/（$mg \cdot g^{-1}$） |
|---|---|---|---|---|---|
| 1 | 1 | 1 | 1 | 1 | 17.61 |
| 2 | 1 | 2 | 2 | 2 | 19.56 |
| 3 | 1 | 3 | 3 | 3 | 21.00 |
| 4 | 2 | 1 | 2 | 3 | 18.70 |
| 5 | 2 | 2 | 3 | 1 | 21.22 |
| 6 | 2 | 3 | 1 | 2 | 20.94 |
| 7 | 3 | 1 | 3 | 2 | 28.56 |
| 8 | 3 | 2 | 1 | 3 | 31.93 |

续表

| 试验号 | A | B | C | D | 总黄酮含量/（$mg \cdot g^{-1}$） |
|---|---|---|---|---|---|
| 9 | 3 | 3 | 2 | 1 | 30.72 |
| $\bar{x}_1$ | 19.39 | 21.29 | 23.99 | 23.18 | |
| $\bar{x}_2$ | 20.29 | 24.24 | 23.00 | 23.02 | |
| $\bar{x}_3$ | 30.40 | 24.22 | 23.59 | 23.88 | |
| $R$ | 11.01 | 2.95 | 0.99 | 0.86 | |

## 6. 验证试验

取批号为20090312的番茄叶，以正交试验的最优水平 $A_3B_2C_1D_3$，即用100%甲醇20 ml浸泡30 min后超声提取30 min，测定其总黄酮含量，从而进行验证对比试验。由表2-50可知，在上述工艺条件下，提取的总黄酮含量较高，达到了优化工艺的目的。

**表2-50　验证试验结果（$n$=3）**

| 序号 | 总黄酮含量/（$mg \cdot g^{-1}$） | 平均值/（$mg \cdot g^{-1}$） | RSD/% |
|---|---|---|---|
| 1 | 38.81 | | |
| 2 | 38.78 | 38.77 | 0.2 |
| 3 | 38.72 | | |

## 7. 总黄酮含量的测定

### （1）精密度试验

精确称取番茄叶甲醇提取物样品1份，按“标准曲线的绘制”项下方法操作，于510 nm波长处测定其吸光度值，计算RSD为0.085%（$n$=6），说明精密度较高。

### （2）稳定性试验

将同一份番茄叶甲醇提取物样品液，按“标准曲线的绘制”项下方法操作，分别于0 min、10 min、20 min、30 min、40 min、50 min、60 min测定其吸光度值，计算RSD为0.74%，表明供试液中的黄酮在测定的60 min内可保持稳定。

### （3）重复性试验

将同一待测番茄叶提取液按“标准曲线的绘制”项下方法进行操作，平行测定6次，结果RSD为1.5%。

### （4）加样回收率的测定

准确称取3份番茄叶甲醇提取物样品，每份0.20 g。分别加入一定量的芦丁标准品，按“标准曲线的绘制”项下方法操作，在510 nm波长处测定其吸光度，得出总黄酮含量。加样回收率结果见表2-51。

表 2-51　加样回收率测定结果（$n=6$）

| 样品号 | 样品中总黄酮量/mg | 芦丁加入量/mg | 测定量/mg | 回收率/% | RSD/% |
|---|---|---|---|---|---|
| 1 | 7.773 | 7.775 | 15.51 | 99.51 | |
| 2 | 7.769 | 7.775 | 15.58 | 100.46 | |
| 3 | 7.780 | 7.775 | 15.53 | 99.68 | 0.38 |
| 4 | 7.778 | 7.775 | 15.52 | 99.58 | |
| 5 | 7.777 | 7.775 | 15.56 | 100.10 | |
| 6 | 7.782 | 7.775 | 15.57 | 100.17 | |

（5）不同批号番茄叶总黄酮的含量测定

准确称取 3 批样品 6 份，每份 0.4 g，按“标准曲线的绘制”项下方法操作，测定溶液吸光度，将吸光度代入回归方程计算得到总黄酮的浓度，并计算其含量。番茄叶提取物中总黄酮的含量见表 2-52。

表 2-52　样品中总黄酮含量（$n=3$）

| 批号 | 总黄酮含量/（$mg \cdot g^{-1}$） | RSD/% |
|---|---|---|
| 20090312 | 38.77 | 1.5 |
| 20090406 | 39.40 | 1.8 |
| 20090411 | 34.02 | 2.0 |

## （三）讨论

1）番茄叶中可能含有黄酮。黄酮具有广泛的生物活性，为了进一步研究番茄叶中的总黄酮含量，本研究首次用正交试验设计，对番茄叶中总黄酮的提取工艺进行了研究。在试验中，先考察了提取的影响因素，除了提取方法外，超声时间、甲醇浓度、浸泡时间和溶剂量对提取效率均有影响，故以这些参数设计了正交试验，确定了影响番茄叶总黄酮提取的主次因素依次为：甲醇浓度 > 溶剂量 > 超声时间 > 浸泡时间，最佳提取方案为 100% 甲醇 20 ml 浸泡 30 min 后超声提取 30 min。

2）本研究采用紫外-可见分光光度法测定了番茄叶中总黄酮的含量，精密度、稳定性和重复性良好，加样回收率合格，为番茄叶中总黄酮的含量测定提供了一种简便可行的方法，为番茄叶的质量控制提供了评价手段。

## 参考文献

[1] DIRINCK P, SCHREYEN L, SCHAM P N. Flavor quality of apples and tomatoes [J]. Appl Spectrom Mass (SM), 1975, 15 (4): 427-435.

[2] LUNDGREN L, NORELIUS C, STENHAGEN G. Leaf volatiles from some wild tomato species [J]. Nord J Bot, 1985, 5 (4): 315-320.

[3] 李水清，于信洋. 番茄茎叶提取物对菜粉蝶的生物活性研究 [J]. 长江大学学报（自然科学版）农

学卷，2007，4（2）：1-4.
[4] 杨从军，孟昭礼，郭景，等．番茄茎叶提取物对8种植物病原菌的生物活性初步研究［J］．植物保护，2005，31（1）：28-31.
[5] 银永忠，何青云，陈莉华，等．废弃番茄叶中叶绿素超声-微波协同的提取工艺［J］．光谱实验室，2011，28（5）：2578-2583.

（杜成智，王　卉，冯　旭，李　银，门燕飞）

# 第五节　木薯叶

## 一、广西木薯叶总黄酮提取工艺及抗菌性研究

木薯是我国主要的热带作物之一，已被确认为广西重要的非粮食能源作物。由大规模种植木薯产生了大量的茎秆和叶等农副产品，这些农副产品往往被丢弃或直接焚烧，既污染了环境，又浪费了资源。研究表明，食用木薯叶可提高抗病能力，减少患肿瘤、糖尿病、高血压等疾病的概率[1]，可见木薯没有充分利用的部分有可能含有有效的药用成分。研究发现，木薯叶中含有黄酮类化合物[2-3]，本研究采用正交试验法研究了广西木薯叶中黄酮类化合物的提取方法，同时进行了黄酮类化合物的抗菌性研究，为进一步开发利用木薯叶提供参考。

### （一）材料

#### 1. 仪器

SHZ-D型循环水式真空泵（巩义市予华仪器有限责任公司）；KQ5200B型超声波清洗器（昆山市超声仪器有限公司）；98-1-B型电子调温电热套立式压力蒸汽灭菌器（上海博讯医疗生物仪器股份有限公司）；SW-CJ-1F超净工作台（苏州净化设备有限公司）；BP211D型电子分析天平（德国赛多利斯集团）；游标卡尺（0~200 mm）；Agilent 8453型紫外-可见分光光度计（美国安捷伦科技有限公司）。

#### 2. 药材与试剂

木薯叶采自广西北部地区，经广西中医药大学郭敏副教授鉴定为大戟科木薯属植物木薯的叶，洗净后经50 ℃干燥48 h后粉碎备用。金黄色葡萄球菌ATCC26003、金黄色葡萄球菌耐药株、宋氏痢疾杆菌、绿脓杆菌ATCC27853，以上菌株均由广西中医药大学微生物免疫学教研室提供；营养肉汤（批号：20100821）、营养琼脂（批号：201008131）、水解酪蛋白（MH）肉汤（批号：201009022）均购自广东环凯微生物科技有限公司；芦丁对照品（批号：100080-200707）购自中国食品药品检定研究院。

95%乙醇、$H_2SO_4$（批号：T20090811）、二甲基亚砜（DMSO，批号：T20100126）均购自国药集团化学试剂有限公司；$BaCl_2 \cdot 2H_2O$（批号：20071107）购自原广州市越秀区

新建精细化工厂。

## （二）方法与结果

### 1. 木薯叶总黄酮标准曲线的绘制

精确称取120 ℃干燥至质量恒定的芦丁标准品5.7 mg，用60%乙醇溶液定容至10 ml，得到质量浓度为0.57 mg/ml的标准品溶液。精确吸取上述标准品溶液0 ml、0.4 ml、0.8 ml、1.2 ml、1.6 ml、2.0 ml，分别置于10 ml容量瓶中，分别加入2.0 ml、1.6 ml、1.2 ml、0.8 ml、0.4 ml、0 ml 60%乙醇溶液，加5%亚硝酸钠溶液0.5 ml，摇匀放置6 min，再加10%硝酸铝溶液0.5 ml，摇匀，放置6 min，加4%氢氧化钠溶液4 ml，加60%乙醇溶液定容，摇匀放置15 min，在504 nm波长处测定吸光度$A$，绘制总黄酮质量浓度与吸光度的标准曲线[4-6]。

### 2. 总黄酮提取的工艺流程

木薯叶碎叶→热浸提→过滤→提取液→浓缩→干燥→测定木薯叶总黄酮。

### 3. 单因素实验

分别研究料液比、乙醇体积分数、提取时间对木薯叶总黄酮含量的影响。

$$总黄酮含量（mg/g）=\frac{C\times\frac{10}{v}\times\frac{25\times V}{2}}{m}$$

式中，$C$表示质量浓度（mg/ml），$v$表示显色液的体积（ml），$V$表示乙醇的体积（ml），$m$表示所用木薯叶的质量（g）。

### 4. 正交试验

根据单因素实验结果，确定以料液比（A）、乙醇体积分数（B）、提取时间（C）为试验因素，进行正交试验$L_9(3^4)$（表2-53），优化木薯叶总黄酮的提取工艺。

表2-53 木薯叶总黄酮提取工艺正交试验因素和水平

| 水平 | 因素 | | |
|---|---|---|---|
| | A | B/% | C/min |
| 1 | 1:10 | 40 | 40 |
| 2 | 1:25 | 60 | 70 |
| 3 | 1:40 | 80 | 100 |

### 5. 验证试验

精确称取木薯叶粉末2.00 g，在正交试验所得最佳提取工艺条件下提取木薯叶总黄酮，计算总黄酮含量。

### 6. 木薯叶总黄酮的抗菌性测定

#### （1）培养基的制备

将营养琼脂33 g加入1 000 ml去离子水中，加热溶解并调节pH为7.4～7.6，于0.15 MPa下高压灭菌25 min。

（2）菌液的制备

金黄色葡萄球菌、金黄色葡萄球菌耐药株、宋氏痢疾杆菌和绿脓杆菌使用前用接种环分别取新鲜菌苔接种于琼脂培养基中，置37 ℃恒温培养箱培养18 h，将经培养基传代的各菌种于试管壁上研磨并溶于2 ml灭菌注射用水中，配制成$1.0\times10^8$ CFU/ml菌液备用。

（3）抗菌性供试液的制备

将在优化工艺条件下提取的木薯叶总黄酮提取液，用乙酸乙酯萃取后浓缩制成稠膏，取木薯叶乙酸乙酯稠膏0.1 g，精确称量，用已灭菌注射用水溶解，加入适量灭菌DMSO助溶，配制成0.1 g/ml的木薯叶总黄酮乙酸乙酯萃取药液。

（4）琼脂平板打孔法测定抗菌活性

于直径为9 cm的无菌平皿内加入30 ml熔化的灭菌营养琼脂培养基，使其厚度约为0.5 cm，待其冷却凝固后作为底层；再取熔化的营养琼脂培养基15 ml，铺在底层之上，冷却凝固后作为上层。用直径为5 mm的灭菌不锈钢打孔器在琼脂平板上均匀且垂直地打5个孔。将100 μl供实验菌液均匀地涂布于琼脂平板的表面。用移液器吸取木薯叶总黄酮乙酸乙酯萃取药液约50 μl，加入各琼脂孔内，并用30% DMSO无菌溶液作为空白对照，于37 ℃培养18～24 h。观察孔周围有无抑菌圈，并以游标卡尺测量抑菌圈两个垂直方向的直径（扣除孔径5 mm），取其平均值作为测定结果[7-8]。

## 7. 木薯叶总黄酮标准曲线的绘制

在504 nm波长处，分别测出6个标准溶液的吸光度，并对吸光度与黄酮质量浓度的关系作图，如图2－30所示，通过线性回归，得到方程为$A=11.774C+0.063\ 5$，$R^2=0.987$，其中$A$为吸光度，$C$为总黄酮的质量浓度。结果表明，在芦丁质量浓度为0.028 6～0.109 4 mg/ml范围内线性关系良好。

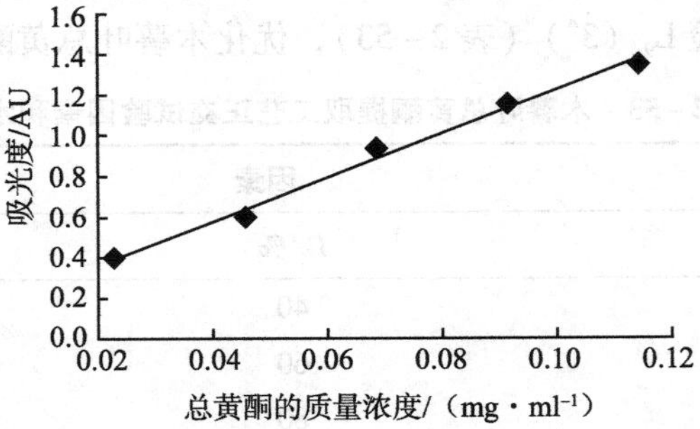


**图2－30　木薯叶总黄酮标准曲线**

## 8. 单因素实验结果

（1）料液比对木薯叶总黄酮含量的影响

在乙醇体积分数80%、提取时间60 min的条件下，研究料液比对木薯叶中总黄酮含量的影响。结果表明，在1∶40范围内，随着溶剂量的增加，总黄酮含量明显升高（图2－31）。在实际操作中，为考虑总黄酮的充分溶出同时也避免溶剂的浪费，将正交试验设计中的料液比设置为1∶10、1∶25、1∶40（g/ml）。

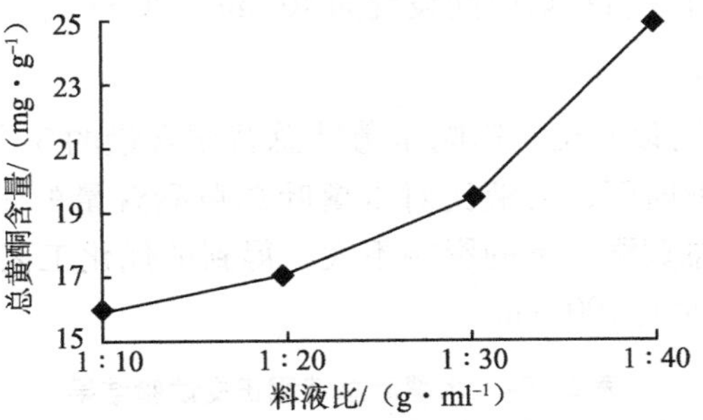


**图 2-31　液料比对木薯叶总黄酮含量的影响**

(2) 乙醇体积分数对木薯叶总黄酮含量的影响

在料液比1∶20、提取时间80 min的条件下，研究乙醇体积分数对木薯叶中总黄酮含量的影响。结果表明，当乙醇体积分数大于40%时，总黄酮含量随着乙醇体积分数的增大而升高（图2-32），但乙醇体积分数太高，提取的色素等杂质的量也会增加，故在正交试验设计中将乙醇体积分数设置为40%、60%、80%。

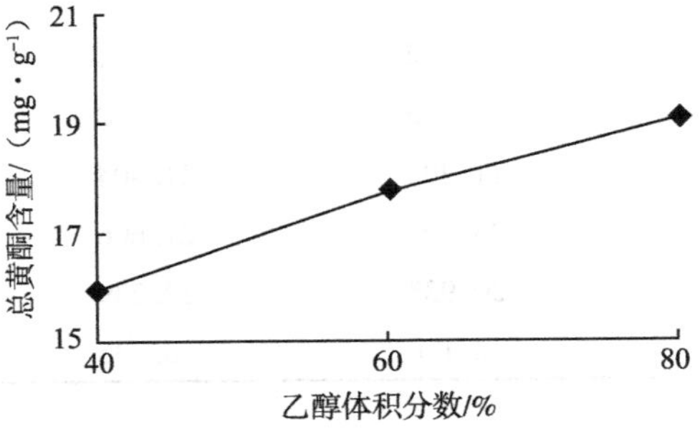


**图 2-32　乙醇体积分数对木薯叶总黄酮含量的影响**

(3) 提取时间对木薯叶总黄酮含量的影响

在乙醇体积分数60%、料液比1∶20的条件下，研究提取时间30 min、40 min、80 min、100 min、120 min对木薯叶中总黄酮含量的影响。结果表明，木薯叶中黄酮的提取率随提取时间的延长而升高，提取时间大于100 min则总黄酮含量开始下降（图2-33）。在选择提取时间时既要考虑有效物质是否充分溶出，也要注意过长时间的高温提取对化合物结构

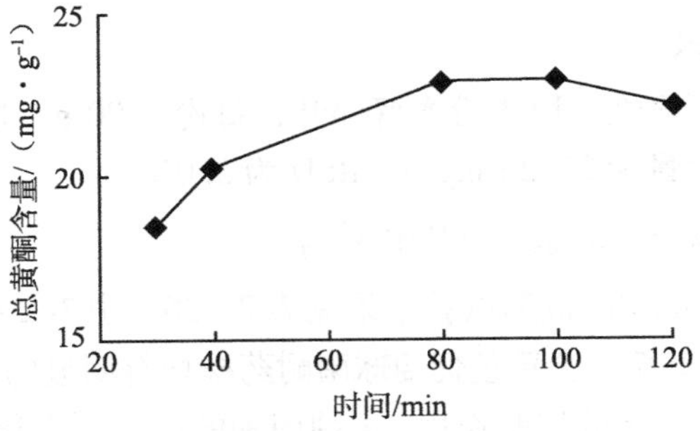


**图 2-33　提取时间对木薯叶总黄酮含量的影响**

的影响，故正交试验设计中将提取时间设置为40 min、70 min、100 min。

### 9. 正交试验结果

从表2-54、2-55可以看出，影响木薯叶总黄酮含量的3个因素的顺序依次为料液比、乙醇体积分数、提取时间，料液比对木薯叶总黄酮含量的影响较显著，乙醇体积分数、提取时间对木薯叶总黄酮含量的影响不大。得到的优化工艺参数为料液比1∶25，乙醇体积分数60%，提取时间100 min。

**表2-54 木薯叶总黄酮正交试验结果**

| 试验号 | A | B | C | 总黄酮含量/（$mg \cdot g^{-1}$） |
|---|---|---|---|---|
| 1 | 1 | 1 | 1 | 17.667 |
| 2 | 1 | 2 | 2 | 19.504 |
| 3 | 1 | 3 | 3 | 17.431 |
| 4 | 2 | 1 | 2 | 22.069 |
| 5 | 2 | 2 | 3 | 25.412 |
| 6 | 2 | 3 | 1 | 22.138 |
| 7 | 3 | 1 | 3 | 23.874 |
| 8 | 3 | 2 | 1 | 24.407 |
| 9 | 3 | 3 | 2 | 23.245 |
| $K_1$ | 18.201 | 21.203 | 21.404 | |
| $K_2$ | 23.206 | 23.108 | 21.606 | |
| $K_3$ | 23.842 | 20.938 | 22.239 | |
| $R$ | 5.641 | 2.170 | 0.835 | |

**表2-55 正交试验方差分析**

| 因素 | 偏差平方和 | 自由度 | $F$比 | $F$临界值 |
|---|---|---|---|---|
| A | 57.284 | 2 | 3.378 | 4.460 |
| B | 8.404 | 2 | 0.496 | 4.460 |
| C | 1.139 | 2 | 0.067 | 4.460 |
| 误差 | 67.840 | 8 | | |

### 10. 验证试验结果

为验证优选工艺的可靠性，取3份木薯碎叶，每份2.00 g，按上述最优工艺条件进行验证试验，测得总黄酮含量为25.23 mg/g，RSD为3.0%。

### 11. 木薯叶总黄酮的抗菌性测定结果

木薯叶乙酸乙酯萃取部位的抗菌试验结果见表2-56。由表2-56可见，木薯叶乙酸乙酯萃取药液对金黄色葡萄球菌、金黄色葡萄球菌耐药株均有明显的抑制作用，对宋氏痢疾杆菌、绿脓杆菌的生长亦有一定的抑制作用。4种菌种的抑菌圈直径（d）分别为16.58 mm、11.02 mm、5.48 mm、4.22 mm；抑菌效果为：金黄色葡萄球菌>金黄色葡萄球菌耐药

株 > 宋氏痢疾杆菌 > 绿脓杆菌，其中金黄色葡萄球菌为高敏感。

表 2-56 木薯叶乙酸乙酯萃取部位对 4 种菌株生长的抑制作用

| 菌株 | d/mm |
|---|---|
| 金黄色葡萄球菌 | 16.58② |
| 金黄色葡萄球菌耐药株 | 11.02① |
| 宋氏痢疾杆菌 | 5.48 |
| 绿脓杆菌 | 4.22 |

注：体外抑菌定性结果的判定标准：d≥20 mm 为极敏，15≤d≤19 mm 为高敏，10≤d≤14 mm 为中敏，d < 10 mm 为低敏，无抑菌圈为耐药[9]；①表示中敏，②表示高敏。

## （三）讨论

1）本试验以乙醇为溶剂，以广西木薯叶总黄酮含量为考察指标，通过对料液比、乙醇体积分数、回流时间进行单因素实验和正交试验，优选出广西木薯叶总黄酮的最佳提取工艺（料液比 1∶25，乙醇体积分数 60%，提取时间 100 min）。该工艺操作简便、成本低、收率高，具有良好的稳定性，可为广西木薯叶总黄酮的生产提供科学依据。

2）抗菌试验结果表明，木薯叶乙酸乙酯萃取药液对金黄色葡萄球菌、金黄色葡萄球菌耐药株、宋氏痢疾杆菌、绿脓杆菌 4 种菌种均有抑制作用，其中对金黄色葡萄球菌的抑制作用最为明显，表明木薯叶乙酸乙酯萃取药液具有抑菌活性成分，这可为进一步研究木薯叶的抑菌活性提供参考。

## 参考文献

[1] 陶海腾，吕飞杰，台建祥，等．木薯叶营养保健功效的开发［J］．中国农学通报，2008，24（6）：78-81.

[2] 何翠薇，陈玉萍，覃洁萍，等．木薯茎杆及叶化学成分初步研究［J］．时珍国医国药，2011，22（4）：908-909.

[3] 何翠薇，覃洁萍，黄俏妮．HPLC 法测定木薯叶中芦丁的含量［J］．中国药房，2011，22（23）：2160-2161.

[4] 田春莲，蒋凤开．茜草总黄酮提取工艺研究［J］．食品科学，2011，32（24）：60-63.

[5] 张吉祥，欧来良．正交试验法优化超声提取枣核总黄酮［J］．食品科学，2012，33（4）：18-21.

[6] 刘淼，付玉，李丽，等．正交试验法优选金樱子中总黄酮的提取工艺［J］．广东农业科学，2013，40（2）：86-89.

[7] 吕莹果，薛冬冬，陈洁，等．单月桂酸甘油酯微乳液抗菌性研究［J］．粮食与油脂，2011（2）：46-49.

[8] 杨森艳，姚雷．柠檬草精油抗菌性研究［J］．上海交通大学学报，2005，23（4）：374-382.

[9] 李义奎，王钦茂．中药药理实验方法学［M］．上海：上海科学技术出版社，1991：286-292.

（李　兵，何翠薇，陈青青，梁　智）

## 二、HPLC 法测定木薯叶中芦丁的含量

木薯叶中有黄酮类化合物存在[1-2]，但至今未见有关其化学成分含量测定的文献报道。笔者采用 HPLC 法测定木薯叶提取物中芦丁的含量，为进一步开发利用木薯叶提供参考。

### （一）材料

#### 1. 仪器

Agilent 1100 高效液相色谱仪（美国安捷伦科技有限公司），含在线真空脱气机（G－1322A）、高压四元梯度泵（G－1311A）、标准自动进样器（G－1313A）、智能化柱温箱（G－1316A）、可变波长检测器（G－1314A）；AE100 型电子分析天平［梅特勒－托利多仪器（上海）有限公司］；SB3200T 超声提取器［必能信超声（上海）有限公司］。

#### 2. 药材与试剂

木薯叶在不同月份采自广西北部地区，经广西中医药大学刘寿养副教授鉴定为真品，于 50 ℃干燥 48 h 后粉碎，备用。芦丁对照品（中国食品药品检定研究院，批号：100080－200707，供含量测定用）；甲醇为色谱纯，其余试剂均为分析纯，水为超纯水（过0. 45 μm 微孔滤膜后使用）。

### （二）方法与结果

#### 1. 色谱条件与系统适用性试验

色谱柱为 Agilent ZORBAX Eclipse XDB $C_{18}$（150 mm ×4. 6 mm，5 μm）；流动相为甲醇－0. 1% 磷酸（12∶88）；流速为 1 ml/min；检测波长为 354 nm；柱温为 30 ℃；进样量为 10 μl。理论板数按芦丁峰计算应不低于 4 000。在此色谱条件下，样品分离良好。色谱见图 2－34。

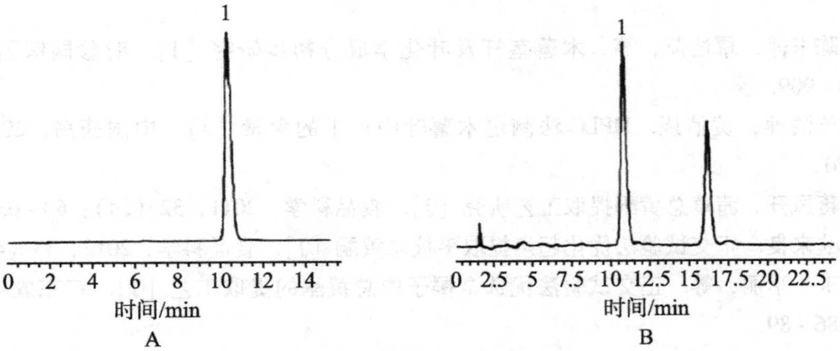


A. 对照品；B. 供试品；1. 芦丁。

**图 2－34　HPLC 图**

#### 2. 溶液的制备

##### （1）对照品贮备液的制备

精密称取经五氧化二磷减压干燥 24 h 的芦丁对照品适量，加乙醇制成每 1 ml 含芦丁

0.6 mg 的溶液，即得。

(2) 供试品溶液的制备

取木薯叶粗粉 0.3 g，精密称定，精密加入 60% 乙醇 50 ml，浸泡后超声 45 min，放冷，以 60% 乙醇补重，滤过，取续滤液 1 ml，置于微型离心管中，以 10 000 r/min 离心 10 min，取上清液，即得。

3. 线性关系考察

取上述芦丁对照品贮备液适量，以乙醇稀释成浓度分别为 0.006 mg/ml、0.018 mg/ml、0.030 mg/ml、0.042 mg/ml、0.054 mg/ml、0.060 mg/ml 的溶液，按上述色谱条件分别精密吸取 10 μl 进样测定。以峰面积积分值（$Y$）为纵坐标，对照品溶液的浓度（$X$）为横坐标，进行线性回归，回归方程为 $Y=22\ 143X+0.358\ 9$，$r=0.999\ 9$。结果表明，芦丁检测浓度在 0.006～0.060 mg/ml 范围内与峰面积积分值呈良好的线性关系。

4. 精密度试验

精密吸取对照品贮备液 10 μl，按上述色谱条件连续进样 5 次，测定芦丁的峰面积。RSD 为 0.5%（$n=5$），这表明仪器精密度良好。

5. 重复性试验

取同一批样品适量，共 6 份，分别按“供试品溶液的制备”项下方法制备供试品溶液，按上述色谱条件进行测定。芦丁的平均含量为 9.60 mg/g，RSD 为 2.0%（$n=6$），这表明本法重复性良好。

6. 稳定性试验

分别取室温放置 0 h、1 h、2 h、4 h、6 h、8 h 的供试品溶液适量，按上述色谱条件测定芦丁的峰面积。RSD 为 1.9%（$n=6$），这表明供试品溶液在 8 h 内稳定。

7. 加样回收率试验

精密称取已知含量的样品 0.15 g，共 6 份，分别精密加入芦丁对照品贮备液 1.3 ml，按“供试品溶液的制备”项下方法制备供试品溶液，按样品测定方法测定，计算含量和平均回收率。结果见表 2-57。

**表 2-57　加样回收率试验结果（$n=6$）**

| 序号 | 称样量/g | 样品含量/mg | 加入量/mg | 测得量/mg | 回收率/% | $\bar{x}$/% | RSD/% |
|---|---|---|---|---|---|---|---|
| 1 | 0.151 1 | 0.802 5 | 0.780 0 | 1.602 0 | 102.50 | | |
| 2 | 0.150 6 | 0.799 8 | 0.780 0 | 1.614 0 | 104.38 | | |
| 3 | 0.151 0 | 0.801 9 | 0.780 0 | 1.572 0 | 98.73 | 100.72 | 2.3 |
| 4 | 0.150 8 | 0.800 8 | 0.780 0 | 1.587 0 | 100.79 | | |
| 5 | 0.151 3 | 0.803 5 | 0.780 0 | 1.563 0 | 97.37 | | |
| 6 | 0.150 0 | 0.796 6 | 0.780 0 | 1.581 0 | 100.56 | | |

8. 样品含量测定

精密称取 3 批次共 9 份木薯叶样品粉末各 0.3 g，分别按“供试品溶液的制备”项下方法制备供试品溶液。分别精密吸取供试品溶液 10 μl，注入液相色谱仪，按上述方法测定样品含量。3 批样品中芦丁的含量分别为 9.71 mg/g、9.60 mg/g、8.64 mg/g（$n=3$），平均含量为 9.32 mg/g。

## （三）讨论

1）通过对供试品与对照品溶液制备方法、色谱条件进行研究，经系统适用性、精密度、稳定性、重复性与加样回收率试验等方法学考察，证明本品的含量测定方法简便、可行，精密度、重复性、分离度均符合规定，可为木薯叶的进一步开发利用提供试验依据。

2）本试验测定的 3 批次 9 份木薯叶样品分别采集于不同时期，其芦丁含量有所不同，原因可能是不同月份采摘的木薯叶生长周期不尽相同，而且受光照、温度、湿度等多种因素影响。今后可对不同产地、不同生长期的木薯叶做进一步研究，以期能对木薯叶进行充分利用。

3）综上所述，本方法操作简便、准确、重复性好，可作为木薯叶中芦丁的含量测定方法。

### 参考文献

[1] 陶海腾，陈晓明，吕飞杰，等．大孔吸附树脂法纯化木薯叶黄酮的初步研究［J］．食品工业科技，2009，30（8）：192－194.

[2] 陶海腾，陈晓明，吕飞杰，等．木薯叶黄酮类化合物提取研究［J］．食品研究与开发，2009，30（12）：12－15.

（何翠薇，覃洁萍，黄俏妮）

# 三、木薯茎秆及叶化学成分初步研究

木薯又叫树薯、木番薯，地下部结薯，属于大戟科木薯属植物[1]。木薯是中国主要的热带作物之一，在广西各地区都有栽培。人们种植木薯主要是为了获取其块根部分，而同时产生的大量木薯茎秆及叶等农副产品没有得到充分利用。研究发现，在秘鲁与巴西一带的亚马孙丛林中，土著印第安人千百年来均有食用木薯叶的习惯，这一带居民的抗病能力明显高于其他地区，且没有人患癌症、糖尿病、高血压等疾病[2]。因此，木薯除其块根部分外，其他没有充分利用的茎秆及叶部分有可能含有有效药用成分，但此前还没有相关化学成分的文献报道。本实验首次对木薯茎秆及叶的化学成分进行了研究，以明确其中可能的化学成分，为以后的相关研究和开发利用提供依据。

## （一）材料

### 1. 仪器

架盘药物天平（上海医疗器械八厂）；REPROSTAR 3 紫外分光仪（瑞士卡玛公司）；电热恒温水浴锅（北京医疗设备厂）；UPK－Ⅰ型优普超纯水机（成都超纯科技有限公司）。

### 2. 药材与试剂

木薯茎秆及叶（产自广西北部地区），经广西中医药大学刘寿养副教授鉴定为木薯的茎、皮和叶。95%乙醇（国药集团化学试剂有限公司）为分析纯；石油醚（60～90 ℃）（国药集团化学试剂有限公司）为分析纯；去离子水（自制）；其余试剂（2%茚三酮试剂、10%氢氧化钠溶液、5%硫酸、5%盐酸，斐林试剂、10%盐酸、5% α－萘酚、浓硫酸、1%氯化钠明胶试剂、1%三氯化铁试液、0.1%溴甲酚绿试剂、盐酸－镁粉试剂、三氯化铝试剂、硼酸饱和丙酮溶液、10%枸橼酸丙酮溶液、1%氢氧化钠溶液、30% $H_2O_2$、1%醋酸镁甲醇溶液、1%硼酸、5%氢氧化钾溶液、异羟肟酸铁试液、3%碳酸钠溶液、3,5－二硝基苯甲酸、碱性苦味碱试剂、碘化汞钾试液、碘化铋钾试液、硅钨酸试液）自配。

## （二）方法与结果

对木薯茎秆及叶进行样品制备后，采用试管预试法进行实验。根据供试液可能含有的化学成分类型，选择各类成分特有的化学反应（如颜色反应、沉淀反应等）做一般定性预试。

### 1. 样品的制备

取一定量的木薯叶自然晒干并粉碎成粗粉；用小刀将木薯茎秆生品的茎皮、茎心分离，剪碎备用，即得。

#### （1）水供试液的制备

称取木薯茎皮、茎心各 10 g，加蒸馏水 100 ml，称取木薯叶粗粉 30 g，加蒸馏水 300 ml，置具塞锥形瓶中，静置过夜。取滤液 30 ml 做冷水供试液；另一部分滤液在 50～60 ℃水浴上加热 0.5 h，滤过，即得热水供试液。

#### （2）乙醇供试液、酸水供试液的制备

称取木薯茎皮、茎心各 20 g，木薯叶粗粉 50 g，加 100 ml 95%乙醇，在水浴上回流 1.5 h 后滤过，取 1/2 为乙醇供试液，剩余 1/2 滤液置于蒸发皿中浓缩蒸干，加 1%盐酸溶解，滤过，即得酸水供试液。

#### （3）石油醚供试液的制备

称取木薯茎皮、茎心各 5 g，木薯叶粗粉 5 g，加入石油醚 20 ml，室温放置过夜，滤过，续滤液置于蒸发皿中浓缩后即得。

### 2. 化学成分预实验

冷水供试液用于氨基酸、多肽、蛋白质检查，热水供试液用于糖类、多糖、皂苷、苷类、鞣质、有机酸等检查，石油醚供试液用于挥发油及油脂检查。水提取液及石油醚提取液化学成分预实验结果见表 2－58。

乙醇供试液用于黄酮、蒽醌、酚类、苷类、香豆素、内酯、萜类、强心苷等检查，酸水供试液用于生物碱检查。乙醇供试液及酸水供试液化学成分预实验结果见表 2－59。

**表 2-58　水提取液及石油醚提取液化学成分预实验结果**

| 检测物质 | 反应名称 | 正反应（+）指标 | 现象 | | |
|---|---|---|---|---|---|
| | | | 叶 | 茎皮 | 茎心 |
| 氨基酸、多肽、蛋白质 | 沉淀反应 | 产生沉淀或出现混浊 | - | - | + |
| | 双缩脲反应 | 呈紫色或紫红色 | + | + | - |
| | 茚三酮反应 | 呈蓝色、蓝紫色或紫色 | + | ++ | ++ |
| 糖、多糖、苷类 | 斐林反应 | 产生棕红色或砖红色沉淀 | - | ++ | ++ |
| | Molish 反应 | 在浓硫酸接触面产生紫红色环 | + | + | + |
| 鞣质 | 氯化钠明胶实验 | 产生白色沉淀或出现混浊 | - | - | - |
| | 三氯化铁实验 | 呈绿色、蓝色、暗紫色、蓝紫色、污绿色等 | ++ | ++ | - |
| 皂苷 | 泡沫实验 | 产生大量泡沫，放置后不消失，加乙醇也不消失 | + | + | - |
| 有机酸 | pH 试纸 | 颜色在 pH 7 以下 | + | + | + |
| | 溴甲酚绿实验 | 蓝色背景上显黄色斑点 | + | + | + |
| 挥发油及油脂 | 滤纸检查 | 有油斑，且油斑挥散为挥发油，油斑不挥散为油脂 | + | + | + |

注：“+”示有此反应，“++”示此反应显著，“-”示无此反应。

**表 2-59　乙醇供试液及酸水供试液化学成分预实验结果**

| 检测物质 | 反应名称 | 正反应（+）指标 | 现象 | | |
|---|---|---|---|---|---|
| | | | 叶 | 茎皮 | 茎心 |
| 酚类 | 明胶实验 | 产生白色沉淀或出现混浊 | + | ++ | + |
| | 三氯化铁实验 | 呈绿色、蓝色、暗紫色、蓝紫色、污绿色等 | ++ | ++ | - |
| 生物碱 | 碘化汞钾实验 | 产生白色或淡黄色沉淀 | - | - | + |
| | 碘化铋钾实验 | 产生淡黄色或棕红色沉淀 | - | - | + |
| | 硅钨酸实验 | 产生淡黄色或白色沉淀 | - | - | + |
| 黄酮类 | 盐酸-镁粉实验 | 呈红色或紫红色，可能有黄酮或黄酮苷存在。对照显红色，说明有花色素存在 | ++ | ++ | - |
| 黄酮类 | 三氯化铝实验 | 呈黄色、绿色、橙色荧光或荧光加强，说明有黄酮；呈天蓝色或黄绿色，说明有二氢黄酮 | ++ | + | - |
| | 氨熏实验 | 斑点变黄色、绿色或橙黄色，离开氨气数分钟颜色褪去 | + | + | - |
| | 荧光实验 | 有强烈绿色荧光 | + | + | - |

续表

| 检测物质 | 反应名称 | 正反应（+）指标 | 现象 | | |
|---|---|---|---|---|---|
| | | | 叶 | 茎皮 | 茎心 |
| 蒽醌类 | 碱性实验 | 加热红色不褪去，用酸酸化红色褪去 | – | – | – |
| | 乙酸镁实验 | 呈红色 | – | – | – |
| 香豆素、内酯 | 异羟肟酸铁实验 | 呈橙红色或紫色 | ++ | – | – |
| | 重氮化偶合反应 | 显红色或紫色，酚羟基对位无取代的化合物 | ++ | ++ | ++ |
| | 荧光实验 | 日光下显蓝色荧光，于紫外线下有蓝色或绿色荧光，加碱后变成黄色荧光 | – | + | – |
| 强心苷 | 3,5 – 二硝基苯甲酸实验 | 呈红色或紫色 | + | – | – |
| | 碱性苦味酸实验 | 呈橙色或红色 | + | – | – |
| 植物甾醇、三萜类 | 醋酸 – 浓硫酸实验 | 颜色变化依次为：黄色—红色—紫色—蓝色—青色—墨绿色 | – | ++ | ++ |
| | 氯仿 – 浓硫酸实验 | 氯仿层显红色或蓝色、青色，浓硫酸层有绿色荧光 | ++ | ++ | ++ |

注：“+”示有此反应，“++”示此反应显著，“–”示无此反应。

## （三）讨论

实验结果表明，木薯茎秆及叶部分中可能含有黄酮类、酚类、糖类、香豆素、植物甾醇、三萜和挥发油等化学成分。本实验对木薯茎秆及叶部分进行了化学成分研究，初步确定了其可能含有的化学成分，为进一步进行该植物生物活性成分的确定、提取、分离、纯化研究奠定了基础。

## 参考文献

[1] 国家中医药管理局《中华本草》编委会．中华本草［M］．上海：上海科学技术出版社，1999：834.

[2] 陶海腾，吕飞杰，台建祥，等．木薯叶营养保健功效的开发［J］．中国农学通报，2008，24（6）：78 – 81.

（何翠薇，陈玉萍，覃洁萍，陈紫燕）

# 第六节　八角枝叶

## 一、八角枝叶提油废水中莽草酸的提取工艺优选

莽草酸是生产抗击禽流感药物磷酸奥司他韦胶囊（达菲）的重要原料[1]，大量存在于八角的果实和枝叶中[2-3]。传统生产中一直以八角的果实为原料生产莽草酸[4-5]。近些年八角果实市场走俏，造成莽草酸的价格居高不下。为降低莽草酸的生产成本，寻找新的替代生产原料已成为研究热点。目前主要以八角的枝叶为原料生产茴香油[6-7]，在水蒸气蒸馏过程中，部分水蒸气凝结成水，流经枝叶，可溶解、带走枝叶中的部分莽草酸，归集于蒸馏釜底，形成含莽草酸的工业废水。为有效利用废水中的莽草酸，变废为宝，降低莽草酸的生产成本，本实验拟开发一种新工艺，从八角枝叶提油废水中提取莽草酸。

### （一）材料

#### 1. 仪器

515 型高效液相色谱仪（美国沃特世公司），莽草酸对照品（美国西格玛奥德里奇公司，批号：S5375），甲醇、乙腈、三氟乙酸均为色谱纯，含量测定用水为重蒸水，其余试剂均为分析纯。

#### 2. 药材与试剂

广西邦尔药业有限公司 2012 年 9 月下旬以八角枝叶为原料提取茴香油过程中产生的废水，莽草酸的质量浓度为 39.52 g/L。

### （二）方法与结果

#### 1. 工艺流程

八角枝叶提油后废水→加石灰膏→静置→滤取滤液→加活化后的活性炭→不时搅匀→滤取滤液→上 717 阴离子交换树脂→用盐酸洗脱→收集流出液→浓缩成稀膏→用冰乙酸加热溶解→加活化后的活性炭脱色→过滤→浓缩→析出莽草酸→如此重结晶 1 ~ 2 次→莽草酸产品。

#### 2. 莽草酸的含量测定[3]

#### 3. 石灰膏的制备

生石灰购于广西田东县平马镇，用过量的水熟化，沥干成湿膏，即得。

#### 4. 活性炭粉的活化

用过量 1% 盐酸溶液浸泡 6 ~ 8 h，滤干，即得。

#### 5. 工艺优选

本提取工艺的影响因素主要包括石灰膏、活性炭、冰乙酸及 717 阴离子交换树脂。

采用717阴离子交换树脂进行阴离子交换和冰乙酸精制是行业内生产莽草酸的通用方法，技术成熟、稳定，本实验不做深入探讨；而石灰膏和活性炭是本实验新工艺开发的关键工序，其参数对新工艺的影响十分重大。

（1）石灰膏除杂工艺

预先将八角枝叶提油后的废水（每份250 ml）加热至预定温度，按正交试验安排加入石灰膏（湿重），保温一定时间，过滤，测定莽草酸含量。正交试验因素水平见表2-60，试验安排及结果见表2-61，方差分析见表2-62。其中，A为石灰膏质量分数，B为温度，C为时间，D为空白。

**表2-60 八角枝叶提油废水的石灰膏除杂工艺正交试验因素水平**

| 水平 | A/% | B/℃ | C/min |
|---|---|---|---|
| 1 | 1 | 20 | 20 |
| 2 | 5 | 60 | 40 |
| 3 | 10 | 100 | 60 |

**表2-61 八角枝叶提油废水的石灰膏除杂工艺正交试验安排**

| | A | B | C | D | 莽草酸质量浓度/（g·$L^{-1}$） | 试验结果 |
|---|---|---|---|---|---|---|
| 1 | 1 | 1 | 1 | 1 | 34.72 | 混合液呈乳白状，不易过滤 |
| 2 | 1 | 2 | 2 | 2 | 28.14 | 少量沉淀，容易过滤 |
| 3 | 1 | 3 | 3 | 3 | 24.20 | 少量沉淀，容易过滤，滤液黑 |
| 4 | 2 | 1 | 2 | 3 | 28.43 | 不易产生沉淀 |
| 5 | 2 | 2 | 3 | 1 | 26.38 | 较多沉淀，容易过滤 |
| 6 | 2 | 3 | 1 | 2 | 21.44 | 较多沉淀，容易过滤，滤液黑 |
| 7 | 3 | 1 | 3 | 2 | 24.91 | 混合液呈乳白状，不易过滤 |
| 8 | 3 | 2 | 1 | 3 | 22.63 | 大量沉淀，容易过滤 |
| 9 | 3 | 3 | 2 | 1 | 16.57 | 大量沉淀，容易过滤，滤液黑 |
| $K_1$ | 87.06 | 88.06 | 78.79 | 77.67 | | |
| $K_2$ | 76.25 | 77.15 | 73.14 | 74.49 | | |
| $K_3$ | 64.11 | 62.21 | 75.49 | 75.26 | | |
| $R$ | 22.95 | 25.85 | 5.65 | 3.18 | | |

**表2-62 石灰膏除杂工艺方差分析**

| 方差来源 | *SS* | *f* | *MS* | *F* | *P* |
|---|---|---|---|---|---|
| A | 87.88 | 2 | 43.94 | 47.90 | <0.05 |
| B | 112.27 | 2 | 56.14 | 61.19 | <0.05 |
| C | 5.37 | 2 | 2.68 | 2.93 | >0.05 |
| D（误差） | 1.83 | 2 | 0.92 | | |

注：$F_{0.05}$（2.2）=19.00。

由直观分析可知，各因素对石灰膏除杂工艺的影响顺序为 B > A > C；方差分析表明 A、B 因素具有显著性影响。但石灰膏用量过少和温度过低，不易与废水中的杂质完全反应，虽然莽草酸损失减少，但溶液的过滤性和滤液的质量不佳。经综合分析，最佳石灰膏除杂工艺为 $A_2B_2C_1$，即石灰膏 5%，混合后 60 ℃保温 20 min。

（2）活性炭除杂工艺

将经石灰膏处理后的废水 9 份（每份 250 ml，莽草酸质量浓度为 27.35 g/L）调节到所需 pH 并加热至预定温度，按比例加入活化后的活性炭粉（按干重计），保温一定时间，过滤，取续滤液，测定莽草酸含量。正交试验因素水平见表 2－63，试验安排及结果见表 2－64，方差分析见表 2－65。其中，A 为活性炭质量分数，B 为温度，C 为时间，E 为 pH。

**表 2－63　八角枝叶提油废水的活性炭除杂工艺正交试验因素水平**

| 水平 | A/% | B/℃ | C/min | E |
|---|---|---|---|---|
| 1 | 1 | 20 | 30 | 5 |
| 2 | 5 | 50 | 60 | 7 |
| 3 | 10 | 100 | 120 | 9 |

**表 2－64　八角枝叶提油废水的活性炭除杂工艺正交试验安排**

| | A | B | C | E | 莽草酸质量浓度/（g·L⁻¹） | 试验结果 |
|---|---|---|---|---|---|---|
| 1 | 1 | 1 | 1 | 1 | 26.73 | 容易过滤，滤液与原液相似 |
| 2 | 1 | 2 | 2 | 2 | 21.01 | 容易过滤，滤液颜色深 |
| 3 | 1 | 3 | 3 | 3 | 17.08 | 容易过滤，滤液颜色深 |
| 4 | 2 | 1 | 2 | 3 | 20.37 | 容易过滤，滤液颜色深 |
| 5 | 2 | 2 | 3 | 1 | 18.22 | 容易过滤，滤液颜色浅 |
| 6 | 2 | 3 | 1 | 2 | 13.35 | 容易过滤，滤液几无颜色 |
| 7 | 3 | 1 | 3 | 2 | 18.78 | 容易过滤，滤液颜色浅 |
| 8 | 3 | 2 | 1 | 3 | 16.47 | 容易过滤，滤液几无颜色 |
| 9 | 3 | 3 | 2 | 1 | 9.31 | 容易过滤，滤液几无颜色 |
| $K_1$ | 64.82 | 65.88 | 56.55 | 54.26 | | |
| $K_2$ | 51.94 | 55.70 | 50.69 | 53.14 | | |
| $K_3$ | 44.56 | 39.74 | 54.08 | 53.92 | | |
| $R$ | 20.26 | 26.14 | 5.86 | 1.12 | | |

**表 2－65　活性炭除杂工艺方差分析**

| 方差来源 | *SS* | *f* | *MS* | *F* | *P* |
|---|---|---|---|---|---|
| A | 70.09 | 2 | 35.05 | 318.86 | <0.05 |
| B | 115.74 | 2 | 57.87 | 526.51 | <0.05 |
| C | 5.77 | 2 | 2.89 | 26.25 | <0.05 |
| E（误差） | 0.21 | 2 | 0.11 | | |

注：$F_{0.05}$（2.2）＝19.00。

由直观分析可知，各因素对活性炭除杂工艺的影响顺序为 B > A > C > E。以极值最小的 E 因素为误差项进行方差分析，结果表明因素 A、B、C 均对除杂工艺有显著影响。最佳活性炭除杂工艺为 $A_2 B_2 C_2 E_{1-3}$，即活性炭质量分数5%，混合后50 ℃保温60 min，在任意 pH 下操作。

### 6. 验证试验

取八角枝叶提油后废水 3 份，每份200 L（莽草酸质量浓度为39. 52 g/L），按上述工艺流程处理，进行3 次验证试验，得莽草酸产品。石灰膏处理后莽草酸的平均质量浓度为27. 46 g/L、27. 81 g/L、28. 23 g/L，活性炭粉处理后则分别为 21. 54 g/L、21. 89 g/L、22. 17 g/L，产品的纯度分别为98. 72%、99. 13%、98. 68%，莽草酸得率分别为 38. 21%、37. 34%、37. 27%，上述结果说明优选的工艺稳定可行。

## （三）讨论

1）以八角枝叶为原料提取精油的历史较为悠久[7]，但其废水却从未被利用，本实验为首次报道。莽草酸的提取方法和工艺技术有多种，如吸附法[4]、微波辅助提取法[8]、超声辅助提取法[9]等，本实验采用的石灰膏和活性炭除杂工艺亦为首次报道。

2）研究发现，在较高温度时，废水中黏液质和油质能与石灰膏发生反应，生成水不溶物而被除去，但莽草酸不易与石灰膏反应而大部分被保留在溶液中。时间对莽草酸提取的影响甚小，可能是因为当温度足够高时，石灰膏可在20 min 内与废水中的杂质发生较完全的反应，从而使时间参数的优选无统计学意义。

3）中试研究结果表明，莽草酸在石灰膏处理中的平均损失率达 29. 57%，在活性炭粉处理中的平均损失率达 21. 41%，因此产品中莽草酸的得率偏低。如果不用石灰膏和活性炭粉处理，废水中的油质将直接黏附于 717 阴离子交换树脂上，从而使交换树脂失效；同时，该工艺是对有害废水的再利用，可变废为宝，具有较好的经济效益和社会效益。

## 参考文献


[1] 郭钦惠. 莽草酸的研究现状［J］. 现代医药卫生，2009，25（23）：3586 – 3588.

[2] 吴俊珠，周浓，周梅，等. RP – HPLC 测定松龄血脉康胶囊中莽草酸的含量［J］. 中国实验方剂学杂志，2011，17（5）：113 – 115.

[3] 袁经权，许旭东，许娜，等. 八角茴香春果和秋果以及不同部位的莽草酸含量分析［J］. 广西植物，2009，29（6）：850 – 852.

[4] 黄芳芳，苏小建. 利用吸附法从八角中提取分离莽草酸的研究［J］. 时珍国医国药，2010，21（8）：1977 – 1980.

[5] 陈颢，陈玉冲，张继光，等. 八角茴香中莽草酸提取工艺优化研究［J］. 中国调味品，2011，36（1）：44 – 47.

[6] 韦静，李芳耀，杨新平，等. 容县八角叶中挥发油成分气质联用分析［J］. 中国实验方剂学杂志，2011，17（24）：58 – 61.

[7] 刘永华. 提高八角茴香油蒸馏得油率的几项措施［J］. 林产化工通讯，1998，32（3）：20 – 21.

[8] 林海禄，彭雪娇，罗明标. 微波辅助提取八角茴香中莽草酸的工艺研究［J］. 食品工业科技，2007，28（3）：137 – 138，142.

[9] 刘洁，李秋庭，陆顺忠，等. 超声波提取八角莽草酸工艺研究［J］. 粮油食品科技，2009，17（5）：47－50.

（杜正彩，李学坚，黄月细，林　妍，周振兴，邓家刚，胡文姬）

## 二、不同蒸馏方法对八角枝叶茴香油和莽草酸提取效果的影响

八角枝叶系木兰科植物八角的嫩枝和叶，含有丰富的挥发油、黄酮、有机酸等化学物质[1]，是传统提取八角茴香油的原料[2-3]。一直以来，企业均以八角枝叶为原料提取茴香油，以八角果实为原料提取莽草酸。然而，八角枝叶中同时含有大量莽草酸和茴香油，在生产茴香油的过程中，会产生大量含有莽草酸的工业废水。如能从八角枝叶中同时提取茴香油和莽草酸，将会大大降低生产成本，从而提高产品的市场竞争力。笔者最近开发了一种能从八角枝叶中同时提取茴香油和莽草酸的生产工艺，并在工艺研发过程中发现，不同蒸馏方法对八角枝叶中茴香油和莽草酸的提取效果各异。现将研究结果报道如下。

### （一）材料

#### 1. 仪器

美国沃特世 515 高效液相色谱仪；美国安捷伦 7890A 气相色谱仪。

#### 2. 药材与试剂

八角枝叶于 2012 年 10 月采自广西上林县大明山岽春庄，经广西中医药研究院赖茂祥研究员鉴定为木兰科植物八角的嫩枝和叶；采集后立即置保鲜保温袋中隔冰保存，鲜枝叶中莽草酸的平均含量为 0.96%。莽草酸对照品（批号：S5375），购自美国西格玛奥德里奇公司。含量测定用的水为重蒸水，甲醇（批号：101437）、乙腈（批号：091178）、三氟乙酸（批号：101062）均为色谱纯，赛默飞世尔科技公司产品；其余试剂均为分析纯。

### （二）方法与结果

#### 1. 蒸馏方法

（1）水煮法

将鲜八角枝叶置密闭容器中，加入相当于八角枝叶 10 倍量的水（W/V），蒸馏过程中八角枝叶始终浸于水中。水煮沸后，水蒸气从容器上部开口逸出，收集蒸汽，冷凝，静置分层，分出上层油质；容器底部残留液中含有莽草酸。从馏出时算起，蒸馏时间为 2 h。

（2）常压水蒸气蒸馏法

将鲜八角枝叶置密闭容器中，容器底部放相当于八角枝叶 10 倍量的水（W/V），八角枝叶隔水置于水面上方，蒸馏过程中不直接接触下方的水。容器底部的水煮沸后，水蒸气

穿过八角枝叶，从容器上部开口逸出，收集蒸汽，冷凝，静置分层，分出上层油质；容器底部残留液中含有莽草酸。从馏出时算起，蒸馏时间为 2 h。

（3）高压干蒸汽蒸馏法

将鲜八角枝叶置密闭容器中，容器上部开口，从容器底部通入 120 ℃高压干蒸汽，收集逸出的水蒸气，冷凝，静置分层，分出上层油质。从馏出时算起，蒸馏时间为 2 h。

（4）热空气蒸馏法

将鲜八角枝叶置密闭容器中，容器上部开口，从容器底部通入 120 ℃常压热空气，收集逸出的水蒸气，冷凝，静置分层，分出上层油质。从馏出时算起，蒸馏时间为 2 h。

### 2. 莽草酸的含量测定

按文献[4]方法进行含量测定，再按以下公式计算莽草酸的提取率。

莽草酸提取率（%）＝［（容器底部残留液的体积×残留液中莽草酸浓度）/（鲜八角枝叶中莽草酸的平均含量×鲜八角枝叶重量）］×100%

### 3. 八角茴香油的检测

按《中国药典》[5]测定八角茴香油的含量，再按以下公式计算八角茴香油得率。

八角茴香油得率（%）＝［茴香油体积（ml）/鲜八角枝叶重量（g）］×100%

### 4. 统计方法

数据以 $\bar{x} \pm s$ 表示，应用 SPSS 19.0 统计软件进行单因素方差分析，如 $P<0.05$，则认为有差异。

### 5. 不同蒸馏方法对八角茴香油提取效果的影响

不同蒸馏方法对八角茴香油提取效果的影响见表 2-66。

**表 2-66 不同蒸馏方法对八角茴香油提取效果的影响（$\bar{x} \pm s$，$n=3$）**

| 提取方法 | 得油率/% | 反式茴香脑含量/% | 色泽及质地 |
|---|---|---|---|
| 水煮法 | 0.88 ± 0.13 | 86.16 ± 1.75 | 淡黄色 |
| 常压水蒸气蒸馏法 | 0.97 ± 0.08 | 87.86 ± 1.54 | 淡黄色 |
| 高压干蒸汽蒸馏法 | 1.18 ± 0.06① | 82.01 ± 0.76② | 偏绿色，稠 |
| 热空气蒸馏法 | 1.23 ± 0.09① | 82.81 ± 1.21② | 偏绿色，稠 |

注：与常压水蒸气蒸馏法比较，①$P<0.05$，②$P<0.01$。

表 2-66 结果表明，高压干蒸汽蒸馏法和热空气蒸馏法的得油率和反式茴香脑的含量均高于水煮法和常压水蒸气蒸馏法，但前两者的八角茴香油品质不如后两者的好。

### 6. 不同蒸馏方法对莽草酸提取效果的影响

不同蒸馏方法对莽草酸提取效果的影响见表 2-67。

**表2-67　不同蒸馏方法对莽草酸提取效果的影响（$\bar{x}\pm s$，$n=3$）**

| 提取方法 | 提取率/% | 残留液干膏中莽草酸含量/% | 残留液的性状 |
| --- | --- | --- | --- |
| 水煮法 | 91.45±3.74② | 14.45±3.42② | 多，稀，黄 |
| 常压水蒸气蒸馏法 | 63.23±4.98 | 34.75±4.56 | 少，稠，黑 |
| 高压干蒸汽蒸馏法 | — | — | — |
| 热空气蒸馏法 | — | — | — |

注：与常压水蒸气蒸馏法比较，① $P<0.05$，② $P<0.01$。

表2-67结果表明，由于高压干蒸汽蒸馏法和热空气蒸馏法容器底部没有残留液，因此对莽草酸的提取率为0；水煮法的提取率远高于常压水蒸气蒸馏法，但水中的杂质过多，膏中的莽草酸含量较低。

从表2-66、表2-67结果来看，常压水蒸气蒸馏法的综合指标最佳，水煮法次之；而高压干蒸汽蒸馏法和热空气蒸馏法不能提取出莽草酸，所得的茴香油品质也不佳，故不建议采用。

## （三）讨论

1）热空气蒸馏法和高压干蒸汽蒸馏法需配备产汽锅炉，且由于部分生产设备在高温高压下工作，故对生产设备要求较高、投入较大；而常压水蒸气蒸馏法和水煮法，均在常压下工作，设备简单，投入少。

2）热空气蒸馏法和高压干蒸汽蒸馏法由于通入的热空气和干蒸汽的温度均达120 ℃，八角枝叶中的水分和油质提取充分，因此八角茴香油得率较高，但因油中含有沸点较高的油质，因此较稠；另外，水煮法中，由于可能有部分油质溶解于水而不能馏出，因此得油率较低。

3）热空气蒸馏法和高压干蒸汽蒸馏法由于通入的热空气和干蒸汽的温度均达120 ℃，容器中未能形成锅底残留液，因此莽草酸的提取率为0。水煮法中莽草酸直接被水浸出并溶解于水中，因此提取率最高，但水中杂质也最多，这可能会对莽草酸下一步的分离、纯化造成影响；常压水蒸气蒸馏法由于水蒸气通过八角枝叶时，少部分凝结成水，流经枝叶后归集于容器底部，溶解并带下枝叶中的部分莽草酸，但不彻底，故提取率相对较低。

4）从莽草酸提取率、茴香油得率、茴香油品质等方面看，常压水蒸气蒸馏法效果最佳，水煮法次之；热空气蒸馏法和高压干蒸汽蒸馏法不仅提取不出莽草酸，而且所得茴香油的品质也不佳，故不建议采用。目前企业无一例外地采用常压水蒸气蒸馏法从八角枝叶中提取茴香油，与本文的研究结论一致。

## 参考文献

[1] 鲍泥满，董旭俊，周乐．八角枝叶的化学成分研究［J］．西北农林科技大学学报（自然科学版），2012，40（9）：231-234.

[2] 刘永华．提高八角茴油蒸馏得油率的几项措施［J］．林产化工通讯，1998（3）：20-21.

[3] 韦小杰，陈小鹏，王琳琳，等．八角油提取新方法的研究［J］．食品工业科技，2003，24（3）：41-43.

[4] 袁经权，许旭东，许娜，等. 八角茴香春果和秋果以及不同部位的莽草酸含量分析 [J]. 广西植物，2009，29 (6)：850-852.
[5] 国家药典委员会. 中华人民共和国药典：一部 [M]. 北京：中国医药科技出版社，2010：365.

（杜正彩，李学坚，黄月细，林 妍，周振兴，邓家刚，胡文姬）

# 第七节 肉桂叶

## 一、微生物法提取肉桂叶精油的组分研究

肉桂属樟科植物的干燥树皮及嫩枝为我国传统中药肉桂和桂枝，具有散寒解表、活血通经等功效。肉桂含有丰富的肉桂油，肉桂油是一种成分复杂的芳香精油，其中已鉴定的组分有50多个，各组分含量因肉桂品种、产地、环境等因素相差悬殊，主要成分为肉桂醛，含量占50%~95%。此外还含有少量邻甲氧基肉桂醛、苯甲醛、香豆素、乙酸肉桂酯等。

目前，提取肉桂油的方法有水蒸气蒸馏法[1]、有机溶剂萃取法[2]、超临界$CO_2$萃取法[3]、分子蒸馏法[4]、超声波提取法[5]等，不同提取方法所得肉桂油的成分略有差异。卫向南[6]的研究表明，普通蒸气蒸馏得到的肉桂油的主要成分为肉桂醛（84.22%）、苯甲醛（1.1%）、香豆素（3.82%）、邻甲氧基肉桂醛（7.07%），而水扩散法得到的肉桂油的主要成分为肉桂醛（87.89%）、苯甲醛（1.55%）、乙酸肉桂酯（3.92%）、邻甲氧基肉桂醛（4.56%）。张艳等[7]研究了不同溶剂提取桂皮精油成分的差异性，结果表明，以石油醚、正己烷、三氯甲烷3种溶剂提取桂皮精油的化学成分，在种类和相对百分含量上呈现不十分显著的差异，且含量在0.1%以上的组分中，均不含邻甲氧基肉桂醛、香豆素及乙酸肉桂酯。在前期研究中发现，以微生物发酵液为提取剂提取的桂叶精油中，香豆素和邻甲氧基肉桂醛的相对百分含量显著高于常规提取法中两者的相对百分含量。

本文以应用价值较高的肉桂醛、香豆素和邻甲氧基肉桂醛为提取目标进行微生物菌株的筛选，研究不同工艺参数对肉桂油中这3种组分提取率的影响，为有效分离这3种组分提供理论基础，并为肉桂的天然香料深加工制备提供新思路。

### （一）材料

#### 1. 仪器

GC-2010 Plus 型气相色谱仪；QP2010 型气相色谱-质谱联用仪；ZHWY-211B 型恒温培养振荡器；SW-CJ-1F 型超净工作台；YX-24LDJ 型高压灭菌锅。

#### 2. 药材与试剂

肉桂叶，采自广西东兴市广西庚源香料有限责任公司林场；土样，采自广西东兴市广西庚源香料有限责任公司林场的肉桂种植区土壤。肉桂醛、香豆素、邻甲氧基肉桂醛、葡

萄糖、磷酸氢二钾、磷酸二氢钾、氯化钠、七水合硫酸镁、七水合硫酸亚铁、乙酸乙酯、无水乙醇均为分析纯；酵母膏、蛋白胨、琼脂均为生化试剂。

## （二）方法与结果

### 1. 肉桂叶粉的制备

将阴干的肉桂叶用植物粉碎机粉碎，过60目筛，备用。

### 2. 培养基

（1）富集培养基（g/L）

肉桂叶粉40，蛋白胨10，磷酸氢二钾1，氯化钠0.5，七水合硫酸镁0.5，七水合硫酸亚铁0.01，酵母膏2.5。

（2）平板培养基（g/L）

肉桂叶粉10，葡萄糖10，蛋白胨10，磷酸氢二钾1，氯化钠0.5，七水合硫酸镁0.5，七水合硫酸亚铁0.01，酵母膏2.5，琼脂20。

（3）斜面培养基（g/L）

葡萄糖20，蛋白胨10，磷酸氢二钾1，磷酸二氢钾3，氯化钠0.5，七水合硫酸镁0.5，七水合硫酸亚铁0.01，酵母膏2.5，琼脂25。

（4）发酵培养基（g/L）

葡萄糖20，蛋白胨10，磷酸氢二钾1，氯化钠0.5，七水合硫酸镁0.5，七水合硫酸亚铁0.01，酵母膏2.5。

所有培养基均在121 ℃灭菌25 min。

### 3. 菌株筛选

（1）菌株的分离纯化

分别称取5.0 g土样置于已灭菌、装有50 ml富集培养基的150 ml锥形瓶中，于30 ℃培养72 h。将所得菌液稀释涂布后于30 ℃培养72 h，得到混合菌落。混合菌落经过平板划线，得到单菌落，并移植于斜面培养基。

（2）菌株发酵液的制备

将一环斜面上的菌株接种于已灭菌、装有100 ml发酵培养基的500 ml锥形瓶中，于恒温培养振荡器中30 ℃、180 r/min培养72 h，得到各菌株的发酵液。

### 4. 肉桂精油的提取

以直接水提取为对照，比较各菌株发酵液对肉桂精油的提取情况。

（1）直接水提取

向已灭菌、装有100 ml自来水的500 ml锥形瓶中加入1.0 g肉桂叶粉，于恒温培养振荡器中30 ℃、180 r/min提取60 h，得到水提液。

（2）发酵液提取

分别向各菌株发酵液中加入1.0 g肉桂叶粉，于恒温培养振荡器中30 ℃、180 r/min

提取 60 h，得到菌提液。

### 5. 分析方法

取水提液和菌提液各 50 ml，用等体积乙酸乙酯萃取，浓缩后用乙酸乙酯定容于 5 ml 容量瓶。采用气相色谱法（GC）进行定量分析。对具有提取效果的菌提液进一步用 GC－MS 进行定性分析。

色谱条件：色谱柱为 Rxi－5Sil（30 m×0. 25 mm×0. 25 μm），进样口温度250 ℃，程序升温过程为柱初温 100 ℃，保留 1 min，以 5 ℃/min 升至 200 ℃，保留 1 min，再以 8 ℃/min升至 250 ℃；载气为氮气，流速 1. 0 ml/min，分流比 1∶30，进样量 0. 4 μl。

质谱条件：电子轰击离子源，电离能量 70 eV，电子倍增器电压 1. 5 kV，溶剂延迟 3 min，质量扫描范围 33～550，全扫描方式。

### 6. 微生物的筛选

经稀释涂布、平板划线分离得到 31 株菌株，分别对它们的菌提液进行 GC 测定。与水提液对比的结果表明，在常温下采用直接水提法对肉桂叶精油的提取率极低（图 2－35），而菌株 XJ26 的发酵液则具有较强的肉桂叶精油提取能力（图 2－36），产物质谱图与 NIST08 质谱检测谱库对照的结果表明，其中的 3 个主要成分按出峰顺序分别为：反式肉桂醛、香豆素和邻甲氧基肉桂醛。

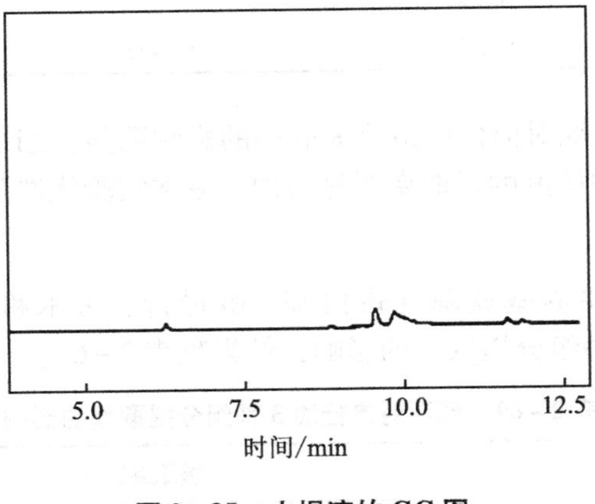


**图 2－35　水提液的 GC 图**

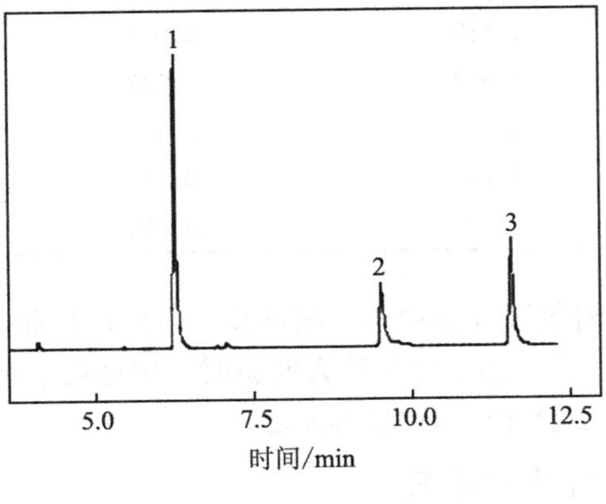


1. 肉桂醛；2. 香豆素；3. 邻甲氧基肉桂醛。

**图 2－36　XJ26 菌提液的 GC 图**

## 7. 菌株 XJ26 的鉴定

经南宁国拓生物科技有限公司分析，得到该菌株的 16S rDNA 序列。将测定的序列在美国国家生物信息中心（NCBI）上进行 BLAST 序列比对后发现，菌株 XJ26 与铜绿假单胞菌 *Pseudomonas aeruginosa* 的 16S rDNA 部分序列有 99% 的相似性。因此，将该菌鉴定为铜绿假单胞菌，命名为“*Pseudomonas aeruginosa* XJ26”（简称 XJ26）。

## 8. 提取工艺的优化

### （1）碳源的影响

考察了 5 种常见的培养基碳源（糊精、葡萄糖、蔗糖、麦芽糖、淀粉）对 XJ26 提取的肉桂油中 3 种组分提取率的影响，结果见表 2－68。

**表 2－68　碳源对肉桂油 3 种组分提取率的影响**

| 碳源 | 提取率/% | | |
|---|---|---|---|
| | 肉桂醛 | 香豆素 | 邻甲氧基肉桂醛 |
| 糊精 | 0.912 | 0.618 | 0.809 |
| 葡萄糖 | 1.210 | 0.634 | 0.887 |
| 蔗糖 | 0.751 | 0.520 | 0.762 |
| 麦芽糖 | 0.793 | 0.577 | 0.779 |
| 淀粉 | 0.534 | 0.463 | 0.614 |

由表 2－68 可知，碳源对肉桂中组分提取率的影响明显。当以葡萄糖为碳源时，肉桂醛、香豆素和邻甲氧基肉桂醛的提取率明显增加。故本实验优选葡萄糖为碳源。

### （2）氮源的影响

考察了 5 种常见的培养基氮源（蛋白胨、酵母膏、玉米粉、硝酸铵、硫酸铵）对 XJ26 提取的肉桂油中 3 种组分提取率的影响，结果见表 2－69。

**表 2－69　氮源对肉桂油 3 种组分提取率的影响**

| 氮源 | 提取率/% | | |
|---|---|---|---|
| | 肉桂醛 | 香豆素 | 邻甲氧基肉桂醛 |
| 蛋白胨 | 1.180 | 0.622 | 0.854 |
| 酵母膏 | 0.912 | 0.537 | 0.789 |
| 玉米粉 | 0.621 | 0.472 | 0.628 |
| 硝酸铵 | 0.118 | 0.072 | 0.091 |
| 硫酸铵 | 0.127 | 0.059 | 0.078 |

由表 2－69 可知，有机氮源（蛋白胨、醋母膏、玉米粉）相对无机氮源（硝酸铵、硫酸铵）更有利于 XJ26 的生长。当以蛋白胨为氮源时，肉桂醛、香豆素和邻甲氧基肉桂醛的提取率明显增加。故本实验优选蛋白胨为氮源。

### （3）反应体系初始 pH 的影响

用盐酸和氢氧化钠溶液调节反应体系的 pH，研究不同 pH 对提取率的影响，结果见

表2-70。

**表2-70　pH对肉桂油3种组分提取率的影响**

| pH | 提取率/% | | |
|---|---|---|---|
| | 肉桂醛 | 香豆素 | 邻甲氧基肉桂醛 |
| 3 | 0.108 | 0.041 | 0.063 |
| 4 | 0.674 | 0.223 | 0.289 |
| 5 | 0.927 | 0.508 | 0.753 |
| 6 | 1.280 | 0.686 | 0.878 |
| 7 | 0.712 | 0.338 | 0.525 |
| 8 | 0.431 | 0.139 | 0.153 |

由表2-70可知，当反应体系初始pH为6时，肉桂醛、香豆素和邻甲氧基肉桂醛的提取率均为最大值。故本实验优选pH为6。

(4) 提取温度的影响

提取温度对XJ26提取的肉桂油中3种组分提取率的影响见表2-71。

**表2-71　提取温度对肉桂油3种组分提取率的影响**

| 提取温度/℃ | 提取率/% | | |
|---|---|---|---|
| | 肉桂醛 | 香豆素 | 邻甲氧基肉桂醛 |
| 26 | 0.981 | 0.621 | 0.798 |
| 28 | 1.300 | 0.698 | 0.891 |
| 30 | 1.240 | 0.686 | 0.878 |
| 32 | 0.723 | 0.446 | 0.543 |
| 34 | 0.304 | 0.101 | 0.128 |

由表2-71可知，28 ℃时肉桂醛、香豆素和邻甲氧基肉桂醛的提取率均达到最大值。温度高于28 ℃后，随着温度的升高，3种物质的提取率反而下降。这是因为在温度适宜范围内，提高温度可以促进胞内酶的催化活性，但当温度较高时，会使酶失活。故本实验优选提取温度为28 ℃。

## 9. 验证试验

对所得优化工艺条件进行3次验证试验，结果见表2-72。

**表2-72　重复性试验**

| | 提取率/% | | | 平均值/% |
|---|---|---|---|---|
| | 1 | 2 | 3 | |
| 肉桂醛 | 1.390 | 1.400 | 1.420 | 1.400 |
| 香豆素 | 0.727 | 0.731 | 0.728 | 0.729 |
| 邻甲氧基肉桂醛 | 0.916 | 0.920 | 0.917 | 0.918 |

由表2－72可知，实验所得的3次肉桂醛、香豆素和邻甲氧基肉桂醛的提取率均超过了各单因素优化的实验值，可见该优化的实验工艺参数均较为理想。其中所得香豆素和邻甲氧基肉桂醛的含量均高于Yuan P F等[8]报道的数据。

## （三）讨论

1）开展了微生物法提取桂叶精油的研究，筛选到1株能从桂叶中提取肉桂醛、香豆素和邻甲氧基肉桂醛的菌株XJ26，该菌株通过16S rDNA聚合酶链反应（PCR）扩增和序列测定，被鉴定为铜绿假单胞菌，命名为“*Pseudomonas aeruginosa* XJ26”。

2）提取肉桂醛、香豆素和邻甲氧基肉桂醛3种组分的最优工艺条件：葡萄糖质量浓度为30 g/L，蛋白胨质量浓度为20 g/L，反应体系的pH为6，28 ℃下提取60 h。在此条件下，肉桂醛、香豆素和邻甲氧基肉桂醛的提取率分别为1.400%、0.729%和0.918%。

## 参考文献

［1］赵文红，赵翾，白卫东，等．肉桂油水蒸气蒸馏提取工艺研究［J］．中国食品学报，2008，8（2）：95－99．

［2］黄启强，黎志为，李晓，等．食用肉桂油树脂提取技术研究［J］．食品工业科技，2003，24（1）：45－47．

［3］缪晓平，邓开野．超临界$CO_2$萃取肉桂精油的初步研究［J］．中国调味品，2011，36（4）：25－26，34．

［4］刘晓艳，白卫东，蔡培钿，等．分子蒸馏精制肉桂油的研究［J］．安徽农业科学，2009，37（10）：4640－4642，4721．

［5］郭晓蕾，陈刚．超声波辅助萃取肉桂精油的研究［J］．现代食品科技，2009，25（12）：1431－1433．

［6］卫向南．水扩散蒸馏提取肉桂叶有效成分的研究［D］．南宁：广西大学，2014．

［7］张艳，仝其根．桂皮精油的提取及其化学成分的GC－MS分析［J］．中国农学通报，2012，28（9）：264－269．

［8］YUAN P F，MA Y J，SU D，et al. Quantification of seven phenylpropanoid compounds in Chinese Cinnamomi Cortex and Ramulus by HPLC［J］. Journal of Chinese Pharmaceutical Sciences，2015，24（9）：591－599.

（张筝晦，邓家刚，黄　静，陈嘉盛）

# 二、肉桂叶生物转化制备肉桂醇

肉桂醇是肉桂油的单离产品之一，是我国允许使用的食用香料（GBI1043），也是香料、药物等精细化学品合成的重要中间体，常用于香料乙酸肉桂酯、肉桂酸肉桂酯及医药西尼地平、萘替芬、脑益嗪等的合成[1]。天然肉桂醇含量低，在国际市场上供不应求[2]。Yuan P F等[3]对27批肉桂中肉桂醇含量的测定结果表明，肉桂醇在肉桂中的含量为0～0.09 mg/g。市售肉桂醇大多由化学合成法生产，可由肉桂醛选择性氢化而得[4-6]，该反应对肉桂醇的选择性不高，产物成分复杂，多为肉桂醇、3－苯丙醛和3－苯丙醇的混合物。此外，化学合成的香料应用于食品和化妆品时，其安全性一直备受争议。

微生物转化反应具有条件温和、高选择性和产品天然绿色等特点，利用微生物转化法生产的肉桂醇可作为“天然品”使用，其商业附加值大大高于化学合成品。马丽等[7]以 *Mucor* sp. JX23 催化肉桂醛选择加氢制备肉桂醇，肉桂醛的转化率为 82.9%，肉桂醇的选择性为 90.4%。笔者曾以 *Citrobacter freundii* CG008[8]催化肉桂醛选择加氢制备肉桂醇，肉桂醛的转化率为 100%，肉桂醇的选择性为 90.1%，转化液中肉桂醇的质量浓度可达 2.88 g/L。在直接以肉桂为原料进行生物转化方面，国内外的相关报道极少，笔者在前期工作中筛选到的链霉菌 *Streptomyces* sp. CG19[9]能转化肉桂皮提油残渣生成肉桂酰胺，肉桂酰胺的得率可达 0.32%。

为了进一步研究肉桂的生物转化反应，开发肉桂系列的新产品，笔者从土壤中筛选具有转化肉桂叶能力的微生物菌株，并从培养条件和转化条件等方面对肉桂叶生物转化的特性进行研究，以期为肉桂的天然香料深加工制备奠定基础和提供思路。

## （一）材料

### 1. 仪器

UV－2550 型紫外分光光度计；QP2010 型气相色谱－质谱联用仪；GC－2010 Plus 型气相色谱仪；ZHWY－211B 型恒温培养振荡器；SPX－250 型生化培养箱；SW－CJ－1F 型超净工作台；YX－280B 型高压灭菌锅；FZ－160 型家用万能粉碎机。

### 2. 药材与试剂

土样，采自广西东兴市广西庚源香料有限责任公司林场的肉桂种植区土壤。肉桂叶；蛋白胨、酵母膏、琼脂为生化试剂；肉桂醇、葡萄糖、磷酸氢二钾、磷酸二氢钾、氯化钠、七水合硫酸镁、七水合硫酸亚铁、乙酸乙酯、无水乙醇等均为分析纯。

## （二）方法与结果

### 1. 培养基

#### （1）富集培养基（g/L）

葡萄糖 10，蛋白胨 10，磷酸氢二钾 1，氯化钠 0.5，七水合硫酸镁 0.5，七水合硫酸亚铁 0.01，酵母膏 2.5，肉桂叶粉 10。

#### （2）平板培养基（g/L）

葡萄糖 20，蛋白胨 10，磷酸氢二钾 1，氯化钠 0.5，七水合硫酸镁 0.5，七水合硫酸亚铁 0.01，酵母膏 2.5，琼脂 20。

#### （3）斜面培养基（g/L）

葡萄糖 20，蛋白胨 10，磷酸氢二钾 1，磷酸二氢钾 3，氯化钠 0.5，七水合硫酸镁 0.5，七水合硫酸亚铁 0.01，酵母膏 2.5，琼脂 25。

#### （4）发酵培养基（g/L）

葡萄糖 20，蛋白胨 10，磷酸氢二钾 1，氯化钠 0.5，七水合硫酸镁 0.5，七水合硫酸亚铁 0.01，酵母膏 2.5。

所有培养基均在121 ℃灭菌25 min。

## 2. 实验方法

分别称取5.0 g土样置于已灭菌、装有50 ml富集培养基的250 ml三角瓶中，在生化培养箱中于30 ℃培养72 h。将所得菌液稀释涂布后于30 ℃培养72 h，得到混合菌落。混合菌落经过平板划线得到单菌落，并移植于斜面上，放入冰箱4 ℃保存备用。将一环斜面培养基上的菌种接种于已灭菌、装有100 ml发酵培养基的500 ml三角瓶中，于恒温培养振荡器中30 ℃、180 r/min培养72 h，得到各菌株的发酵液。向发酵液中加入1.0 g肉桂叶粉作为底物，在30 ℃、180 r/min下转化92 h，得到各菌株的转化液。

转化液用等体积乙酸乙酯萃取，浓缩到适当体积后，采用硅胶薄层层析进行初步分离。展开剂为V（氯仿）:V（甲醇）=12:1。将吸附有产物的硅胶刮出，用无水乙醇溶解，4 000 r/min离心20 min，倒出上层清液并抽滤。滤液旋蒸至干，得白色晶体即为转化产物的粗品。

## 3. 分析方法

### （1）转化液的UV分析

分别取各菌株的转化液0.5 ml置于10 ml离心管中，加入9.5 ml无水乙醇，于4 000 r/min离心15 min，取上层清液，进行UV分析。其中，参比液为无水乙醇，扫描波长为200～400 nm。

### （2）转化产物的GC－MS分析

将转化产物的粗品溶于适量无水乙醇中，然后进行GC－MS分析。

1）色谱条件

色谱柱为Rxi－5Sil（30 m×0.25 mm×0.25 μm），载气为高纯度氦气，流速1.0 ml/min；柱前压47.0 kPa，分流比60:1；进样口温度250 ℃，接口温度250 ℃；程序升温过程为柱初温100 ℃，保留1 min，以5 ℃/min升至200 ℃，保留1 min，再以8 ℃/min升至250 ℃；进样量0.4 μl。

2）质谱条件

电子轰击离子源，电离能量70 eV，电子倍增器电压1.5 kV，溶剂延迟3 min，质量扫描范围33～550，全扫描方式。

### （3）定量分析

取100 ml转化液，用等体积乙酸乙酯萃取，浓缩后用乙酸乙酯定容于10 ml容量瓶中。采用GC进行定量分析。进样口温度为250 ℃，程序升温过程为柱初温100 ℃，保留1 min，以5 ℃/min升至200 ℃，保留1 min，再以8 ℃/min升至250 ℃；载气为氮气，流速1.0 ml/min，分流比30:1，进样量0.4 μl。

## 4. 微生物的筛选

经稀释涂布、平板划线分离得到89株菌株。分别对它们的转化液进行UV测定，发现菌株MX18转化液在250 nm处有1个新吸收峰，表明该菌株具有转化肉桂叶的能力。

## 5. 菌株MX18的鉴定

经南宁国拓生物科技有限公司分析，得到菌株MX18的16S rDNA序列。将测定的序列在 NCBI 上进行 BLAST 比对后发现，菌株 MX18 与鞘氨醇单胞菌属 *Sphingomonas melonis* 的 16S rDNA 部分序列有 99% 的相似性。因此，将该菌鉴定为鞘氨醇单胞菌 *Sphingomonas* sp.，并命名为“*Sphingomonas* sp. MX18”（以下简称 MX18）。

### 6. 转化产物的分析鉴定

MX18 对肉桂叶的转化液经分离纯化后得到转化产物，用 GC－MS 对其进行定性分析，结果见图 2－37。与 NIST08 质谱检测谱库对照的结果表明该产物是肉桂醇，其质谱与肉桂醇的匹配度为 92%。转化产物的气相色谱保留时间（图 2－38）与肉桂醇标准品（图 2－39）的一致。

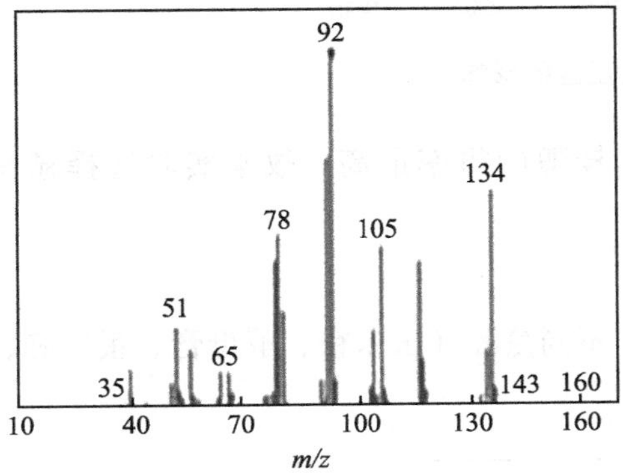


**图 2－37　转化产物的 GC－MS 质谱图**

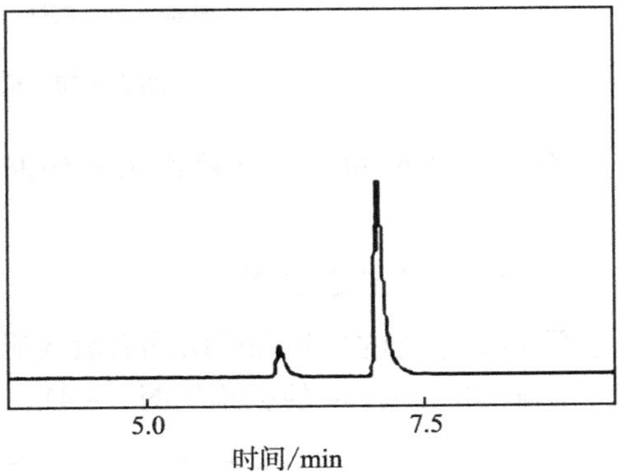


**图 2－38　转化产物的 GC 图**

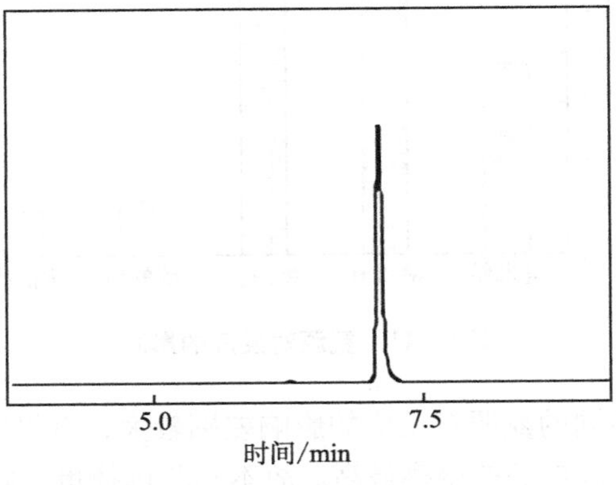

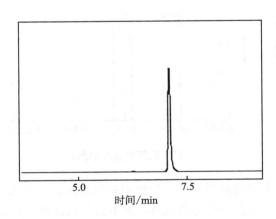

**图 2－39　肉桂醇标样的 GC 图**

### 7. 转化反应的工艺条件优化

#### （1）培养基碳源的影响

碳源对微生物的生长至关重要。考察了不同碳源（葡萄糖、蔗糖、麦芽糖、淀粉、糊精）对 MX18 转化肉桂叶的影响，结果见图 2－40。

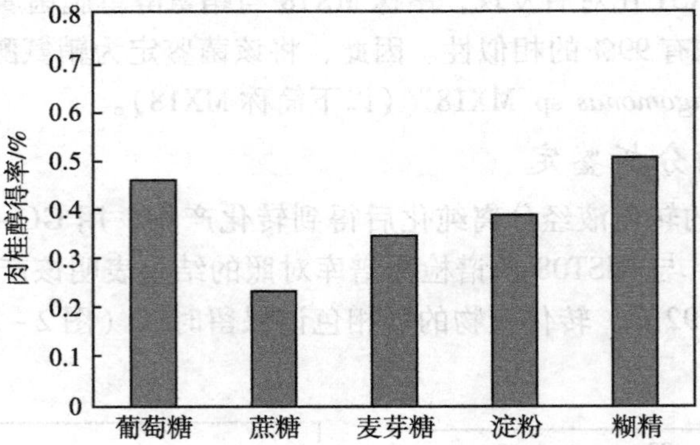


**图 2－40　碳源对反应的影响**

由图 2－40 可知，当糊精作为碳源时，肉桂醇的得率最高。故本实验选择糊精为碳源。

（2）培养基氮源的影响

氮源对微生物的生长和产酶均有较大影响。不同氮源（玉米粉、酵母膏、蛋白胨、硫酸铵、硝酸铵）对反应的影响见图 2－41。

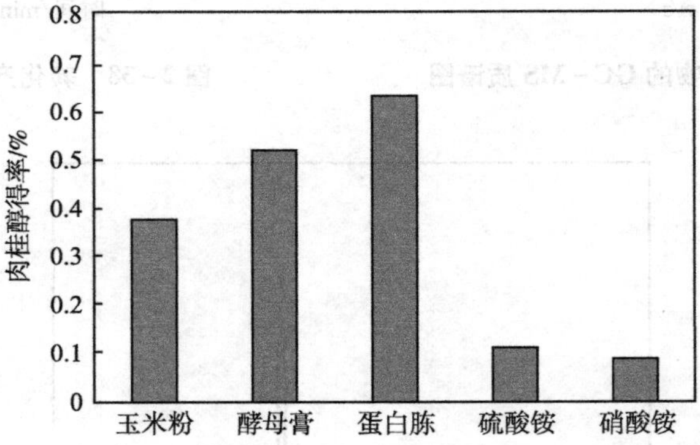


**图 2－41　氮源对反应的影响**

由图 2－41 可知，不同的氮源对反应的影响差别较大，有机氮源更有利于 MX18 的生长，且蛋白胨作为氮源时肉桂醇的得率最高。故本实验选择蛋白胨为氮源。

（3）反应体系初始 pH 的影响

反应体系的 pH 能影响微生物的催化能力。pH 对 MX18 转化能力的影响见图 2－42。

由图 2－42 可知，MX18 的转化能力受 pH 影响较大，且适宜的 pH 范围较窄。在 pH 为 5 时转化能力最强。故本实验优选 pH 为 5。

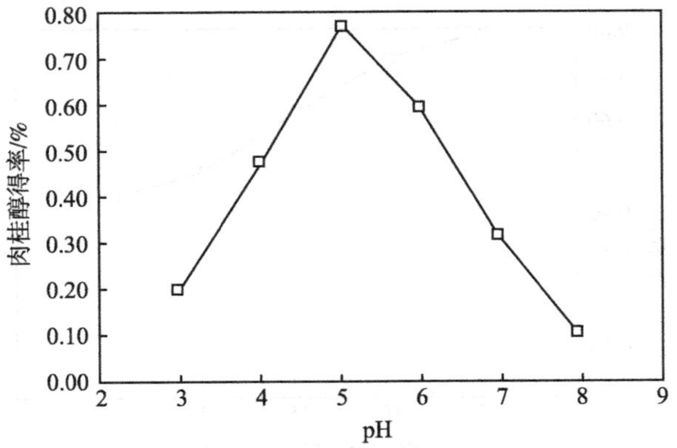


**图 2-42　pH 对反应的影响**

(4) 转化温度的影响

微生物的生长及所产酶的活性均受反应体系温度的影响（图 2-43）。

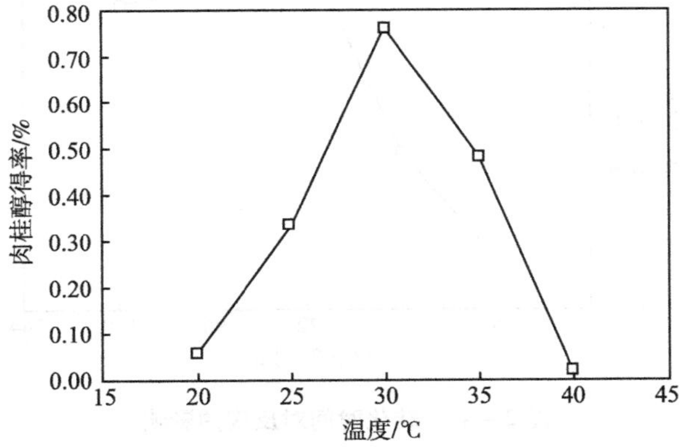


**图 2-43　温度对反应的影响**

由图 2-43 可知，在较低温度时，肉桂醇的得率随着温度的升高而升高，在 30 ℃时达到最高；温度高于 30 ℃后，得率急剧降低，这是由于温度过高，导致酶失活。故本实验优选转化温度为 30 ℃。

(5) 底物加入量的影响

底物加入量能影响菌体细胞的活性及反应的速度。考察了肉桂叶的加入量（5～25 g/L）对反应的影响，结果见图 2-44。

由图 2-44 可知，肉桂醇得率随着肉桂叶加入量的增加而逐渐降低。综合考虑，优选肉桂叶的加入量为 10 g/L。

(6) 转化时间的影响

考察了转化时间对反应的影响，结果见图 2-45。

由图 2-45 可知，在反应 72 h 内，肉桂醇得率不断提高，并在 72 h 时达到最高，之后再延长转化时间，肉桂醇得率反而有所下降。故本实验优选转化时间为 72 h。

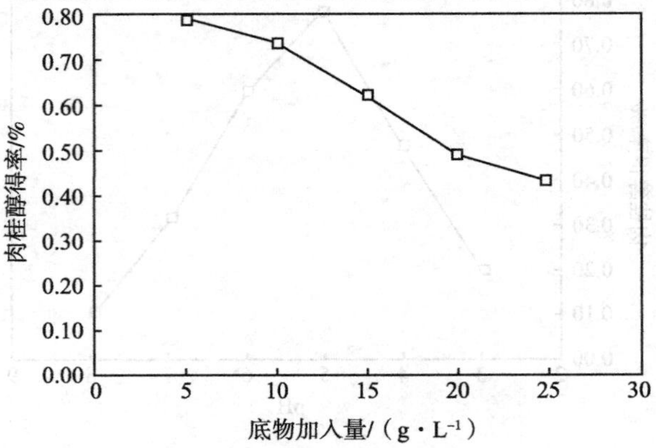


图 2-44　底物加入量对反应的影响

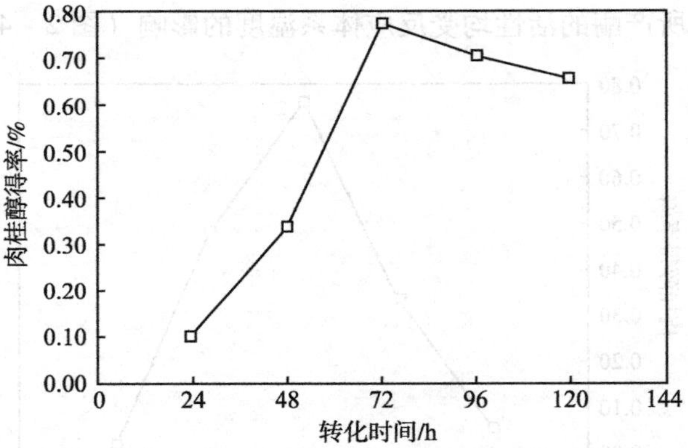


图 2-45　转化时间对反应的影响

## 8. 重复性试验

以优化工艺条件，即糊精为碳源，质量浓度为 30 g/L，蛋白胨为氮源，质量浓度为 20 g/L，反应体系的 pH 为 5，肉桂叶用量为 10 g/L，30 ℃转化 72 h，进行 5 次验证试验，结果见表 2-73。

表 2-73　重复性试验中肉桂醇的得率

| 试验号 | 肉桂醇得率/% | 平均值/% | 相对标准偏差/% |
|---|---|---|---|
| 1 | 0.79 | | |
| 2 | 0.77 | | |
| 3 | 0.74 | 0.77 | 2.4 |
| 4 | 0.78 | | |
| 5 | 0.77 | | |

由表 2-73 可知，本生物转化反应具有较好的稳定性，肉桂醇得率达 0.77%。

### 9. MX18 转化能力的考察

为了拓展 MX18 的应用，考察了其对肉桂醛和肉桂醇的转化反应。结果表明，在肉桂醛和肉桂醇的加入量均为 2.0 g/L 时，MX18 对肉桂醛及肉桂醇均不具备明显的转化能力。本实验结果区别于之前报道的 *Mucor* sp. CG10[10]，后者能将肉桂醛、肉桂醇分别还原成肉桂醇和 3 - 苯丙醇。

## （三）讨论

开展了肉桂叶的生物转化研究，筛选到的菌株 MX18 能将肉桂叶转化生成肉桂醇，该菌株经过 16S rDNA PCR 扩增和序列测定，被鉴定为鞘氨醇单胞菌 *Sphingomonas* sp.，并命名为 *Sphingomonas* sp. MX18。通过单因素实验考察各反应条件对转化反应的影响，得到反应优化工艺条件：糊精为碳源，质量浓度为 30 g/L，蛋白胨为氮源，质量浓度为 20 g/L，反应体系的 pH 为 5，肉桂叶用量为 10 g/L，30 ℃转化 72 h。在此条件下，肉桂醇的得率稳定且达到 0.77%。

## 参考文献


[1] 陈海燕，何春茂. 肉桂油的深加工产品及其应用 [J]. 广西林业科学，2009，38（3）：179 - 182.

[2] 佚名. 2009 年 11 月世界香料精油类产品市场报告主产地篇 [J]. 国内外香化信息，2010，271（1）：1 - 2.

[3] YUAN P F，MA Y J，SU D，et al. Quantification of seven phenylpropanoid compounds in Chinese Cinnamomi Cortex and Ramulus by HPLC [J]. Journal of Chinese Pharmaceutical Sciences，2015，24（9）：591 - 599.

[4] HAMMOUDEH A，MAHMOUD S. Selective hydrogenation of cinnamaldehyde over Pd/$SiO_2$ catalysts：selectivity promotion by alloyed Sn [J]. Journal of Molecular Catalysis A：Chemical，2003，203（1）：231 - 239.

[5] 俞铁铭，李艳，徐晓玲，等. 掺杂 Co 对 $CNT_S$负载 Pt 催化剂上肉桂醛选择性催化加氢性能的影响 [J]. 化工学报，2009，60（7）：1668 - 1672.

[6] MAHATA N，GONCALVES F，PEREIRA M F R，et al. Selective hydrogenation of cinnamaldehyde to cinnamyl alcohol over mesoporous carbon supported Fe and Zn promoted Pt catalyst [J]. Applied Catalysis A：General，2008，339（2）：159 - 168.

[7] 马丽，刘雄民，韦一萍. *Mucor* sp. JX23 发酵液生物催化肉桂醛选择加氢制肉桂醇 [J]. 化工进展，2009，28（8）：1431 - 1434.

[8] 张笙晦. 微生物催化肉桂醛、肉桂醇和潜手性芳香酮的反应研究 [D]. 南宁：广西大学，2013.

[9] 张笙晦，刘雄民，马丽，等. 肉桂皮提取残渣生物降解制备肉桂酰胺 [J]. 精细化工，2010，27（1）：43 - 47.

[10] 张笙晦，刘雄民，马丽，等. 生物催化肉桂醇制备 3 - 苯丙醇 [J]. 化工进展，2010，29（12）：2368 - 2372.


（张笙晦，邓家刚，唐彩云，许霄玲）

# 第八节　木菠萝叶

## 木菠萝叶中水溶性黄酮苷的分离、鉴定和测定

木菠萝的果肉、果皮、种子和树叶都可入药[1]，其中木菠萝叶具有降血糖功效[2-3]。木菠萝叶中含有黄酮类化合物，但相关研究大多集中在查耳酮等脂溶性黄酮苷元上，鲜有对水溶性黄酮苷类化合物的报道[4-6]。前期课题组发现，木菠萝叶的极性部位具有良好的降血脂作用，而且主要含有多糖和水溶性黄酮苷类化合物。本实验旨在阐明木菠萝叶中主要水溶性黄酮苷类化合物的结构，同时对其进行含有量测定，为充分开发和利用其药用价值奠定基础。

### （一）材料

#### 1. 仪器

LC－8A 半制备高效液相色谱仪（日本岛津公司）；Bruker Avance Ⅲ－600 超导核磁共振波谱仪（德国布鲁克公司）；VG Autopec－3000 质谱仪（美国沃特世公司）；TU－1901 双光束紫外可见分光光度计（北京普析通用仪器有限公司）；安捷伦 1260 型高效液相色谱仪（包括 G1311C 四元梯度泵、G1329B 自动进样器、G1316 柱温箱、ELSD 蒸发光散射检测器、G1314B VWD 检测器）（美国安捷伦科技有限公司）；TGL－16G 离心机（上海安亭科学仪器厂）；KQ5200B 超声波清洗器（昆山市超声仪器有限公司）；SQP 电子天平（赛多利斯科学仪器有限公司）；101A－3E 电热鼓风干燥箱（上海实验仪器厂有限公司）；粉碎机（石家庄本辰机电设备有限公司）；优普 UPT－Ⅱ－10T 纯水仪（四川优普超纯科技有限公司）。

#### 2. 药材与试剂

木菠萝叶于2013 年7 月至2014 年6 月中旬采自广西中医药大学明秀校区药用植物园，经广西中医药大学中药鉴定教研室田慧教授鉴定为桑科波罗蜜属植物木菠萝，而且其茎枝和果实也均采自该地。大孔吸附树脂（南开大学化工厂）；Sephadex™ LH－20 凝胶（美国 GE 医疗集团）。甲醇、乙腈为色谱纯（成都市科龙化工试剂厂）；其他试剂均为分析纯。

### （二）方法与结果

#### 1. 木菠萝叶中牡荆素木糖苷的分离与鉴定

（1）提取与分离

取木菠萝叶粗粉 10 kg，加入 15 倍量 60% 乙醇，加热回流提取 2 次，每次 2 h，放冷，滤过，合并滤液。45 ℃下减压回收溶剂至无醇味，4 ℃下静置 24 h，滤过，滤渣即为木菠萝叶非极性部位浸膏（1.7 kg），而滤液于 45 ℃下减压回收溶剂，得到木菠萝叶极性部位浸膏（1.3 kg）。取极性部位浸膏 1 000 g，加水溶解，滤过，滤液用大孔吸附树脂柱进行

分离，依次用纯水、60%乙醇进行洗脱，其中，60%乙醇洗脱液减压回收溶剂至无醇味，真空干燥，得到60%乙醇洗脱部位浸膏（220 g）。取出60%乙醇洗脱部位浸膏2 g，用适量水溶解，用葡聚糖凝胶柱进行分离，再依次用纯水、10%～95%乙醇进行洗脱，其中，30%乙醇洗脱部位减压回收溶剂后，通过反相高效液相制备色谱做进一步分离纯化，采用菲罗门$C_{18}$色谱柱（250 mm×10 mm，5 μm），流动相为乙腈－水（20∶80），检测波长338 nm，柱温25 ℃，体积流量5 ml/min。通过反复制备液相纯化，最终得到化合物1（80.5 mg）。

（2）结构鉴定

化合物1为黄色无定形粉末，盐酸－镁粉反应呈阳性，易溶于水、甲醇、乙醇，微溶于丙酮、乙酸乙酯，难溶于氯仿、石油醚。mp：209～211 ℃；UV$\lambda_{max}$：MeOH 215，249sh，271，391sh，338 nm；MeOH + NaOMe 214，259sh，280，299sh，330，346sh，394 nm；MeOH + NaOAc 219，252sh，279，326sh，365 nm。ESI－MS *m/z*：563 [M－H]$^{-1}$。$^{1}$H－NMR，$^{13}$C－NMR数据见表2－74，与文献[7]报道基本一致，故鉴定为牡荆素－2″－*O*－木糖苷（vitexin－2″－*O*－xylosiden），简称牡荆素木糖苷，其化学结构见图2－46。

**表2－74 化合物1的$^{13}$C－NMR和$^{1}$H－NMR数据（DMSO－$d_6$，500 MHz）**

| 位置 | 实验$\delta_C$ | 文献$\delta_C$ | 实验$\delta_H$ | 文献$\delta_H$ |
|---|---|---|---|---|
| 2 | 162.45 | 163.41 | | |
| 3 | 101.76 | 102.01 | 6.49(1H, s) | 6.87(1H, s) |
| 4 | 180.53 | 181.64 | | |
| 5 | 160.43 | 160.76 | 13.04(1H, s) | 13.23(1H, s) |
| 6 | 100.13 | 97.66 | 5.86(1H, s) | 6.32(1H, s) |
| 7 | 161.56 | 162.29 | | |
| 8 | 104.24 | 103.27 | | |
| 9 | 157.08 | 156.19 | | |
| 10 | 101.68 | 103.37 | | |
| 1′ | 121.68 | 121.54 | | |
| 2′ | 128.43 | 128.46 | 7.91(2H, d, *J*=8.6 Hz, H-2′, H-6′) | 8.11(2H, d, *J*=8.8 Hz, H-2′, H-6′) |
| 3′ | 116.26 | 115.51 | 6.84(2H, d, *J*=8.6 Hz, H-3′, H-5′) | 6.99(2H, d, *J*=8.8 Hz, H-3′, H-5′) |
| 4′ | 161.56 | 160.16 | | |
| 5′ | 116.08 | 115.51 | 6.84(2H, d, *J*=8.6 Hz, H-3′, H-5′) | 6.99(2H, d, *J*=8.8 Hz, H-3′, H-5′) |
| 6′ | 127.86 | 128.46 | 7.91(2H, d, *J*=8.6 Hz, H-2′, H-6′) | 8.11(2H, d, *J*=8.8 Hz, H-2′, H-6′) |
| 1″ | 71.85 | 71.08 | 4.89(1H, d, *J*=10.2 Hz) | 4.76(1H, d, *J*=10.0 Hz) |
| 2″ | 81.54 | 81.33 | | |
| 3″ | 78.49 | 77.86 | | |
| 4″ | 70.59 | 69.67 | 4.11～2.80(6H, H-2″～6″, overlapped) | 4.10～2.31(6H, H-2″～6″, overlapped) |
| 5″ | 80.59 | 80.39 | | |
| 6″ | 61.33 | 60.50 | | |
| 1‴ | 105.32 | 105.33 | 4.10(1H, d, *J*=11.0 Hz) | 3.87(1H, d, *J*=11.5 Hz) |
| 2‴ | 73.54 | 73.20 | | |
| 3‴ | 75.80 | 75.39 | | |
| 4‴ | 69.51 | 68.88 | 3.98～2.80(5H, H-2‴～5‴, overlapped) | 4.10～2.31(5H, H-2‴～5‴, overlapped) |
| 5‴ | 65.33 | 65.02 | | |

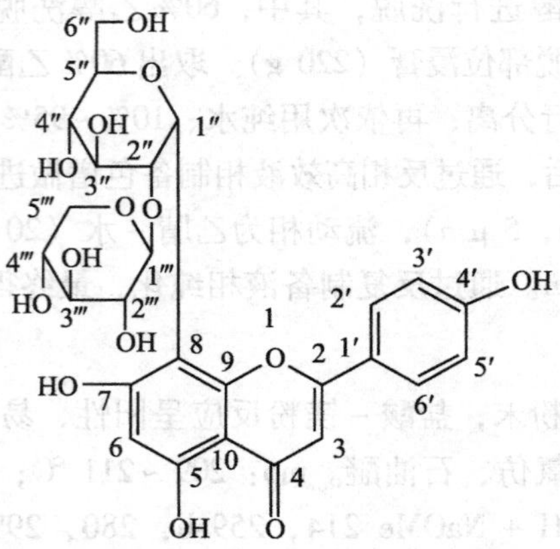

图 2－46　牡荆素木糖苷的化学结构

## 2. 牡荆素木糖苷的纯度检测

### （1）供试品溶液的制备

取牡荆素木糖苷 13.4 mg，甲醇定容至 2 ml，配成 6.7 mg/ml 的供试品溶液，离心 10 min（13 000 r/min），取上清液，即得。

### （2）色谱条件

Thermo $C_{18}$色谱柱（250 mm×4.6 mm，5 μm），流动相为乙腈－0.1%磷酸（20∶80），蒸发温度为 90 ℃，雾化温度为 50 ℃，体积流量为 1.6 ml/min，进样量为 4 μl。

### （3）检测方法和结果

将供试品溶液在色谱条件下平行检测 3 次，计算供试品中牡荆素木糖苷的峰面积。结果显示，甲醇空白溶剂对纯度检查无干扰，3 次峰面积均大于 98%（RSD 为 0.53%），平均值达到 98.6%，牡荆素木糖苷的 HPLC 色谱图见图2－47。

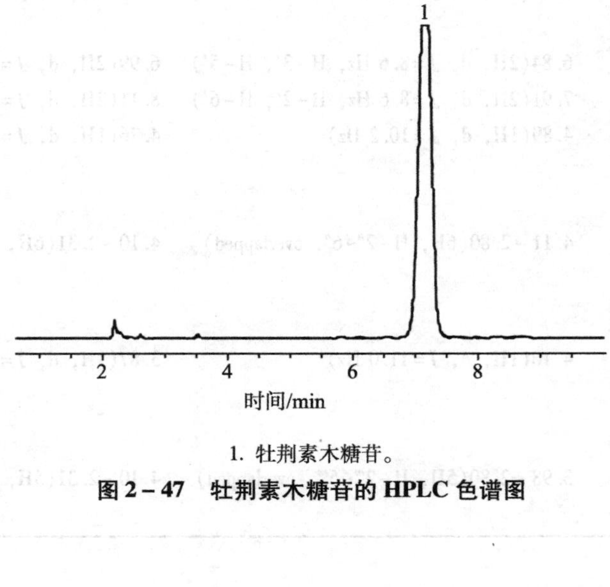


1. 牡荆素木糖苷。

图 2－47　牡荆素木糖苷的 HPLC 色谱图

### 3. 牡荆素木糖苷的含有量测定

(1) 药材前处理

将不同月份采集的木菠萝叶（每份样品都包括随机采集的嫩叶、成熟叶和黄色落叶）自然晒干，粉碎后过 80 目筛，得到 12 批木菠萝叶粉末，置于干燥器中备用。

取同一月份（1 月）采集的木菠萝嫩叶、成熟叶、黄色落叶，自然晒干，粉碎后过 80 目筛，得到 3 批成熟度不同的木菠萝叶粉末，置于干燥器中备用。

将木菠萝茎枝和果实中的种子、果皮切片后置于鼓风干燥机中，50 ℃下烘干，粉碎后过 80 目筛，得到茎枝、果皮和种子的粉末。然后，将果肉用剪刀剪成细小颗粒，置于鼓风干燥机中，50 ℃下烘干，得到果肉的细颗粒物。上述样品均置于干燥器中备用。

(2) 供试品溶液的制备

精密称取不同月份、成熟度的木菠萝叶粉末，木菠萝茎枝、果皮和种子粉末，木菠萝果肉细颗粒各 2.00 g，置于 50 ml 具塞锥形瓶中，精密加入 30% 甲醇溶液 20 ml，称定质量，浸泡 30 min，室温下超声（功率 250 W、频率 50 kHz）40 min 后取出，放冷，用 30% 甲醇溶液补足减失质量，过滤，续滤液离心 10 min（13 000 r/min），取上清液，即得。

(3) 色谱条件

Thermo $C_{18}$ 色谱柱（250 mm × 4.6 mm，5 μm），流动相为乙腈 - 0.1% 磷酸（19∶81），检测波长为 338 nm，体积流量为 1 ml/min，柱温为 30 ℃，进样量为 20 μl。

(4) 对照品溶液的配制

精密称取牡荆素木糖苷对照品 10.754 6 mg，置于 2 ml 容量瓶中，用 30% 甲醇溶液定容，配制成 5.377 3 mg/ml 的对照品母液，即得。

(5) 线性关系

精密量取“对照品溶液的配制”项下牡荆素木糖苷对照品母液 1 ml，置于 10 ml 量瓶中，30% 甲醇溶液定容，配制成 0.537 7 mg/ml 对照品溶液。精密吸取 1 μl、3 μl、6 μl、9 μl、12 μl、15 μl、20 μl，在色谱条件下分别进样检测，以牡荆素木糖苷的峰面积为纵坐标（$Y$），进样量为横坐标（$X$）绘制标准曲线，得到回归方程 $Y = 857.96X - 14.405$，$r = 0.999\ 4$，表明牡荆素木糖苷在 0.537 7 ~ 10.754 μg 范围内线性关系良好。

(6) 精密度试验

精密吸取牡荆素木糖苷对照品溶液（0.166 4 mg/ml）20 μl，在色谱条件下检测，重复进样 6 次。结果，牡荆素木糖苷峰面积 RSD 为 0.37%，表明仪器精密度良好。

(7) 检测限及定量限

精密吸取 0.166 4 mg/ml 对照品溶液 1 ml，稀释成相应的倍数，在色谱条件下检测。结果，对照品峰与仪器噪声峰的峰高之比约为 10∶1 时，定量限为 0.004 2 μg；对照品峰与仪器噪声峰的峰高之比约为 3∶1 时，检测限为 0.001 4 μg。

(8) 稳定性试验

精密称取 1 月份木菠萝叶粉末 2.00 g，按“供试品溶液的制备”项下方法制备供试品溶液，分别于 0 h、4 h、8 h、12 h、16 h、24 h 在色谱条件下检测。结果，牡荆素木糖苷峰面积 RSD 为0.82%，表明供试品溶液在24 h内稳定。

（9）重复性试验

精密称取4月份木菠萝叶粉末6份，每份2.00 g，按“供试品溶液的制备”项下方法制备供试品溶液，在色谱条件下检测。结果，牡荆素木糖苷峰面积 RSD 为1.99%，表明该方法重复性良好。

（10）加样回收率试验

精密称取含有量已知的4月份木菠萝叶粉末6份，每份1.00 g，分别置于50 ml具塞锥形瓶中。另取牡荆素木糖苷对照品适量，30%甲醇制成0.607 6 mg/ml对照品溶液。每份样品分别精密加入上述对照品溶液1 ml和30%甲醇溶液19 ml，按“供试品溶液的制备”项下方法制备供试品溶液，在色谱条件下检测，计算回收率，该方法的回收率良好。

（11）样品含有量的测定

按“供试品溶液的制备”项下方法制备供试品溶液，在色谱条件下检测，结果见表2-75和图2-48。

表2-75　不同样品中牡荆素木糖苷的含有量（$n=2$）

| 样品 | 含有量/（$mg \cdot g^{-1}$） |
|---|---|
| 1月 | 1.127 4 |
| 2月 | 0.706 6 |
| 3月 | 0.847 3 |
| 4月 | 0.605 5 |
| 5月 | 1.665 2 |
| 6月 | 1.743 2 |
| 7月 | 1.612 9 |
| 8月 | 1.930 7 |
| 9月 | 2.212 9 |
| 10月 | 2.513 4 |
| 11月 | 3.377 3 |
| 12月 | 3.591 2 |
| 嫩叶（1月） | 0.324 5 |
| 老叶（1月） | 1.743 1 |
| 黄色落叶（1月） | 4.034 5 |
| 种子 | — |
| 果皮 | — |
| 果肉 | — |
| 茎枝 | — |

注：“—”表示未检测到牡荆素木糖苷。

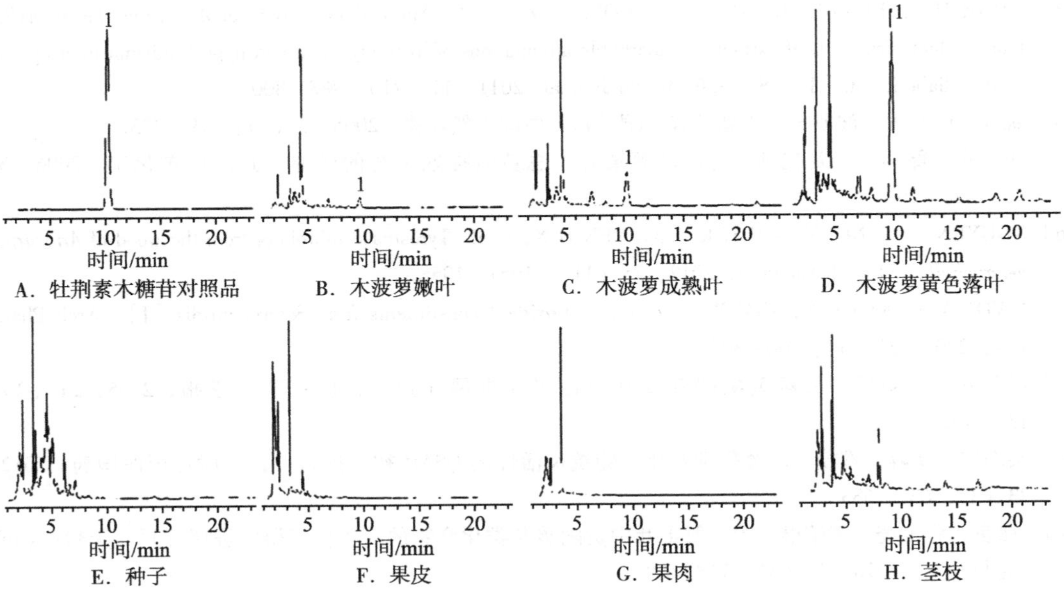


1. 牡荆素木糖苷。

**图 2-48　HPLC 色谱图**

## （三）讨论

1）牡荆素木糖苷是二糖黄酮碳苷，为首次从木菠萝叶及桑科植物中分离得到的化合物。前期课题组发现，木菠萝叶的极性部位具有良好的降血脂活性，而牡荆素木糖苷是其中主要的黄酮苷类化合物，故可能是降血脂活性成分之一。鉴于大部分黄酮碳苷都具有良好的药理活性[8-10]，牡荆素木糖苷的药理活性亟待进一步深入研究和开发利用。

2）在 1～12 月份的木菠萝叶中，牡荆素木糖苷的含有量为 0.605 5～3.591 2 mg/g，其中 4 月份最低，而 12 月份最高，随着月份增加有上升趋势，12 月份的比 4 月份的增加了约 5 倍。在对同一月份（1 月份）分别采集的嫩叶、成熟叶、黄色落叶进行含有量测定时，发现叶子生长时间越长，该化合物含有量越大，而且在黄色落叶中含有量最高，可能是因为其中的糖类、果胶类等营养成分流失，牡荆素木糖苷被高度富集。而且，一年中的 2～4 月份是春季，木菠萝树上的嫩叶偏多，成熟叶偏少，这也从另一个方面解释了这几个月木菠萝叶中牡荆素木糖苷含有量较低的原因。另外，木菠萝的茎枝、果皮、果肉、种子中均未检测到该化合物。由此可见，牡荆素木糖苷主要分布在木菠萝叶中，尤其是老叶和落叶，这也和银杏叶、荔枝叶等叶类药材中黄酮的合成积累过程相似[11-13]。

## 参考文献

[1] 毛琪，叶春海，李映志，等. 菠萝蜜研究进展［J］. 中国农学通报，2007，23（3）：439-443.

[2] BALIGA M S，SHIVASHANKARA A R，HANIADKA R，et al. Phytochemistry，nutritional and pharmacological properties of *Artocarpus heterophyllus* Lam（jackfruit）：a review［J］. Food Res Int，2011，44（7）：1800-1811.

[3] OMAR H S, EI－BESHBISHY H A, MOUSSA Z, et al. Antioxidant activity of *Artocarpus heterophyllus* Lam. (Jack Fruit) Leaf extracts: remarkable attenuations of hyperglycemia and hyperlipidemia in streptozotocin－diabetic rats [J]. Scientific World Journal, 2011, 11 (71): 788－800.

[4] 姚胜，闵知大. 波罗蜜叶中新的查耳酮 [J]. 中国天然药物，2005，3 (4)：219－223.

[5] 汪洪武，鲁湘鄂，刘艳清，等. 菠萝蜜叶中总黄酮提取工艺的研究 [J]. 广东化工，2006，33 (8)：26－29.

[6] NGUYEN N T, NGUYEN M H K, NGUYEN H X, et al. Tyrosinase inhibitors from the wood of *Artocarpus heterophyllus* [J]. J Nat Prod, 2012, 75 (11): 1951－1955.

[7] KWON Y S, KIM E Y, KIM W J, et al. Antioxidant constituents from Setaria viridis [J]. Arch Pharm Res, 2002, 25 (3): 300－305.

[8] 吴新安，赵毅民. 天然黄酮碳苷及其活性研究进展 [J]. 解放军药学学报，2005，21 (2)：135－138.

[9] 吴新安，秦峰，都模琴. 黄酮碳苷化合物抗炎活性的 QSAR 初步探讨 [J]. 时珍国医国药，2012，23 (3)：632－633.

[10] 张良，张玉奎，戴荣继，等. 射干叶中黄酮碳苷类化合物的药理作用研究进展 [J]. 天然产物研究与开发，2010，22 (4)：728－730.

[11] 管玉民，王健，尤慧莲，等. 气候、季节、树龄对银杏叶总黄酮含量的影响 [J]. 中成药，2000，22 (5)：368－370.

[12] 赵文华，宋晓红，李珺，等. 不同季节元宝枫叶中的三种黄酮苷元的含量测定 [J]. 中成药，2005，27 (5)：574－577.

[13] 彭新生，周艳星，田圆，等. 不同采收期荔枝叶中总黄酮含量的变化 [J]. 广东医学院学报，2013，31 (5)：513－515.

（潘小姣，韦海红，邓家刚，韦志英，樊柳园）

# 第三章 药理作用与机制研究

## 第一节 甘蔗叶

### 一、甘蔗叶的药效学初步研究

甘蔗为禾本科植物的茎秆，广植于温带及热带地区，我国南方各地均有栽培[1]。中医认为，甘蔗味甘，性凉，有清热生津、润燥解酒的功效，可用于心烦口渴、反胃呕吐、肺燥咳嗽、大便秘结等[1-2]。甘蔗叶为甘蔗收获后的副产品，产量很大，除含有大量叶绿素外，还含有维生素 C、乌头酸、甘蔗多糖等多种化学成分[1,3-4]。每年我国南方地区的甘蔗叶产量高达数千万吨，但大量的甘蔗叶并未得到充分利用，除少部分作为动物饲料外，大部分被蔗农就地焚烧，造成了资源浪费并严重污染了环境。近年虽然有研究者在甘蔗叶的合理利用方面做了一些研究工作，并取得了一定成果[5-7]，但未见甘蔗叶药用方面的报道。基于上述背景，笔者采用连续稀释法对甘蔗叶水提物进行了体外抗菌实验，采用四氧嘧啶诱导的化学性糖尿病模型进行降血糖试验，现将结果报道如下。

#### （一）材料

**1. 仪器**

TU－1901 双光束紫外可见分光光度计（北京普析通用仪器有限公司）；玻璃毛细管[120 mm×(0.9～1.1 mm)，四川成都华西医科大学仪器厂（现成都市川华达科学仪器厂）]；16K（16 000 r/min）台式离心机（珠海黑马医学仪器有限公司）；HH－8 数显恒温水浴锅（常州国华电器有限公司）；艾本德 10 000 μl、10 μl 移液器（德国）；0.5 号麦氏比浊管；无菌试管与平皿；刻度吸管；加样器。

**2. 药材与试剂**

甘蔗叶采自广西南宁武鸣区锣圩镇；盐酸二甲双胍肠溶片（河北天成药业有限公司，批号：08010901）；四氧嘧啶（美国西格玛奥德里奇公司，进口分装，货号：A7413－5g）；血糖葡萄糖氧化酶（GOD－PAP）法检测试剂盒［四川迈克科技有限责任公司（现四川迈克生物科技股份有限公司），批号：0108081］。

**3. 菌种及培养**

金黄色葡萄球菌（ATCC25923）、大肠埃希菌（GIM2.169）、白假丝酵母菌（GIM2.169）

均由广东省微生物菌种保藏中心提供。水解酪蛋白 Mueller－Hinton、MH 肉汤和沙氏琼脂培养基由北京陆桥技术有限责任公司提供。实验菌种金黄色葡萄球菌和大肠埃希菌经传代纯培养后，取 1 接种环菌种接种于 M－H 肉汤培养基中，置 37 ℃恒温箱培养 6 h，经比浊法测定细胞数为 $1.0\times10^{9}$ CFU/ml，稀释至 $1.0\times10^{6}$ CFU/ml 为工作浓度。通过倾注平板法计数，实验中每毫升液体培养基加入 0.1 ml 细菌液，37 ℃恒温培养 24 h，计数后为最终实验浓度，其中，金黄色葡萄球菌为 $3.6\times10^{5}$ CFU/ml，大肠埃希菌为 $3.1\times10^{5}$ CFU/ml。白假丝酵母菌经传代纯培养后用生理盐水调配成浓度为 $1.0\times10^{7}$ CFU/ml 的工作菌液。

4. 动物

昆明种（KM）小鼠，SPF 级，由广西壮族自治区食品药品检验所实验动物中心提供，生产许可证号：SCXK（桂）2003－0001。

## （二）方法与结果

### 1. 体外抗菌试验

（1）甘蔗叶水提物的制备

取甘蔗叶粗粉适量，用蒸馏水煎煮，滤过，滤渣用蒸馏水清洗 3 次，滤过，合并滤液。滤液再用布氏漏斗垫双层滤纸抽滤，得到的滤液为甘蔗叶水提液。浓缩，过滤，定容，得浓度为 2.0 g/ml 的甘蔗叶水提液。

（2）液体稀释法

将甘蔗叶水提液用 M－H 肉汤培养基倍比稀释为 9 管，使 M－H 肉汤培养基的含药浓度分别为 1 000.00 mg/ml、500.00 mg/ml、250.00 mg/ml、125.00 mg/ml、62.50 mg/ml、31.25 mg/ml、15.63 mg/ml、7.81 mg/ml、3.91 mg/ml。第 10 管不加药液，作为对照管。各管加入 100 μl 金黄色葡萄球菌菌液（$1.0\times10^{7}$ CFU/ml）或大肠埃希菌菌液（$1.0\times10^{7}$ CFU/ml），置 35 ℃培养 24 h，以不出现肉眼可见生长的最低药物浓度为该药的最小抑菌浓度（MIC）。结果见表 3－1。

表 3－1　甘蔗叶水提物的抑菌实验（液体稀释法）

| 编号 | 浓度/（$mg\cdot ml^{-1}$） | 金黄色葡萄球菌 | 大肠埃希菌 |
|---|---|---|---|
| 1 | 1 000.00 | － | － |
| 2 | 500.00 | － | + |
| 3 | 250.00 | － | + |
| 4 | 125.00 | － | + |
| 5 | 62.50 | + | + |
| 6 | 31.25 | + | + |
| 7 | 15.63 | + | + |
| 8 | 7.81 | + | + |
| 9 | 3.91 | + | + |
| 10 | 无药对照管 | + | + |

注："+"示有细菌生长，"－"示无细菌生长。

（3）琼脂稀释法

取10个无菌平皿，依次编号。分别将甘蔗叶水提物用沙氏琼脂（冷却至50 ℃）稀释至浓度为200 mg/ml、160 mg/ml、120 mg/ml、80 mg/ml、40 mg/ml、20 mg/ml、10 mg/ml、5 mg/ml、2 mg/ml、0 mg/ml混匀。待琼脂凝固后，向各平板点种白假丝酵母菌（$1.0 \times 10^7$ CFU/ml）2 μl/点，直径5～8 mm。将平板置30 ℃培养36 h，以完全抑制白假丝酵母菌生长的最低浓度为该药的MIC。结果见表3－2。

**表3－2　甘蔗叶水提物的抑菌实验（琼脂稀释法）**

| 编号 | 浓度/（$mg \cdot ml^{-1}$） | 白假丝酵母菌 |
|---|---|---|
| 1 | 200 | + |
| 2 | 160 | + |
| 3 | 120 | + |
| 4 | 80 | + |
| 5 | 40 | + |
| 6 | 20 | + |
| 7 | 10 | + |
| 8 | 5 | + |
| 9 | 2 | + |
| 10 | 无药对照管 | + |

注："+"示有细菌生长。

由表3－1、表3－2可见，甘蔗叶水提物对大肠埃希菌、金黄色葡萄球菌、白假丝酵母菌的MIC分别为1 000 mg/ml、125 mg/ml及>200 mg/ml。

2. 降血糖试验

（1）甘蔗叶水提物的制备

取新鲜（紫色果蔗）甘蔗叶晒干，打成粗粉，用纱布包裹，置锅中加10倍量水浸泡30 min后，煮沸60 min，过滤，药渣分别加8倍、6倍量的水重复提取2次，共提取3次，合并3次滤液，浓缩至一定量时改用水浴加热，浓缩至5.5 g（生药）/ml，备用。

（2）实验性四氧嘧啶糖尿病小鼠模型的建立[8－10]

取正常KM小鼠一批，体重20～25 g，雌雄兼用，禁食不禁水12 h后，将新配制的0.65%的四氧嘧啶生理盐水溶液按65 mg/kg的剂量进行尾静脉注射，72 h后，禁食不禁水8 h，检测禁食12 h的血糖值，剔除造模不成功的小鼠（血糖值小于5.5 mmol/L）。

（3）动物分组及给药

取造模成功的小鼠随机分为5组，每组14只，即模型组（给予等容量生理盐水），阳性对照组（二甲双胍 750 mg/kg），甘蔗叶水提物高、中、低（30 g/kg、15 g/kg、7.5 g/kg）3 个剂量组。另取同批的正常小鼠 14 只作为空白对照组（给予等容量生理盐水）。给药组灌胃给药，每天 1 次，连续 21 天。给药后分别于第 7、第 14、第 21 天检测血糖值。测血糖前禁食不禁水 8 h，接着给药后继续禁食不禁水 2 h 再采血测定。

（4）血糖的测定

选取空腹血糖在（13.05 ±7.23）mmol/L 间的高血糖小鼠，用 0.9 ~1.1 mm 内径的玻璃毛细管从小鼠眼眶静脉丛取血，置室温待血液凝固，3 500 r/min 离心 10 min，分离血清，取血清 10 μl，按葡萄糖试剂盒的操作步骤与方法，于 505 nm 处测定吸光度。结果见表 3-3。

**表 3-3　甘蔗叶水提物对高血糖小鼠血糖的影响（$\bar{x} \pm s$）**

| 组别 | 动物数 | 剂量/（g · kg⁻¹） | 给药前血糖值/（mmol · L⁻¹） | 给药后血糖值/（mmol · L⁻¹） | | |
|---|---|---|---|---|---|---|
| | | | | $d_7$ | $d_{14}$ | $d_{21}$ |
| 空白组 | 14 | — | 3.04 ±0.55 | 4.44 ±1.53 | 2.97 ±1.16 | 3.27 ±1.55 |
| 模型组 | 14 | — | 12.33 ±7.32 | 22.86 ±19.12② | 14.20 ±9.49② | 16.39 ±14.08② |
| 二甲双胍组 | 12 | 0.75 | 14.30 ±9.14 | 6.16 ±3.05④⑥ | 4.07 ±3.46④⑥ | 6.02 ±4.04③⑤ |
| 甘蔗叶高剂量组 | 14 | 30.00 | 13.62 ±7.65 | 14.65 ±7.20 | 21.12 ±8.42 | 13.92 ±10.47 |
| 甘蔗叶中剂量组 | 14 | 15.00 | 12.50 ±6.19 | 16.61 ±7.04 | 14.82 ±7.45 | 23.43 ±10.10 |
| 甘蔗叶低剂量组 | 10 | 7.50 | 12.48 ±5.84 | 23.97 ±7.99 | 23.60 ±11.61 | 19.15 ±12.20 |

注：与空白组比较，① $P<0.05$，② $P<0.01$；与模型组比较，③ $P<0.05$，④ $P<0.01$；自身用药前后比较，⑤ $P<0.05$，⑥ $P<0.01$。

如表 3-3 所示，甘蔗叶水提物灌胃给药对四氧嘧啶所致的糖尿病小鼠模型无明显降低血糖的作用，与模型组比较，结果显示药后 7 天甘蔗叶高、中剂量组小鼠血糖升高缓慢，尤其是高剂量组作用较明显。

## （三）讨论

本实验采用连续稀释法进行甘蔗叶 MIC 的测定，对了解甘蔗叶有无抗菌作用、抗菌效果如何及确定甘蔗叶的用药剂量和研究甘蔗叶抗菌机制等方面具有重要意义。研究结果表明，甘蔗叶的水提物对金黄色葡萄球菌、大肠埃希菌均有一定的抑制作用，其中，对金黄色葡萄球菌的抑制作用比较明显，对白假丝酵母菌基本没有抑制作用。体外抗菌实验的环境与体内不同，因此还需进一步通过动物体内实验来证明该提取物的抗菌作用，本实验为甘蔗叶抗菌药用价值的研究奠定了基础。

## 参考文献

[1] 刘昔辉，杨荣仲，区惠平，等．甘蔗叶多糖的提取与含量测定［J］．安徽农业科学，2007，35（34）：10960.

[2] 古越．甘蔗食疗方［J］．食品与健康，2007（12）：33.

[3] 蒋瑾华，刘布鸣．紫外标准加入法测定甘蔗叶中的维C含量［J］．化工技术与开发，1991（3）：39－40．
[4] 钱正清．最新中药大辞典：第2卷［M］．北京：中国中医药出版社，2005：576－577．
[5] 徐美奕，关雄泰，许学军．甘蔗叶制取叶绿素铜钠盐的研究［J］．食品工业科技，2002（1）：59－60．
[6] 陈晓山，黄谷亮，周镇峰，等．蔗叶提取叶绿素试验［J］．广西轻工业，2005（5）：12－13．
[7] 占秋生．用甘蔗叶做基质露天栽培竹荪技术［J］．江西农业科技，2004（12）：31．
[8] 徐叔云，卞如濂，陈修．药理实验方法学［M］．3版．北京：人民卫生出版社，2002：1516－1519．
[9] 谢金鲜，李爱媛，周芳，等．苦瓜精粉对高血糖动物模型血糖影响的实验研究［J］．广西中医药，2005，28（3）：52－54．
[10] 陈奇．中药药理研究方法学［M］．2版．北京：人民卫生出版社，2006：819－820．

（邓家刚，侯小涛，李爱媛，吴 光，郭宏伟，周兰萍）

## 二、甘蔗叶多糖颗粒剂的降血糖作用

甘蔗叶为多年生禾本科植物甘蔗的尾叶，近年来研究发现甘蔗叶中含有多糖、有机酸、酚类及黄酮等多种化学成分[1-3]，在对甘蔗叶提取物的研究中证实了甘蔗叶醇提物具有一定的抑制血糖升高的作用[1]，因此，笔者以甘蔗叶粗多糖为主药，选取合适辅料制备多糖制剂，并进行降血糖实验，分别以中药消渴丸和二甲双胍作为阳性药对照组探讨甘蔗叶多糖颗粒剂对实验性糖尿病小鼠的降血糖作用。

### （一）材料

#### 1. 仪器

EPOCH BIOTEK全波长酶标仪；ST16R冷冻离心机（赛默飞世尔科技公司）；MCO－18AIC $CO_2$ 恒温培养箱；20 μl玻璃毛细管［120 mm×（0.9～1.1 mm），保定市满城玉山玻璃制品厂］；BCD－210DCM电冰箱（海尔电器有限公司）；艾本德1 000 μl、200 μl、10 μl移液器（德国）；1.5 ml离心管（恒因生物有限责任公司，批号：L0046905－5）；1.0 ml一次性无菌注射器（浙江欧健医用器材有限公司，批号：31080119）；96孔酶标板。

#### 2. 药材与试剂

甘蔗叶多糖颗粒剂由本课题组制备。链脲佐菌素（STZ，美国西格玛奥德里奇公司，批号：S030－1）；一水合柠檬酸（分析纯，西陇化工股份有限公司，批号：1205052）；二水合柠檬酸三钠（分析纯，西陇化工股份有限公司，批号：1202091）；纯净水（杭州娃哈哈集团有限公司，批号：20120423）；盐酸二甲双胍片（北京京丰制药有限公司，批号：120236）；消渴丸（广州中一药业有限公司）；氯化钠注射液（昆明市宇斯药业有限责任公司，批号：12022609）；GOD－PAP法测定试剂盒（长春汇力生物技术有限公司，批号：2012032）。

#### 3. 动物

KM小鼠（SPF），雌雄各半，体重（22±3）g，由广西医科大学实验动物中心提供，动物饲料由广西中医药大学动物实验中心提供。

## （二）方法与结果

### 1. 糖尿病小鼠造模[4]

将小鼠按体重进行随机分组，并标号，体重 18 ~ 24 g，雌雄各半，禁食 24 h，除正常组外，其余组腹腔注射 STZ 150 mg/kg［STZ 溶解于 0.1 mol/L 的柠檬酸/柠檬酸钠缓冲溶液（pH 4.2）中，现配现用，置于冰上，避光］。正常组小鼠腹腔注射等量上述缓冲液。72 h 后眼内眦采血（小鼠采血前禁食 12 h），用葡萄糖试剂盒测定小鼠空腹血糖（FBG），凡 FBG 大于 11 mmol/L 视为糖尿病动物模型。

### 2. 分组

将造模成功（FBG > 11 mmol/L）的小鼠随机分成 6 组，除二甲双胍组 11 只外，其余每组 14 只。

### 3. 血糖的测定

小鼠测血糖前禁食 12 h。取血后，血样品 3 500 r/min 离心 10 min 分离血清，样品管取血清 2 μl，标准管各取工作液 2 μl，空白管取超纯水 2 μl。各取葡萄糖试剂盒 R 试剂 A、B 等体积混合，各管分别加入 200 μl，放入 37 ℃恒温箱中反应 10 min，取出，用酶标仪在 505 nm 处测量吸光度，计算各管中的血糖浓度。

### 4. 给药

灌胃给药（高剂量组给药剂量为 10 g/kg，中剂量组给药剂量为 5 g/kg，低剂量组给药剂量为 2.5 g/kg，二甲双胍组给药剂量为 0.6 g/kg，消渴丸组给药剂量为 0.65 g/kg[5]），每天 1 次，连续给药 14 天，每隔 3 天进行体重称量。药后第 7、第 14 天取血，测血糖值，并统计各组小鼠的死亡率。

### 5. 对 STZ 所致糖尿病小鼠的一般状况的影响

造模前小鼠精神状态好，饮水、进食及大小便皆正常，造模成功后小鼠出现精神萎靡、形体消瘦、毛色暗淡不整、大小便明显增多、且多饮多食等症状。灌胃给药后各剂量组和阳性药组相对于模型组来说状态有较明显的改善。

### 6. 给药过程中各组小鼠的死亡情况

实验中，小鼠未出现大量死亡的情况，雌性模型组在第 14 天死亡 1 只，雄性高剂量组自第 6 天死亡 1 只后未有小鼠死亡，雌性高剂量组在给药第 5、第 10、第 13 天分别死亡 1 只，其他组小鼠均未出现死亡情况。

### 7. 统计学分析

所用指标以 $\bar{x} \pm s$ 表示，统计分析采用 $t$ 检验，以 $P < 0.05$ 作为显著性差异的标准，$P < 0.01$ 为差异极显著。比较各给药组与模型组之间、药物高中低剂量组与阳性药组之间的差异。

### 8. 药物对 STZ 所致糖尿病小鼠血糖的影响

药物对 STZ 所致糖尿病小鼠血糖的影响见表 3 - 4。

**表 3-4　对 STZ 所致糖尿病小鼠血糖的影响**

| 组别 | 动物数 | 剂量/（g·$kg^{-1}$） | 血糖/（mmol·$L^{-1}$） | | |
|---|---|---|---|---|---|
| | | | 造模后 $d_0$ | 造模后 $d_7$ | 造模后 $d_{14}$ |
| 正常组 | 10 | — | 9.07±1.07 | 6.39±1.44 | 5.00±1.00 |
| 模型组 | 14 | — | 13.30±2.00② | 13.71±3.01② | 18.19±3.41② |
| 二甲双胍组 | 11 | 0.6 | 15.46±3.17② | 13.12±2.92② | 10.32±2.82②④ |
| 消渴丸治疗组 | 14 | 0.65 | 15.67±2.70① | 16.08±3.58①② | 15.46±3.42①② |
| 多糖颗粒剂高剂量组 | 14 | 10 | 13.91±3.35① | 14.25±3.50① | 15.12±3.41①② |
| 多糖颗粒剂中剂量组 | 14 | 5 | 14.48±2.36① | 16.18±1.27①② | 14.62±2.00①③ |
| 多糖颗粒剂低剂量组 | 14 | 2.5 | 14.37±1.65① | 15.07±2.30① | 13.46±2.98①③ |

注：与正常组比较，①$P<0.01$；与模型组比较，②$P<0.05$，③$P<0.01$。

表3-4结果表明，多糖颗粒剂与两种阳性药小鼠灌胃给药对 STZ 所致糖尿病小鼠有不同程度的血糖抑制作用，但是各组较正常组血糖值仍有显著升高（$P<0.01$）。

造模给药7天后，中剂量组较模型组有统计学意义（$P<0.05$），阳性药组较模型组有统计学意义（$P<0.05$），高剂量组和低剂量组较模型组无统计学意义，高、中、低剂量组相比阳性药组无统计学意义，高、中、低剂量组组间相比无统计学意义。

造模给药14天后，高剂量组较模型组有统计学意义（$P<0.05$），而中、低剂量组相比模型组有极显著差异（$P<0.01$），多糖颗粒剂各剂量组较阳性药组无统计学意义，阳性药组较模型组有统计学意义（$P<0.05$），高、中、低剂量组组间相比无统计学意义。

各剂量组给药7、14天与造模成功的该组小鼠的血糖相比，除中剂量组有统计学意义（$P<0.05$）外，其余均无统计学意义。

## 9. 药物对 STZ 所致糖尿病小鼠体重的影响

药物对 STZ 所致糖尿病小鼠体重的影响见表3-5。

**表 3-5　对 STZ 所致糖尿病小鼠体重的影响**

| 组别 | 动物数 | 剂量/（g·$kg^{-1}$） | 体重/g | | | | |
|---|---|---|---|---|---|---|---|
| | | | 造模前 | 造模后 $d_4$ | 造模后 $d_7$ | 造模后 $d_{11}$ | 造模后 $d_{14}$ |
| 正常组 | 10 | — | 20.19±0.77 | 31.12±5.32 | 33.58±6.26 | 34.44±6.93 | 34.11±7.20 |
| 模型组 | 14 | — | 20.26±1.75 | 24.82±2.76① | 25.15±3.13① | 20.53±3.85① | 26.28±3.23① |
| 二甲双胍组 | 11 | 0.6 | 20.46±1.40 | 22.89±3.00① | 23.43±2.92① | 23.53±2.64① | 24.37±3.36① |
| 消渴丸组 | 14 | 0.65 | 20.38±1.60 | 23.69±3.29① | 24.09±3.41① | 24.02±3.35① | 24.69±3.74① |
| 多糖颗粒剂高剂量组 | 14 | 10 | 22.03±2.87 | 24.59±4.24① | 24.55±4.02① | 22.38±6.07① | 23.81±3.18① |
| 多糖颗粒剂中剂量组 | 14 | 5 | 20.75±1.72 | 24.80±3.40① | 24.89±3.09① | 24.42±3.28①② | 25.85±3.85① |
| 多糖颗粒剂低剂量组 | 14 | 2.5 | 20.29±1.82 | 24.40±3.68① | 24.01±5.22① | 23.23±4.94① | 25.04±4.15① |

注：与正常组比较，①$P<0.01$；与模型组比较，②$P<0.01$。

表3－5结果显示，造模后各给药组与正常组小鼠对比，体重均有下降趋势。各组在造模给药后的体重均较正常组有显著性降低（$P<0.01$）。

造模给药后11天，多糖颗粒剂中剂量组较模型对照组体重有增加趋势（$P<0.01$），其他各给药组小鼠体重与模型组比较无显著性差异。

## （三）讨论

1）由实验结果可知，STZ所致糖尿病小鼠相对于正常小鼠血糖有明显的升高，而多糖颗粒剂高、中、低剂量组及中药消渴丸组与模型组对比均有不同程度的抑制血糖升高的作用，多糖颗粒剂中剂量组与中药消渴丸组效果相当。除二甲双胍组外，各给药组小鼠在给药第7天后都有不同程度的血糖升高，考虑为药物在短时间内未有降低血糖的效果。给药第14天后，相比给药第7天后开始呈现不同程度的血糖降低，而中、低剂量组相对于高剂量组有更明显的降血糖效果，西药二甲双胍组相对于中药消渴丸组呈现出良好的降血糖效果。对于体重的影响，各给药组和模型组相对于正常组小鼠体重有明显的下降趋势，但是在给药后各给药组和模型组体重没有显著差异，多糖颗粒剂、二甲双胍和中药消渴丸对于STZ所致糖尿病小鼠的体重无明显影响。

2）从以上结果可以看出，甘蔗叶多糖颗粒剂的抑制血糖升高效果与中药消渴丸相当，而中药与西药相比，其优势是副作用小，相对于西药在治疗中的局限性，中医药在调控血糖方面具有很大的优势和潜力，本实验对于进一步研究甘蔗叶多糖的降血糖机制和制剂的开发有着良好的参考价值。

### 参考文献

[1] 侯小涛，邓家刚，李爱媛，等．甘蔗叶不同提取物对3种糖尿病模型的降血糖作用［J］．华西药学杂志，2011，26（5）：451－453.

[2] 吴建中，欧仕益，汪勇．甘蔗叶中黄酮类物质的提取及其抗氧化性研究［J］．现代食品科技，2009，25（2）：165－167.

[3] 刘昔辉，杨荣仲，区惠平，等．甘蔗叶多糖的提取与含量测定［J］．安徽农业科学，2007，35（34）：10960，11035.

[4] 徐叔云，卞如濂，陈修．药理实验方法学［M］．3版．北京：人民卫生出版社，2002：1516－1519.

[5] 李海芳，朱毅忠，叶青，等．金连降糖胶囊降糖作用的实验研究［J］．中成药，2008，30（6）：913－914.

（侯小涛，刘　鹏，邓家刚，黄慧学）

## 三、甘蔗叶不同提取物对3种糖尿病模型的降血糖作用

甘蔗的药用历史久远[1]，我国南方各地均有栽培甘蔗。但历代中医药文献中关于甘蔗叶的药用价值鲜有记载。甘蔗叶中含有多糖、有机酸、酚类及黄酮等多种化学成分，并具有抗菌、降血糖、抗肿瘤等药理作用[2-4]。现采用甘蔗叶不同提取物，对由肾上腺素引起的高血糖小鼠模型、四氧嘧啶所致糖尿病小鼠模型和STZ所致糖尿病小鼠模型进行了降血

糖试验。

## （一）材料

### 1. 仪器

TU－1901 双光束紫外可见分光光度计（北京普析通用仪器有限公司）。

### 2. 药材与试剂

甘蔗叶采自广西南宁市青秀区五合村定禁坡，经宁小青高级实验师鉴定为台糖 22 号甘蔗的叶，晒干至恒重，粉碎成粗粉，密封备用。盐酸二甲双胍肠溶片（河北天成药业有限公司，批号：08010901）；四氧嘧啶（美国西格玛奥德里奇公司，批号：CAS2244－11－3，057k1512）；盐酸肾上腺素注射液（天津金耀氨基酸有限公司，批号：0507021）；STZ（美国 4301B Valley Blod Los Angeles CA，批号：18883－66－4）；血糖 GOD－PAP 法检测试剂盒［四川迈克科技有限责任公司（现四川迈克生物科技股份有限公司），批号：0608111］。

### 3. 动物

普通级 KM 小鼠（广西中医药大学实验动物中心，合格证号：桂医动字第 11004 号），20～25 g，雌雄兼用。

## （二）方法与结果

### 1. 甘蔗叶提取物的制备

取适量甘蔗叶粗粉，加入 8～10 倍量纯净水浸渍 1 h，加热沸腾 1 h，重复提取 4 次，合并，浓缩，得水提浸膏（1 g 干浸膏相当于 5.39 g 生药）。取适量甘蔗叶粗粉，分别加入 10 倍量 30%、50% 乙醇，反复多次回流提取、浓缩、过滤直至滤液澄清无色，合并滤液，浓缩，得 30% 乙醇浸膏（1 g 干浸膏相当于 5.08 g 生药）、50% 乙醇浸膏（1 g 干浸膏相当于 6.27 g 生药）。取适量甘蔗叶粗粉，加入 10 倍量 70% 乙醇，反复多次回流提取，合并滤液，浓缩，得浸膏，浸膏用硅胶拌样，依次用石油醚、乙酸乙酯和正丁醇提取，减压浓缩，回收溶剂，分别得到石油醚提取物、乙酸乙酯提取物和正丁醇提取物（1 g 干浸膏分别相当于 63.29 g、44.56 g、32.32 g 生药）。

### 2. 对肾上腺素所致高血糖小鼠血糖的影响[5－6]

取 KM 小鼠，随机均分为 9 组，即空白对照组、模型组（给予等容量生理盐水）、阳性对照组（二甲双胍 750 mg/kg）及甘蔗叶各种提取物组（给药剂量均为 40 g/kg，灌胃给药 0.02 g/ml，每天 1 次，连续 10 天）。于末次给药前禁食不禁水 8 h，给药后禁食不禁水 2 h，造模前取血 1 次。随即腹腔注射 0.5 mg/kg 肾上腺素，30 min 后取血，分别测定药物对正常血糖和急性高血糖模型的影响。取血采用 0.9～1.1 mm 内径的玻璃毛细管，从小鼠眶静脉丛取血 0.15 ml，置室温待血液凝固，以 3 500 r/min 离心 10 min，分离血清，取血清 10 μl，按血糖 GOD－PAP 法检测试剂盒的操作步骤与方法，于 505 nm 处测定吸光度。结果见表 3－6。

**表3-6 甘蔗叶提取物对肾上腺素所致糖尿病小鼠血糖的影响（$\bar{x} \pm s$）**

| 组别 | 动物数 | 血糖/（mmol·L⁻¹）造模前 | 血糖/（mmol·L⁻¹）造模后 |
|---|---|---|---|
| 空白组 | 11 | — | 5.62±1.14 |
| 模型组 | 11 | 5.45±0.98 | 23.39±4.22① |
| 二甲双胍组 | 10 | 4.23±0.52① | 15.81±4.41③ |
| 水提物组 | 11 | 5.01±0.81 | 19.05±4.36② |
| 50%醇提物组 | 10 | 5.27±1.06 | 16.61±4.95③ |
| 30%醇提物组 | 11 | 6.52±0.86 | 20.01±2.54② |
| 石油醚提取物组 | 10 | 4.53±1.62 | 17.07±5.02③ |
| 乙酸乙酯提取物组 | 11 | 5.74±1.01 | 20.63±4.18 |
| 正丁醇提取物组 | 11 | 4.29±0.83 | 17.71±3.45③ |

注：与空白组比较，①$P<0.01$；与模型组比较，②$P<0.05$，③$P<0.01$。

表3-6结果显示：小鼠腹腔注射肾上腺素后，血糖浓度与正常组比较明显升高（$P<0.01$）。各用药组除阳性对照组外，对造模前小鼠血糖无明显影响；而对肾上腺素所致的高血糖模型小鼠，水提物、30%醇提物、50%醇提物、石油醚提取物、正丁醇提取物均具有抑制血糖升高的作用，且与模型组比较具有显著性差异（$P<0.01$，$P<0.05$）。

### 3. 对四氧嘧啶所致糖尿病小鼠血糖的影响[3-5,7]

取正常KM小鼠，禁食不禁水12 h后，尾静脉注射临时配制的四氧嘧啶生理盐水溶液60 mg/kg，进行造模。尾静脉注射72 h后，禁食不禁水8 h，从小鼠眶静脉丛取血，置室温待血液凝固，以3 500 r/min离心10 min，分离血清，取血清10 μl，采用GOD-PAP法测定小鼠的血糖值。

取空腹血糖在10 mmol/L以上的合格小鼠，随机分为8组，即模型组（给予等容量生理盐水），阳性对照组（二甲双胍600 mg/kg），甘蔗叶各种提取物组（剂量均为40 g/kg，灌胃给药0.02 g/ml）；另取同批的正常小鼠15只作为空白对照组（给予等容量生理盐水），灌胃给药，每天1次，连续21天。给药后分别于第7、第14、第21天检测血糖值。每次测血糖前禁食不禁水8 h，给药后继续禁食不禁水2 h后取血测定。结果见表3-7。

**表3-7 台糖22号甘蔗叶提取物对四氧嘧啶所致糖尿病小鼠血糖的影响（$\bar{x} \pm s$）**

| 组别 | 动物数 | 剂量/（g·kg⁻¹） | 给药前血糖值/（mmol·L⁻¹） | 给药后血糖值/（mmol·L⁻¹）$d_7$ | $d_{14}$ | $d_{21}$ |
|---|---|---|---|---|---|---|
| 空白组 | 15 | — | 3.34±0.70 | 4.55±1.30 | 6.51±1.20 | 5.13±1.20 |
| 模型组 | 16 | — | 24.32±8.67② | 19.34±7.82① | 16.16±6.09② | 17.98±8.12① |
| 二甲双胍组 | 15 | 0.6 | 24.39±8.61 | 3.43±3.68③⑤ | 5.52±3.08③⑤ | 1.45±1.54③⑤ |
| 水提物组 | 19 | 40.0 | 25.21±6.74 | 17.96±6.59⑤ | 19.60±4.35④ | 11.75±5.77⑤ |
| 50%醇提物组 | 18 | 40.0 | 24.13±4.56 | 15.73±3.63⑤ | 17.91±7.06⑤ | 17.51±5.64⑤ |

续表

| 组别 | 动物数 | 剂量/(g·kg⁻¹) | 给药前血糖值/(mmol·L⁻¹) | 给药后血糖值/(mmol·L⁻¹) | | |
|---|---|---|---|---|---|---|
| | | | | $d_7$ | $d_{14}$ | $d_{21}$ |
| 30%醇提物组 | 19 | 40.0 | 23.79±6.35 | 17.50±7.72⑤ | 18.67±4.77④ | 15.18±5.38⑤ |
| 石油醚提取物组 | 18 | 40.0 | 24.33±4.44 | 15.35±8.55⑤ | 17.60±4.53⑤ | 16.60±5.53⑤ |
| 乙酸乙酯提取物组 | 18 | 40.0 | 25.12±6.37 | 17.24±9.14⑤ | 18.55±4.66④ | 16.55±5.56 |
| 正丁醇提取物组 | 18 | 40.0 | 24.55±5.42 | 18.52±11.97④ | 19.91±6.96 | 19.06±5.92 |

注：与空白组比较，①$P<0.05$，②$P<0.01$；与模型组比较，③$P<0.01$；用药前后自身比较，④$P<0.05$，⑤$P<0.01$。

表3-7显示：小鼠灌胃给药台糖22号甘蔗叶各种溶剂提取物对四氧嘧啶所致的糖尿病模型小鼠有不同程度的抑制血糖升高的作用，各给药组与模型组比较及各给药组自身给药前后比较均有显著性差异（$P<0.01$，$P<0.05$）。

### 4. 对STZ所致糖尿病小鼠血糖的影响[5,8]

选合格小鼠，分为9组，禁食24 h，正常组腹腔注射生理盐水0.01 g/ml，其余组腹腔注射STZ 150 mg/kg，48 h（禁食12 h）后于小鼠眶静脉丛取血，置室温下待血液凝固，以3 500 r/min离心10 min，分离血清。取血清10 μl，采用GOD-PAP法测血糖值。取空腹血糖值大于8 mmol/L的合格小鼠一批，随机分成8组，即模型组（给予等容量生理盐水）、阳性对照组（二甲双胍600 mg/kg）、甘蔗叶各种提取物组（40 g/kg，灌胃容量为0.02 g/ml），每组10～12只；另取同批正常小鼠10只作为空白对照组（给予等容量生理盐水）灌胃给药，每天1次，连续21天，于给药后第7、第14、第21天从小鼠眶静脉丛取血，置室温下待血液凝固，以3 500 r/min离心10 min，分离血清。取血清10 μl，空白1、2管各取超纯水10 μl，采用GOD-PAP法测定小鼠的血糖值（表3-8）。

**表3-8　甘蔗叶提取物对STZ所致糖尿病小鼠血糖的影响（$\bar{x}\pm s$）**

| 组别 | 动物数 | 剂量/(g·kg⁻¹) | 血糖/(mmol·L⁻¹) | | | |
|---|---|---|---|---|---|---|
| | | | 造模后 $d_0$ | 造模后 $d_7$ | 造模后 $d_{14}$ | 造模后 $d_{21}$ |
| 空白组 | 10 | — | 5.51±0.74 | 5.92±1.21 | 5.89±0.72 | 6.88±1.17 |
| 模型组 | 10 | — | 21.62±11.85① | 26.07±6.36① | 27.35±6.45① | 28.19±12.97① |
| 二甲双胍组 | 11 | 0.6 | 21.26±9.09① | 13.54±7.89③④ | 14.48±7.43③ | 11.56±6.33③④ |
| 水提物组 | 12 | 40 | 21.87±9.74① | 16.19±7.96③ | 14.26±6.85③ | 17.86±10.68 |
| 50%醇提物组 | 12 | 40 | 21.97±9.83① | 16.17±4.64③ | 19.51±7.02② | 21.92±6.04 |
| 30%醇提物组 | 12 | 40 | 21.33±9.78① | 16.22±4.33③ | 19.11±6.82② | 20.11±5.84 |
| 石油醚提取物组 | 12 | 40 | 21.19±10.60① | 21.14±13.40 | 19.21±11.84 | 16.77±12.24 |
| 乙酸乙酯提取物组 | 12 | 40 | 21.63±10.92① | 19.35±8.01② | 20.98±6.77 | 21.88±7.79 |
| 正丁醇提取物组 | 12 | 40 | 21.47±10.12① | 20.35±8.68 | 22.72±13.41 | 26.83±10.52 |

注：与空白组比较，①$P<0.01$；与模型组比较，②$P<0.05$，③$P<0.01$；用药前后自身比较，④$P<0.05$。

表3-8显示：灌胃给药甘蔗叶水提物、30%醇提物、50%醇提物、乙酸乙酯提取物小鼠对STZ所致糖尿病小鼠的血糖均有不同程度的抑制血糖升高的作用，石油醚提取物组亦有降低血糖的趋势，但无统计学意义。各用药组自身比较无显著性差异。

## （三）讨论

肾上腺素作为影响血糖水平的重要激素之一，能促进肝糖原分解、肌糖原酵解、糖异生加速，从而升高血糖[9]。实验结果显示：甘蔗叶水提物等多种提取物能够抑制肾上腺素引起的小鼠血糖升高，由此推测甘蔗叶可能有抑制肝糖原分解、肌糖原酵解、糖异生的作用。利用四氧嘧啶选择性破坏胰岛β细胞建立糖尿病小鼠模型，观察甘蔗叶水提物、醇提物对模型小鼠血糖水平的影响，结果表明：小鼠灌胃给予甘蔗叶各种提取物，对四氧嘧啶所致的糖尿病模型小鼠有不同程度抑制血糖升高的作用。STZ是无色链霉菌属的发酵产物，亦能选择性损伤胰岛β细胞，引起实验性糖尿病。与四氧嘧啶引起的糖尿病不同，STZ引起的糖尿病高血糖反应较缓和，但引起小鼠高血糖的发生率较四氧嘧啶高，且一般不表现出自发性缓解，实验结果表明：水提物、50%醇提物、石油醚提取物对STZ所致的糖尿病模型小鼠有不同程度抑制血糖升高的作用。甘蔗叶为甘蔗种植的副产品，每年随着甘蔗的生长和成熟，除少部分作为动物饲料外，大部分被蔗农就地焚烧，造成资源的浪费并严重污染环境。甘蔗叶中含有多糖、有机酸、酚类及黄酮等成分[1]，资源丰富、价格低廉，将从甘蔗叶中分离出的有效降糖成分应用于临床，不仅能有效利用废弃的甘蔗叶，也可为治疗糖尿病开辟新途径。

## 参考文献


[1] 刘昔辉，杨荣仲，区惠平，等. 甘蔗叶多糖的提取与含量测定［J］. 安徽农业科学，2007，35（34）：10960，11035.

[2] 邓家刚，郭宏伟，侯小涛，等. 甘蔗叶提取物的体外抗肿瘤活性研究［J］. 辽宁中医杂志，2010，37（1）：32-34.

[3] 邓家刚，侯小涛，李爱媛，等. 甘蔗叶的药效学初步研究［J］. 广西中医学院学报，2008，11（3）：77-79.

[4] 侯小涛，邓家刚，马建凤，等. 甘蔗叶提取物的体外抑菌作用研究［J］. 华西药学杂志，2010，25（2）：161-163.

[5] 陈奇. 中药药理研究方法学［M］. 2版. 北京：人民卫生出版社，2006：815-819.

[6] 王玉芬，韩双红，孙国英，等. 糖尿乐胶囊降血糖作用的实验研究［J］. 中药材，2002，25（6）：426-428.

[7] 谢金鲜，李爱媛，周芳，等. 苦瓜精粉对高血糖动物模型血糖影响的实验研究［J］. 广西中医药，2005，28（3）：52-54.

[8] 徐叔云，卞如濂，陈修. 药理实验方法学［M］. 3版. 北京：人民卫生出版社，2002：1516-1519.

[9] 周宜强，贾太谊. 糖尿病研治新论［M］. 北京：中国医药科技出版社，1997：60.


（侯小涛，邓家刚，李爱媛，吴玉强，廖泽勇）

# 四、甘蔗叶提取物的体外抑菌作用研究

甘蔗属禾本科植物，系热带、亚热带经济作物，在我国广东、广西、福建、台湾、海南、江西等省区有大量栽培。中医记载甘蔗有润肺气、助五脏、生津解酒、解毒、和中、助脾气、缓肝气等作用。甘蔗叶是甘蔗的副产品，除少量用作动物饲料、肥料及农家燃料外，大多被丢弃。甘蔗叶含有大量叶绿素、多糖和黄酮类物质，甘蔗嫩叶或蔗梢含过氧化物酶等物质[1-3]。甘蔗叶的水提物对小鼠血糖有一定的抑制作用，并能抑制金黄色葡萄球菌和大肠埃希菌[4]。在此基础上，本研究对甘蔗叶提取物进行了全面的体外抑菌试验。

## （一）材料

### 1. 仪器

SPX 型智能生化培养箱（宁波江南仪器厂）；细菌药敏比浊仪（法国生物梅里埃公司）。

### 2. 药材与试剂

M－H 琼脂［北京陆桥技术有限责任公司（现北京陆桥技术股份有限公司）］；无菌绵羊全血（广西医科大学实验动物中心）；其余试剂均为分析纯。

### 3. 菌种

金黄色葡萄球菌（ATCC29213）、大肠埃希菌（ATCC25922）、铜绿假单胞菌（ATCC27853）、枯草芽孢杆菌（CMCC63501）、伤寒沙门菌（CMCC50035）、肺炎克雷伯菌（CMCC46117）、甲型溶血性链球菌（CMCC32205）、乙型溶血性链球菌（CMCC32204）、肺炎链球菌（ATCC49619）（中国食品药品检定研究院）。

## （二）方法与结果

### 1. 甘蔗叶提取物和药液的制备

水提浸膏、50%及70%醇提浸膏、正丁醇提浸膏、石油醚提浸膏（1 g 浸膏相当于5.9 g、6.5 g、5.7 g、32.3 g、63.3 g 生药）。称取水提浸膏及50%、70%醇提浸膏各2 g，分别加2 ml DMSO，溶解后用无菌生理盐水稀释到10 ml，配成20%的浓度；称取正丁醇提浸膏、石油醚提浸膏各2 g，分别用4 ml DMSO 溶解后加无菌生理盐水定容至20 ml，配成10%的浓度。

### 2. 菌悬液和含药平皿的制备

采用直接菌落法制备菌悬液。取各菌于37 ℃下18～24 h 的纯培养物，用无菌生理盐水校正浓度到0.5 麦氏比浊标准，无菌生理盐水1∶10 稀释备用。每药取10 个75 mm 培养皿，编号后按顺序分别加入配好的药液1.00 ml、0.80 ml、0.60 ml、0.40 ml、0.20 ml、0.10 ml、0.05 ml、0.025 ml、0.01 ml、0.01 ml；另取两个平皿，各加1 ml 无菌生理盐水和1 ml 含20% DMSO 的无菌生理盐水。每药每个浓度制双份。M－H 琼脂经120 ℃高压灭菌 20 min 后，于水浴中平衡到 60 ℃备用。加好药液的各组平皿，一份加 M－H 琼脂至 10 ml，另一份加含 5% 无菌绵羊全血的 M－H 琼脂至 10 ml，轻轻振摇使药液和琼脂充分混匀，放置，冷却，琼脂厚度为 4～5 mm。

### 3. 抑菌试验[5]

琼脂平皿使用前应使表面干燥，精确吸取 2 μl 菌液，接种于琼脂平皿表面，形成直径为 5～8 mm 的菌斑，每个菌斑含菌数约为 $1.0\times10^4$ CFU/L，链球菌接种在含绵羊血的平皿上，其他菌接种在不含绵羊血的平皿上。每药第 10 个平皿不接菌种作为药物对照，生理盐水组和 DMSO 组作为生长对照，均有菌斑生成。将接种好菌液的平皿置室温下放置，待菌液被琼脂吸收后（一般不超过 30 min），把琼脂平皿倒置放入（35±2）℃培养箱中孵育 16～20 h，链球菌 20～24 h，观察结果见表 3－9。结果表明：试验方法重复性良好。表中药物浓度为最后作用的药物浓度，即每毫升培养基中所含提取物的相当生药量。甘蔗叶提取物对金黄色葡萄球菌、大肠埃希菌、铜绿假单胞菌、伤寒沙门菌、枯草芽孢杆菌和肺炎克雷伯菌均有不同程度的抑制作用，而对溶血性链球菌和肺炎链球菌无作用。其中，70% 醇提取物抑制金黄色葡萄球菌的 MIC 为 22.8 mg/ml，抑制铜绿假单胞菌和伤寒沙门菌的 MIC 均为 45.6 mg/ml，作用相对较强。

**表 3－9 各种提取物的抑菌作用**

| 提取物 | 细菌 | C/（mg·ml⁻¹） | | | | | | | | | 对照组 | MIC/（mg·ml⁻¹） |
|---|---|---|---|---|---|---|---|---|---|---|---|---|
| | | 118 | 94.4 | 70.8 | 47.2 | 23.6 | 11.8 | 5.9 | 2.95 | 1.18 | | |
| 水提物 | 金黄色葡萄球菌 | － | － | － | － | + | + | + | + | + | － | 47.2 |
| | 大肠埃希菌 | － | + | + | + | + | + | + | + | + | － | 118 |
| | 铜绿假单胞菌 | － | － | － | － | + | + | + | + | + | － | 47.2 |
| | 枯草芽孢杆菌 | + | + | + | + | + | + | + | + | + | － | — |
| | 伤寒沙门菌 | － | － | － | + | + | + | + | + | + | － | 70.8 |
| | 肺炎克雷伯菌 | + | + | + | + | + | + | + | + | + | － | — |
| | 甲型溶血性链球菌 | + | + | + | + | + | + | + | + | + | － | — |
| | 乙型溶血性链球菌 | + | + | + | + | + | + | + | + | + | － | — |
| | 肺炎链球菌 | + | + | + | + | + | + | + | + | + | － | — |
| 50% 醇提物 | 金黄色葡萄球菌 | － | － | － | － | － | + | + | + | + | － | 26 |
| | 大肠埃希菌 | － | － | + | + | + | + | + | + | + | － | 104 |
| | 铜绿假单胞菌 | － | － | － | － | + | + | + | + | + | － | 52 |
| | 枯草芽孢杆菌 | － | － | + | + | + | + | + | + | + | － | 104 |
| | 伤寒沙门菌 | － | － | － | － | + | + | + | + | + | － | 52 |
| | 肺炎克雷伯菌 | － | － | + | + | + | + | + | + | + | － | 104 |
| | 甲型溶血性链球菌 | + | + | + | + | + | + | + | + | + | － | — |
| | 乙型溶血性链球菌 | + | + | + | + | + | + | + | + | + | － | — |
| | 肺炎链球菌 | + | + | + | + | + | + | + | + | + | － | — |

续表

| 提取物 | 细菌 | C/（mg·ml⁻¹） | | | | | | | | | 对照组 | MIC/（mg·ml⁻¹） |
|---|---|---|---|---|---|---|---|---|---|---|---|---|
| | | 118 | 94.4 | 70.8 | 47.2 | 23.6 | 11.8 | 5.9 | 2.95 | 1.18 | | |
| 70%醇提物 | 金黄色葡萄球菌 | - | - | - | - | - | + | + | + | + | - | 22.8 |
| | 大肠埃希菌 | - | - | + | + | + | + | + | + | + | - | 91.2 |
| | 铜绿假单胞菌 | - | - | - | - | + | + | + | + | + | - | 45.6 |
| | 枯草芽孢杆菌 | - | - | - | + | + | + | + | + | + | - | 68.4 |
| | 伤寒沙门菌 | - | - | - | - | + | + | + | + | + | - | 45.6 |
| | 肺炎克雷伯菌 | + | + | + | + | + | + | + | + | + | - | — |
| | 甲型溶血性链球菌 | + | + | + | + | + | + | + | + | + | - | — |
| | 乙型溶血性链球菌 | + | + | + | + | + | + | + | + | + | - | — |
| | 肺炎链球菌 | + | + | + | + | + | + | + | + | + | - | — |
| 正丁醇提物 | 金黄色葡萄球菌 | - | - | - | + | + | + | + | + | + | - | 193.8 |
| | 大肠埃希菌 | + | + | + | + | + | + | + | + | + | - | — |
| | 铜绿假单胞菌 | - | - | + | + | + | + | + | + | + | - | 258.4 |
| | 枯草芽孢杆菌 | + | + | + | + | + | + | + | + | + | - | — |
| | 伤寒沙门菌 | - | + | + | + | + | + | + | + | + | - | 323 |
| | 肺炎克雷伯菌 | + | + | + | + | + | + | + | + | + | - | — |
| | 甲型溶血性链球菌 | + | + | + | + | + | + | + | + | + | - | — |
| | 乙型溶血性链球菌 | + | + | + | + | + | + | + | + | + | - | — |
| | 肺炎链球菌 | + | + | + | + | + | + | + | + | + | - | — |
| 石油醚提物 | 金黄色葡萄球菌 | + | + | + | + | + | + | + | + | + | - | — |
| | 大肠埃希菌 | + | + | + | + | + | + | + | + | + | - | — |
| | 铜绿假单胞菌 | + | + | + | + | + | + | + | + | + | - | — |
| | 枯草芽孢杆菌 | - | - | - | + | + | + | + | + | + | - | 379.8 |
| | 伤寒沙门菌 | + | + | + | + | + | + | + | + | + | - | — |
| | 肺炎克雷伯菌 | + | + | + | + | + | + | + | + | + | - | — |
| | 甲型溶血性链球菌 | + | + | + | + | + | + | + | + | + | - | — |
| | 乙型溶血性链球菌 | + | + | + | + | + | + | + | + | + | - | — |
| | 肺炎链球菌 | + | + | + | + | + | + | + | + | + | - | — |

注：“+”示有细菌生长，“-”示无细菌生长。

## （三）讨论

甘蔗叶的不同溶剂提取物对除链球菌外的6种临床常见致病菌有不同程度的抑制作用。甘蔗叶醇提物的抑菌效果相对较好，且溶解性较佳。中药作用缓慢，作用时间长，可能与其有效成分含量低有关，但中药抑菌成分较多，可作用于细菌的不同部位、细菌繁殖的不同阶段及细菌的多个代谢环节，不易产生耐药性。中药药敏试验方法有纸片琼脂扩散法、试管稀释法、琼脂稀释法、打洞法、挖沟法等[6-8]。本试验采用琼脂稀释法，可在一个平板上同时做多株菌的MIC测定，结果可靠，易发现污染菌[9]。体外试验未考虑到一种细菌对一种抗菌药在体内的动力学和复杂的生物学变化，因此，体外试验并非总能预测到药物在病人体内的成功治疗，还需进一步进行体内试验及抗菌机制的研究。

## 参考文献


[1] 保国裕. 从甘蔗中提制若干保健品的探讨（上）[J]. 甘蔗糖业，2003（1）：40-46.

[2] 刘昔辉，杨荣仲，区惠平，等. 甘蔗叶多糖的提取与含量测定 [J]. 安徽农业科学，2007，35（34）：10960，11035.

[3] 吴建中，欧仕益，汪勇. 甘蔗叶中黄酮类物质的提取及其抗氧化性研究 [J]. 现代食品科技，2009，25（2）：165-167.

[4] 邓家刚，侯小涛，李爱媛，等. 甘蔗叶的药效学初步研究 [J]. 广西中医学院学报，2008，11（3）：77-79.

[5] 徐叔云，卞如濂，陈修. 药理实验方法学 [M]. 北京：人民卫生出版社，1981：1066-1067.

[6] 罗超坤. 广藿香水提物的抗菌实验研究 [J]. 中药材，2005（8）：700-701.

[7] 程瑛琨，陈勇，王璐，等. 鸡骨草醇提物抗菌活性研究 [J]. 现代中药研究与实践，2006，20（2）：39-41.

[8] 王刚，谷容，梁荆芬，等. 柴葛口服液的抗菌作用 [J]. 华西药学杂志，2003，18（3）：188-190.

[9] 吴泱，顾世海，王立霞. 抗菌性中药药物敏感试验方法研究 [J]. 北华大学学报（自然科学版），2000，12（6）：489-491.


（侯小涛，邓家刚，马建凤，黄慧学，廖泽勇）

# 五、甘蔗叶提取物的体外抗肿瘤活性研究

人类在探索治疗肿瘤药物的长期过程中发现，从自然界具有抗肿瘤作用的动物、植物和微生物中提取、分离抗肿瘤的有效活性成分是筛选抗肿瘤药物最有效和最可行的方法之一[1]。在我国南疆，甘蔗是一种种植面积广泛且具有较大经济价值的作物。中医认为甘蔗味甘，性寒，归肺、脾、胃经，具有清热生津、润燥和中、解毒的作用[2]。有学者对甘蔗叶进行研究，发现它有抗菌和抑制血糖升高的作用[3]，利用甘蔗原素（甘蔗叶萃取）与蔗蜡依一定比例制成的清脂康胶囊具有清脂、塑身、健胃、防止皮肤老化和抗氧化的作用。为进一步揭示甘蔗的药理作用，本实验对甘蔗叶不同提取物体外抗肿瘤作用进行了初筛，发现其在体外对肿瘤细胞生长有一定的抑制作用，现将结果报道如下。

## （一）材料

### 1. 仪器

RE-52A型旋转蒸发器（上海亚荣生化仪器厂）；YZG-10型真空干燥机（常州市长

江干燥设备有限公司)；$CO_2$ 培养箱（美国赛默飞世尔公司）；倒置显微镜（德国徕卡公司)；微量移液器（法国吉尔森公司)；Elx800 型全自动酶标仪（奥地利 DI - ALAB 公司)；TB - 215型电子天平［赛多利斯科学仪器（北京）有限公司］；SW - CJ - 1F 型超净工作台（苏州安泰空气技术有限公司)。

### 2. 药材与试剂

紫皮甘蔗叶采自广西南宁市西乡塘区新村，经广西中医药大学药用植物教研室刘寿养副教授鉴定为禾本科植物甘蔗的枝叶。对甘蔗叶进行提取分离，得 4 个部位：石油醚提取物、乙酸乙酯提取物、正丁醇提取物和95% 乙醇提取物。4 种提取物均用 DMSO 溶解配成 0. 25 g/ml 的溶液，置于 - 20 ℃冰箱密闭避光保存。临用前用含血清的 RPMI - 1640 培养液稀释成所需浓度，DMSO 的终浓度≤0. 1% 。

石油醚（分析纯，北京长海化工厂，批号：20061031)；乙酸乙酯（分析纯，上海化学试剂有限公司，批号：20070201)；正丁醇（分析纯，上海化学试剂有限公司，批号：20060901)；95% 乙醇（分析纯，上海化学试剂有限公司，批号：0060829)；新生牛血清（NBS，美国 GIBCO 公司，批号：640846)；RPMI - 1640 培养基（美国 GIBCO 公司，批号：1296119)；0. 25% 胰蛋白酶（美国 Hyclone lab 公司，批号：JSC28912)；DMSO（博大泰克公司)；四甲基噻唑蓝（MTT)、吉姆萨粉（德国西格玛奥德里奇公司)。

### 3. 细胞株

人胃癌细胞株 SGC - 7901、宫颈癌细胞株 HeLa（上海细胞生物研究所细胞库)，肝癌细胞株 BEL - 7404（广西医科大学药理教研室)。

## （二）方法与结果

### 1. 样品的提取分离

将甘蔗叶洗净，去除杂质，阴干后粉碎成粗粉，称取 1. 25 kg 药材粗粉，用 95% 乙醇加热回流提取 4 次，后合并乙醇提取液，减压回收乙醇，干燥后得粗提物 170 g（得膏率 13. 6%）。将所得粗提物用硅胶拌匀后，依次用石油醚、乙酸乙酯、正丁醇和 95% 乙醇回流提取，回收溶剂，真空干燥后得石油醚部位 9. 2 g、乙酸乙酯部位 21. 8 g、正丁醇部位 31. 2 g、95% 乙醇部位 70. 3 g。

### 2. MTT 法[4]

取对数生长期细胞，用 0. 25% 胰蛋白酶消化后，接种于 96 孔细胞培养板上（细胞数 $3.0\times10^4$/ml)，每孔 100 μl。置 37 ℃、5% $CO_2$ 培养箱中培养 24 h 后，实验组分别加入终浓度为 250 μg/ml、125 μg/ml、62. 5 μg/ml 、31. 25 μg/ml 提取物的培养液，对照组则加入等体积溶剂的培养液，每组 3 孔，重复 3 次。同时设空白对照组（只加 RPMI - 1640 培养液和药物，不加细胞)。在 37 ℃、5% $CO_2$ 培养箱中培养 3 天，加入 MTT（5 mg/ml) 20 μl 继续培养 4 h，弃上清液，加入 DMSO 150 μl，振荡 15 min，以酶标仪在 490 nm 处测各孔吸光度，测定时减去空白对照，按下式计算药物对肿瘤细胞生长的抑制率。

肿瘤细胞生长抑制率 = （1 - 实验组平均吸光度/对照组平均吸光度） ×100%

### 3. 集落形成法[1]

取对数生长期细胞，用 0. 25% 胰蛋白酶消化后，接种于 24 孔细胞培养板上（细胞数

100/ml），每孔 1 ml。摇匀后置 37 ℃、5% $CO_2$ 培养箱中培养 24 h 后，实验组分别加入终浓度为 250 μg/ml、125 μg/ml、62.5 μg/ml、31.25 μg/ml 提取物的培养液，对照组则加入等体积溶剂的培养液，每组 3 孔，每孔 1 ml。然后将 24 孔培养板移入 37 ℃、5% $CO_2$ 培养箱中静置 7 天，弃培养液，用磷酸缓冲盐溶液（PBS，0.01 mol/L，pH 为 7.4）小心浸洗 1 次，甲醇固定 10 min，弃固定液，用瑞氏－吉姆萨染色后计数含 50 个细胞以上的细胞集落。按下式计算药物对肿瘤细胞集落形成的抑制率。

肿瘤细胞集落形成抑制率 =（1－实验组平均集落数/对照组平均集落数）×100%

## 4. 统计学处理

应用 SPSS 11.5 统计软件进行分析，两组间的均数比较采用 $t$ 检验。

## 5. MTT 法的影响

用 SGC－7901、HeLa、BEL－7404 等 3 种肿瘤细胞株对甘蔗叶提取物在浓度为 31.25 ~ 250 μg/ml 的范围内进行筛选，结果见表 3－10。

**表 3－10　甘蔗叶提取物对 3 种肿瘤细胞株增殖抑制的影响**

| 提取部位 | 剂量/（μg·ml$^{-1}$） | 抑制率/% | | |
|---|---|---|---|---|
| | | SGC－7901 | HeLa | BEL－7404 |
| 石油醚 | 31.25 | 7.37 | 9.93 | 2.16 |
| | 62.5 | 10.53 | 9.55 | 9.71 |
| | 125 | 25.26② | 9.90 | 15.18② |
| | 250 | 36.84② | 16.69① | 18.44② |
| 乙酸乙酯 | 31.25 | 11.58 | 11.80 | 14.71② |
| | 62.5 | 15.79① | 14.75① | 14.96② |
| | 125 | 36.32① | 27.12② | 36.83② |
| | 250 | 54.74② | 68.37② | 52.18② |
| 正丁醇 | 31.25 | 9.47 | 6.67 | 13.48② |
| | 62.5 | 11.58 | 13.77 | 15.98② |
| | 125 | 27.37① | 12.72① | 16.79② |
| | 250 | 36.84② | 22.79 | 19.42② |
| 95% 乙醇 | 31.25 | 10.53 | 8.08 | 5.72① |
| | 62.5 | 11.58① | －1.09 | 6.57① |
| | 125 | 10.53 | 17.79① | 16.15② |
| | 250 | 16.84① | 23.02 | 23.27② |

注：与正常对照组比较，①$P<0.05$，②$P<0.01$。

表 3－10 结果显示，在 31.25 ~ 250 μg/ml 浓度范围内，乙酸乙酯提取部位对 3 种肿瘤细胞株的增殖均有明显的抑制作用，且随着提取物浓度的增加，其抑制率越来越高，存在剂量依赖性。在浓度为 250 μg/ml 时，对 SGC－7901、HeLa、BEL－7404 等 3 种肿瘤细胞

的抑制率分别为54.74%、68.37%和52.18%，通过改良寇氏法[5]计算，其半数抑制浓度（$IC_{50}$）分别为219.18 μg/ml、188.53 μg/ml、244.15 μg/ml。石油醚、正丁醇和95%乙醇提取部位对3种肿瘤细胞也有一定的抑制作用，但在同一测定浓度中其抑制作用明显弱于乙酸乙酯提取部位。由此可见，甘蔗叶提取物在体外具有一定的抗肿瘤作用，其中乙酸乙酯提取物是最主要的活性部位。

### 6. 集落形成法的影响

为进一步证实MTT法的初筛结果，采用集落形成法观察甘蔗叶提取物对3种肿瘤细胞株集落形成的影响，结果见表3-11。

**表3-11 甘蔗叶提取物对3种肿瘤细胞株集落形成的影响**

| 提取部位 | 剂量/（μg·ml⁻¹） | 抑制率/% | | |
|---|---|---|---|---|
| | | SGC-7901 | HeLa | BEL-7404 |
| 石油醚 | 31.25 | 40.50① | 22.77 | 3.55 |
| | 62.5 | 45.09② | 23.76 | 4.73 |
| | 125 | 53.24② | 33.66 | 20.12① |
| | 250 | 71.19② | 78.22② | 75.74② |
| 乙酸乙酯 | 31.25 | 59.42② | 21.64② | 22.16 |
| | 62.5 | 87.70② | 29.10① | 55.09② |
| | 125 | 99.74② | 85.07② | 100.00② |
| | 250 | 100.00② | 100.00② | 100.00② |
| 正丁醇 | 31.25 | 30.33② | -12.17 | -24.24 |
| | 62.5 | 47.39② | -14.35 | 14.39 |
| | 125 | 64.69② | -4.35 | 52.27① |
| | 250 | 88.56② | 53.04② | 90.23② |
| 95%乙醇 | 31.25 | -1.45 | 16.67① | 8.05 |
| | 62.5 | 7.75① | 19.84 | 0.00 |
| | 125 | 18.64② | 22.22 | 21.26① |
| | 250 | 30.75② | 47.62② | 47.70② |

注：与正常对照组比较，①$P<0.05$，②$P<0.01$。

表3-11结果显示：石油醚、正丁醇和95%乙醇提取部位对3种肿瘤细胞也有一定的抑制作用，但在同一测定浓度中其抑制作用明显不如乙酸乙酯提取部位，其中95%乙醇提取部位的抑制作用与其他两个部位比较相对较弱。所得结果与MTT法基本吻合。

## （三）讨论

1）癌症是当今严重威胁人类健康的常见病、多发病，全世界平均每年有新发癌症病人807万人，而死于该病者达620万人[6]。根据1999年我国卫生部公布的资料，全国每年癌症发病人数由20世纪70年代末的100万上升至160万，死亡人数由70万上升至130

万。现每年癌症发病人数已上升至200万，每年死于癌症者已上升至150万。在各类死因中，癌症死亡已跃居第二位，仅次于心脑血管疾病。目前，肿瘤的治疗手段有显著进步，但对危害人类生命健康最严重的、占恶性肿瘤90%以上的实体瘤的治疗尚未达到令人满意的效果[7]。在抗肿瘤药物的研究中发现，天然植物资源具有生物活性高、毒性低、不易产生耐药性等优势，因此，探索开发抗肿瘤药物的植物新资源越来越受到人们的关注。

2）MTT法是指MTT显色剂被活细胞线粒体中的琥珀酸脱氢酶还原为难溶性的蓝紫色结晶物甲臜，而间接反映出活细胞数量的方法，具有灵敏度高、重复性好、操作简便、经济廉价等特点[8]；集落形成法可反映单个细胞的增殖潜力，能较灵敏地测定抗肿瘤药的活性。二者均为观察体外抗肿瘤活性的常用方法。该实验采用系统溶剂法对甘蔗叶95%乙醇粗提物进行分离，运用MTT法和集落形成法观察分离得到的不同部位对人胃癌细胞株SGC－7901、宫颈癌细胞株HeLa、肝癌细胞株BEL－7404的生长抑制作用。结果显示，甘蔗叶提取物具有体外抗肿瘤作用，其中乙酸乙酯提取物是最主要的活性部位。我们通过甘蔗叶化学成分预实验，发现甘蔗叶中主要含有糖类、苷类、有机酸类、黄酮类和酚类等。而乙酸乙酯提取物中可含有黄酮类和酚类，究竟是哪类化合物起到抗肿瘤作用以及其相关作用机制还有待进一步研究。

## 参考文献


[1] 钟振国，张雯艳，张凤芬，等．中越猕猴桃根提取物的体外抗肿瘤活性研究［J］．中药材，2005，28（3）：215－218.

[2] 国家中医药管理局《中华本草》编委会．中华本草［M］．上海：上海科学技术出版社，1999：412.

[3] 邓家刚，侯小涛，李爱媛，等．甘蔗叶的药效学初步研究［J］．广西中医学院学报，2008，11（3）：77－79.

[4] 郑作文，阎莉．藤茶双氢杨梅树皮素抗肝癌 $H_{22}$ 的实验研究［J］．中医药学刊，2006，24（9）：1627－1629.

[5] 刘衡，符仁义，李丰益，等．组蛋白去乙酰化酶抑制剂对HL－60细胞和K562细胞的抗肿瘤作用［J］．中国实验血液学杂志，2005，13（6）：964－968.

[6] 金国梁，张勤，郭勇．防癌抗癌中药［M］．上海：上海科学技术出版社，2001：2.

[7] 卜平．细胞信号转导与抗肿瘤中药开发（上）［J］．江苏中医药，2003，24（4）：1－4.

[8] 宋维华，许超迁，孙建平，等．MTT法测定矿物质提取物MICOM及中药提取物AN4的体外抗肿瘤活性［J］．哈尔滨医科大学学报，2001，35（6）：402－403.


（邓家刚，郭宏伟，侯小涛，韦　玮）

# 六、甘蔗叶多糖对大鼠心肌梗死后动态心电图和心功能的影响及机制研究

心肌梗死是危害人类健康的重大疾病，其发病机制、预防及治疗措施等是国内外学者的重点研究内容，而这些研究须通过建立稳定的动物模型，模拟人体心肌梗死的病理

生理过程来开展[1]。动物实验研究中常通过结扎大鼠左前降支（LAD）制作心肌梗死模型，通过心电图观察ST段的偏移来判断心肌梗死模型是否成功。本课题组前期通过观察结扎LAD后1 h内每间隔5 min大鼠的心电图，发现胸导联ST段的变化较肢导联明显，肢导联中Ⅰ、aVL导联的ST段抬高幅度大于Ⅱ导联，ST段的演变表现在Ⅰ、aVL导联明显[2-3]。甘蔗叶多糖可改善心肌梗死大鼠的心电图表现，对大鼠心肌梗死具有一定的保护作用[4]。但有关结扎大鼠LAD后较长时间内其心电图如何持续演变及甘蔗叶多糖的作用机制的研究鲜有报道。因此，本研究通过监测心肌梗死大鼠的动态心电图、检测心功能及氧化应激指标，来探讨甘蔗叶多糖对心肌梗死大鼠动态心电图、心功能的影响及其相关机制。

## （一）材料

### 1. 仪器

定容型小动物呼吸机（DH－150，浙江大学医学仪器公司）；12导联心电图机（9130P，日本光电公司）；动态心电图记录仪（杭州百慧医疗设备有限公司）；心脏超声仪（飞利浦公司）。

### 2. 药材与试剂

甘蔗叶多糖由广西中医药大学药学院提供，采用文献[5]的工艺方法进行提取。试剂盒购自武汉华美生物工程有限公司。

### 3. 动物

健康清洁级雄性SD大鼠40只，8周龄，体重（230±20）g，由广西医科大学实验动物中心提供，动物生产许可证号：SCXK（桂）2014－0002。

## （二）方法与结果

### 1. 动物分组及造模

将40只大鼠随机分为3组：实验组（$n=15$）、模型组（$n=15$）和假手术组（$n=10$）。用水合氯醛（3 ml/kg）腹腔麻醉后，将大鼠仰卧固定于手术台上，行气管插管，连接小动物呼吸机。实验组和模型组参照文献[6]的方法复制心肌梗死模型，开胸，结扎大鼠冠状动脉LAD，以结扎部位以下心肌颜色变白、心电图出现ST段弓背向上明显抬高为造模成功标志，假手术组只开胸不结扎LAD。实验过程中对动物的处置须符合动物伦理学要求。

### 2. 给药方法

于术前24 h、30 min和术后连续4周，给予实验组甘蔗叶多糖（4 g/L），按1 ml/100 g大鼠体重灌胃给药，每天1次，给予模型组和假手术组等量生理盐水。

### 3. 心电图检测和动态心电图安装

依照本课题组前期研究[2]放置电极，记录开胸前及术后心电图，观察肢导联（Ⅰ、Ⅱ、aVL）和胸导联（$V_1$、$V_2$、$V_5$）ST段偏移程度，术后较术前ST段抬高≥0.1 mV，提示出现心肌梗死。

造模后安装动态心电图：两个上肢导联安放在大鼠上胸部靠近上肢处，两个下肢导联安放在大鼠腹部靠近下肢处，$V_1$导联安放在大鼠胸骨右缘剑突上一肋间隙，$V_5$导联安放在左腋前线。所有导联线均埋在皮下，经血管钳扩张的皮下通道从背部穿出，避免大鼠挣脱或咬断动态心电图导联线。

### 4. 心功能的心脏超声心动图评价

在术后 4 周时进行超声心动图检查。将大鼠麻醉后固定于手术台上，取胸骨旁左室长轴切面，使用高频超声探头（12 MHz）进行心脏超声检查，测量 3 个连续心动周期，取平均值，计算左室射血分数（LVEF）、左室舒张末期内径（LVEDD）及左室收缩末期内径（LVESD）。

### 5. 大鼠心肌组织氧化应激指标的检测

完成超声心动图检查后处死大鼠，取左心室梗死周边区组织，用冷生理盐水冲洗干净后吸干水分，立即取心肌组织 100 mg，剪碎后加预冷生理盐水制成 10% 组织匀浆 2 ml（所有操作均在冰浴中进行），3 000 r/min 离心 15 min，取上清液按试剂盒说明书检测心肌组织超氧化物歧化酶（SOD）和 MDA 含量。

### 6. 统计学方法

采用 SPSS 17.0 统计软件处理数据，计量资料以 $\bar{x} \pm s$ 表示，心电图各导联 ST 段偏移采用重复测量数据的方差分析，组间多样本均数的比较经方差齐性检验后采用单因素方差分析，组间两两比较采用 $t$ 检验，以 $P<0.05$ 为差异有统计学意义。

### 7. 大鼠基本情况

成功构建大鼠心肌梗死模型。实验过程中，大鼠因各种原因死亡 9 只，安装动态心电图后咬断导联线致结果缺失 1 只。至实验终点大鼠的存活情况：实验组 13 只、模型组 9 只、假手术组 8 只。

### 8. 动态心电图分析 ST 段偏移幅度

术前 3 组大鼠心电图正常，术后假手术组大鼠心电图 ST 段较术前无明显抬高。实验组术后连续 24 h 内 Ⅰ 导联、Ⅱ 导联、$V_5$ 导联 ST 段抬高幅度均小于模型组，差异均有统计学意义（$P<0.05$），而 aVL、$V_1$ 导联与模型组比较差异无统计学意义，结果见表 3-12。

**表 3-12　实验组和模型组大鼠术后各时刻 ST 段抬高幅度（mV，$\bar{x} \pm s$）**

| 组别 | 时间 | Ⅰ导联 | Ⅱ导联 | $V_5$ 导联 | aVL 导联 | $V_1$ 导联 |
|---|---|---|---|---|---|---|
| 实验组（$n=13$） | 术后 2 h | 0.22 ±0.09① | 0.15 ±0.09① | 0.41 ±0.09① | 0.16 ±0.05 | 0.38 ±0.14 |
| | 术后 4 h | 0.31 ±0.12① | 0.24 ±0.09① | 0.35 ±0.11① | 0.19 ±0.06 | 0.43 ±0.16 |
| | 术后 6 h | 0.32 ±0.13① | 0.22 ±0.08① | 0.28 ±0.08① | 0.22 ±0.09 | 0.42 ±0.18 |
| | 术后 8 h | 0.29 ±0.12① | 0.20 ±0.07① | 0.22 ±0.10① | 0.18 ±0.10 | 0.35 ±0.13 |
| | 术后 16 h | 0.15 ±0.12① | 0.12 ±0.07① | 0.12 ±0.08① | 0.10 ±0.03 | 0.25 ±0.13 |
| | 术后 24 h | 0.07 ±0.07① | 0.05 ±0.05① | 0.06 ±0.05① | 0.08 ±0.03 | 0.17 ±0.07 |

续表

| 组别 | 时间 | Ⅰ导联 | Ⅱ导联 | $V_5$ 导联 | aVL 导联 | $V_1$ 导联 |
|---|---|---|---|---|---|---|
| 模型组（$n=9$） | 术后 2 h | 0.46 ±0.09 | 0.27 ±0.13 | 0.62 ±0.17 | 0.20 ±0.06 | 0.42 ±0.16 |
| | 术后 4 h | 0.53 ±0.11 | 0.27 ±0.07 | 0.59 ±0.13 | 0.22 ±0.09 | 0.48 ±0.18 |
| | 术后 6 h | 0.53 ±0.16 | 0.26 ±0.07 | 0.52 ±0.14 | 0.25 ±0.08 | 0.45 ±0.15 |
| | 术后 8 h | 0.48 ±0.18 | 0.22 ±0.04 | 0.37 ±0.14 | 0.19 ±0.08 | 0.38 ±0.16 |
| | 术后 16 h | 0.28 ±0.17 | 0.13 ±0.05 | 0.19 ±0.08 | 0.11 ±0.04 | 0.27 ±0.12 |
| | 术后 24 h | 0.18 ±0.16 | 0.08 ±0.04 | 0.12 ±0.07 | 0.09 ±0.03 | 0.18 ±0.08 |

注：与模型组同一时间点比较，①$P<0.05$。

## 9. 心脏彩超分析

术后实验组和模型组大鼠的 LVEDD 及 LVESD 均明显高于假手术组，LVEF 低于假手术组（$P<0.05$）；与术后模型组相比，术后实验组大鼠的 LVEDD 及 LVESD 明显下降，LVEF 显著升高（$P<0.05$），结果见表 3－13。

**表 3－13　3 组大鼠 LVEF、LVEDD 和 LVESD 比较（$\bar{x}\pm s$）**

| 组别 | LVEF/% | | LVEDD/cm | | LVESD/cm | |
|---|---|---|---|---|---|---|
| | 术前 | 术后 | 术前 | 术后 | 术前 | 术后 |
| 假手术组（$n=8$） | 89.12 ±2.42 | 87.57 ±3.20 | 0.71 ±0.06 | 0.75 ±0.06 | 0.33 ±0.03 | 0.35 ±0.04 |
| 模型组（$n=9$） | 88.30 ±3.11 | 62.79 ±7.01① | 0.72 ±0.06 | 0.98 ±0.09① | 0.32 ±0.03 | 0.65 ±0.07① |
| 实验组（$n=13$） | 88.49 ±1.34 | 74.27 ±3.18①② | 0.70 ±0.07 | 0.86 ±0.07①② | 0.33 ±0.04 | 0.55 ±0.06①② |

注：与假手术组比较，①$P<0.05$；与模型组比较，②$P<0.05$。

## 10. 心肌 SOD 和 MDA 含量

与假手术组比较，模型组、实验组大鼠心肌组织 SOD 水平降低，MDA 水平升高（$P<0.05$）；与模型组比较，实验组大鼠心肌组织 SOD 水平升高，MDA 水平降低（$P<0.05$），结果见表 3－14。

**表 3－14　3 组大鼠心肌组织 SOD 和 MDA 含量比较（$\bar{x}\pm s$）**

| 组别 | SOD/（$U\cdot mg^{-1}$） | MDA/（$nmol\cdot mg^{-1}$） |
|---|---|---|
| 假手术组（$n=8$） | 47.02 ±7.26 | 3.35 ±0.63 |
| 模型组（$n=9$） | 15.92 ±3.86① | 7.85 ±1.12① |
| 实验组（$n=13$） | 30.55 ±6.32①② | 4.96 ±0.83①② |

注：与假手术组比较，①$P<0.05$；与模型组比较，②$P<0.05$。

## （三）讨论

1）心电图是开胸结扎大鼠 LAD 制作心肌梗死模型过程中重要的观测指标，以造模后

ST 段明显抬高作为心肌梗死造模成功的标志[7-8]。本研究动态观察结扎大鼠 LAD 后 24 h 心电图 ST 段的偏移情况，发现实验组术后Ⅰ导联、Ⅱ导联、$V_5$ 导联 ST 段抬高幅度明显小于模型组（$P<0.05$）。这提示甘蔗叶多糖可明显改善心肌梗死大鼠的心电图表现，与本课题组前期研究[4]结果一致。

2）急性心肌梗死发生后心肌细胞受损，导致心肌整体收缩力下降，心室肥厚、扩张，细胞外基质和间质纤维组织增生，心肌纤维化增加及心肌细胞肥大会加速心肌重构的进程，对心室收缩和舒张功能产生持续的不良影响，最终导致心力衰竭[9-10]。本研究中，实验组大鼠的 LVEDD 及 LVESD 明显下降，LVEF 显著升高（$P<0.05$）。这说明甘蔗叶多糖可以有效改善心肌梗死大鼠的心功能和心室重构。当心室重构时，由于心室壁张力增高，心肌相对缺血缺氧，大量的中间代谢产物堆积，使自由基产生增多。SOD 是体内的氧自由基清除剂之一，可以减少氧自由基对组织细胞的损害[11]。随着脂质氧化的发生，会产生醛、酮、醇等二次生成物，其中 MDA 是脂质过氧化作用的主要分解产物，其活性的强弱可以衡量机体内氧化应激反应的程度[12]。过氧化脂质增多和 SOD 等自由基清除酶活性降低又能够导致心室重构的形成和发展。近年来研究发现，多种中药及其成分可通过抑制活性氧产生、清除自由基、提高机体的抗氧化能力来改善心肌供血及心功能，防治心室重构[13]。本研究中，与模型组相比，实验组 SOD 水平升高，MDA 水平降低（$P<0.05$），提示甘蔗叶多糖可以增强氧自由基清除能力，减少氧自由基的生成，提高机体抗氧化能力，从而在一定程度上抑制心室重构，对心肌梗死大鼠心肌起到保护作用。

3）综上所述，甘蔗叶多糖可改善大鼠心肌梗死 24 h 内的心电图表现及心功能，抑制心室重构，其机制可能与提高 SOD 活性、清除氧自由基、提高机体的抗氧化能力有关。

## 参考文献

[1] 杨文慧，郭涛，杨莉，等. 大鼠急性心肌梗死模型的建立［J］. 中国老年学杂志，2015，35（21）：6019-6021.

[2] 秦超，何涛，侯小涛，等. 胸导联与肢导联心电图对大鼠心肌梗死诊断价值的比较［J］. 广西医科大学学报，2012，29（1）：55-57.

[3] 胡姗，何涛，侯小涛，等. 大鼠急性心肌梗死模型心电图 ST 段的演变［J］. 广西医科大学学报，2013，30（1）：8-10.

[4] 何涛，胡姗，侯小涛，等. 甘蔗叶多糖对大鼠心肌梗死心电图及微血管生成的影响［J］. 广西医科大学学报，2016，33（2）：229-231.

[5] 侯小涛，刘鹏，邓家刚，等. 均匀设计优选甘蔗叶多糖颗粒制备工艺［J］. 中成药，2014，36（12）：2636-2639.

[6] 刘开宇，田海，孙露，等. 标准化大鼠心肌梗死模型的制作［J］. 哈尔滨医科大学学报，2007，41（6）：531-534.

[7] 左可可，柯峰，顾宁. 冠心Ⅴ号合剂对大鼠急性心肌梗死后心室重构的作用及机制［J］. 中国实验方剂学杂志，2015，21（5）：147-150.

[8] 张伟，许静，汤小江，等. 大鼠急性心肌梗死模型建立的影响因素［J］. 西安交通大学学报（医学版），2016，37（2）：209-214.

[9] BETGE S，KUNZ C，FIGULLA H，et al. Late onset oral treatment with tranilast following large myocardial infarction has no beneficial effects on cardiac remodeling and mortality in rats［J］. Exp Ther Med，2014，8

(6): 1789-1796.
[10] LIN J F, HSU S Y, TENG M S, et al. Activin a predicts left ventricular remodeling and mortality in patients with ST-Elevation Myocardial Infarction [J]. Acta Cardiol Sin, 2016, 32 (4): 420-427.
[11] HAGAR H, ALMALKI W. Betaine supplementation protects against renal injury induced by cadmium intoxication in rats: role of oxidative stress and caspase-3 [J]. Environ Toxicol Pharmacol, 2014, 37 (2): 803-811.
[12] YU C, MEI X T, ZHENG Y P, et al. Zn (II) -curcumin protects against hemorheological alterations, oxidative stress and liver injury in a rat model of acute alcoholism [J]. Environ Toxicol Pharmacol, 2014, 37 (2): 729-737.
[13] 孙红霞，陈建光．北五味子木脂素和北五味子粗多糖对异丙肾上腺素诱导小鼠心室重构作用的研究 [J]．北华大学学报（自然科学版），2014，15 (5)：596-600.

（林　锟，刘　丹，何　涛，侯小涛）

## 七、甘蔗叶多糖对心肌梗死大鼠心肌细胞凋亡的抑制作用及其机制

冠状动脉闭塞后，局部心肌由于急性缺血、缺氧，造成该区域心肌细胞坏死与凋亡，其中心肌细胞凋亡是心肌梗死后心肌细胞丢失的主要形式之一[1]，尤其是位于梗死边缘区的心肌细胞凋亡较多。细胞凋亡的发生、发展受多种基因的调控及蛋白信号通路的介导，目前已知 BCL-2 与 BAX 是 BCL-2 家族调控凋亡过程最重要的一对基因，Caspase-3 在细胞凋亡调控中亦有不可替代的作用。此外，PI3K/AKT 信号转导通路对细胞接受各种病理或生理刺激后是生存还是死亡具有决定性的作用，该通路激活后可抑制细胞凋亡的发生，增强心肌细胞的存活力[2]。本课题组前期实验结果表明，甘蔗叶多糖能缩小大鼠心肌梗死的面积，增加梗死边缘区的微血管密度，促进梗死边缘区血管的生成[3]。为进一步阐明甘蔗叶多糖对大鼠心肌梗死后心肌的保护作用，2016 年 10 月至 2017 年 8 月，本实验通过结扎大鼠 LAD 建立心肌梗死模型，观察心肌梗死后心肌细胞的凋亡改变，检测凋亡相关基因及蛋白的表达，从而探讨其可能的调控机制，旨在为甘蔗叶多糖的临床应用提供实验依据。

### （一）材料

#### 1. 仪器

动物呼吸机（ALC-V9，上海奥尔科特生物科技有限公司）；心电图机（FCP-2155，日本福田公司）；切片机（德国徕卡公司）；数显电热培养箱（HPX-9082MBE，上海博讯实业有限公司医疗设备厂）；奥林巴斯光学显微镜；奥林巴斯 BX53 正置荧光显微镜。

#### 2. 药材与试剂

甘蔗叶多糖（广西中医药大学侯小涛教授课题组提供）；TUNEL 凋亡检测试剂盒（瑞士罗化公司，批号：1684847）；DAPI 染液（北京博奥森生物技术有限公司，批号：C-0033）；抗荧光衰减封片剂（索莱宝公司，批号：S2100）；4% 多聚甲醛（索莱宝公司，

批号：P1110）；逆转录试剂盒［宝生物工程（大连）有限公司，批号：RR036A］；荧光定量试剂盒［宝生物工程（大连）有限公司，批号：RR820A］；AKT（美国 CST 公司）；p-AKT（美国 CST 公司，Thr308）；PI3K（美国 CST 公司）；p-PI3K（英国艾博抗公司，批号：ab182651）；二抗：HRP 标记山羊抗小鼠 IgG、HRP 标记山羊抗兔 IgG（英国艾博抗公司）。

### 3. 动物

雄性健康 8 周龄 SD 大鼠，体质量（230 ±20）g，由广西医科大学实验动物中心提供。

## （二）方法与结果

### 1. 大鼠心肌梗死模型建立、分组及给药

按照阮红等[4]的方法结扎 LAD，建立大鼠心肌梗死模型。结扎前后分别记录肢导联心电图。造模成功的标准：结扎大鼠 LAD 后肢导联 ST 段抬高。术后 24 h 将造模成功的 30 只大鼠随机分为模型对照组（MI 组，15 只）和甘蔗叶多糖处理组（SLP 组，15 只），另外设假手术组（Sham 组，10 只），Sham 组只穿线未予结扎。建模后第 1 天开始按 1 ml/100 g 体质量进行灌胃处理，SLP 组灌入浓度为 4 mg/ml 的甘蔗叶多糖溶液，MI 组及 Sham 组灌入相同剂量的生理盐水，灌胃 4 周后处死大鼠。

### 2. 心肌梗死边缘区细胞凋亡检测

取大鼠心肌梗死边缘区组织，经 4% 多聚甲醛固定后，石蜡包埋切片，采用 TUNEL 法检测心肌梗死边缘区细胞凋亡情况。正置荧光显微镜下观察，绿色荧光代表凋亡的细胞，蓝色荧光代表正常的细胞核，每张切片在 10 ×20 倍视野下随机选取 3 ~5 个视野，采用 Image-pro plus 6.0 软件计算每张切片的凋亡指数。

$$凋亡率 = [凋亡细胞数/（正常细胞核数+凋亡细胞数）] \times 100\%$$

### 3. 组织病理学观察

取大鼠心肌梗死边缘区组织，经 4% 多聚甲醛固定后，石蜡包埋制成切片，HE 染色，在光学显微镜下进行组织病理学观察。

### 4. 大鼠心肌梗死边缘区组织 BCL-2 mRNA、BAX mRNA、Caspase-3 mRNA 表达检测

采用实时荧光定量 PCR 法。取 50 mg 梗死边缘区心肌组织，剪碎、超声匀浆后采用 Trizol 法提取 RNA，经 PrimeScript RT Master 试剂盒反转录成 cDNA，Takara SYBR ExScript RT-PCR Kit 进行 qPCR 反应。引物序列：GAPDH 上游引物序列 5′-GGAGATTACTGCCCTGGCTCCTA-3′，下游引物序列 5′-GACTCATCGTACTCCTGCTTGCTG-3′；BCL-2 上游引物序列 5′-GGTGGACAACATCGCTCTG-3′，下游引物序列 5′-AGACAGCCAGGAGAAATCAAAC-3′；BAX 上游引物序列 5′-TTGCTACAGGGTTTCATCCAG-3′，下游引物序列 5′-ATGTTGTTGTCCAGTTCATCG-3′；Caspase-3 上游引物序列 5′-GCACTGGAATGTCAGCTCGCAA-3′，下游引物序列 5′-GCCACCTTCCGGTTAACACGAG-3′。GAPDH 为相对定量参照物，$2^{-\Delta\Delta CT}$计算各基因相对表达量。

## 5. 大鼠心肌梗死边缘区组织

p－AKT/AKT、p－PI3K/PI3K 蛋白表达检测采用 Western blotting 法。取 50 mg 梗死边缘区心肌组织，剪碎后经超声匀浆破碎后提取蛋白。经电泳、转膜、孵育一抗（GAPDH、p－AKT、AKT、p－PI3K、PI3K 均为1∶1 000）、二抗（1∶5 000）、ECL 化学发光底物显色后，使用 F1iorChem HD2 成像系统观察，通过使用 DRAFT－alphaview 扣除条带背景值后计算蛋白条带灰度值，计算p－AKT/AKT、p－PI3K/PI3K。

## 6. 统计学方法

采用 SPSS 17.0 统计软件。计量资料以 $\bar{x} \pm s$ 表示，多组间均数比较采用单因素方差分析，多组间两两比较采用 $t$ 检验。$P<0.05$ 为差异有统计学意义。

## 7. 心肌梗死模型建立情况

术后对大鼠进行肢导联心电图检查，结果显示：结扎 LAD 后大鼠肢导联 ST 段呈弓背向上抬高，造模后 4 周可见肢导联陈旧性病理性 Q 波，呈现心肌梗死后典型的心电图改变，说明心肌梗死造模成功。

## 8. 各组组织病理学观察比较

Sham 组心肌细胞排列整齐，细胞界限清晰，显示为正常心肌细胞形态。心肌梗死后，在 MI 组中观察到心肌细胞排列紊乱，细胞间隙不清，细胞核大而深染，周围可见炎性细胞浸润，心肌纤维增粗、变长。而甘蔗叶多糖处理后，SLP 组中观察到梗死区心肌细胞排列比较整齐，炎性细胞浸润较 MI 组减少，细胞间隙较 MI 组清晰，可见少量心肌细胞肥大增生。各组大鼠心肌梗死边缘区组织 HE 染色结果见图 3－1。

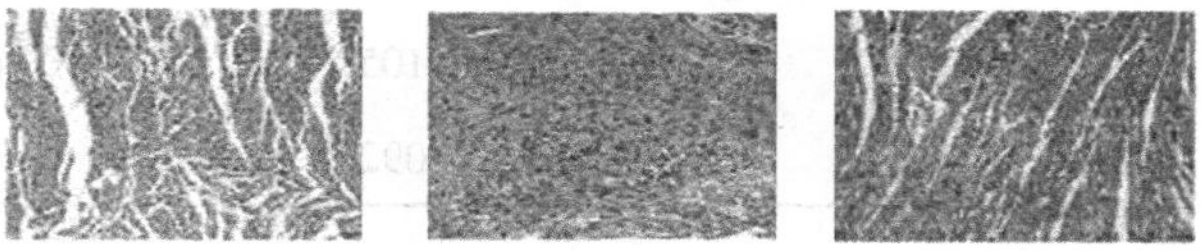


**图 3－1　各组大鼠心肌梗死边缘区组织 HE 染色结果比较（×200）**

## 9. 各组心肌细胞凋亡比较

Sham 组无心肌细胞凋亡现象，均为蓝色正常心肌细胞核，未见绿色凋亡细胞；MI 组和 SLP 组均有心肌细胞凋亡，而 SLP 组凋亡细胞较 MI 组明显减少。TUNEL 检测心肌细胞凋亡结果显示 Sham 组、MI 组、SLP 组的凋亡率分别为 0.017% ±0.007%、0.307% ±0.048%、0.109% ±0.034%，各组间心肌细胞凋亡指数的差异均有统计学意义（$P<0.05$）；与 Sham 组比较，MI 组和 SLP 组心肌细胞凋亡指数升高，而 SLP 组相对 MI 组心肌细胞凋亡指数降低（$P<0.05$）。

## 10. 各组大鼠心肌梗死边缘区组织 BCL－2 mRNA、BAX mRNA、Caspase－3 mRNA 表达比较

在各组大鼠心肌梗死边缘区组织中，BCL－2 mRNA、BAX mRNA、Caspase－3 mRNA 均表达。与 Sham 组比较，MI 组中 BCL－2 mRNA、BAX mRNA、Caspase－3 mRNA 表达升高，差异均有统计学意义（$P<0.05$）。与 MI 组比较，SLP 组中 BCL－2 mRNA 表达升高，

BAX mRNA、Caspase－3 mRNA 表达降低，差异均有统计学意义（$P<0.05$）。结果见表 3－15。

**表 3－15 各组大鼠心肌梗死边缘区组织 BCL－2 mRNA、BAX mRNA、Caspase－3 mRNA 表达比较（$\bar{x}\pm s$）**

| 组别 | 动物数 | BCL－2 mRNA | BAX mRNA | Caspase－3 mRNA |
|---|---|---|---|---|
| Sham 组 | 10 | 1.008±0.056 | 1.048±0.069 | 1.086±0.068 |
| MI 组 | 15 | 1.674±0.116 | 2.035±0.213 | 2.396±0.179 |
| SLP 组 | 15 | 2.275±0.206 | 1.436±0.103 | 1.708±0.152 |

### 11. 各组大鼠心肌梗死边缘区组织 p－AKT/AKT、p－PI3K/PI3K 蛋白表达比较

在各组大鼠心肌梗死边缘区组织中，p－AKT/AKT、p－PI3K/PI3K 蛋白均表达。与 Sham 组比较，MI 组中 p－AKT/AKT、p－PI3K/PI3K 蛋白表达降低，差异均有统计学意义（$P<0.05$）。与 MI 组比较，SLP 组中 p－AKT/AKT、p－PI3K/PI3K 表达升高，差异均有统计学意义（$P<0.05$）。各组大鼠心肌梗死边缘区组织 p－AKT/AKT、p－PI3K/PI3K 蛋白表达结果见表 3－16。

**表 3－16 各组大鼠心肌梗死边缘区组织 p－AKT/AKT、p－PI3K/PI3K 蛋白表达比较（$\bar{x}\pm s$）**

| 组别 | 动物数 | p－AKT/AKT | p－PI3K/PI3K |
|---|---|---|---|
| Sham 组 | 10 | 1.013±0.051 | 1.025±0.055 |
| MI 组 | 15 | 0.284±0.105 | 0.430±0.139 |
| SLP 组 | 15 | 0.653±0.092 | 0.755±0.085 |

## （三）讨论

1）近年来，相关研究表明，心肌梗死后心肌细胞凋亡是心肌梗死后心力衰竭、心室重构等心血管疾病发生、发展的重要细胞学基础[1,5]，如何有效地减少心肌梗死后的心肌细胞凋亡是临床研究的重要方向之一。从植物中提取的多糖是一类具有广泛生物学活性的大分子物质，已有研究发现某些植物多糖对心肌梗死后的心肌具有保护作用，朱天民等[6]研究发现，植物多糖如红豆杉多糖可抑制缺血再灌注损伤导致的心肌细胞凋亡。本实验成功建立心肌梗死模型后，TUNEL 检测结果表明，甘蔗叶多糖能明显减少大鼠心肌梗死后梗死边缘区心肌细胞的凋亡，这提示甘蔗叶多糖能增强心肌梗死后心肌细胞的存活力，减少心肌梗死后心肌细胞的丢失，从而保护因缺血、缺氧而受损的心肌。

2）细胞凋亡涉及一系列基因与蛋白的激活、表达及调控，目前，BCL－2 家族与 Caspase 家族最受关注。在 BCL－2 家族中，BCL－2 与 BAX 是一对功能相互对立、调控凋亡的基因，BCL－2 是第一个被确认能够抗细胞凋亡的原癌基因，其基因产物主要定位于线粒体膜、核膜、内质网膜上，其抗凋亡的主要机制是通过抑制线粒体释放促凋亡的蛋白（如细胞色素 C），抑制凋亡蛋白酶的激活，维持细胞内钙稳态，进而抑制凋亡的发生[7]。

BAX 是 BCL-2 的同源基因，属于促凋亡的原癌基因，其编码的蛋白质主要位于细胞质，可通过释放细胞色素 C 等促凋亡因子，破坏线粒体外膜，进而促进细胞凋亡的发生[8]。BCL-2 与 BAX 共同决定细胞受诱导刺激后是凋亡还是存活的状态[9]。此外，凋亡发生的标志酶 Caspase-3 在细胞凋亡过程中也起到了关键性的作用，是凋亡过程中关键的凋亡执行蛋白酶，同时也是死亡受体凋亡途径和线粒体凋亡途径下游的共同效应部分，在凋亡过程中占据极其重要的地位[7,10]。本实验结果显示甘蔗叶多糖能增加 BCL-2 的表达，减少 BAX、Caspase-3 的表达，这提示甘蔗叶多糖减少心肌梗死后的细胞凋亡可能与促进抑凋亡基因 BCL-2 的表达，抑制促凋亡基因 BAX、Caspase-3 的表达有关。

3）有研究发现 PI3K/AKT 信号转导通路是细胞内重要的生存通路，在调节细胞的凋亡、存活、增殖等活动中发挥重要的生物学功能，可从多种水平抑制细胞凋亡的发生[11-12]。同时，有研究证实 PI3K 磷酸化后可激活下游的靶分子 AKT 发生磷酸化，调节 BCL-2 家族成员的活性，增强了抑凋亡基因 BCL-2 的活性[13]，同时该通路也可抑制细胞色素 C 从线粒体释放，抑制 Caspase-3 的激活，进而抑制细胞凋亡的发生[14]。本实验结果显示甘蔗叶多糖能使 p-AKT/AKT、p-PI3K/PI3K 的表达均增加，这进一步表明甘蔗叶多糖减少心肌梗死后心肌细胞的凋亡亦可能与上调 p-AKT/AKT、p-PI3K/PI3K 蛋白的表达有关。

4）综上所述，甘蔗叶多糖能有效减少心肌细胞凋亡，保护因缺血、缺氧而受损的心肌，增强心肌细胞的存活力，其机制可能与增加抑凋亡基因 BCL-2 的表达、减少促凋亡基因 BAX、Caspase-3 的表达、上调 p-AKT/AKT、p-PI3K/PI3K 蛋白的表达有关。

## 参考文献


[1] TERINGOVA E, TOUSEK P. Apoptosis in ischemic heart disease [J]. Transl Med, 2017, 15 (1): 87.

[2] KE Z C, WANG G, YANG L, et al. Crude terpene glycoside component from Radix paeoniae rubra protects against isoproterenol-induced myocardial ischemic injury via activation of the PI3K / AKT / m TOR signaling pathway [J]. J Ethnopharmacol, 2017 (206): 160-169.

[3] 何涛，胡姗，侯小涛，等．甘蔗叶多糖对大鼠心肌梗死心电图及微血管生成的影响 [J]．广西医科大学学报，2016，33 (2)：229-231.

[4] 阮红，何涛，秦超，等．制备大鼠心肌梗死模型中不同人工通气法比较 [J]．广西医科大学学报，2011，28 (6)：823-825.

[5] GARG S, NARULA J, CHANDRASHEKHAR Y. Apoptosis and heart failure: clinical relevance and therapeutic target [J]. J Mol Cell Cardiol, 2005, 38 (1): 73-79.

[6] 朱天民，朱慧民，李辉．红豆杉多糖对 Beagle 犬心肌缺血再灌注模型心肌细胞凋亡及单核细胞趋化蛋白-1 与 NO 表达的影响 [J]．中草药，2010，41 (5)：778-781.

[7] SUN C, LIU H, GUO J, et al. MicroRNA-98 negatively regulates myocardial infarction-induced apoptosis by down-regulating Fas and caspase-3 [J]. Sci Rep, 2017, 7 (1): 7460.

[8] WALENSKY L D. BCL-2 in the crosshairs: tipping the balance of life and death [J]. Cell Death Differ, 2006, 13 (8): 1339-1350.

[9] WANG Y M, ZHANG H M, CHAI F X, et al. The effects of escitalopram on myocardial apoptosis and the expression of Bax and Bcl-2 during myocardial ischemia / reperfusion in a model of rats with depression [J]. BMC Psychiatry, 2014, 14: 349.

[10] ZHAO H, XU M, CHU G L. Association between myocardial cell apoptosis and calpain - 1 / caspase - 3 expression in rats with hypoxic - ischemic brain damage [J]. Mol Med Rep, 2017, 15 (5): 2727 - 2731.
[11] SONG G, OUYANG G, BAO S. The activation of Akt/PKB signaling pathway and cell survival [J]. J Cell Mol Med, 2005, 9 (1): 59 - 71.
[12] MOCANU M M, YELLON D M. PTEN, the Achilles' heel of myocardial ischemia / reperfusion injury [J]. Brit J Pharmacol, 2007, 150 (7): 833 - 838.
[13] LIMAYE V, LI X, HAHN C, et al. Sphingosine kinase - 1 enhances endothelial cell survival through a PECAM - 1 - dependent activation of PI - 3K / Akt and regulation of Bcl - 2 family members [J]. Blood, 2005, 105 (8): 3169 - 3177.
[14] LIU S, AI Q, FENG K, et al. The cardioprotective effect of dihydromyricetin prevents ischemia - reperfusion - induced apoptosis in vivo and in vitro via the PI3K / Akt and HIF - 1α signaling pathways [J]. Apoptosis, 2016, 21 (12): 1366 - 1385.

（刘　丹，林　锟，侯小涛，秦　超，何　涛）

## 八、甘蔗叶多糖对大鼠心肌梗死心电图及微血管生成的影响

多糖是一类具有广泛生物活性的生物大分子，已有研究提示一些植物多糖对心肌梗死具有保护作用[1-2]。本课题组前期研究已从甘蔗叶中成功提取出了多糖[3]，研究结果提示甘蔗叶多糖能缩小心肌梗死面积，但有关机制尚不清楚。本研究对甘蔗叶多糖促血管生成的作用进行了探讨，旨在为甘蔗叶多糖的进一步应用提供理论依据。

### （一）材料

#### 1. 仪器

定容型小动物呼吸机（DH - 150，浙江大学医学仪器公司）；心电图机（FCP - 2155，日本福田公司）；光学显微镜（日本奥林巴斯光学有限公司）。

#### 2. 药材与试剂

CD34 试剂盒（武汉博士德公司，批号：BA3414）；血管内皮生长因子（VEGF）试剂盒（Santa Cruz Biotechnology 公司，编号：SC - 7269）；甘蔗叶多糖（自行提取）。

#### 3. 动物

健康 SD 大鼠 70 只，雌雄不限，体重 230 ~ 250 g，由广西医科大学实验动物中心提供［动物合格证号：SCXK（桂）2014 - 0005］。

### （二）方法与结果

#### 1. 模型制备

随机分为甘蔗叶多糖组（实验组，$n = 28$）和生理盐水组（对照组，$n = 42$）。在术前 24 h、30 min，术后 24 h、48 h、72 h、96 h 按剂量 1 ml/100 g 大鼠体重分别以浓度为 4 g/L 的甘蔗叶多糖溶液、生理盐水对实验组及对照组进行灌胃处理。两组参照文献[4]开胸结扎大鼠 LAD，于术后第 4 天处死大鼠并取心脏，用 10% 甲醛溶液固定、包埋、切片，并行病

理检测以确定心肌梗死是否形成。实验过程中动物的处置符合动物伦理学要求。

2. 心电图的检测

依照本课题组前期研究结果放置电极[5]，记录开胸前及术后 1 h 内每间隔 5 min 的心电图，测量肢导联（Ⅰ、Ⅱ、aVL、aVF）和胸导联（$V_1$、$V_2$、$V_5$），除 aVR 外各导联 ST 段偏移幅度。

3. 免疫组化染色检测 VEGF、CD34 的表达

术后第 4 天经颈动脉注射氯化钾处死大鼠后，取出心脏，切除结扎线以上的心肌组织，制成石蜡切片，进行免疫组化染色检测，抗体浓度均为 1∶100。

4. 结果判定

（1）微血管计数

以 CD34 的表达标记血管内皮细胞，凡着色为棕黄色的单个内皮细胞或内皮细胞簇均作为一个微血管计数（MVC），管腔大于 8 个红细胞大小，或有较厚肌层的血管均不计数，取 5 个高倍视野微血管计数的平均值作为 MVC，以个/HP 表示。

（2）VEGF 阳性表达判断标准

心肌细胞胞质着色为黄色或黄棕色颗粒。采用 Image Pro – Plus 6.0 图像分析系统进行定量分析，阳性反应强度用平均吸光度表示，平均吸光度越大，阳性反应强度越强，则 VEGF 表达越多。

5. 统计学方法

应用 SPSS 13.0 统计软件，数据以 $\bar{x} \pm s$ 表示，心电图各导联 ST 段偏移采用重复测量数据的方差分析，其他数据采用 $t$ 检验，$P<0.05$ 为差异有统计学意义。

6. 心电图 ST 段偏移

至实验终点，实验组 28 只大鼠中有 23 只存活，经病理证实发生心肌梗死的有 21 只；对照组 42 只大鼠中有 26 只存活，经病理证实发生心肌梗死的有 20 只。实验组Ⅰ、Ⅱ、aVL 及 $V_5$ 导联 ST 段抬高幅度小于对照组，差异均有统计学意义（$P<0.05$），其余导联与对照组比较，差异无统计学意义（$P>0.05$），两组各时刻 ST 段抬高幅度见表 3 – 17。

**表 3 – 17　两组各时刻 ST 段抬高幅度（U/mV，$\bar{x} \pm s$）**

| 时刻/($f \cdot min^{-1}$) | Ⅰ导联 | | Ⅱ导联 | | aVL 导联 | | $V_5$ 导联 | |
|---|---|---|---|---|---|---|---|---|
| | 实验组① | 对照组 | 实验组① | 对照组 | 实验组① | 对照组 | 实验组① | 对照组 |
| 5 | 0.31 ±0.11 | 0.37 ±0.13 | 0.06 ±0.16 | 0.16 ±0.10 | 0.24 ±0.18 | 0.29 ±0.13 | 0.63 ±0.41 | 0.85 ±0.48 |
| 10 | 0.32 ±0.13 | 0.42 ±0.14 | 0.13 ±0.20 | 0.22 ±0.14 | 0.23 ±0.16 | 0.33 ±0.12 | 0.67 ±0.32 | 0.96 ±0.48 |
| 15 | 0.32 ±0.14 | 0.42 ±0.13 | 0.12 ±0.15 | 0.26 ±0.12 | 0.16 ±0.22 | 0.30 ±0.11 | 0.68 ±0.31 | 1.02 ±0.44 |
| 20 | 0.31 ±0.16 | 0.39 ±0.13 | 0.12 ±0.15 | 0.24 ±0.12 | 0.20 ±0.19 | 0.26 ±0.10 | 0.71 ±0.34 | 0.93 ±0.41 |
| 25 | 0.33 ±0.15 | 0.39 ±0.13 | 0.19 ±0.18 | 0.26 ±0.14 | 0.22 ±0.20 | 0.26 ±0.11 | 0.73 ±0.35 | 0.92 ±0.44 |
| 30 | 0.27 ±0.12 | 0.40 ±0.15 | 0.17 ±0.18 | 0.27 ±0.14 | 0.16 ±0.19 | 0.24 ±0.11 | 0.66 ±0.33 | 0.91 ±0.42 |

续表

| 时刻/（f·min⁻¹） | Ⅰ导联 | | Ⅱ导联 | | aVL 导联 | | $V_5$ 导联 | |
|---|---|---|---|---|---|---|---|---|
| | 实验组① | 对照组 | 实验组① | 对照组 | 实验组① | 对照组 | 实验组① | 对照组 |
| 35 | 0.26±0.14 | 0.36±0.12 | 0.19±0.14 | 0.26±0.15 | 0.15±0.18 | 0.22±0.11 | 0.59±0.33 | 0.85±0.40 |
| 40 | 0.23±0.17 | 0.32±0.12 | 0.17±0.15 | 0.26±0.15 | 0.17±0.17 | 0.17±0.08 | 0.59±0.31 | 0.78±0.37 |
| 45 | 0.23±0.14 | 0.31±0.13 | 0.18±0.15 | 0.26±0.15 | 0.14±0.18 | 0.17±0.08 | 0.57±0.31 | 0.74±0.32 |
| 50 | 0.21±0.14 | 0.30±0.11 | 0.16±0.17 | 0.32±0.17 | 0.13±0.16 | 0.16±0.08 | 0.55±0.31 | 0.72±0.32 |
| 55 | 0.23±0.12 | 0.30±0.10 | 0.16±0.15 | 0.26±0.14 | 0.13±0.16 | 0.15±0.07 | 0.54±0.31 | 0.70±0.32 |
| 60 | 0.21±0.15 | 0.30±0.11 | 0.11±0.17 | 0.25±0.15 | 0.12±0.17 | 0.16±0.08 | 0.51±0.32 | 0.70±0.32 |

注：与对照组比较，① $P<0.05$。

## 7. VEGF 蛋白的表达及 MVC

光镜下见梗死区周围心肌细胞胞质内被染成棕黄色颗粒状的 VEGF 蛋白，实验组的平均吸光度大于对照组，即 VEGF 蛋白的含量高于对照组，差异有统计学意义（$P<0.05$）。以 CD34 标记血管内皮细胞，光镜下可见着色为棕黄色，分布于梗死灶周围的心肌细胞之间，与对照组比较，实验组 CD34 阳性表达强，MVC 多，差异有统计学意义（$P<0.05$），两组大鼠 VEGF 及 MVC 见表 3－18。

**表 3－18　两组大鼠 VEGF 及 MVC 比较（$\bar{x}\pm s$）**

| 组别 | VEGF | MVC/（个·$HP^{-1}$） |
|---|---|---|
| 实验组 | 0.113 5±0.033 5① | 19.45±1.86① |
| 对照组 | 0.095 8±0.017 1 | 14.80±3.70 |

注：与对照组比较，① $P<0.05$。

## （三）讨论

1）心肌梗死发生后，相应的导联心电图会呈现坏死、损伤、缺血等特征性变化。ST 段偏移反映心肌损伤，在心肌梗死发生的早期即可出现，是检测心肌梗死的重要指标之一，其演变与病程、冠脉内血栓状态、冠脉血管张力、侧支循环及检测导联有关，可用于对心肌梗死干预效果的观测[6-7]。本研究应用甘蔗叶多糖的大鼠心肌梗死发生后的部分导联 ST 段抬高幅度在多个时点低于对照组，提示甘蔗叶多糖对心肌具有保护作用。值得注意的是，本课题组前期研究结果显示，结扎大鼠 LAD 后胸导联 ST 段的抬高幅度高于肢导联且 $V_2$ 导联最为明显[5]。本研究中采用甘蔗叶多糖后 ST 段抬高幅度减小表现在肢导联（Ⅰ、Ⅱ、aVL）及胸导联（$V_5$），$V_2$ 导联并无明显缩减，这提示 ST 段抬高最明显的导联可能并不能反映 ST 段抬高幅度的变化，观察 ST 段的变化应选择多个导联。其机制可能是结扎 LAD 后主要引起左心室前壁心肌发生梗死，$V_2$ 导联正对着心肌受损最为严重的区域而不易恢复，导致 ST 段变化不明显，而Ⅰ、aVL 及 $V_5$ 导联面对左室侧壁，Ⅱ导联指向左下，这些导联对应的区域损伤较轻、易恢复，可显示较明显的 ST 段升高幅度减小。

2）甘蔗叶的不同极性提取物具有抗菌[8]、抗肿瘤[9]、降血糖[10]等多方面的药理活性，但目前对作为主要成分之一的甘蔗叶多糖的研究甚少。本课题组前期研究结果提示甘蔗叶多糖能缩小心肌梗死面积，这是否与血管新生有关呢？改善血供是治疗心肌梗死的重要环节，而治疗性血管新生是目前研究的热点。本文利用 CD34 对梗死区周围组织的新生血管进行标记，并检测了 VEGF 的表达。CD34 是血管内皮细胞的可靠标记，常应用于微血管的检测[7,11]，而 VEGF 是强有力的血管再生因子之一，在血管新生与重塑中均起着中心调节作用，它通过刺激血管内皮细胞的增殖，能迅速而有效地促进缺血区侧支循环的形成[12]。本研究结果显示，虽然对照组大鼠的梗死区周围 VEGF 有一定的表达，实验组 VEGF 表达及经 CD34 标记的血管内皮细胞明显多于对照组（$P<0.05$），这表明甘蔗叶多糖能增加梗死区周围 VEGF 的表达，进而促进血管内皮细胞生成及侧支循环的建立，改善缺血心肌的血液供应，减少心肌细胞损伤，这可能是采用甘蔗叶多糖后 ST 段抬高幅度降低、心肌梗死面积缩小的原因。对照组的 VEGF 表达应是由急性缺血、缺氧诱导所致。

3）综上所述，甘蔗叶多糖能降低心肌梗死大鼠 ST 段抬高幅度；研究中观察心肌梗死经干预后 ST 段偏移幅度是否发生变化应选择多个导联而不只是抬高最明显的导联；甘蔗叶多糖对梗死区周围心肌有一定的保护作用，其可能的机制是增加 VEGF 的表达，促进新生血管的形成。

## 参考文献

[1] 刘颖，纪超．附子多糖对 SD 乳鼠缺氧/复氧心肌细胞的保护作用及其机制研究［J］．中药新药与临床药理，2012，23（5）：504－507.

[2] 余薇，吴基良，查文良，等．大蒜多糖预处理对缺氧缺糖/复氧复糖大鼠心肌细胞的拮抗作用［J］．实用医学杂志，2011，27（18）：3288－3290.

[3] 吴玉强，侯小涛，郭振旺，等．多指标正交优选甘蔗叶多糖的提取工艺［J］．中国实验方剂学杂志，2011，17（19）：11－13.

[4] HOFMANN U，BEYERSDORF N，WEIRATHER J，et al. Activation of CD4$^+$ T lymphocytes improves wound healing and survival after experimental myocardial infarction in mice［J］. Circulation，2012，125（13）：1652－1663.

[5] 秦超，何涛，侯小涛，等．胸导联与肢导联心电图对大鼠心肌梗死诊断价值的比较［J］．广西医科大学学报，2012，29（1）：55－57.

[6] 王宁，王贵松，于海奕，等．远隔缺血后适应在急性 ST 段抬高型心肌梗死直接经皮冠状动脉介入治疗术中的心肌保护作用［J］．北京大学学报（医学版），2014，46（6）：838－843.

[7] PORTO I，DE MARIA G L，LEONE A M，et al. Endothelial progenitor cells，microvascular obstruction，and left ventricular remodeling in patients with ST elevation myocardial infarction undergoing primary percutaneous coronary intervention［J］. Am J Cardiol，2013，112（6）：782－791.

[8] 侯小涛，邓家刚，马建凤，等．甘蔗叶提取物的体外抑菌作用研究［J］．华西药学杂志，2010，25（2）：161－163.

[9] 邓家刚，郭宏伟，侯小涛，等．甘蔗叶提取物的体外抗肿瘤活性研究［J］．辽宁中医杂志，2010，37（1）：32－34.

[10] 侯小涛，邓家刚，李爱媛，等．甘蔗叶不同提取物对 3 种糖尿病模型的降血糖作用［J］．华西药学杂志，2011，26（5）：451－453.

[11] 刘暖，杨雷，毛秉豫，等. 丹参提取物促大鼠心肌梗死后心肌组织血管新生的作用［J］. 中国病理生理杂志，2015，31（8）：1490－1494，1499.
[12] ZHAO T，ZHAO W，CHEN Y，et al. Vascular endothelial growth factor（VEGF）－A：role on cardiac angiogenesis following myocardial infarction［J］. Microvasc Res，2010，80（2）：188－194.

（何　涛，胡　姗，侯小涛，秦　超）

# 第二节　西瓜藤

## 一、西瓜藤石油醚提取物对佐剂性关节炎小鼠的治疗作用及其机制

西瓜藤为葫芦科植物西瓜的藤，作为一种农作物废弃物，资源非常丰富，开展其药用价值研究，对开发新的药用资源、实现中药资源的可持续发展具有重要的意义[1]。笔者研究发现[2-5]，西瓜藤总提取物具有较好的抗炎镇痛及抑菌作用。本实验在前期研究的基础上，开展了西瓜藤石油醚提取物（petroleum ether extract of Citrullus Lauatus vine，PEECLV）对小鼠佐剂性关节炎的抗炎作用及其机制研究，为将西瓜藤开发为一种新的药用资源提供参考。

### （一）材料

#### 1. 仪器

GL－88B 型旋涡混合器（海门市其林贝尔仪器制造有限公司）；UV－3100 型紫外分光光度计（上海美普达仪器有限公司）；KQ－500B 型超声波清洗器（昆山市超声仪器有限公司）；4K15 型低温高速离心机（Sigma Sartorius 公司）；CP224S 型分析天平（德国赛多利斯集团）；F200 pro 型酶标仪（帝肯公司）；Millipore 实验室纯水系统（美国颇尔公司）；HWS－28 型电热恒温水浴锅（上海天恒医疗器械有限公司）；精密度 0.02 ml 的自制排水体积法测试仪。

#### 2. 药材与试剂

西瓜藤采自广西南宁吴圩，由广西药用植物研究所马小军研究员鉴定为葫芦科植物西瓜的藤茎。

样品的配制：依据参考文献[6]制备西瓜藤石油醚浸膏，加 0.2% CMC－Na 稀释，配制成用于灌胃小鼠的高剂量组 0.2 g/ml（相当于生药材 20 g）、中剂量组 0.1 g/ml（相当于生药材 10 g）、低剂量组 0.05 g/ml（相当于生药材 5 g）的混悬液备用。其主要成分为：β－谷甾醇、胡萝卜苷、豆甾醇、豆蔻酸甘油酯、棕榈酸、棕榈酸甘油酯、二十二烷酸甘油酯、熊果酸、二十一烷酸甘油酯、硬脂酸[7]等。

醋酸地塞米松片（DXM，浙江仙琚制药股份有限公司，产品批号：121261）；实验时用 0.2% CMC－Na 配制成 0.02 g/ml 的混悬液，供小鼠实验时用。

CMC－Na（国药集团化学试剂有限公司，批号：F20070608）；前列腺素 $E_2$（$PGE_2$）、肿瘤坏死因子－α（TNF－α）、类风湿因子（RF）、白介素－1β（IL－1β）、环氧化酶－1（COX－1）及环氧化酶－2（COX－2）；ELISA 检测试剂盒（南京建成生物工程研究所，批号分别为：S05102401、S15010958、S28010952、S11010953、Q05010954、R24010957）；弗氏完全佐剂（FCA，美国西格玛奥德里奇公司）。

### 3. 动物

健康昆明种小鼠，雌雄各半，体重 18～22 g［广西医科大学实验动物中心，许可证号：SCXK（桂）2009－0002］。饲养条件：温度 22 ℃，湿度 60%，自由饮食、饮水。

## （二）方法与结果

### 1. 建立佐剂性关节炎小鼠模型

取 60 只 KM 小鼠，雌雄各半，随机分为 6 组，空白组，模型组，DXM 组和西瓜藤石油醚提取物低、中、高剂量组，每组动物为 10 只。除正常对照组小鼠左后足蹋垫部皮内注射生理盐水 50 μl 外，其余各组小鼠均于左后足蹋皮内注射 50 μl FCA 致炎；于致炎后 11～17 天分别连续灌胃给药（每 10 g 体重灌胃药液 0.1 ml），每天 1 次，空白组与模型组给予等体积的 0.2% CMC－Na 溶液，连续给药 7 天。

### 2. 检测佐剂性关节炎模型小鼠足肿胀度

根据佐剂性关节炎小鼠模型，在致炎前及致炎后第 8、第 11、第 14 和第 17 天，采用排水法分别测量小鼠左后肢（致炎侧）、右后肢（继发侧）足容积。以造模前足容积作为基础值，以各时间点的足容积与基础值的差值表示肿胀度（反应强度）。

### 3. 评价佐剂性关节炎模型小鼠关节病变程度

根据佐剂性关节炎小鼠模型，以造模第 11 天（给药前）和第 14、第 17 天（给药后）肿胀度的差值进行药物作用效果评价，观察并记录小鼠全身关节病变程度，按 5 级评分法分别评价，即 0＝无红肿；1＝趾关节红肿；2＝趾关节和足趾肿胀；3＝踝关节以下的足爪肿胀；4＝包括踝关节在内的全部足爪肿胀。根据每只小鼠除注射佐剂外的其余 3 个足爪关节的病变程度进行累计积分，即为每只小鼠的关节评分指数（AI）。

### 4. 检测佐剂性关节炎模型小鼠血清中 TNF－α、$PGE_2$、IL－1β、RF、COX－1 和 COX－2 含量和脏器指数变化

根据佐剂性关节炎小鼠模型，于实验末次给药 2 h 后，每只小鼠摘眼球取血 1 ml，10 000 r/min离心 10 min，取上清液按试剂盒说明用 ELISA 法测定血清中 TNF－α、$PGE_2$、IL－1β、RF、COX－1 和 COX－2 含量。取血后，立即解剖小鼠，摘取胸腺和脾脏，称湿重，按公式计算脏器指数。

$$脏器指数 = 脏器质量（g）/体重（g）$$

### 5. 观察佐剂性关节炎模型大鼠踝关节的病理学改变

根据佐剂性关节炎小鼠模型，处死小鼠后，取踝关节进行福尔马林固定、脱钙、脱水、包埋、切片及 HE 染色等处理后，显微镜（×100）下观察病理改变。

## 6. 统计分析

所有实验数据均用 $\bar{x} \pm s$ 表示，应用 SPSS 16.0 统计软件进行统计分析。组间两两比较采用 $t$ 检验。以 $P<0.05$ 作为具有显著统计学意义的判定标准，$P<0.01$ 作为具有非常显著统计学差异的判定标准。

## 7. 对佐剂性关节炎小鼠关节肿胀度的影响

造模第2天左后足（致炎侧）关节肿胀达高峰，表现为早期的炎症反应，持续2～3天后逐渐减轻，7～8天后再度肿胀；继发病变于致炎后10天左右出现，表现为对侧（继发侧，右后足）和前足肿胀，且进行性加重，小鼠行动不便。与空白组比较，关节炎小鼠在致炎后第14、第17天，继发侧足肿胀度显著增加（$P<0.05$）；与模型组比较，西瓜藤石油醚提取物高剂量组治疗4天（致炎后第14天）后可显著减轻关节炎小鼠的足肿胀度（$P<0.05$），而中、低剂量组抑制作用不明显；DXM 组可显著减轻关节炎小鼠足肿胀度（$P<0.01$）。结果见表3－19、表3－20。

**表3－19　对佐剂性关节炎小鼠致炎侧（左后足）关节肿胀度的影响（$\bar{x} \pm s$，$n=10$）**

| 组别 | 剂量/（g·kg⁻¹） | 每个时间点左足致炎程度的不同 | | | |
|---|---|---|---|---|---|
| | | $d_8$ | $d_{11}$ | $d_{14}$ | $d_{17}$ |
| 空白组 | — | 0.056±0.046 | 0.056±0.050 | 0.091±0.061 | 0.096±0.061 |
| 模型组 | — | 0.149±0.038① | 0.159±0.045① | 0.194±0.043① | 0.219±0.052① |
| DXM 组 | 0.02 | 0.149±0.034 | 0.152±0.043 | 0.111±0.048③ | 0.109±0.046③ |
| PEECLV 组 | 20.0 | 0.142±0.043 | 0.152±0.060 | 0.159±0.032② | 0.168±0.033③ |
| | 10.0 | 0.147±0.04 | 0.158±0.075 | 0.174±0.044 | 0.175±0.054② |
| | 5.0 | 0.147±0.037 | 0.157±0.030 | 0.191±0.034 | 0.197±0.046 |

注：与空白组比较，①$P<0.01$；与模型组比较，②$P<0.05$，③$P<0.01$。

**表3－20　对佐剂性关节炎小鼠致炎侧（右后足）关节肿胀度的影响（$\bar{x} \pm s$）**

| 组别 | 剂量/（g·kg⁻¹） | 每个时间点右足致炎程度的不同 | | | |
|---|---|---|---|---|---|
| | | $d_8$ | $d_{11}$ | $d_{14}$ | $d_{17}$ |
| 空白组 | — | 0.057±0.038 | 0.058±0.034 | 0.059±0.044 | 0.068±0.039 |
| 模型组 | — | 0.059±0.038 | 0.061±0.040 | 0.110±0.056① | 0.116±0.039② |
| DXM 组 | 0.02 | 0.059±0.032 | 0.060±0.032 | 0.055±0.033③ | 0.035±0.046④ |
| PEECLV 组 | 20.0 | 0.052±0.043 | 0.060±0.034 | 0.072±0.020③ | 0.075±0.034④ |
| | 10.0 | 0.057±0.040 | 0.064±0.036 | 0.088±0.025 | 0.085±0.039③ |
| | 5.0 | 0.059±0.044 | 0.064±0.047 | 0.094±0.048 | 0.087±0.053 |

注：与空白组比较，①$P<0.05$，②$P<0.01$；与模型组比较，③$P<0.05$，④$P<0.01$。

## 8. 对佐剂性关节炎小鼠关节评分指数的影响

模型组小鼠在致炎后第11、第14、第17天，其关节红肿程度明显增加；与模型组比较，给药4天（致炎后第14天）后，西瓜藤石油醚提取物高剂量组可显著降低关节炎小鼠的AI（$P<0.01$），给药7天（致炎后第17天）后，西瓜藤石油醚提取物各剂量组均可显著降低关节炎小鼠的AI（$P<0.01$）。DXM组给药4天（致炎后第14天）后对小鼠AI也有显著的降低作用（$P<0.01$）。结果见表3-21。

**表3-21　对佐剂性关节炎小鼠关节评分指数的影响（$\bar{x}\pm s$，$n=10$）**

| 组别 | 剂量/（$g\cdot kg^{-1}$） | 关节评分指数 | | |
|---|---|---|---|---|
| | | $d_{11}$ | $d_{14}$ | $d_{17}$ |
| 模型组 | — | 2.93±0.28 | 3.00±0.55 | 3.64±0.50 |
| DXM组 | 0.02 | 2.88±0.81 | 2.25±0.77② | 1.81±0.91② |
| PEECLV组 | 20.0 | 2.92±0.67 | 2.33±0.49② | 2.42±0.51② |
| | 10.0 | 2.83±0.72 | 2.42±0.51① | 2.50±0.67② |
| | 5.0 | 3.00±0.60 | 2.83±0.39 | 2.92±0.67① |

注：与模型组比较，①$P<0.05$，②$P<0.01$。

## 9. 对佐剂性关节炎小鼠胸腺及脾脏指数的影响

与空白组比较，模型组小鼠胸腺指数降低（$P<0.05$），与模型组比较，西瓜藤石油醚提取物高剂量组胸腺指数升高（$P<0.05$），中、低剂量组无显著性差异。与空白组比较，模型组小鼠脾脏指数升高（$P<0.05$），与模型组比较，西瓜藤石油醚提取物高剂量组脾脏指数降低（$P<0.05$），中、低剂量组无显著性差异。DXM组小鼠脾脏及胸腺指数均显著降低（$P<0.01$）。结果见表3-22。

**表3-22　对佐剂性关节炎小鼠胸腺及脾脏指数的影响（$\bar{x}\pm s$，$n=10$）**

| 组别 | 剂量/（$g\cdot kg^{-1}$） | 脾脏指数/（$g\cdot g^{-1}$） | 胸腺指数/（$g\cdot g^{-1}$） |
|---|---|---|---|
| 空白组 | — | 4.73±0.62 | 4.74±0.86 |
| 模型组 | — | 5.34±0.65① | 4.08±0.55① |
| DXM组 | 0.02 | 1.94±0.27③ | 1.67±0.57③ |
| PEECLV组 | 20.0 | 4.86±0.43② | 4.47±0.48② |
| | 10.0 | 4.87±0.55 | 4.31±0.014 |
| | 5.0 | 5.01±0.53 | 4.05±0.90 |

注：与空白组比较，①$P<0.05$；与模型组比较，②$P<0.05$，③$P<0.01$。

## 10. 对佐剂性关节炎小鼠血清中$PGE_2$、TNF-α、RF和IL-1β含量的影响

与空白组比较，模型组可显著升高血清$PGE_2$、TNF-α、IL-1β和RF的含量（$P<0.05$，$P<0.01$）。与模型组比较，西瓜藤石油醚提取物高剂量组显著降低血清$PGE_2$和IL-1β的含量（$P<0.05$，$P<0.01$）；西瓜藤石油醚提取物各剂量组均能降低TNF-α和

RF 水平。结果见表 3-23。

**表 3-23　对佐剂性关节炎小鼠血清中 $PGE_2$、TNF-α、RF 和 IL-1β 含量的影响（$\bar{x}\pm s$，$n=10$）**

| 组别 | 剂量/($g\cdot kg^{-1}$) | $\rho(PGE_2)$/($pg\cdot ml^{-1}$) | $\rho$(TNF-α)/($pg\cdot ml^{-1}$) | $\rho$(IL-1β)/($pg\cdot ml^{-1}$) | $\rho$(RF)/($pg\cdot ml^{-1}$) |
|---|---|---|---|---|---|
| 空白组 | — | 30.01 ±4.08 | 90.13 ±32.35 | 120.18 ±31.91 | 29.72 ±4.72 |
| 模型组 | — | 37.52 ±6.70① | 199.15 ±55.06② | 225.03 ±35.86② | 70.73 ±9.57② |
| DXM 组 | 0.02 | 23.89 ±6.47④ | 106.73 ±26.75④ | 49.71 ±27.71④ | 16.62 ±1.44④ |
| PEECLV 组 | 20.0 | 28.91 ±5.58③ | 153.39 ±56.22 | 131.13 ±48.30④ | 49.40 ±7.54④ |
| | 10.0 | 30.44 ±3.38③ | 171.16 ±14.13 | 142.2 ±840.61④ | 50.99 ±9.49④ |
| | 5.0 | 32.02 ±2.55 | 173.4 ±60.36 | 152.45 ±56.75③ | 51.71 ±8.04④ |

注：与空白组比较，①$P<0.05$，②$P<0.01$；与模型组比较，③$P<0.05$，④$P<0.01$。

## 11. 对佐剂性关节炎小鼠血清中 COX-1、COX-2 含量的影响

与空白组比较，模型组可显著升高血清中 COX-1 和 COX-2 的含量（$P<0.05$，$P<0.01$）。与模型组比较，西瓜藤石油醚提取物高剂量组可降低血清中 COX-1 的含量（$P<0.05$），中、低剂量组无显著作用；高、中剂量组可显著降低血清中 COX-2 的含量（$P<0.05$，$P<0.01$）。结果见表 3-24。

**表 3-24　对佐剂性关节炎小鼠血清中 COX-1、COX-2 含量的影响（$\bar{x}\pm s$，$n=10$）**

| 组别 | 剂量/($g\cdot kg^{-1}$) | $\rho$(COX-1)/($pg\cdot ml^{-1}$) | $\rho$(COX-2)/($pg\cdot ml^{-1}$) |
|---|---|---|---|
| 空白组 | — | 472.9 ±28.6 | 213.8 ±7.3 |
| 模型组 | — | 560.4 ±52.9① | 236.5 ±4.8② |
| DXM 组 | 0.02 | 461.6 ±47.7③ | 220.3 ±6.3④ |
| PEECLV 组 | 20.0 | 479.6 ±25.3③ | 222.7 ±4.6④ |
| | 10.0 | 514.4 ±56.5 | 225.6 ±4.9③ |
| | 5.0 | 528.5 ±49.9 | 233.7 ±3.3 |

注：与空白组比较，①$P<0.05$，②$P<0.01$；与模型组比较，③$P<0.05$，④$P<0.01$。

## 12. 对佐剂性关节炎模型小鼠踝关节病理改变的影响

病理观察可见，空白组关节面完整，关节滑膜腔组织内未见炎细胞；模型组关节滑膜腔组织内与空白组相比有大量炎性细胞浸润，关节面不完整，关节腔内可见退化、脱落的滑膜组织碎片；阳性组关节滑膜腔组织内炎性细胞浸润与模型组相比明显减轻；西瓜藤石油醚提取物高剂量组关节滑膜腔组织内炎性细胞与模型组相比明显减轻，滑膜增厚不明显；中剂量组关节滑膜腔组织内炎性细胞与模型组相比有所减轻，但比高剂量组明显增多；低剂量组关节滑膜腔组织内炎性细胞与模型组相比无显著差异。结果见图 3-2。

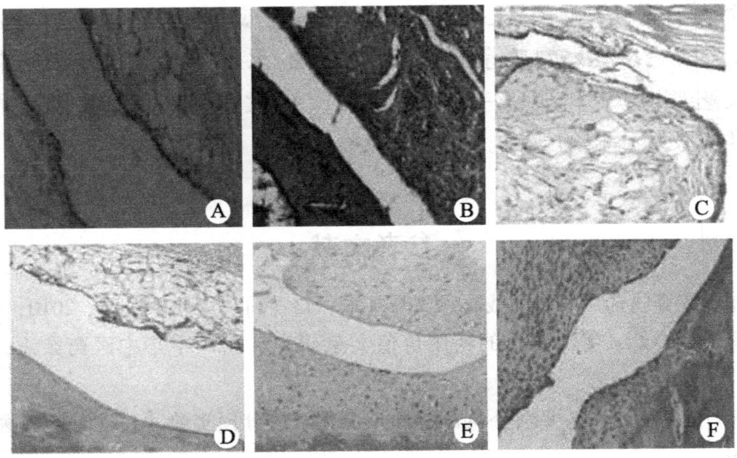


A. 空白组；B. 模型组；C. DXM 组；D. 高剂量组；E. 中剂量组；F. 低剂量组。

**图 3-2 佐剂性关节炎小鼠踝关节病理光镜检查结果（×40）**

## （三）讨论

1）类风湿关节炎（rheumatoid arthritis，RA）是一种由于自身免疫障碍引起免疫系统攻击关节滑膜组织的长期慢性炎症性疾病[8]，病情迁延失治易引起关节滑膜破坏致畸，严重影响病人的日常生活。笔者前期运用经典致炎模型对西瓜藤石油醚提取物的抗炎作用进行了基础性研究，发现其具有较好的抗炎作用[6]。现笔者进一步运用建立在 T 细胞依赖性、种属特异性免疫学机制之上的，且临床表现、病理学特征和发病机制等方面都与人类 RA 有许多相似之处的 AA 模型对西瓜藤石油醚提取物的抗炎活性进行更深入的探讨[9]。

2）研究表明，环氧化酶（cyclooxygenase，COX）是机体催化花生四烯酸转变为前列腺素的限速酶，有 COX-1 和 COX-2 两种异构体，其中 COX-1 不仅是要素酶，也是诱导酶，它参与炎症，并有加重炎症的作用，COX-2 以病理性酶参与炎症反应及异常调节，具有参与组织修复、维持器官的生理功能等重要的生理作用[10]。RA 病人的滑膜细胞中可发现 COX-1、COX-2 表达上升及 $PGE_2$ 的大量生成，它们共同参与 RA 的炎症反应和软骨、骨的损伤。$PGE_2$ 是参与滑膜、关节周围组织炎症，软骨破坏及增生等病变的重要炎性介质，是 RA 发病过程中的致热源之一[11]。TNF-$\alpha$ 在 RA 发病和病程进展中也起着重要的作用，其拮抗剂或减少 TNF-$\alpha$ 的药物对 RA 有显著疗效[12]。IL-1$\beta$ 在 RA 发病过程的细胞因子失调中占有重要的地位，可刺激滑膜引起细胞增生并产生蛋白激酶，被认为是扩大 RA 的炎症应答并使其转变为破坏反应的关键细胞因子之一[13]。RF 是一种自身抗体，RA 病人和约 10% 的健康人体内都存在产生 RF 的 B 细胞克隆，在变性的与抗原结合的 IgG 或在 EB 病毒的作用下，可合成大量的 RF。RA 病人的病情严重程度、关节骨破坏程度、易伴发关节外症状等因素影响 IgA 和 IgM 型 RF 效价，持续高滴度的 RF 常提示 RA 活动，且骨侵蚀发生率高[14]。

3）本实验结果显示，经西瓜藤石油醚提取物干预处理后，可显著减轻炎症细胞的浸润、关节炎小鼠的足肿胀度。高剂量组能降低小鼠 AI，升高胸腺指数，降低脾脏指数。高剂量组能显著降低小鼠血清中 $PGE_2$、IL-1$\beta$、COX-1 和 COX-2 的含量，各剂量组均能显著降低小鼠血清 TNF－$\alpha$ 和 RF 水平。由此可见，西瓜藤石油醚提取物对 AA 小鼠的作用可能是通过降低 TNF－$\alpha$、IL－1$\beta$ 等炎性细胞因子的水平，减少这些因子刺激滑膜组织、滑膜细胞过度表达 COX－1 和 COX－2 而引起 $PGE_2$ 的大量合成和释放，从而达到明显改善关节的损伤程度及炎症病程的效果。

## 参考文献


[1] 邓家刚．农作物废弃物药用研究的战略意义与基本思路［J］．广西中医药，2010，33（1）：1-3.

[2] 王硕，周小雷，龚小妹，等．西瓜的药用价值文献研究［J］．中华中医药杂志，2013，28（4）：1023－1026.

[3] 王硕，龚小妹，周小雷，等．四种不同品种西瓜藤化学成分预实验［J］．时珍国医国药，2012，23（2）：390－391.

[4] DENG J G，WANG S，GUO L C，et al．Extracts from watermelon roots and leaves have protective roles in anti－inflammation and analgesia［J］．Chinese Herbal Medicines，2010，2（3）：231－235.

[5] 王硕，龚小妹，戴航，等．西瓜藤提取物的抑菌作用研究［J］．广西植物，2013，33（3）：428－431.

[6] 王硕，周丹丹，龚小妹，等．西瓜藤石油醚提取物抗炎作用及其机制探讨［J］．世界科学技术——中医药现代化，2014，16（9）：2054－2059.

[7] 王硕，龚小妹，周丹丹，等．西瓜藤的化学成分研究（Ⅰ）［J］．中国实验方剂学杂志，2013，19（6）：131－133.

[8] SHAMMAS R M，RANGANATH V K，PAULUS H E．Remission in rheumatoid arthritis［J］．Curr Rheumatol Rep，2010，12（5）：355－362.

[9] SUKE S G，NEGI H，MEDIRATTA P K，et al．Anti－arthritic and anti－inflammatory activity of combined pioglitazone and prednisolone on adjuvant－induced arthritis［J］．Eur J Pharmacol，2013，718（1－3）：57－62.

[10] KHAN Z，KHAN N，TIWARI R P，et al．Biology of Cox－2：an application in cancer therapeutics［J］．Curr Drug Targets，2011，12（7）：1082－1093.

[11] KALINSKI P．Regulation of immune responses by prostaglandin E2［J］．J Immunol，2012，188（1）：21－28.

[12] PALOMARES R A，BROCK K V，WALZ P H．Differential expression of pro－inflammatory and anti－inflammatory cytokines during experimental infection with low or high virulence bovine viral diarrhea virus in beef calves［J］．Vet Immunol Immunopathol，2014，157（3－4）：149－154.

[13] SAKAGUCHI S，SAKAGUCHI N．Animal models of arthritis caused by systemic alteration of the immune system［J］．Curr Opin Immuno，2005，17（6）：589－594.

[14] ZHANG Y J，ZHOU J X，SGN L，et al．Significance of IgA and IgM subtype resist cyclic citrullinated peptide antibody in early rheumatoid arthritis（ra）［J］．Chin J Rheumatol，2013，17（1）：5－9.


（龚小妹，王　硕，陈　硕，周小雷，周丹丹，邓家刚）

## 二、西瓜藤石油醚提取物抗炎作用及其机制探讨

西瓜藤为葫芦科植物西瓜的藤，作为一种农作物废弃物，资源非常丰富，开展其药用

价值研究，对开发新的药用资源、实现中药资源的可持续发展具有重要意义[1]。笔者研究发现，西瓜藤总提取物具有较好的抗炎镇痛及抑菌作用[2-5]。笔者在前期研究的基础上，开展了西瓜藤石油醚提取物的体内抗炎作用及其机制研究，为将其开发为一种新的药用资源提供了一定的参考。

## （一）材料

### 1. 仪器

UV－3100 型紫外分光光度计（上海美普达仪器有限公司）；精密度为 0.05 mm 的自制卷尺；精密度为 0.05 ml 的自制排水体积法测试仪；SHH. W21. 420 型电热恒温水箱（天津市泰斯特仪器有限公司）；低温离心机（北京时代北利离心机有限公司）。

### 2. 药材与试剂

西瓜藤采自广西南宁，由广西药用植物研究所马小军研究员鉴定为葫芦科植物西瓜的藤。伊文思蓝（Evans blue，Sigma－E2129）；冰醋酸（$CH_3COOH$，成都市科龙化工试剂厂，批号：20110106）；卡拉胶（BR，上海源叶生物科技有限公司，批号：YY13755）；CMC－Na（国药集团化学试剂有限公司，批号：F20070608）；二甲苯（$C_8H_{10}$，上海试剂一厂，批号：2005－06－12）；乙醇消毒液（武汉市雪环医用消毒用品有限公司，批号：2013040）；氯化钠注射液（昆明市宇斯药业有限责任公司，批号：13010204）；MDA、$PGE_2$、5－HT、HIS、T－SOD、NO、NOS、TNF－$\alpha$、IL－1$\beta$ 试剂盒均购自南京建成生物工程研究所，批号分别为 20130713、C0510020145、M20019497、20140410、20130917、20130716、20130706、W22011110、W2201111。

PEECLV 的制备：取西瓜藤干品 20 kg，用 5 倍量 80% 乙醇分别超声 2 h 和 1 h，共 2 次，过滤，合并滤液，减压浓缩至无醇味，冷冻干燥，得 2 400 g 醇提取浸膏（1 g 浸膏相当于 8.3 g 生药）。将此浸膏分散于 500 ml 去离子水中，静置过夜。3 000 r/min 下离心，分离不溶于水的黏稠固体悬浮物和水溶液。取水溶液，用石油醚 3 倍量萃取，萃取液减压浓缩，回收溶剂，蒸干，得到石油醚浸膏 120 g（1 g 浸膏相当于 1 667 g 生药），备用。其主要成分为 $\beta$－谷甾醇、胡萝卜苷、豆甾醇、肉豆蔻酸甘油酯、棕榈酸、棕榈酸甘油酯、二十二烷酸甘油酯、熊果酸、二十一烷酸甘油酯、硬脂酸[6]。

PEECLV 的配制：取上述 PEECLV 浸膏，用 CMC－Na（0.2%）稀释，配制成用于灌胃小鼠的高剂量组 0.008 g/ml（相当于生药材 4 g）、中剂量组 0.004 g/ml（相当于生药材 2 g）、低剂量组 0.002 g/ml（相当于生药材 1 g）的混悬液备用；配制成用于灌胃大鼠的高剂量组 0.056 g/ml（相当于生药材 2.8 g）、中剂量组 0.028 g/ml（相当于生药材 1.4 g）、低剂量组 0.014 g/ml（相当于生药材 0.7 g）的混悬液备用。

DXM（浙江仙琚制药股份有限公司，批号：121261）。实验时用 CMC－Na（0.2%）配制成 0.000 2 g/ml 的混悬液，备用。

### 3. 动物

健康 KM 小鼠，雌雄各半，体质量（20 ± 2）g；SD 大鼠，雌雄各半，体质量（150 ± 30）g，由广西医科大学实验动物中心提供，合格证号：SCXK（桂）2009－0002。

## （二）方法与结果

### 1. 对二甲苯致小鼠耳肿胀模型的实验

取小鼠 50 只，按体重随机分为 5 组，即模型对照组，DXM 组，PEECLV 低、中、高剂量组。灌胃给药，每天 1 次，连续 10 天。末次给药 30 min 后，用移液枪将 100% 二甲苯 20 μl 棉球均匀涂在小鼠右耳前后两面，左耳作对照。30 min 后将小鼠脱颈椎处死，沿耳郭基线剪下两耳，用直径为 8 mm 的打孔器分别在左、右耳的同一位置打下圆耳片，称重。计算肿胀度和肿胀抑制率。

肿胀度（mg）＝左耳片重（mg）－右耳片重（mg）

肿胀抑制率（%）＝｛[模型组平均肿胀度（mg）－给药组平均肿胀度（mg）]／模型组平均肿胀度（mg）｝×100%[7]

### 2. 对冰醋酸致小鼠皮肤毛细血管通透性增高实验

接上实验，涂抹二甲苯后，立即鼠尾静脉注射 0.25% 伊文思蓝 0.1 ml/10 g，同时腹腔注射 0.6% 冰醋酸 0.2 ml/只。30 min 后脱颈椎处死小鼠，用 6 ml 生理盐水腹腔注射，轻揉小鼠腹部，收集冲洗液，10 000 r/min 离心 10 min，取上清液，于紫外分光光度计 590 nm 处测定吸光度[7]。

### 3. 对蛋清致小鼠足肿胀模型的实验

取小鼠 50 只，按体质量随机分为 5 组，方法和剂量同“对甲苯致小鼠耳肿胀模型的实验”项，于第 10 天用卷尺测量所有小鼠右后肢足跖周长，作为造模前的正常值，末次给药 45 min 后在小鼠右后肢足跖皮下注入 0.1 ml 新鲜配制的鸡蛋清（10%），同时灌胃给予 0.2 ml/只行水负荷。于注入后 0.5 h、1 h、2 h、3 h、4 h 用卷尺测量足踝周长，4 h 后于踝关节上 0.5 cm 处剪下炎足称重，计算肿胀程度和肿胀抑制率。

肿胀度（mm）＝致炎后右后足周长（mm）－致炎前右后足周长（mm）

肿胀抑制率（%）＝｛[模型组平均肿胀度（mg）－给药组平均肿胀度（mg）]／模型组平均肿胀度（mg）｝×100%[8]

### 4. 对棉球肉芽肿模型的实验

取大鼠 50 只，按体质量随机分为 6 组，即空白组，模型对照组，DXM 组，PEECLV 低、中、高剂量组。灌胃给药，每天 1 次，连续 20 天。在用 10% 水合氯醛麻醉实验大鼠的情况下，将已高温灭菌并称重的 30 mg 的棉球植入大鼠腋窝下，随即缝合皮肤，用碘液消毒后常规饲养备用。其他各实验组均同样造模，正常组常规饲养。各给药组自手术次日起开始给予相应药物，连续灌胃给药 20 天。于第 20 天灌胃用药 1 h 后，在 10% 水合氯醛麻醉下腹主动脉取血，4 ℃ 3 000 r/min 离心 10 min，分离血清备用，分别按试剂盒使用说明测定肿瘤坏死因子－α（TNF－α）、白细胞介素－1β（IL－1β）、一氧化氮（NO）和一氧化氮合酶（NOS）。取血后在原切口处切开皮肤，观察棉球肉芽肿周围血管形态，将棉球连同周围结缔组织一起剥离取出，置于 50 ℃烘箱内干燥至恒重，精密称取干重，将此干重（实验后）减去原棉球质量（实验前）即为肉芽肿组织净重。

肉芽肿胀抑制率（%）＝[（模型组平均肉芽肿胀质量－给药组平均肉芽肿胀质量）／模型组平均肉芽肿胀质量]×100%[9-10]

## 5. 对卡拉胶致大鼠足肿胀模型的实验

取大鼠50只，按体质量随机分为5组，即模型对照组，DXM组，PEECLV低、中、高剂量组。灌胃给药，每天1次，连续20天。实验当天用检测仪器（精密度0.05 ml）测量所有小鼠右后肢足跖周长，作为造模前的正常值，末次给药45 min后，于每只大鼠右足跖皮下注射1.0%卡拉胶致炎（0.1 ml/只），同时灌胃给予5 ml/只行水负荷。于注入后0.5 h、1 h、2 h、3 h、4 h各检测大鼠足跖肿胀1次，计算足跖肿胀率[11]。4 h后用水合氯醛液麻醉大鼠，腹主动脉取血，3 000 r/min离心10 min，取上清液按试剂盒说明书测定NO、NOS和总超氧化物歧化酶（T－SOD）。取血后立即于踝关节上0.5 cm处剪下炎足称重[12]，划破皮肤组织后，放入5 ml 4 ℃的冷生理盐水浸泡过夜，弃鼠足，将浸泡液3 000 r/min离心5 min，取上清液按试剂盒说明书测定$PGE_2$、5－羟色胺（5－HT）、组织胺（HIS）及MDA的含量。

## 6. 统计分析

实验数据用$\bar{x} \pm s$表示，组间比较采用$t$检验。

## 7. 对二甲苯致小鼠耳肿胀模型的影响

由表3－25可见，与模型组比较，高、中剂量组对二甲苯所致的耳肿胀均有一定程度的抑制作用，但其抑制作用弱于DXM对照组。

**表3－25　对小鼠耳肿胀模型的影响（$\bar{x} \pm s$，$n=10$）**

| 组别 | 剂量/（$g \cdot kg^{-1}$） | 肿胀度/g | 抑制率/% |
|---|---|---|---|
| 模型组 | — | 0.003 1 ±0.001 4 | — |
| DXM组 | 0.02 | 0.001 0 ±0.000 7② | 67.57 |
| 高剂量组 | 4.0 | 0.001 7 ±0.000 9② | 45.94 |
| 中剂量组 | 2.0 | 0.001 8 ±0.000 9① | 40.54 |
| 低剂量组 | 1.0 | 0.002 2 ±0.000 1 | 29.73 |

注：与模型组比较，①$P<0.05$，②$P<0.01$。

## 8. 对冰醋酸致小鼠皮肤毛细血管通透性的影响

以伊文思蓝染料渗出情况来判断PEECLV对小鼠毛细血管通透性的影响。由表3－26可见，与模型组比较，各剂量组均可抑制冰醋酸致小鼠皮肤毛细血管通透性增加，并具有显著性差异。

**表3－26　对小鼠皮肤毛细血管通透性的影响（$\bar{x} \pm s$，$n=10$）**

| 组别 | 剂量/（$g \cdot kg^{-1}$） | 吸光度（$A_{590}$） | 抑制率/% |
|---|---|---|---|
| 模型组 | — | 0.198 ±0.022 | — |
| DXM组 | 0.02 | 0.101 ±0.031② | 48.93 |
| 高剂量组 | 4.0 | 0.159 ±0.038② | 19.08 |
| 中剂量组 | 2.0 | 0.170 ±0.030① | 13.50 |
| 低剂量组 | 1.0 | 0.171 ±0.033① | 13.41 |

注：与模型组比较，①$P<0.05$，②$P<0.01$。

## 9. 对蛋清诱导小鼠足跖肿胀模型的影响

由表3-27、表3-28可见，蛋清能明显诱导小鼠足跖肿胀，2 h达峰值。PEECLV各剂量组在炎症的全程均有较强的抗炎作用，与模型组比较，各剂量组均有显著性差异（$P<0.01$）。

**表3-27　对小鼠足跖肿胀模型的影响（$\bar{x}\pm s$，$n=10$）**

| 组别 | 剂量/（g·kg$^{-1}$） | 4 h后足重/g | 抑制率/% |
|---|---|---|---|
| 模型组 | — | 0.092±0.006 | — |
| DXM组 | 0.02 | 0.070±0.008① | 24.15 |
| 高剂量组 | 4.0 | 0.074±0.004① | 20.22 |
| 中剂量组 | 2.0 | 0.076±0.008① | 17.10 |
| 低剂量组 | 1.0 | 0.082±0.006① | 9.50 |

注：与模型组比较，①$P<0.01$。

**表3-28　对小鼠足跖肿胀模型的影响（$\bar{x}\pm s$，$n=10$）**

| 组别 | 剂量/（g·kg$^{-1}$） | 肿胀度/mm | | | | |
|---|---|---|---|---|---|---|
| | | 0.5 h | 1 h | 2 h | 3 h | 4 h |
| 模型组 | — | 3.59±0.97 | 4.33±0.96 | 4.47±0.92 | 3.94±0.67 | 3.58±0.80 |
| DXM组 | 0.02 | 2.49±0.85① | 2.82±0.88② | 3.02±0.70② | 2.79±0.75② | 2.54±0.78② |
| 高剂量组 | 4.0 | 2.81±0.39① | 3.03±0.93② | 3.07±0.46② | 2.87±0.54② | 2.72±0.61② |
| 中剂量组 | 2.0 | 2.82±0.56① | 3.09±0.42② | 3.27±0.59② | 2.98±0.86② | 2.79±0.80① |
| 低剂量组 | 1.0 | 2.98±0.42 | 3.19±0.64② | 3.51±0.45② | 3.01±0.57① | 2.98±0.49① |

注：与模型组比较，①$P<0.05$，②$P<0.01$。

## 10. 对大鼠棉球肉芽肿模型的影响

由表3-29可见，与模型组比较，高、中剂量组和DXM组均可明显抑制棉球肉芽组织增生。由表3-30可见，与模型组比较，高、中剂量组均可显著性降低血清TNF-$\alpha$、IL-1$\beta$含量和NOS、NO水平；与空白组比较，模型组可明显降低血清TNF-$\alpha$和IL-1$\beta$含量（$P<0.05$），显著降低NOS和NO水平（$P<0.01$）。

**表3-29　对大鼠棉球肉芽肿模型的影响（$\bar{x}\pm s$，$n=10$）**

| 组别 | 剂量/（g·kg$^{-1}$） | 肉芽肿重量/mg | 抑制率/% |
|---|---|---|---|
| 模型组 | — | 70.02±5.33 | — |
| DXM组 | 0.001 | 26.56±8.71② | 62.07 |
| 高剂量组 | 2.8 | 63.38±2.30② | 9.49 |
| 中剂量组 | 1.4 | 64.21±4.82② | 8.31 |
| 低剂量组 | 0.7 | 66.24±4.47① | 5.41 |

注：与模型组比较，①$P<0.05$，②$P<0.01$。

**表 3-30 对大鼠血清中 TNF-α、IL-1β、NOS、NO 水平的影响（$\bar{x} \pm s$，$n=10$）**

| 组别 | 剂量/($g \cdot kg^{-1}$) | TNF-α/($pg \cdot ml^{-1}$) | IL-1β/($pg \cdot ml^{-1}$) | NOS/($U \cdot ml^{-1}$) | NO/($\mu mol \cdot L^{-1}$) |
| --- | --- | --- | --- | --- | --- |
| 空白组 | — | 31.57 ±1.09 | 69.97 ±8.53 | 19.03 ±0.10 | 2.22 ±0.10 |
| 模型组 | — | 42.30 ±0.84③ | 90.75 ±4.84③ | 20.93 ±0.77④ | 2.72 ±0.10④ |
| DXM 组 | 0.001 | 32.79 ±1.79② | 70.43 ±6.52② | 19.07 ±0.07② | 2.25 ±0.06② |
| 高剂量组 | 2.8 | 31.90 ±0.57② | 73.55 ±9.65② | 19.04 ±0.42② | 2.26 ±0.05② |
| 中剂量组 | 1.4 | 32.44 ±0.84② | 74.27 ±8.65② | 19.12 ±0.55② | 2.28 ±0.05② |
| 低剂量组 | 0.7 | 36.11 ±0.95② | 78.57 ±5.86② | 19.20 ±0.22① | 2.32 ±0.08 |

注：与模型组比较，①$P<0.05$，②$P<0.01$；与空白组比较，③$P<0.05$，④$P<0.01$。

## 11. 对卡拉胶诱导大鼠足跖肿胀模型的影响

由表 3-31 可见，卡拉胶能明显诱导大鼠足跖肿胀，3 h 达峰值。各剂量组对卡拉胶引起的大鼠足肿胀均有不同程度的抑制作用。由表 3-32 可见，对大鼠足跖肿胀模型 4 h 后足重的影响，与模型组比较，高剂量组有极显著性差异（$P<0.01$），中剂量组有明显差异($P<0.05$)。由表 3-33 可见，与模型组比较，PEECLV 各剂量组均能不同程度抑制大鼠肿足渗出液中蛋白、5-HT、HIS、MDA、$PGE_2$ 含量升高。由表 3-34 可见，与模型组比较，PEECLV 各剂量组均能显著降低大鼠血清中 NO 的含量（$P<0.01$），高剂量组可显著降低大鼠血清中 NOS 的含量和提高 SOD 活性（$P<0.01$），中、低剂量组可明显降低 NOS 的含量（$P<0.05$）。

**表 3-31 对大鼠足跖肿胀模型的影响（$\bar{x} \pm s$，$n=10$）**

| 组别 | 剂量/($g \cdot kg^{-1}$) | 肿胀度/mm | | | | |
| --- | --- | --- | --- | --- | --- | --- |
| | | 0.5 h | 1 h | 2 h | 3 h | 4 h |
| 模型组 | — | 0.54 ±0.20 | 0.73 ±0.20 | 0.92 ±0.19 | 0.99 ±0.21 | 0.89 ±0.24 |
| DXM 组 | 0.001 | 0.35 ±0.12 | 0.45 ±0.15① | 0.47 ±0.19② | 0.52 ±0.19② | 0.35 ±0.19② |
| 高剂量组 | 2.8 | 0.38 ±0.13 | 0.49 ±0.14② | 0.67 ±0.56② | 0.70 ±0.17② | 0.59 ±0.22① |
| 中剂量组 | 1.4 | 0.42 ±0.17 | 0.53 ±0.17① | 0.73 ±0.18① | 0.85 ±0.20 | 0.79 ±0.20 |
| 低剂量组 | 0.7 | 0.42 ±0.11 | 0.55 ±0.13① | 0.80 ±0.19 | 0.95 ±0.16 | 0.84 ±0.14 |

注：与模型组比较，①$P<0.05$，②$P<0.01$。

**表 3-32 对大鼠足跖肿胀模型的影响（$\bar{x} \pm s$，$n=10$）**

| 组别 | 剂量/($g \cdot kg^{-1}$) | 4 h 后足重/g | 抑制率/% |
| --- | --- | --- | --- |
| 模型组 | — | 0.620 ±0.072 | — |
| DXM 组 | 0.001 | 0.270 ±0.021② | 48.18 |
| 高剂量组 | 2.8 | 0.491 ±0.094② | 35.93 |
| 中剂量组 | 1.4 | 0.550 ±0.065① | 20.05 |
| 低剂量组 | 0.7 | 0.612 ±0.075 | 10.48 |

注：与模型组比较，①$P<0.05$，②$P<0.01$。

**表 3-33　对大鼠肿足渗出液蛋白含量、5-HT、HIS、MDA、$PGE_2$ 水平的影响（$\bar{x} \pm s$，$n=10$）**

| 组别 | 蛋白含量($A_{570}$)/(g·L$^{-1}$) | 5-HT($A_{570}$)/(ng·ml$^{-1}$) | HIS($A_{570}$)/(pg·ml$^{-1}$) | MDA($A_{532}$)/(nmol·mgprot$^{-1}$) | $PGE_2$($A_{570}$)/(pg·ml$^{-1}$) |
|---|---|---|---|---|---|
| 模型组 | 32.09±2.27 | 75.62±1.77 | 99.44±6.09 | 3.78±0.49 | 53.09±3.53 |
| DXM 组 | 19.39±3.45② | 70.64±2.13② | 61.57±9.41② | 2.43±0.30② | 46.78±2.68② |
| 高剂量组 | 26.17±5.82① | 70.13±2.42② | 82.55±5.93② | 3.16±0.35① | 49.84±1.26① |
| 中剂量组 | 28.79±3.17① | 72.25±2.76① | 84.37±9.39② | 3.35±0.47 | 50.21±1.69 |
| 低剂量组 | 29.54±8.06 | 73.54±3.08 | 91.66±4.00① | 3.62±0.48 | 51.99±3.54 |

注：与模型组比较，①$P<0.05$，②$P<0.01$。

**表 3-34　对大鼠血清中 T-SOD、NO、NOS 水平的影响（$\bar{x} \pm s$，$n=10$）**

| 组别 | 剂量/(g·kg$^{-1}$) | T-SOD($A_{570}$)/(U·ml$^{-1}$) | NO($A_{570}$)/(μmol·L$^{-1}$) | NOS($A_{570}$)/(U·ml$^{-1}$) |
|---|---|---|---|---|
| 模型组 | — | 100.38±5.08 | 3.39±0.75 | 22.39±0.99 |
| DXM 组 | 0.001 | 125.84±13.04② | 2.14±0.11② | 18.03±0.72② |
| 高剂量组 | 2.8 | 117.85±13.96② | 1.41±0.27② | 17.01±0.69② |
| 中剂量组 | 1.4 | 115.40±11.50① | 1.45±0.23② | 18.81±0.88① |
| 低剂量组 | 0.7 | 107.21±19.36 | 1.49±0.30② | 21.09±0.80① |

注：与模型组比较，①$P<0.05$，②$P<0.01$。

## （三）讨论

1）$PGE_2$ 为重要的炎症介质之一，可显著增强其他炎症介质（如缓激肽）的作用[13]。与此同时，炎症发生时，$PGE_2$ 的产生常伴有大量氧自由基的生成[14]，氧自由基能诱发脂质过氧化作用而引起细胞损伤。SOD 可清除超氧自由基，因此测定血清中的 SOD 活性，可以反映出机体对氧自由基的清除能力。MDA 是机体脂质受自由基攻击后产生的过氧化产物，其含量可反映出体内氧自由基与脂类反应的情况[15]。此外，炎症发生时，机体血清内的 NO 量会急剧升高，高浓度 NO 与氧自由基结合，会生成毒性更大的化合物，从而加剧其细胞毒活性。NOS 是 NO 合成的限速酶，因此，测定血清中 NO 的含量和 NOS 的活性，可以很好地反映机体的炎症程度。TNF-$\alpha$ 和 IL-1$\beta$ 对炎症细胞有趋化和黏附作用，可以促进活化细胞进入炎性部位，促进炎症细胞附壁增殖，且能增加血管通透性、刺激内皮细胞释放血小板活性因子及前列环素等，在慢性炎症和急性炎症后期都起到重要的作用。

2）目前，国内外对西瓜藤的研究比较少，除笔者的相关报道外，仅 Mullai K 等[16-17]研究发现，西瓜叶不同溶剂提取物对疟蚊具有良好的杀虫卵、抑制幼虫生长的作用，尤其苯提取物对疟蚊和黑斑蚊生物活性指数的影响效果最好，粗提取物显示出良好的杀虫卵作用。本实验结果表明，PEECLV 对二甲苯致小鼠耳肿胀、卡拉胶诱导大鼠足肿胀及棉球致大鼠肉芽肿的非特异性炎症具有较好的抑制作用，同时可降低毛细血管的通透性，减少急性、早期炎症的渗出，对蛋清致小鼠足肿胀的免疫性炎症也具有明显的抑制作用。其抗炎机制可能与抑制致炎介质 $PGE_2$、5 - HT、HIS、TNF - $\alpha$、IL - 1$\beta$、氧化产物 MDA 的生成，降低 NO 和 NOS 水平及提高 SOD 活性有关。

## 参考文献


[1] 邓家刚. 农作物废弃物药用研究的战略意义与基本思路 [J]. 广西中医药，2010，33 (1)：1-3.

[2] 王硕，周小雷，龚小妹，等. 西瓜的药用价值文献研究 [J]. 中华中医药杂志，2013，28 (4)：1023 - 1026.

[3] 王硕，龚小妹，周小雷，等. 四种不同品种西瓜藤化学成分预实验 [J]. 时珍国医国药，2012，23 (2)：390 - 391.

[4] DENG J G，WANG S，GUO L C，et al. Anti - inflammatory and analgesic effects of extract from roots and leaves of Citrullus lanatus [J]. China Herb Med，2010，2 (3)：231 - 235.

[5] 王硕，龚小妹，戴航，等. 西瓜藤提取物的抑菌作用研究 [J]. 广西植物，2013，33 (3)：428 - 431.

[6] 王硕，龚小妹，周丹丹，等. 西瓜藤的化学成分研究(I) [J]. 中国实验方剂学杂志，2013，19 (6)：131 - 133.

[7] 李春艳，钟飞，李先辉，等. 黄瓜香在急性炎症动物模型中抗炎效应的研究 [J]. 时珍国医国药，2010，21 (4)：844 - 845.

[8] 付雪艳，康小兰，张百通，等. 伏毛铁棒锤活性部位化学成分及抗炎镇痛作用研究 [J]. 中药材，2013，36 (5)：747 - 751.

[9] 王瑞国，郑良朴，林久茂，等. 余甘子抗大鼠棉球肉芽肿形成及其机制的实验研究 [J]. 福建中医学院学报，2007，17 (4)：22 - 24.

[10] 王磊，张静泽，刘振，等. 胃肠安丸抗炎活性研究 [J]. 中草药，2013，44 (8)：1017 - 1021.

[11] 罗音久，张法仁，曾忠良，等. 双花黄栀露的抗炎作用及其机制研究 [J]. 时珍国医国药，2013，24 (9)：2129 - 2130.

[12] 韩召敏，华小黎，吕永宁，等. 拔葜抗炎作用及对炎症介质的影响 [J]. 中华中医药学刊，2008，26 (2)：295 - 297.

[13] KALINSKI P. Regulation of immune responses by prostaglandin E2 [J]. J Immunol，2012，188 (1)：21 - 28.

[14] 何汝帮，杨安平. 复方丹参颗粒抗炎、镇痛作用的实验研究 [J]. 中国实用医药，2009，4 (2)：143 - 144.

[15] 黄敬群，孙文娟，王四旺，等. 槲皮素对大鼠痛风性关节炎抗炎抗氧化活性研究 [J]. 中国实验方剂学杂志，2012，18 (2)：169 - 173.

[16] MULLAI K，JEBANESAN A，PUSHPANATHAN T. Mosquitocidal and repellent activity of the leaf extract of *Citrullus vulgaris* (Cucurbitaceae) against the malarial vector，*Anopheles stephensi* Liston (diptera culicidae) [J]. Eur Rev Med Pharmacol Sci，2008，12 (1)：1 - 7.

[17] MULLAI K，JEBANESAN A，PUSHPANATHAN T. Effect of bioactive fractions of *Citrullus vulgaris* Schrad. leaf extract against *Anopheles stephensi* and *Aedes aegypti* [J]. Parasitol Res，2008，102 (5)：951 - 955.


（王　硕，周丹丹，龚小妹，邓家刚，戴　航，周小雷，李　婵，陈仪新）

# 三、西瓜藤不同提取物对四氧嘧啶致糖尿病小鼠的降血糖作用

西瓜藤为葫芦科植物西瓜的藤茎。西瓜的瓤、皮、籽皆可入药，且已有2 000年的药用历史，是我国历代本草收载的品种。而目前对西瓜藤的研究比较少[1]，其作为一种农作物废弃物，资源非常丰富，开展其药用价值研究，对开发新的药用资源、实现中药资源的可持续发展具有重要的意义[2]。中医学认为任何一个（类）事物的内部都包含着两种对立的特定的运动趋向或状态，如麻黄具有发汗的作用，而麻黄根却具有相反的止汗作用。西瓜含糖量非常丰富[3]，食用西瓜可明显升高血糖，而西瓜藤是否具有相反方向的降血糖作用，目前尚未见报道。鉴于此，本实验对西瓜藤不同部位提取物进行了体内降血糖作用的初步探讨。

## （一）材料

### 1. 仪器

Dounce组织匀浆器（美国维根公司）；AE100 1/10 000 电子分析天平（日本岛津公司）；Agilent 8453 紫外可见分光光度计（美国安捷伦科技有限公司）；台式低温高速离心机（美国贝克曼库尔特公司）；Biotek ELX800 型酶标仪（美国宝特公司）；血糖测定仪（德国罗氏公司）。

### 2. 药材与试剂

西瓜藤采自广西崇左，并经广西药用植物园马小军教授鉴定为葫芦科植物西瓜的藤茎。西瓜藤不同溶剂提取物自制；格列本脲片（广州医药集团有限公司，批号：120902）；四氧嘧啶（ALX，美国西格玛奥德里奇公司，批号：122K2514），临用前用生理盐水配制；水合氯醛（上海白鹤化工厂，批号：20110216）；三酰甘油（即甘油三酯，TG）测试盒、总胆固醇（TC）测试盒（温州津玛生物科技有限公司）；胰岛素放射免疫分析试剂盒、考马斯亮蓝试剂盒、NO及NOS试剂盒（南京建成生物工程研究所）。枸橼酸缓冲液的配制：将枸橼酸（FW：210.14）2.1 g加入双蒸水100 ml中配成A液，将枸橼酸钠（FW：294.10）2.94 g加入双蒸水100 ml中配成B液。用时将A、B液按一定比例混合（1∶1.32），用pH计测定pH，调节pH为4.2，即为所需配制的枸橼酸缓冲液。

### 3. 动物

清洁级健康KM小鼠，雌雄各半，18～22 g［广西医科大学实验动物中心，许可证号：SCXK（桂）2009－0058］。动物分笼饲养，每笼10只，高脂饲料喂养，自由饮水，动物饲养环境温度为23～26 ℃。

## （二）方法与结果

### 1. 待试样品的制备

取西瓜藤5 kg晒干粉碎，依据正交试验结果确定分别用10倍、8倍量水，分别煮沸

提取2 h、1.5 h，合并提取液，浓缩干燥，即得水提取浸膏（1.2 kg）（1 g浸膏相当于4.2 g生药）。取西瓜藤干品20 kg，用5倍量体积分数为80%的乙醇分别超声2 h、1 h，提取2次，过滤，合并滤液，减压浓缩至无醇味，冷冻干燥，得2 400 g醇提取浸膏（1 g浸膏相当于8.3 g生药）。将此浸膏分散于500 ml去离子水中，静置过夜。离心（3 000 r/min）分出不溶于水的黏稠固体悬浮物和水溶液。取水溶液依次用石油醚、乙酸乙酯、正丁醇3倍量萃取样品，萃取液分别减压浓缩，回收溶剂，蒸干，得到石油醚浸膏（120 g）、乙酸乙酯浸膏（132 g）、正丁醇浸膏（400 g）（1 g浸膏相当于1 667 g、1 515 g、500 g生药）。

### 2. 实验模型的建立

取体质量为22 ~24 g的KM小鼠一批，雌雄各半，称重，编号，分笼饲养。采用高脂饲料喂养1周后，禁食不禁水16 h，腹腔内注射200 mg/kg四氧嘧啶溶液枸橼酸缓冲液（间隔48 h，分2次完成）。5天后，取尾部全血，用血糖测定仪测定禁食不禁水的空腹血糖浓度。空腹血糖浓度大于11 mmol/L的小鼠被认为造模成功，入选下一步实验。取正常小鼠10只和糖尿病小鼠100只，分为11组，每组10只，连续灌胃15天。具体分组和灌胃剂量如下：第1组为空白对照组（生理盐水）；第2组为糖尿病模型组（生理盐水）；第3组为阳性药物组（格列本脲0.015 g/kg）；第4、第5组为乙酸乙酯提取物高、低剂量组（相当于生药材20 g/kg、10 g/kg，最低剂量相当于预实验最低有效剂量，以下同）；第6、第7组为石油醚提取物高、低剂量组（相当于生药材20 g/kg、10 g/kg）；第8、第9组为正丁醇提取物高、低剂量组（相当于生药材20 g/kg、10 g/kg）；第10、第11组为水提取物高、低剂量组（相当于生药材20 g/kg、10 g/kg），灌胃体积均为2.0 g/kg。

### 3. 样品的采集及测定

分别于给药前、给药后、给药第7天、给药第15天（前12 h禁食不禁水）于尾静脉取血，用血糖仪测定小鼠的血糖值。分别于造模前，造模后，给药7、15天各测定1次小鼠体质量。末次给药后小鼠禁食12 h，尾静脉取微血测定血糖值，作为0 h的血糖值，灌胃给予葡萄糖（每千克体质量为2.0 g），测定给葡萄糖0.5 h、1 h、2 h后的血糖值，观察各组小鼠给予葡萄糖后的血糖变化，比较各组之间是否存在差异，并用梯形面积法计算糖耐量曲线下面积（AUC）。

血糖指标检测结束后摘除眼球取血，3 000 r/min，15 min离心分离血清。用化学比色法测定小鼠血清TG、TC、NO和NOS的含量；用放射免疫法测定血清胰岛素：在试管中加入标准品、待测上清液、一抗、胰岛素，37 ℃水浴2 h，加入二抗，室温放置30 min，离心20 min（3 500 r/min），弃上清液，沉淀用γ-免疫计数器测量[4]。迅速摘取肝脏，制成10%匀浆，测定其NO和NOS水平。取出胰腺组织，在解剖镜下解剖胰腺组织，用10%福尔马林溶液固定，常规石蜡包埋制成4 μm的石蜡切片，染色，按S-P试剂盒说明进行操作，DBA染色，苏木素复染，脱水，透明，封片，置显微镜下观察。

### 4. 统计分析

应用SPSS 13.0软件包处理数据，实验结果均以 $\bar{x} \pm s$ 表示，组间显著性检验用 $t$ 检验及相关分析。

### 5. 对糖尿病小鼠体质量的影响

造模成功后，各组小鼠的体质量显著下降，与空白组相比有显著性差异（$P<0.05$）。

给药7天后，各组小鼠体质量变化不明显。给药15天后，乙酸乙酯高剂量组、石油醚高剂量组小鼠体质量均明显增加（$P<0.05$），结果见表3-35。

**表3-35　西瓜藤不同提取物对糖尿病小鼠体质量的影响（$\bar{x}\pm s$，$n=10$）**

| 组别 | 剂量/（g·kg⁻¹） | 造模前 | 造模后 | $d_7$ | $d_{15}$ |
|---|---|---|---|---|---|
| 空白组 | — | 25.51±0.68 | 30.01±1.32 | 32.79±1.21 | 36.03±1.32 |
| 模型组 | — | 25.23±1.37 | 23.88±1.14① | 23.67±1.17 | 23.96±1.23 |
| 阳性药物组 | 0.015 | 25.44±1.45 | 23.71±1.33① | 23.98±1.31 | 25.13±1.19 |
| 乙酸乙酯提取物组 | 20 | 25.35±1.26 | 22.97±1.36① | 23.11±1.58 | 24.28±1.36② |
| | 10 | 25.28±1.32 | 22.69±1.66① | 22.50±1.41 | 22.12±1.36 |
| 石油醚提取物组 | 20 | 25.55±0.99 | 23.03±1.53① | 23.50±1.44 | 24.10±1.23② |
| | 10 | 25.24±1.33 | 23.24±1.21① | 22.60±1.13 | 22.78±1.52 |
| 正丁醇组 | 20 | 25.48±1.52 | 23.11±1.23① | 22.77±1.34 | 22.30±1.42 |
| | 10 | 25.39±1.21 | 22.84±1.61① | 22.40±1.39 | 22.15±1.88 |
| 水提取物组 | 20 | 25.29±1.43 | 23.09±1.33① | 22.89±1.14 | 22.47±1.49 |
| | 10 | 25.42±1.38 | 22.55±1.28① | 22.30±1.26 | 22.00±1.59 |

注：造模前，与模型组比较，①$P<0.01$；给药15天，与模型组比较，②$P<0.05$。

## 6. 对糖尿病小鼠空腹血糖的影响

与模型组相比，给药15天后阳性药物组及乙酸乙酯高剂量组、石油醚高剂量组小鼠血糖含量均显著性降低（$P<0.05$），结果见表3-36。

**表3-36　西瓜藤不同提取物对糖尿病小鼠空腹血糖的影响（$\bar{x}\pm s$，$n=10$）**

| 组别 | 剂量/(g·kg⁻¹) | c(给药前) | c(给药后) |
|---|---|---|---|
| 空白组 | — | 4.6±1.9 | 4.6±2.1 |
| 模型组 | — | 30.1±2.3 | 29.9±3.7 |
| 阳性药物组 | 0.015 | 29.7±1.7 | 11.6±3.4 |
| 乙酸乙酯提取物组 | 20 | 28.8±2.8 | 13.8±2.0① |
| | 10 | 28.5±3.4 | 26.6±3.8 |
| 石油醚提取物组 | 20 | 29.3±2.4 | 13.1±4.5① |
| | 10 | 27.9±4.2 | 27.0±5.2 |
| 正丁醇组 | 20 | 29.9±2.3 | 28.3±5.6 |
| | 10 | 30.2±3.5 | 29.1±2.7 |
| 水提取物组 | 20 | 28.7±5.1 | 27.5±3.4 |
| | 10 | 28.9±4.9 | 28.1±4.2 |

注：与模型组比较，①$P<0.05$。

## 7. 对糖尿病小鼠糖耐量的影响

空白组小鼠在口服葡萄糖后的30 min血糖值达到最大值，2 h血糖值已基本恢复到给药前水平；而高血糖模型组小鼠在30 min血糖值达到最大值，此后虽然有所下降，但一直保持在较高的水平；乙酸乙酯高剂量组、石油醚高剂量组小鼠在30 min血糖值也达到最大值，2 h血糖值有明显的下降，小鼠的糖耐量有了较大的改善，且乙酸乙酯高剂量组比石油醚高剂量组作用更强，结果见表3-37。

**表3-37 西瓜藤不同提取物对糖尿病小鼠糖耐量的影响（$\bar{x} \pm s$，$n=10$）**

| 组别 | 剂量/($g \cdot kg^{-1}$) | $c$(空腹血糖)/($mmol \cdot L^{-1}$) | $c$(血糖值)/($mmol \cdot L^{-1}$) | | | AUC/($mmol \cdot h^{-1} \cdot L^{-1}$) |
|---|---|---|---|---|---|---|
| | | | 0.5 h | 1 h | 2 h | |
| 空白组 | — | 4.7±0.1 | 9.8±1.8 | 8.1±1.6 | 6.8±21.6 | 23.6±2.2 |
| 模型组 | — | 26.0±2.4 | 37.2±4.4 | 34.1±3.2 | 30.3±5.0 | 96.9±4.3① |
| 阳性药物组 | 0.015 | 12.3±3.8 | 29.8±3.3 | 27.7±4.9 | 18.1±5.5 | 71.7±2.9① |
| 乙酸乙酯提取物组 | 20 | 14.7±3.1 | 37.5±2.6 | 35.5±3.4 | 22.1±5.7 | 88.7±4.6① |
| | 10 | 25.5±5.2 | 37.9±3.5 | 35.9±2.7 | 30.2±1.7 | 95.2±3.3 |
| 石油醚提取物组 | 20 | 18.8±4.6 | 35.1±2.8 | 33.7±2.2 | 25.3±3.3 | 90.1±4.5① |
| | 10 | 25.7±3.2 | 36.6±2.3 | 33.5±4.2 | 29.9±5.4 | 93.7±5.1 |
| 正丁醇组 | 20 | 25.3±5.3 | 36.9±3.8 | 36.0±3.4 | 29.7±4.6 | 93.5±2.7 |
| | 10 | 26.0±2.5 | 37.2±2.9 | 36.1±2.7 | 30.0±1.8 | 94.2±3.6 |
| 水提取物组 | 20 | 25.9±3.2 | 37.9±3.5 | 35.9±2.3 | 30.2±3.6 | 93.4±3.7 |
| | 10 | 26.1±3.4 | 38.0±4.6 | 36.0±5.0 | 30.3±2.9 | 93.9±4.5 |

注：与模型组比较，①$P<0.01$。

## 8. 对四氧嘧啶糖尿病小鼠血清生化指标的影响

ALX诱导的糖尿病模型成功后，模型组小鼠血糖与空白组比较，血糖明显升高且稳定，虽然模型组小鼠血糖随时间的延长，会有一定的降低，但不具有统计学意义，这表明ALX诱导的糖尿病模型具有一定的稳定性。西瓜藤乙酸乙酯高剂量组、石油醚高剂量组和阳性对照药格列本脲均能降低ALX诱导的糖尿病模型小鼠的血糖，升高模型组小鼠血清胰岛素含量。与空白组比较，模型组TG、TC含量均显著升高，阳性药物组、乙酸乙酯高剂量组和石油醚高剂量组TG值显著性降低，TC值也有所降低，结果见表3-38。

**表3-38 西瓜藤不同提取物对糖尿病小鼠生化指标的影响（$\bar{x} \pm s$，$n=10$）**

| 组别 | 剂量/($g \cdot kg^{-1}$) | 胰岛素/($mU \cdot L^{-1}$) | $c$(TG)/($mmol \cdot L^{-1}$) | $c$(TC)/($mmol \cdot L^{-1}$) |
|---|---|---|---|---|
| 空白组 | — | 24.10±2.53 | 1.25±0.21 | 2.05±0.16 |
| 模型组 | — | 18.96±2.84 | 2.11±0.37 | 2.40±0.22 |
| 阳性药物组 | 0.015 | 23.47±1.76① | 1.30±0.45① | 2.12±0.36 |

续表

| 组别 | 剂量/(g·kg⁻¹) | 胰岛素/(mU·L⁻¹) | c(TG)/(mmol·L⁻¹) | c(TC)/(mmol·L⁻¹) |
|---|---|---|---|---|
| 乙酸乙酯提取物组 | 20 | 22.88±3.93① | 1.32±0.32① | 2.24±0.41 |
|  | 10 | 18.87±1.14 | 2.06±0.19 | 2.38±0.33 |
| 石油醚提取物组 | 20 | 20.56±5.50① | 1.35±0.38① | 2.25±0.12 |
|  | 10 | 18.90±2.13 | 2.04±0.15 | 2.38±0.27 |
| 正丁醇组 | 20 | 18.72±1.74 | 2.09±0.24 | 2.39±0.39 |
|  | 10 | 18.95±2.49 | 2.10±0.52 | 2.37±0.30 |
| 水提取物组 | 20 | 18.80±1.58 | 2.01±0.39 | 2.34±0.25 |
|  | 10 | 18.86±4.33 | 2.07±0.27 | 2.36±0.18 |

注：与模型组比较，① $P<0.05$。

## 9. 对四氧嘧啶糖尿病小鼠血清、肝脏NO及NOS含量的影响

与对照组比较，模型组血清、肝脏NO及NOS含量均有明显升高（$P<0.05$）。乙酸乙酯、石油醚高剂量组和阳性对照药格列本脲均能降低升高的血清、肝脏的NO及NOS含量，结果见表3-39。

**表3-39　西瓜藤不同提取物对糖尿病小鼠血清、肝脏NO及NOS的影响（$\bar{x}\pm s$，$n=10$）**

| 组别 | 剂量/(g·kg⁻¹) | c（血清）/(μmol·L⁻¹) |  | c（肝脏）/(μmol·L⁻¹·gprot⁻¹) |  |
|---|---|---|---|---|---|
|  |  | NO | NOS | NO | NOS |
| 空白组 | — | 4.15±0.21 | 18.6±1.35 | 1.64±0.95 | 3.17±0.60 |
| 模型组 | — | 9.78±1.47 | 23.8±0.78 | 2.62±1.23 | 4.43±0.89 |
| 阳性药物组 | 0.015 | 6.60±0.99① | 19.1±1.18① | 1.99±1.04① | 3.41±0.26① |
| 乙酸乙酯提取物组 | 20 | 6.87±2.45① | 19.6±0.26① | 2.42±1.53① | 3.67±1.69① |
|  | 10 | 9.68±1.40 | 23.1±1.18 | 2.60±0.77 | 4.40±1.03 |
| 石油醚提取物组 | 20 | 7.18±1.49① | 20.1±0.26① | 2.50±0.51① | 3.88±1.15① |
|  | 10 | 9.61±0.88 | 23.4±0.68 | 2.62±1.30 | 4.38±0.67 |
| 正丁醇组 | 20 | 9.71±1.62 | 23.7±0.16 | 2.60±1.57 | 4.42±0.91 |
|  | 10 | 9.69±1.54 | 23.3±1.36 | 2.59±0.80 | 4.40±1.26 |
| 水提取物组 | 20 | 9.77±2.47 | 23.9±0.56 | 2.61±0.92 | 4.41±0.75 |
|  | 10 | 9.67±1.56 | 23.6±0.63 | 2.62±1.22 | 4.43±0.87 |

注：与模型组比较，① $P<0.05$。

## 10. 对糖尿病小鼠胰腺病理形态学的影响

正常对照组胰岛细胞免疫组化染色均匀，边界清晰，胰岛细胞椭圆形，胞浆丰富，核圆居中，胰岛面积大，胰岛细胞数量多，岛内细胞分布均匀；糖尿病模型组胰岛细胞免疫组化染色不均匀，胰岛面积、胰岛细胞数量明显减少，岛内细胞尤其是中心部细胞明显空泡化，数量减少，甚至消失；阳性对照组与乙酸乙酯组、石油醚组胰岛细胞免疫组化染色

比较均匀，胰岛数量、面积有所改善，胰岛细胞边界尚清晰，细胞排列尚规则、整齐，细胞致密度略增加。水与正丁醇高、低剂量组对胰岛细胞影响不明显，与模型组类似，具体情况见图 3-3。

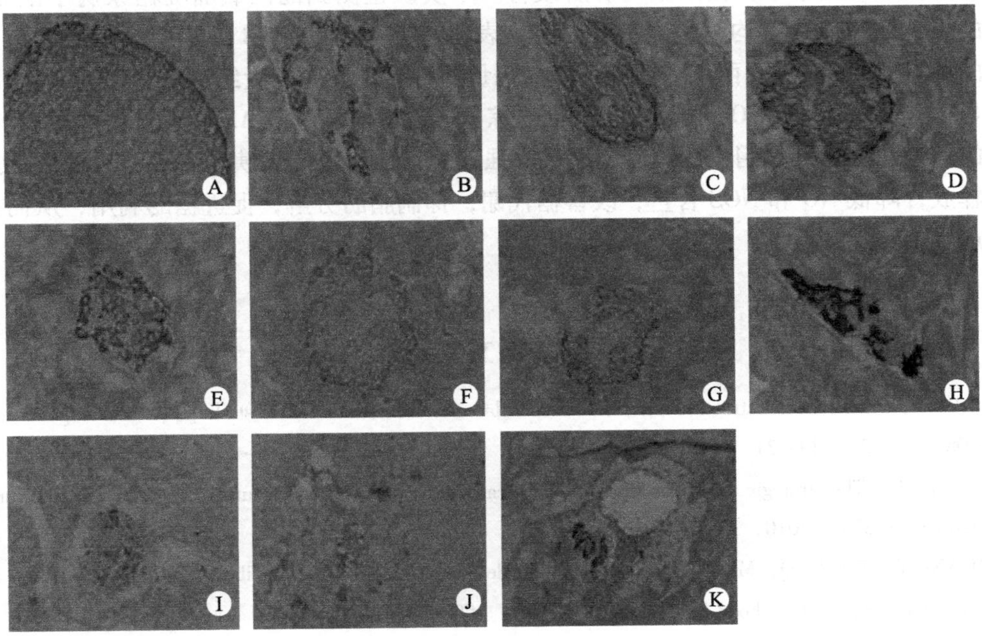


A. 空白对照组；B. 模型对照组；C. 阳性对照组；D. 乙酸乙酯高剂量组；E. 乙酸乙酯低剂量组；F. 石油醚高剂量组；G. 石油醚低剂量组；H. 正丁醇高剂量组；I. 正丁醇低剂量组；J. 水高剂量组；K. 水低剂量组。

**图 3-3　对糖尿病小鼠胰腺病理形态学的影响（DBA，×400）**

## （三）讨论

1）由于四氧嘧啶能产生超氧自由基，对 B 细胞有特异的毒性作用，可选择性地造成 B 细胞内的 DNA 损伤，激活多聚 ADP 核糖合成酶，从而使辅酶 N 含量下降，mRNA 功能受损，D 细胞合成前胰岛素减少，最终导致胰岛素缺乏，从而引起实验性糖尿病[5]。本实验采用高脂饲料喂养，再辅以小剂量注射四氧嘧啶，损伤胰岛 $\beta$ 细胞，复制小鼠糖尿病模型，小鼠腹腔注射四氧嘧啶 300 mg/kg 7 天后，血糖值可达 30.1 mmol/L，与空白组（血糖值为 4.6 mmol/L）相比，具有显著性差异（$P<0.01$），并出现典型的“三高一低”的糖尿病临床症状，以上说明模型复制成功[6]。本造模方法解决了单纯利用四氧嘧啶造模死亡率高且血糖升高不理想的问题。

2）有证据表明，高血糖往往易引起高脂血症，这是由于糖代谢紊乱导致脂代谢紊乱而引起血液中一种或多种脂质成分含量的异常增高，改善脂质代谢在一定程度上可以防止或延缓糖尿病的发生[7]。此外，对于糖尿病及其并发症对机体所造成的损伤，NO 在其中起着重要的作用[8-9]。在生理情况下，NO 主要作为生物信使分子和细胞保护剂而发挥保护作用[10-11]；在病理状态下，炎症刺激激活诱生型 iNOS 表达和促进 NO 持续大量释放，由此途径产生的 NO 往往表现有细胞毒性。ALX 产生的自由基不仅直接损伤胰腺，破坏胰岛 $\beta$ 细胞，降低体内胰岛素水平，使血糖升高，而且还累及其他脏器，如肝脏、肾脏。

3）本实验中，西瓜藤乙酸乙酯高剂量组和石油醚高剂量组 TG 值显著性降低，TC 值也有所降低，血糖水平及糖耐量均有所改善。本实验检测到的四氧嘧啶糖尿病小鼠血清、肝脏的 NO 及 NOS 含量均显著高于对照组，表明 ALX 损伤胰岛 $\beta$ 细胞的途径可能与生成过量的 NO、NOS 有关。西瓜藤乙酸乙酯高剂量组、石油醚高剂量组治疗 15 天后，胰岛素含量显著升高，NO 和 NOS 含量显著降低。综上所述，西瓜藤对 ALX 诱导的糖尿病小鼠有一定的保护作用，其作用机制可能是通过增强胰岛素作用，提高胰岛素敏感性，并促进胰岛素释放，降低 NO 和 NOS 含量，改善糖代谢，抑制脂肪分解，促进糖的利用，从而抑制酮体产生，纠正酮血症。

## 参考文献


[1] LI P. Optimization of extraction process of total flavones from watermelon stalk [J]. Beverage Industry, 2008, 11 (2): 29 - 31.

[2] DENG J G. The strategic significance and basic ideas of crop waste pharmaceutical research [J]. Guangxi J Tradit Chin Med, 2010, 33 (1): 1 - 3.

[3] ZHANG F, WANG Q, MA Z H, et al. Content detemination of sugar and fiber watermelon by near - infrared spectroscopy [J]. Food Sci, 2007, 28 (1): 258 - 261.

[4] CHEN X F, DONG M, LEI K F, et al. Antihyperglycemic effect of puerarin in experimental diabetes mellitus rats [J]. Chin Pharm J, 2010, 45 (16): 1242 - 1246.

[5] FRÖDE T S, MEDEIROS Y S. Animal models to test drugs with potential antidiabetic activity [J]. J Ethnopharmaeol, 2008, 115 (2): 173 - 183.

[6] EXPERT COMMITTEE ON THE DIAGNOSIS AND CLASSIFICATION OF DIABETES MELLITUS. Report of the expert committee on the diagnosis and classification of diabetes mellitus [J]. Diabetes Care, 2002, 25 (suppl 1): S5 - S20.

[7] MCGARRY J D. Banting lecture 2001: dysregulation of fatty acid metabolism in the etiology of type 2 diabetes [J]. Diabetes, 2002, 51 (1): 7 - 18.

[8] DONG F Q, LI H. Vascular lesions of NO and diabetes [J]. Chin J Endocrinol Metab, 1999, 15 (3): 175.

[9] VEVES A, AKBARI C M, PRIMAVERA J, et al. Endothelial dysfunction and the expression of endothelial nitric oxide synthase in diabetic neuropathy, vascular disease and food ulceration [J]. Diabetes, 1998, 47 (3): 457 - 463.

[10] LIAUDET L, SORIANO F G, SZABO C. Biology of nitric oxide signaling [J]. Crit Care Med, 2000, 28 (supplement): 37 - 52.

[11] ZHOU X M, CHEN X G, ZHANG Q Y. Progress in study of gene in the traditional Chinese medicine preventing and treating early diabetic nephropathy [J]. Anhui Med, 2004, 8 (4): 243 - 245.


（龚小妹，王　硕，周小雷，周丹丹，戴　航，邓家刚）

# 四、西瓜藤乙酸乙酯提取物对糖尿病肾病大鼠肾小管的保护作用

笔者研究发现[1-4]，西瓜藤总提取物具有较好的抗炎镇痛及抑菌作用。本实验在前期降血糖研究的基础上，对西瓜藤乙酸乙酯提取物对糖尿病肾病（DN）大鼠肾小管的保护作用进行了研究。

## （一）材料

### 1. 仪器

Biotek ELX800 型酶标仪（美国宝特公司）；血糖测定仪（德国罗氏公司）；AE100 1/10 000电子分析天平（日本岛津公司）；Agilent 8453 紫外可见分光光度计（美国安捷伦科技有限公司）；台式低温高速离心机（美国贝克曼库尔特公司）；GC－911 $\gamma$ 放射免疫计数器（中科大科技实业总公司中加光电仪器公司）。

### 2. 药材与试剂

西瓜藤采自广西崇左，并经广西药用植物园马小军教授鉴定为葫芦科植物西瓜的藤茎。

西瓜藤乙酸乙酯提取物（广西药用植物园药剂研究室）；链脲佐菌素（STZ，美国西格玛奥德里奇公司，批号：1208021）；盐酸二甲双胍（中美上海施贵宝制药有限公司，批号：1206078）；血肌酐、尿肌酐、尿清蛋白、血胰岛素定量试剂盒（南京建成生物工程研究所）。高糖高脂饲料（10% 猪油，10% 蔗糖，2% 胆固醇，0.5% 胆酸盐，77.5% 常规饲料，广西药用植物研究所）。

待试样品的制备：取西瓜藤干品 20 kg，用 5 倍量体积分数 80% 乙醇分别超声 2 h、1 h，提取 2 次，过滤，合并滤液，减压浓缩至无醇味，冷冻干燥得 2 400 g 醇提取浸膏（1 g 浸膏相当于 8.3 g 生药）。将此浸膏分散于 500 ml 去离子水中，静置过夜。离心（3 000 r/min）分出不溶于水的黏稠固体悬浮物和水溶液。取水溶液用乙酸乙酯 3 倍量萃取样品，萃取液分别减压浓缩，回收溶剂，蒸干，得到乙酸乙酯浸膏（132 g）（1 g 浸膏相当于 151.5 g 生药）。其主要成分为十五烷酸、十五烷酸单甘油酯、十九烷酸－1－甘油酯、二十四烷酸－$\alpha$－单甘油酯、2－［2′－羟基（2′$R$,13$Z$）十六酰胺］－3－羟基－（2$S$,3$R$,4$Z$）－十八碳烯－1－$O$－$\beta$－D－吡喃葡萄糖苷、2－羟基苯甲酸、对羟基苯甲酸、对羟基苯酚、琥珀酸和香草酸[5]。

枸橼酸缓冲液的配制：将枸橼酸（FW：210.14）2.1 g 加入双蒸水 100 ml 中配成 A 液。将枸橼酸钠（FW:294.10）2.94 g 加入双蒸水 100 ml 中配成 B 液。用时将 A、B 液按一定比例混合（1∶1.32），pH 计测定 pH，调节 pH 为 4.2，即是所需配制的枸橼酸缓冲液。

STZ 配制液：用枸橼酸缓冲液以 1% 的浓度溶解 STZ，按空腹体重注射相应的 STZ。

### 3. 动物

清洁级健康雄性 SD 大鼠 60 只，220～250 g［广西医科大学实验动物中心，许可证号：SCXK（桂）2009－0003］。

## （二）方法与结果

### 1. DN大鼠模型制备及干预

取体质量220～250 g SD大鼠1批，雌雄各半，分笼饲养。禁食不禁水12 h后，称重，编号。适应性饲养1周后，大鼠禁食、禁饮12 h后，给予STZ枸橼酸钠缓冲液55 mg/kg 1次性空腹注射。72 h后监测空腹血糖、尿糖、尿量、24 h尿微量白蛋白排泄率的变化，若达到下列标准，即认为DN大鼠模型制作成功，入选下一步实验：①空腹血糖超过16.65 mmol/L；②尿糖强阳性；③尿量大于对照组150%；④24 h尿微量白蛋白排泄率超过30 mg/24 h。

将正常大鼠10只和DN大鼠50只分为6组，每组10只，分别为空白组，模型组，阳性药物组，西瓜藤乙酸乙酯提取物高、中、低剂量组。全部大鼠除空白组外喂食高糖高脂饲料，不使用胰岛素及其他降糖药物。DN模型建立后，西瓜藤乙酸乙酯提取物高、中、低剂量组给予西瓜藤提取物14 g/kg、7 g/kg、3.5 g/kg，阳性药物组给予盐酸二甲双胍片0.09 g/kg，空白组和模型组同时给予等量的生理盐水，灌胃8周，体积均为5 ml/kg。

### 2. 样本的收集与处理

实验期间，大鼠体质量每隔5天测定1次，每隔5天大鼠尾静脉微量取血，测定其血糖值。于8周末，各组大鼠用代谢笼收集24 h尿，－30 ℃保存，次日用乙醚麻醉，从心脏采血，留取血、尿标本后立即打开腹腔，游离并取出双肾，以4 ℃生理盐水洗净，小心剥去肾包膜，再以4 ℃生理盐水冲洗肾血管3次，右肾称质量后，以10%中性甲醛固定，石蜡包埋，制成2 μm厚切片。

### 3. 生化指标检测

留取的血、尿标本检测血糖、血肌酐、尿肌酐、尿清蛋白（免疫散射比浊法）、血胰岛素（放射免疫法）等指标，并计算内生肌酐清除率（Ccr）。

Ccr（ml/min）＝［U（尿肌酐）×V（全部尿量）］/P（血肌酐）

### 4. 组织病理学观察

石蜡切片，PAS染色，光镜下观察肾组织形态学改变，采用HPIAS－1000型医学图像分析系统6.0，每只动物选2张切片，每张切片在高倍镜下连续观察50个视野，按肾小管上皮细胞扩张、萎缩、炎性细胞浸润、肾间质纤维化等病变程度，将肾小管损伤分为4级：（－）为无肾小管病变；（+）为轻度，病变范围小于20；（++）为中度，病变范围20～40；（+++）为重度，病变范围大于40。记录连续不重叠的20个高倍镜视野内积分，取均值作为肾小管损伤的指数。

### 5. 统计分析

使用SPSS 13.0软件处理数据。计量资料以$\bar{x} \pm s$表示，采用单因素方差分析，以$P<0.05$为差异具有统计学意义。

### 6. 各组动物生化指标变化情况

模型组大鼠空腹血糖值明显升高，给药20天开始，模型组体重量明显低于空白组（$P<0.05$）。给药20天时，阳性药物组与模型组比较，空腹血糖值显著下降（$P<0.01$），

西瓜藤乙酸乙酯高、中剂量组对模型组的体重下降具有明显的改善作用（$P<0.05$）。给药40天时，西瓜藤乙酸乙酯高、中剂量组与模型组比较，空腹血糖值显著下降（$P<0.01$，$P<0.05$），西瓜藤乙酸乙酯低剂量组对模型组的体重下降也具有明显的改善作用（$P<0.05$）。与模型组比较，阳性药物组与西瓜藤乙酸乙酯高、中剂量组大鼠血胰岛素、24 h尿清蛋白排泄量、肾重指数及肾小管损伤指数均明显下降（$P<0.01$，$P<0.05$），内生肌酐清除率升高（$P<0.01$，$P<0.05$），见表3－40、表3－41。

**表3－40　西瓜藤乙酸乙酯提取物各剂量组对DN大鼠体重和血糖的影响（$\bar{x}\pm s$，$n=10$）**

| 组别 | 剂量/($g\cdot kg^{-1}$) | 体重/g | | | | $c$（血糖）/（$mmol\cdot L^{-1}$） | | | |
|---|---|---|---|---|---|---|---|---|---|
| | | $d_{10}$ | $d_{20}$ | $d_{30}$ | $d_{40}$ | $d_{10}$ | $d_{20}$ | $d_{30}$ | $d_{40}$ |
| 空白组 | — | 234.1±3.6 | 256.4±2.2 | 294.3±5.8 | 335.8±1.9 | 6.72±0.6 | 6.75±0.5 | 6.70±0.9 | 6.78±0.2 |
| 模型组 | — | 238.7±6.9 | 224.5±8.1① | 210.5±5.2① | 198.2±3.3① | 28.34±1.7 | 28.50±0.9 | 28.75±1.2 | 28.79±1.4① |
| 阳性药物组 | 0.09 | 230.5±5.5 | 242.5±3.4 | 257.6±6.1 | 277.2±8.7③ | 25.12±1.1 | 21.36±1.8③ | 19.34±1.3③ | 16.58±0.8③ |
| 高剂量组 | 14 | 229.9±7.2 | 239.9±1.5 | 248.9±2.4② | 266.7±4.4③ | 27.02±1.8 | 25.49±1.5 | 24.36±0.7 | 19.12±1.5③ |
| 中剂量组 | 7 | 231.3±8.1 | 235.5±5.3 | 241.3±4.7② | 252.3±2.8③ | 28.11±0.8 | 27.67±1.3 | 25.07±1.2 | 23.49±1.5② |
| 低剂量组 | 3.5 | 225.9±6.3 | 226.4±7.2 | 231.6±6.6 | 240.3±1.4② | 28.40±1.4 | 28.06±0.7 | 27.16±0.8 | 26.89±1.3 |

注：与空白组比较，①$P<0.05$；与模型组比较，②$P<0.05$，③$P<0.01$。

## 7. 各组动物肾脏病变情况

PAS染色空白组肾小球未见病理改变；模型组肾小球体积增大，基底膜增厚，细胞外基质（ECM）增多，系膜区扩大，部分肾小管轻度萎缩或管腔扩张，上皮细胞水肿，呈区域性分布，胞浆内可见脂肪空泡，多位于基底部；阳性药物组及西瓜藤乙酸乙酯高、中剂量组则上述病理变化有所改善，见图3－4。模型组肾小管损伤指数较空白组明显增高，差异有统计学意义（$P<0.05$），西瓜藤乙酸乙酯高、中剂量组肾小管损伤指数虽较空白组增高，但与模型组比较则明显减少，差异有统计学意义（$P<0.01$，$P<0.05$），见表3－41。

**表3－41　西瓜藤乙酸乙酯提取物各剂量组对DN大鼠血肌酐、尿肌酐、尿清蛋白、血胰岛素的影响（$\bar{x}\pm s$，$n=10$）**

| 组别 | 血胰岛素/（$mmol\cdot L^{-1}$） | 内生肌酐清除/（$ml\cdot min^{-1}$） | 24 h尿清蛋白排泄量/mg | 肾重指数/（$mg\cdot g^{-1}$） | 肾小管损伤指数 |
|---|---|---|---|---|---|
| 空白组 | 21.37±0.21 | 3.48±0.12 | 1.30±1.12 | 0.36±0.02 | 0.11±0.32 |
| 模型组 | 39.03±1.12① | 1.24±0.17① | 8.56±1.03① | 1.05±0.06① | 4.85±0.37① |
| 阳性药物组 | 30.56±0.36③ | 3.01±0.42③ | 1.30±0.99③ | 0.86±0.12③ | 1.69±0.21③ |
| 高剂量组 | 33.12±1.45③ | 2.50±0.33③ | 1.78±0.64③ | 0.91±0.47③ | 2.44±0.17③ |
| 中剂量组 | 35.15±0.68② | 2.28±0.18② | 4.87±1.23② | 0.95±0.16② | 3.50±0.58② |
| 低剂量组 | 38.39±0.49 | 1.56±0.57 | 7.37±1.67 | 1.02±0.28 | 4.70±0.23 |

注：与空白组比较，①$P<0.05$；与模型组比较，②$P<0.05$，③$P<0.01$。

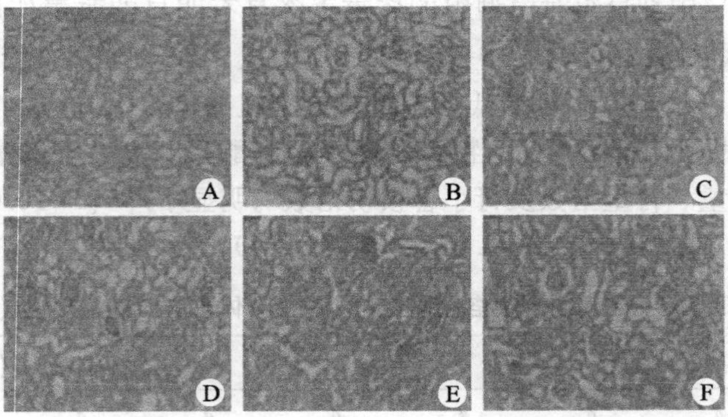


A. 空白组；B. 模型组；C. 阳性药物组；D. 乙酸乙酯高剂量组；
E. 乙酸乙酯中剂量组；F. 乙酸乙酯低剂量组。

**图 3－4　西瓜藤乙酸乙酯提取物各剂量组对各组大鼠肾脏病变情况（HE × 400）**

## （三）讨论

1）DN 是糖尿病的主要并发症之一，早期的主要病理特征是肾小球肥大、肾小球和肾小管基底膜增厚及系膜区细胞外基质的进行性积聚；后期的病理特征是肾小球、肾小管间质的纤维化，最终导致蛋白尿和肾衰[6]。近年来大量研究发现，DN 时肾小管病变对肾功能的影响较肾小球病变更为重要[7-8]。

2）本实验采用高糖高脂饮食诱导大鼠高胰岛素血症和胰岛素抵抗，再结合注射 STZ 破坏大鼠胰腺功能，导致胰腺代偿性分泌胰岛素的功能障碍，最后诱发大鼠高血糖症，这一模型制备过程模拟了临床大部分 2 型糖尿病的发病过程[9]。该模型 8 周时出现肾脏体积增大、尿清蛋白排泄量增加、Ccr 降低、肾小球肥大、基底膜增厚及细胞外基质增多、系膜区扩大、早期肾小管纤维化等 DN 的病理特征。本实验结果显示，与 DN 组比较，阳性药物组与西瓜藤乙酸乙酯高、中剂量组的大鼠体质量、血糖、血胰岛素水平均明显下降，其作用机制可能是通过增强胰岛素作用，提高胰岛素敏感性，改善糖代谢，并抑制脂肪分解，促进糖的利用。与 DN 组比较，阳性药物组与西瓜藤乙酸乙酯高、中剂量组 24 h 尿清蛋白排泄量、肾重指数及肾小管损伤指数均明显下降，内生肌酐清除率明显升高，其作用机制可能是通过抑制肾小管转分化、肾间质纤维化，减少肾小管损伤而达到保护 DN 大鼠肾小管的作用。

3）我国是世界上西瓜生产大国，南北各地均有种植，拥有大量西瓜藤废弃物。对这些农作物废弃物进行深入的研究，明确其药理作用，将其变废为宝，具有十分重要的意义。因此，本实验在前期降血糖研究基础上，对西瓜藤乙酸乙酯提取物关于 DN 大鼠肾小管的保护作用进行了研究，为将西瓜藤开发为一种新的药用资源提供了研究基础。

## 参考文献

[1] WANG S, ZHOU X L, GONG X M, et al. The medical value research *Citrullus vulgaris* Schrad [J]. J Chin Med, 2013, 28 (4): 1023－1026.

[2] WANG S, GONG X M, ZHOU X L, et al. Preliminary tests chemical components for the four different species *Citrullus lanatus* (Thunb) Matsumu. et Nakai vine [J]. Lishizhen Med Mater Med Res, 2012, 23 (2): 390-391.
[3] DENG J G, WANG S, GUO L C, et al. Extracts from watermelon roots and leaves have protective roles in anti-inflammation and analgesia [J]. Chin Tradit Herb Med, 2010, 2 (3): 231-235.
[4] WANG S, GONG X M, DAI H, et al. Antimicrobial activity the extracts from *Citrullus vulgaris* Schrad vine [J]. Guihaia, 2013, 33 (3): 428-431.
[5] GONG X M, WANG S, ZHOU X L, et al. Study on chemical constituents the *Citrullus vulgaris* Schrad vine (Ⅱ) [J]. J Chin Med Mater, 2013, 36 (10): 1614-1616.
[6] LI J M, SHAH A M. ROS Generation by nonphagocytic NADPH oxidase: potential relevance in diabetic nephropathy [J]. J Am Soc Nephrol, 2003, 14 (8 suppl 3): 221-226.
[7] ZEISBERG M, KALLURI R. The role epithelial to mesenchymal transition in renal fibrosis [J]. J Mol Med, 2004, 82 (3): 175-181.
[8] YANG J, LIU Y. Dissection of key events in tubular epithelial to myofibroblast transition and its implication in renal interstitial fibrosis [J]. Am J Pathol, 2001, 159 (4): 1465-1475.
[9] FANG L H, KIM H I, HU J J, et al. Antidiabetic effect and mechanisms gemfibrozil in experimental diabetes mellitus rats [J]. Chin Pharm J, 2009, 44 (6): 426-431.

（柳俊辉，龚小妹，周小雷，王　硕）

## 五、西瓜藤提取物的抑菌作用研究

笔者前期研究发现，西瓜藤总提取物具有较好的抗炎镇痛作用，其主要化学成分苯甲酸、对羟基苯甲酸、琥珀酸等均具有较好的抑菌作用[1-3]。笔者在前期研究的基础上，开展了西瓜藤不同提取物的体内外抑菌活性研究，为开发新的药用资源提供参考。

### （一）材料

#### 1. 仪器

SPX 型智能生化培养箱（宁波江南仪器厂）；ATB 细菌药敏比浊仪（法国生物梅里埃公司）。

#### 2. 药材与试剂

西瓜藤采自广西崇左，由广西药用植物研究所马小军研究员鉴定。M-H 琼脂［北京陆桥技术有限责任公司（现北京陆桥技术股份有限公司）］；氧氟沙星（上海迪赛诺生物医药有限公司，批号：国药准字 H20012224）；无菌绵羊全血（广西医科大学实验动物中心）；其余试剂为分析纯。

#### 3. 动物

KM 小鼠 60 只，体重 18～20 g，雌雄各半，由广西医科大学实验动物中心提供，许可证号：SCXK（桂）2011-0003。

#### 4. 菌种

金黄色葡萄球菌（ATCC29213）、大肠埃希菌（ATCC25922）、铜绿假单胞菌

（ATCC27853）、枯草芽孢杆菌（CMCC63501）、伤寒沙门菌（CMCC50035）、肺炎克雷伯菌（CMCC46117）、甲型溶血性链球菌（CMCC32205）、乙型溶血性链球菌（CMCC32204），均由中国食品药品检定研究院提供。

## （二）方法与结果

### 1. 西瓜藤的提取物和药液的制备

取西瓜藤 50 g 晒干粉碎，分别用 10 倍、8 倍量水煮沸提取 2 h、1.5 h，合并提取液，浓缩干燥，即得水提取浸膏（12 g）（1 g 浸膏相当于 4.2 g 生药）。取西瓜藤干品 2 kg，用 5 倍量 80% 乙醇分别常温超声 2 h、1 h，提取 2 次，过滤，合并滤液，减压浓缩至无醇味，冷冻干燥得 240 g 醇提取浸膏（1 g 浸膏相当于 8.3 g 生药）。将此浸膏分散于 500 ml 去离子水中，静置过夜。离心（3 000 r/min）分出不溶于水的黏稠固体悬浮物和水溶液。取水溶液依次用石油醚、乙酸乙酯、正丁醇 3 倍量萃取样品，萃取液分别减压浓缩，回收溶剂，蒸干，得到石油醚浸膏（12 g）、乙酸乙酯浸膏（13.2 g）、正丁醇浸膏（40 g）（1 g 浸膏相当于 166.7 g、151.1 g、50 g 生药）。

称取 80% 醇提浸膏及水提浸膏各 2 g，分别加入 2 ml DMSO 溶解后用无菌生理盐水稀释到 10 ml，配成 20% 的浓度；称取石油醚、乙酸乙酯、正丁醇浸膏各 2 g，分别用 4 ml DMSO 溶解后加无菌生理盐水定容至 20 ml，配成 10% 的浓度。

### 2. 菌悬液和含药平皿的制备

采用直接菌落法制备菌悬液[4-6]。取各菌于 37 ℃，18 ~ 24 h 的纯培养物，用无菌生理盐水校正到浓度相当于 0.5 麦氏比浊标准，无菌生理盐水 1∶10 稀释备用。每药取 10 个 75 mm 培养皿，编号后按顺序分别加入配好的药液 1.00 ml、0.80 ml、0.60 ml、0.40 ml、0.20 ml、0.10 ml、0.05 ml、0.025 ml、0.012 5 ml、0.01 ml；另取 2 个平皿，各加 1 ml 的无菌生理盐水和 1 ml 含 20% DMSO 的无菌生理盐水。M－H 琼脂经 120 ℃高压灭菌 20 min 后，在水浴中平衡到 60 ℃备用。加好药液的各组平皿，一份加 M－H 琼脂至 10 ml，另一份加含 5% 无菌绵羊全血的 M－H 琼脂至 10 ml，轻轻地振摇使药液和琼脂充分混匀，放置，冷却，琼脂厚度为 4 ~ 5 mm。

### 3. MIC 的测定

参照 NCCLS 推荐的液体稀释法进行，通过琼脂平板抑菌法观察上述西瓜藤不同萃取物的 MIC 结果。具体应用两倍稀释法对药物进行稀释，稀释液为 MH 液体培养基，每种中草药的剂量分别为 0.100 mg/L、0.050 mg/L、0.025 mg/L、0.012 5 mg/L、0.006 25 mg/L，在每个试管中加入 $1.5\times10^{8}$ CFU/L 的细菌 10 μl，35 ℃培养 24 h，分别转种普通平板培养基，24 h 后无细菌生长的试管则为 MIC。

### 4. 体外抑菌试验

精确吸取 2 μl 菌液，接种于琼脂平皿表面，形成直径为 5 ~ 8 mm 的菌斑，每个菌斑含菌数约为 $1.0\times10^{4}$ CFU/L，链球菌接种在含绵羊血的平皿上，其他菌接种在不含绵羊血的平皿上。每药第 10 个平皿不接菌种作为药物对照，生理盐水组和 DMSO 组作生长对照，均有菌斑生成。将接种好菌液的平皿置室温下放置，待菌液被琼脂吸收后（一般不超过 30 min），把琼脂平皿倒置放入（35 ± 2）℃培养箱中孵育 16 ~ 20 h[7-9]，链球菌 20 ~ 24 h。

结果表明，试验方法重复性良好。表 3－42 中药物浓度为最后作用的药物浓度，即每毫升培养基中所含提取物的相当生药量。西瓜藤提取物对金黄色葡萄球菌、大肠埃希菌、铜绿假单胞菌、伤寒沙门菌、枯草芽孢杆菌和肺炎克雷伯菌均有不同程度的抑制作用。其中，80% 醇提取物和乙酸乙酯萃取物抑制金黄色葡萄球菌活性最好，其 MIC 分别为 4.2 mg/ml、8.4 mg/ml。各部分提取物对敏感菌的 MIC 结果见表 3－42。

**表 3－42　西瓜藤提取物的体外抑菌作用**

| 提取物 | 细菌 | 浓度 $C$/（$mg \cdot ml^{-1}$） | | | | | | | | | 对照组 | MIC/（$mg \cdot ml^{-1}$） |
|---|---|---|---|---|---|---|---|---|---|---|---|---|
| | | 84 | 67.2 | 50.4 | 33.6 | 16.8 | 8.4 | 4.2 | 2.1 | 1.05 | | |
| 水提物 | 金黄色葡萄球菌 | − | − | − | − | + | + | + | + | + | − | 33.6 |
| | 大肠埃希菌 | − | + | + | + | + | + | + | + | + | − | 84 |
| | 铜绿假单胞菌 | − | − | − | − | + | + | + | + | + | − | 33.6 |
| | 枯草芽孢杆菌 | + | + | + | + | + | + | + | + | + | − | — |
| | 伤寒沙门菌 | − | − | − | + | + | + | + | + | + | − | 50.4 |
| | 肺炎克雷伯菌 | + | + | + | + | + | + | + | + | + | − | — |
| | 甲型溶血性链球菌 | + | + | + | + | + | + | + | + | + | − | — |
| | 乙型溶血性链球菌 | + | + | + | + | + | + | + | + | + | − | — |
| 80% 醇提物 | 金黄色葡萄球菌 | − | − | − | − | − | − | − | + | + | − | 4.2 |
| | 大肠埃希菌 | − | − | − | − | + | + | + | + | + | − | 33.6 |
| | 铜绿假单胞菌 | − | − | + | + | + | + | + | + | + | − | 67.2 |
| | 枯草芽孢杆菌 | − | − | − | + | + | + | + | + | + | − | 50.4 |
| | 伤寒沙门菌 | − | − | + | + | + | + | + | + | + | − | 67.2 |
| | 肺炎克雷伯菌 | − | − | − | + | + | + | + | + | + | − | 67.2 |
| | 甲型溶血性链球菌 | + | + | + | + | + | + | + | + | + | − | — |
| | 乙型溶血性链球菌 | + | + | + | + | + | + | + | + | + | − | — |
| 乙酸乙酯萃取物 | 金黄色葡萄球菌 | − | − | − | − | − | − | + | + | + | − | 8.4 |
| | 大肠埃希菌 | − | − | − | − | + | + | + | + | + | − | 33.6 |
| | 铜绿假单胞菌 | − | − | + | + | + | + | + | + | + | − | 67.2 |
| | 枯草芽孢杆菌 | − | − | − | + | + | + | + | + | + | − | 50.4 |
| | 伤寒沙门菌 | − | − | + | + | + | + | + | + | + | − | 67.2 |
| | 肺炎克雷伯菌 | − | − | + | + | + | + | + | + | + | − | 67.2 |
| | 甲型溶血性链球菌 | + | + | + | + | + | + | + | + | + | − | — |
| | 乙型溶血性链球菌 | + | + | + | + | + | + | + | + | + | − | — |

续表

| 提取物 | 细菌 | 浓度 C/（mg · ml⁻¹） | | | | | | | | | 对照组 | MIC/（mg · ml⁻¹） |
|---|---|---|---|---|---|---|---|---|---|---|---|---|
| | | 84 | 67.2 | 50.4 | 33.6 | 16.8 | 8.4 | 4.2 | 2.1 | 1.05 | | |
| 石油醚萃取物 | 金黄色葡萄球菌 | − | + | + | + | + | + | + | + | + | − | 84 |
| | 大肠埃希菌 | − | − | + | + | + | + | + | + | + | − | 67.2 |
| | 铜绿假单胞菌 | − | − | − | + | + | + | + | + | + | − | 50.4 |
| | 枯草芽孢杆菌 | − | − | + | + | + | + | + | + | + | − | 67.2 |
| | 伤寒沙门菌 | − | + | + | + | + | + | + | + | + | − | 84 |
| | 肺炎克雷伯菌 | − | − | + | + | + | + | + | + | + | − | 67.2 |
| | 甲型溶血性链球菌 | + | + | + | + | + | + | + | + | + | − | — |
| | 乙型溶血性链球菌 | + | + | + | + | + | + | + | + | + | − | — |
| 正丁醇萃取物 | 金黄色葡萄球菌 | − | − | − | + | + | + | + | + | + | − | 50.4 |
| | 大肠埃希菌 | + | + | + | + | + | + | + | + | + | − | — |
| | 铜绿假单胞菌 | − | − | + | + | + | + | + | + | + | − | 67.2 |
| | 枯草芽孢杆菌 | + | + | + | + | + | + | + | + | + | − | — |
| | 伤寒沙门菌 | − | + | + | + | + | + | + | + | + | − | 84 |
| | 肺炎克雷伯菌 | + | + | + | + | + | + | + | + | + | − | — |
| | 甲型溶血性链球菌 | + | + | + | + | + | + | + | + | + | − | — |
| | 乙型溶血性链球菌 | + | + | + | + | + | + | + | + | + | − | — |

注：“+”示有细菌生长，“-”示无细菌生长。

## 5. 体内抗菌实验

选体重 18 ~ 20 g 小鼠，随机分组，设西瓜藤 80% 醇提物高、中、低剂量组，氧氟沙星 0.06 g/kg 组和模型对照组，每组 10 只，每天灌胃 1 次，连续 5 天，末次给药 1 h 后腹腔注射浓度为 $6 \times 10^8$ 个/ml 金黄色葡萄球菌悬液 0.5 ml。然后继续每天给药 1 次，观察记录 7 天内各组动物的存活时间及死亡动物数，与模型组比较，$x^2$ 检验死亡率差异性，用 $t$ 检验存活时间差异的显著性[10]。结果表明，西瓜藤 80% 醇提物高、中剂量组有明显降低金黄色葡萄球菌感染小鼠死亡率的作用（$P < 0.05$，$P < 0.01$），结果见表 3 - 43。

**表 3 - 43　西瓜藤 80% 醇提物体内抗菌作用**

| 组别 | 剂量/（g · kg⁻¹ · d⁻¹） | 动物数 | 死亡数/总数 | 死亡率/% | 存活时间/h |
|---|---|---|---|---|---|
| 模型组 | — | 10 | 9/10 | 90% | 62.70 ± 29.46 |
| 阳性组 | 0.06 | 10 | 1/10② | 10% | 167.50 ± 34.36② |
| 高剂量 | 20 | 10 | 5/10① | 50% | 104.94 ± 60.69① |
| 中剂量 | 10 | 10 | 5/10① | 50% | 99.56 ± 39.18① |
| 低剂量 | 5 | 10 | 8/10 | 80% | 71.50 ± 54.63 |

注：与模型组比较，①$P < 0.05$，②$P < 0.01$。

## （三）讨论

1）本实验对西瓜藤5种不同提取物对临床常见8种细菌的抑制作用进行了研究，结果发现其对除链球菌外的6种临床常见致病菌——金黄色葡萄球菌、大肠埃希菌、铜绿假单胞菌、伤寒沙门菌、枯草芽孢杆菌和肺炎克雷伯菌均有不同程度的抑制作用。其中，80%醇提物抑制金黄色葡萄球菌活性的效果最好，其次为乙酸乙酯萃取物，最低浓度MIC分别为4.2 mg/ml、8.4 mg/ml，说明西瓜藤抑菌活性成分主要为脂溶性成分，存在于乙酸乙酯部位提取物的作用效果优于乙酸乙酯萃取物，可能是在萃取过程中一些不溶于水的黏稠固体悬浮物被萃取掉了，而这部分也具有抑菌的活性成分。体内实验表明，西瓜藤80%醇提取物对金黄色葡萄球菌感染小鼠具有一定的降低死亡率的作用，但其作用机制有待进一步研究。

2）西瓜藤作为一种农作物废弃物，资源非常丰富，且毒副作用相对较小，在抗菌药物研究方面，具有较好的开发潜力以及广阔的临床应用前景，值得进一步研究。

## 参考文献

[1] 邓家刚，王硕，郭力城，等. 西瓜根叶提取物抗炎镇痛作用实验研究 [J]. 中草药，2010，2（3）：231-235.

[2] 王硕，龚小妹，周小雷，等. 四种不同品种西瓜藤化学成分预实验 [J]. 时珍国医国药，2012，23（2）：390-391.

[3] 王硕，龚小妹，周丹丹，等. 西瓜藤的化学成分研究（I）[J]. 中国实验方剂学杂志，2013，19（6）：131-134.

[4] 张超，魏琴，杜永华，等. 脱油油樟叶提取物的体外抑菌活性研究 [J]. 广西植物，2011，31（5）：690-694.

[5] 张继红，陶能国，李俊丽，等. 辣椒素的提取及抑菌活性研究 [J]. 广西植物，2010，30（1）：137-140.

[6] 周立刚，宋卫堂，谢光辉，等. 黑杨水培中营养液抑菌处理研究 [J]. 广西植物，2004，24（3）：259-262.

[7] 李宏，姜怀春. 贯叶连翘总提取物对致病细菌的抗菌作用 [J]. 广西植物，2007，27（3）：466-468.

[8] 牛立新，靳磊，张延龙，等. 三种百合鳞茎提取物的抑菌作用 [J]. 广西植物，2008，28（6）：842-846.

[9] 黄宁珍，区婵，何金祥，等. 广西岩溶区烟草黑胫病拮抗细菌的筛选鉴定及其抗病机理 [J]. 广西植物，2010，30（6）：869-875.

[10] 张宏，甘雨，乔敏，等. 射干提取物抑菌实验研究 [J]. 实验动物科学，2012，29（2）：5-7.

（王　硕，龚小妹，戴　航，周丹丹，邓家刚）

## 附英文文献

# Extracts from watermelon roots and leaves have protective roles in anti – inflammation and analgesia

**ABSTRACT**: **Objective**: To study the effect of extract from watermelon roots and leaves (EWRL) on anti – inflammation and analgesia and acute toxicity. Methods: The models of mice ear edema induced by xylene, Carrageenin and Cotton pellet granuloma in rats to observe the anti – inflammation effect of EWRL via oral administration. The effect of EWRL on analgesia was tested by measuring the latent period licking hind foot with the hot plate method and counting body twisting induced by acetic acid in mice. The acute toxicity of EWRL was measured by the method of Bliss.

**Results**: In acute toxic reactions which were observed for 7 days, all mice were survived, and no toxic reaction was shown during the observed period. The maximum administration dosage was 87.0 g/kg of EWRL given to mice per kilogram, equivalent to men's daily administration dosage by 348 times. EWRL could significantly inhibit the ear edema caused by xylene in mice, granuloma hyperplasia caused by cotton in rats, paw oedema caused by Carrageen in rats. It could significantly prolong the pain threshold on hot – plate in mice, reduce the writhing times in mice. **Conclusion**: EWRL is safe for oral administration and has obvious effect on anti – inflammation and analgesia.

**KEY WORDS**: watermelon roots and leaves; anti – inflammation; analgesia; acute toxicity

## 1 Introduction

Watermelon roots and leaves is the root, leaf or stem rattan of Citrullus lanatus (Thunb.) Matsum, et Nakai. Properties: Bitter, Cool, Acting on the large intestine. Effects: Clearing away heat evil and promoting diuresis. The main treatment is Watery, diarrhea, Dysentery, Scald, Atrophic Rhinitis[1], Despite a large number of pharmacological studies on Watermelon were carried out worldwide, A great deal of research of Domestic and foreign scholars Concentrated in watermelon ring and Flesh, anti – inflammation and analgesia effect of extract from Watermelon roots and leave still remain unexplored. The present work is to carry out the anti – inflammatory and analgesic efficacy studies of its roots and leaves.

## 2 Materials and Methods

### 2.1 Experimental animals

Experiments were performed using kunmin albino mice (18.2 ±2.1) g and SD rats (180 ±20) g, procured from the Laboratory Animal Resource Section of Guangxi Province(China), the certificate number is SCXK(GUI)2008 - 0002. All the animals were maintained under an air conditioned environment(room temperature(22 ± 2)℃. humidity(55 ± 15)% with 12 h light 12 h dark cycle). Mice were free access to water and food and housed in colony cages(five animals per cage). All the animals were acclimatized to the laboratory environment for 2 d before the experiment. Ten animals per group comprising of five male and five females, were used in each experiment unless otherwise specified. The animals were fasted overnight just prior to the experiment but allowed free access to drinking water.

## 2.2 Chemicals and medicines

Carrageenin and Xylene were purchased from Tai - zhou Hongtaiyang chemical Reagent co., Ltd, China. Dexamethasone (DXM) was purchased by Zhejiang Xianju Pharmaceutical co., Ltd, China. Norm: 0.75 mg/tablet. Acetic acid were purchased from Nanning Precision instruments co., Ltd, China. Aspirin was supplied by the Hubei Jianyuan Chemical co., Ltd, China. Norm: 220 mg/tablet.

## 2.3 Plant material and EWRL preparation of watermelon extract

EWRL were the extract of Watermelon roots and leaves that were collected in Nanning(Guangxi Province, China) in March 20, 2008 and identified by Caiyi, a traditional Chinese drug specialist in the Institute for Drug Control of Guangxi Province, China. The powder of Watermelon roots and leaves(2.0 kg) was recirculated three time with water, 2 h each time, the mixtures were filtered and concentrated under reduced at 60 ℃ by the instrument of turning evaporation. The extract was 0.156 kg. EWRL and standard reference drug was dissolved in a medium [5 g CMC - Na, (Guoyao Chemical Company, batch number is F2005 - 718) dissolved in 1 000.0 ml distilled water] to make up the suspension. All drug or medium were administered orally to mice in dose volume of 20 ml/kg body weight and to rats were 15 ml/kg. The suspension was EWRL pared every time just prior to administration.

## 2.4 Acute toxicity study(oral)

Three administration approaches were used . Various groups were designated from high dose to low dose, including control group. Each group had 10 mice(5 males and 5 females). The manifestation, mortality and main viscera pathological morphology of mice were evaluated after given EWRL by oral.

## 2.5 Anti - inflammatory activity[2]

### 2.5.1 Study of EWRL on acute inflammation

Effect of EWRL on xylene - induced ear edema

In this test fifty male and female mice were divided into five groups equally according to random number table. The doses for pharmacological studies were fixed to be 5.0 g/kg, 10.0 g/kg, 20.0 g/kg in mice(p. o.). The other group administrated(p. o.)0.02 g/kg DXM was used as positive control and the same volume of medium as normal control once per day, for 5 d continuously.

Sixty minutes after the seventh administration, 0.05 ml of xylene was applied to the surface of the right ear. Xylene application mice were killed 15 min later and both ears were removed. Circular sections were taken by a cork borer with a diameter of 8 mm, and weighted. The increase in weight (Ear swelling) caused by the irritant was measured by subtracting the weight of the untreated left ear section from that of the treated fight ear sections.

### 2.5.2 Study of EWRL on chronic inflammation

#### 2.5.2.1 Cotton pellet granuloma in rats

Autoclaved cotton pellets weighing (30 ± 1) mg each were implanted subcutaneously through small incision made along the flank region of the rats anesthetized with ether. The different groups (ten, each group) of rats were administered the EWRL (3.50 g/kg, 7.0 g/kg, and 14.0 g/kg, p. o.) and DXM (0.002 g/kg, p. o.) once daily for ten consecutive days from the day of cotton pellet insertion. The control group received medium alone. All groups on the eleventh day, all the rats were sacrificed and the cotton pellets covered by the granulomatous tissue were excised and dried in hot air oven at 60 ℃ till a constant weight was achieved. Granuloma weight was obtained by subtracting the weight of cotton pellet on 0 d (before start of experiment) from the weight of the cotton pellet on eleventh day (at the end of experiment).

#### 2.5.2.2 Carrageenin induced rat paw edema

Wistar rats were randomly classified into five test groups and two control groups ($n = 10$). The test groups were p. o. treated by EWRL at doses of 3.50 mg/kg, 7.0 mg/kg, and 14.0 mg/kg, respectively, 30 min prior to injecting of carrageenin (Sigma, 1% ×0.1 ml) into right hind paw of test rats. One hour after inflammation, paw edema of the rats was detected every hour for four consecutive hours. The other two groups receiving DXM at a dose of 0.002 g/kg and medium alone were used as positive and blank control, respectively.

## 2.6 analgesia activity[2]

### 2.6.1 Hot – plate test

The temperature of metal surface was maintained at (55.0 ± 0.5) ℃. Latency to a discomfort reaction (licking hind paws) was taken as pain threshold in female mice. The cut – off time was 60 seconds. The fifty valid female mice were selected (the pain threshold were determined in 5 to 30 seconds) and were divided into five groups. The different groups of mice were administrated EWRL (5.0 g/kg, 10.0 g/kg and 20.0 g/kg, p. o.) and Aspirin (0.2 g/kg, p. o.) once daily for seven consecutive days. In the seventh day, the pain threshold was determined before administration and 30 min, 60 min, and 90 min, respectively.

### 2.6.2 Writhing test

Mice were kept singly in a clear plastic observational cage (35 cm ×25 cm ×15 cm) and were pretreated with EWRL or Aspirin by administration (p. o.) 60 min prior to intraperitoneal injection (i. p.) of 0.6% acetic acid in a volume of 0.1 ml/10.0 g per mice. After the i. p. injection of acetic acid, the number of writhes exhibited for 15 min were counted. 0.2 g/kg Aspirin was used as positive control. The writhes and prolongation of the latency times were compared with the normal control.

### 2.7 Statistical analysis

All the experimental data were expressed by $\bar{x} \pm s$. The author adopted SPSS 10.0 statistical software are to analyze the differences between medical group and control group by Students' test A value of $P<0.05$ or less was considered statistically significant.

## 3 Results

### 3.1 Acute toxicity study(oral)

None of the mice died during the observation period. That is to say $LD_{50}$ can not be measured in this experiment. So the maximum tolerance experiments were done and the maximum tolerance dose(MTD) was determined according to GLP 2003[3] by the State Food and Drug Administration (SFDA). 20 mice were perfused with the maximum single-dose(43.5 g/kg) at two time points (7am, 5pm) for the first day, then their manifestations were observed for 7 days. No mice died in the process. So the maximum tolerance dose (MTD) was 87 g/kg. Besides, degeneration or necrosis was not found in stomach, liver and kidney under microscopy.

### 3.2 Effect of EWRL on xylene-induced ear edema

The mean increase in ear edema was about (10.11 ±3.63) mg in the vehicle-treated control mice. EWRL significantly($P<0.01$) reduced the mean ear edema weight at 1 h after being applied the xylene. EWRL(5.0 g/kg, 10.0 g/kg and 20.0 g/kg, p.o.) exhibited anti-inflammatory activity in a dose-dependent manner with the percent inhibition of era edema of 55.39, 63.90 and 71.22, respectively, as compared with the control group. However, the standard positive drug, DXM(0.002 g/kg, p.o.) showed highly significant($P<0.01$) anti-inflammatory activity with the percent inhibition of 66.17(table 3-44).

**Table 3-44 Effect of EWRL on xylene-induced ear edema in mice($\bar{x} \pm s$, $n=10$)**

| Group | Dose/(g·kg$^{-1}$) | $n$ | Xylene-induced ear edema/mg | Inhitition/% |
|---|---|---|---|---|
| control | — | 10 | 10.11 ±3.65 | — |
| DXM | 0.002 | 10 | 3.42 ±2.83④ | 66.17 |
| EWRL | 20.0 | 10 | 2.91 ±1.64④ | 71.22 |
| | 10.0 | 10 | 3.65 ±3.50⑤ | 63.90 |
| | 5.0 | 10 | 4.51 ±2.19④ | 55.39 |

④$P<0.01$, ⑤$P<0.001$ vs control Group

### 3.3 Effect of EWRL on cotton pellet granuloma in rats

EWRL(3.5 g/kg, 7.0 g/kg and 14.0 g/kg, p.o.) significantly ($P<0.05$, $P<0.01$) reduced the granuloma formation with percentage inhibition of 16.56, 22.40 and 23.58, as compared with the control group. However, the standard positive drug, DXM(0.002 g/kg, p.o.) showed highly significant($P<0.01$) inhibition on granuloma formation with the percent inhibition of 26.49(table 3-45).

Table 3－45 Effect of EWRL on cotton pellet granuloma in rats($\bar{x} \pm s$, $n=10$)

| Group | Dose/ (g·kg⁻¹) | n | Weight of cotton pellet granuloma/mg | Inhitition/% |
|---|---|---|---|---|
| control | — | 10 | 49.41±9.64 | — |
| DXM | 0.002 | 10 | 36.32±7.39④ | 26.49 |
| EWRL | 3.5 | 10 | 41.23±6.55③ | 16.56 |
| | 7.0 | 10 | 38.34±5.49④ | 22.40 |
| | 14.0 | 10 | 37.76±6.54④ | 23.58 |

③$P<0.05$, ④$P<0.01$ vs control Group

## 3.4 Effect on carrageenin－induced paw edema of rats

Theoretically, carrageenin－induced paw edema belongs to sub－acute inflammation. The paw edema of the rats treated by medium alone rose from 0.94 at one hour to 1.32 at three hours following the exposure to carrageenin and began to scale down from 1.32 at three hours to 1.23 at four hours. In contrast, the paw edema of the rats treated by EWRL at used doses did not exceed 0.94 at one hour and 1.32 at three hours. EWRL(3.5 g/kg, 7.0 g/kg and 14.0 g/kg, p.o.) significantly($P<0.05$, $P<0.01$) reduced the paw edema of the rats with percentage inhibition of 8.36, 14.60 and 30.92, as compared with the control group. However, the standard positive drug, DXM(0.002 g/kg, p.o.) showed highly significant($P<0.01$) inhibition on granuloma formation with the percent inhibition of 44.71(table 3－46、3－47).

Table 3－46 Effect of EWRL on carrageenin－induced paw edema of rats($\bar{x} \pm s$, $n=10$)

| Group | Dose/ (g·kg⁻¹) | edema Volume (V) /ml | | | |
|---|---|---|---|---|---|
| | | 1 h | 2 h | 3 h | 4 h |
| control | — | 0.94±0.11 | 1.03±0.17 | 1.32±0.20 | 1.23±0.18 |
| DXM | 0.002 | 0.41±0.21④ | 0.58±0.27④ | 0.75±0.28④ | 0.68±0.21④ |
| EWRL | 3.5 | 0.70±0.31③ | 0.83±0.21③ | 1.14±0.19③ | 1.12±0.20 |
| | 7.0 | 0.72±0.26③ | 0.81±0.26③ | 1.06±0.27③ | 1.05±0.24 |
| | 14.0 | 0.56±0.19④ | 0.70±0.18④ | 0.99±0.18④ | 0.85±0.17④ |

③$P<0.05$, ④$P<0.01$ vs control Group

Table 3－47 The inhibitory rate of EWRL on carrageenin－induced paw edema of rats($\bar{x} \pm s$, $n=10$)

| Group | Dose/ (g·kg⁻¹) | the inhibitory rate/% | | | |
|---|---|---|---|---|---|
| | | 1 h | 2 h | 3 h | 4 h |
| DXM | 0.002 | 56.42 | 43.74 | 43.27 | 44.71 |
| EWRL | 3.5 | 25.56 | 19.47 | 13.65 | 8.36 |
| | 7.0 | 23.41 | 21.33 | 19.73 | 14.60 |
| | 14.0 | 40.49 | 32.02 | 25.11 | 30.92 |

### 3.5 Effect of EWRL on pain threshold of mice in the hot - plate test

EWRL(5.0 g/kg, 10.0 g/kg and 20.0 g/kg, p. o.) significantly($P<0.05$, $P<0.01$) increased the pain threshold at 30 min, 60 min and 90 min after administration as compared with Aspirin(0.2 g/kg), which showed significant($P<0.05$, $P<0.01$) increased the pain threshold (table 3-48).

**Table 3-48 Effect of EWRL on pain threshold of mice in the hot - plate test($\bar{x} \pm s$, $n=10$)**

| Group | Dose/ ($g \cdot kg^{-1}$) | pain threshold(s) | | | |
|---|---|---|---|---|---|
| | | Anterior | Posterior | | |
| | | | 30/min | 60/min | 90/min |
| control | — | 16.3 ±5.43 | 15.6 ±5.16 | 14.3 ±5.54 | 15.9 ±4.17 |
| Aspirin | 0.2 | 15.7 ±6.63 | 20.1 ±7.76③ | 25.6 ±4.12④ | 32.8 ±9.71④ |
| EWRL | 5.0 | 16.1 ±6.21 | 17.8 ±4.34 | 19.8 ±5.80③ | 23.1 ±3.66③ |
| | 10.0 | 15.8 ±26.01 | 25.8 ±9.22④ | 33.2 ±9.98④ | 31.4 ±11.34④ |
| | 20.0 | 15.2 ±5.65 | 27.5 ±7.53④ | 36.9 ±11.71④ | 37.4 ±12.41④ |

③$P<0.05$, ④$P<0.01$ vs control Group

### 3.6 The analgesic effect of EWRL on pain threshold on acetic acid - induced writhing test in mice

EWRL(5.0 g/kg, 10.0 g/kg and 20.0 g/kg, p. o.) significantly($P<0.05$ or $P<0.01$) increased the pain threshold in 15 min after intraperitoneal(i. p.) injection of 0.6% acetic acid. EWRL(5.0 g/kg, 10.0 g/kg and 20.0 g/kg, p. o.) exhibited analgesic activity in a dose - dependent manner with the percent inhibition of 29.1, 50.26 and 59.89, respectively, as compared with the control group. However, the standard positive drug, Aspirin(0.2 g/kg, p. o.) showed highly significant ($P<0.01$) analgesic activity with the percent inhibition of 79.14 (table 3-49).

**Table 3-49 The analgesic effect of EWRL on pain threshold on acetic acid - induced writhing test in mice($\bar{x} \pm s$, $n=10$)**

| Group | Dose/ ($g \cdot kg^{-1}$) | $n$ | writhes numbers | Inhitition/% |
|---|---|---|---|---|
| control | — | 10 | 18.7 ±7.54 | — |
| Aspirin | 0.2 | 10 | 3.9 ±3.64④ | 79.14 |
| EWRL | 5.0 | 10 | 12.2 ±5.12③ | 29.41 |
| | 10.0 | 10 | 9.3 ±6.65④ | 50.26 |
| | 20.0 | 10 | 7.5 ±5.57④ | 59.89 |

③$P<0.05$, ④$P<0.01$ vs control Group

## 4 Discussion

(1) The Watermelon is almost widely distributed all over the world. So, we have been

studying its pharmacological action, in order to develop EWRL preferably the affluent medicine resource. Different parts of Watermelon have been recommended as a remedy for various ailments in china. The seed and rind of this plant have been used of treating various inflammatory diseases[4-11]. Despite a large number of pharmacological studies on Watermelon were carried out worldwide, anti-inflammation and analgesia effect of extract from Watermelon roots and leave still remain unexplored in domestic and abroad. Our search of published articles reveals that there is a need to investigate its anti-inflammatory and analgesia activity and toxicity. The present study is aimed to evaluate the possible anti-inflammatory and analgesia activity of EWRL, keeping in view the cardinal signs of acute and chronic inflammation and analgesia. Five experimental models, xylene-induced ear edema, Cotton pellet granuloma in rats, Carrageenin induced rat paw edema, Hot-plate test and Writhing test had been chosen in order to ascertain the effect of anti-inflammatory and analgesia.

(2) The results show that EWRL are a safe tradition Chinese medicine. Some parameters, like half lethal dose ($LD_{50}$) and the maximum tolerance dose (MTD), are used to evaluate the drug toxicity. In this experiment, the permissible maximum dose of EWRL did not kill the mice. So the maximum tolerance experiments were done and the maximum tolerance dose (MTD) were investigated which was 87 g/kg. It is generally agreed that it is secure if the maximum tolerance dose in mice once per day is higher than one hundred times of the adult clinical dose[12]. Therefore, I believe that its acute toxicity is very small, for clinical application and experimental study. We will study the long-term toxicity in order to evaluate preferably its safety for medication. It could significantly prolong the pain threshold on hot-plate in mice, reduce the writhing times in mice. Inflammation, which involves both innate and adaptive immune mechanisms, is the response of living tissue to cell injury[13]. In acute and chronic inflammation models, EWRL shows significant anti-inflammatory activity. The mechanism of anti-inflammatory activity of EWRL is not exactly known and needs further study.

(3) In conclusion, the present study clearly shows that EWRL possesses good anti-inflammatory activity and analgesic effect. The anti-inflammatory and analgesic activity deserve further studies to identify the possible mechanism of action as well as establish the therapeutic value in the treatment of inflammatory and pain diseases.

## Reference:


[1] JIANGSU MEDICAL COLLEGE. Dictionary of chinese materia medica [M]. Shanghai: Shanghai Scientific and Technical Publishers, 1997.

[2] XU SY, BIAN R N, CHEN X. Experimental methodology of pharmacology. 3 rd ed [M]. Beijing: People Health Press, 2002: 201-210, 693-695, 713-735.

[3] SFDA. Good Laboratory Practice 2003 (Chinese) [S]. Chinese State Food and Drug Administration, 2003: 8.

[4] XU S, MA J K. The Clinical Observation of Watermelon seeds on 52 cases of Benign prostatic hyperplasia [J]. The Practical Journal of Integrating Chinese with Modern Medicine, 1998, 11(5): 462-463.

[5] PENG W Y. The treatment of Croton and Watermelon seeds through Shikishimaing the Yintang point for the thrush of children [J]. Chinese Journal of the Practical Chinese with Modern Medicine, 2004, 17 (19): 2927.

[6] ZOU Y Y, LI H Y, ZHANG Y W. The treatment of Watermelon rind for Prickly red heat [J]. Journal of External Therapy of Traditional Chinese Medicine, 1999, 8(1): 29.

[7] BAI H, BAI G X. The treatment of Watermelon rind for 17 cases of surface ulcers [J]. Journal of External Therapy of Traditional Chinese Medicine, 2001, 10(2): 51.

[8] ZOU J M, WANG L S, PAN Z J, et al. A study on the pharmacodynamics and toxicology of watermelon frost throat-clearing buccal tablets [J]. Chin J Otolaryngol Integr Trad & West Medi, 2003, 11(6): 261-264.

[9] ZHOU Y J. The Clinical Observation of Watermelon Frost Spray on cervical erosion [J]. The Practical Journal of Integrating Chinese with Modern Medicine, 2007, 7(6): 34-35.

[10] GAO M X, MA H L, GUO K Q. The bactericidal test of Watermelon juice pulsed magnetic field [J]. Food and Fermentation Industry, 2004, 30(3): 14-17.

[11] YANG Z X. Watermelon healed 2 cases of Chronic diarrhea [J]. Chinese Community Health, 2002, 18 (14): 36.

[12] XIE X Q. Development and application of Chinese traditional medicine new agents [M]. Beijing: People Health Press, 2000: 540.

[13] ZHENG W F, CHEN C F, LI W. Chemical composition and anti-inflammation of methanol/chloroform extracts from seeds and seedlings of Suaeda salsa (L.) Pall [J]. Chin Tradit Pat Med, 2003, 25 (12): 997-1002.

(DENG Jiagang, WANG Shuo, GUO Licheng, FAN Lili)

# 第三节　五眼果

## 一、五眼果对小鼠泌尿系统结石的作用研究

五眼果是漆树科植物南酸枣的干燥果核。据《中华本草》记载，五眼果味甘、酸，性平，具有行气活血、养心安神、消积、解毒的功效，主治气滞血瘀、胸痛、心悸气短、神经衰弱、失眠、支气管炎、食滞腹满、腹泻、疝气、烫火伤等。民间药用五眼果治疗泌尿系统结石具有良好的效果，但关于其治疗泌尿系统结石的药理作用目前尚无研究报道。本文复制泌尿系统结石动物模型，通过检测小鼠的尿液及肾脏中草酸和钙的含量，初步研究五眼果对泌尿系统结石的作用。

### （一）材料

#### 1. 仪器

722 型可见分光光度计（上海医用仪表厂）；QL-901 震荡仪（海门市其林贝尔仪器制造有限公司）。

2. 药材与试剂

荡石片（吉林省大峻药业股份有限公司，批号：20080102）；阿法骨化醇软胶囊［1α（OH）$VitD_3$，南通华山药业有限公司，批号：070528］；其他化学试剂均为分析纯。

五眼果水提物制备：取500 g药材粗粉，加入5 L蒸馏水，加热提取1 h，过滤，药渣加入4 L蒸馏水，加热提取0.5 h，过滤，合并滤液，浓缩至500 ml，为褐色溶液，4 ℃冰箱保存备用。五眼果高、中、低剂量：用蒸馏水配成100%、50%、25%的浓度。

溴麝香草酚蓝指示剂：0.1 g麝香草酚蓝溶于20 ml 100%乙醇中，徐徐加入蒸馏水80 ml，不断振荡直至完全溶解。

3. 动物

KM小鼠，体重18～22 g，由广西中医药大学实验动物中心提供，动物合格证号：桂医动字第11004号。

## （二）方法与结果

1. 药物对泌尿系统结石动物模型的影响

（1）实验方法

取78只健康小白鼠，雌雄各半，18～22 g，随机分成6组，每组13只，即空白对照组（蒸馏水），模型对照组（蒸馏水），阳性对照组（荡石片，2 g/kg），五眼果高、中、低剂量组（20 g、10 g、5 g生药/kg），除空白对照组外，其余各组小鼠上、下午分别灌胃给予1%乙二醇0.5 ml/只，间隔1 h后，再分别给予饮用水1 ml/只，于每天下午固定时间灌胃给予1 α(OH) $VitD_3$ 0.5 μg/只1次，每周给予处理6天。于每天下午固定时间灌胃给予相应药物和蒸馏水，给药容量20 ml/kg。连续进行4周，每周第7天给予相应药物或蒸馏水后，收集24 h尿液测定尿草酸和尿钙含量。末次收集24 h尿液后，处死小鼠，取右侧肾脏，匀浆，测定肾草酸、肾钙含量。

（2）尿草酸、肾草酸、尿钙、肾钙含量测定方法

尿草酸测定：应用铬酸钾氧化甲基红催化光度法测定尿草酸排泄量[1]，以超纯水作参比，在515 nm处测吸光度。按下列公式计算尿草酸含量[2]。

$$C\ (\text{mmol/L}) = [（空白管-样品管）/（空白管-标准管）] \times 0.01$$

肾草酸测定：用变色酸比色法测定草酸含量[3]，以空白管作参比，在570 nm处测其余管吸光度[4]，按下列公式计算。

$$C\ (\text{mmol/L}) = （样品管/标准管）\times 0.57$$

尿钙、肾钙检测[5]：应用EDTA滴定法测定。

2. 统计学方法

采用SPSS 11.0软件进行处理，实验数据用 $\bar{x} \pm s$ 表示，组间比较采用 $t$ 检验，$P<0.05$ 表示差异有显著性。

3. 五眼果水提物对尿草酸的影响

表3-50结果表明模型对照组与空白对照组比较，造模期间尿草酸明显升高（$P<0.05$）。与模型组比较，高、中剂量组的尿草酸在实验期间均有明显降低（$P<0.05$），低

剂量组的尿草酸在给药后第3、4周有明显降低（$P<0.05$）。

表3-50 五眼果水提物对尿草酸的影响（$\bar{x}\pm s$，$n=13$）

| 组别 | 剂量/[g(生药)·kg$^{-1}$] | 尿草酸浓度/(μmol·ml$^{-1}$) | | | |
|---|---|---|---|---|---|
| | | 第1周 | 第2周 | 第3周 | 第4周 |
| 空白组 | — | 0.084±0.014① | 0.096±0.018① | 0.100±0.019① | 0.103±0.016① |
| 模型组 | — | 0.131±0.019 | 0.132±0.021 | 0.131±0.021 | 0.128±0.024 |
| 阳性组 | 2 | 0.111±0.013① | 0.100±0.009① | 0.113±0.014① | 0.113±0.013① |
| 高剂量组 | 20 | 0.110±0.011① | 0.106±0.013① | 0.109±0.010① | 0.113±0.010① |
| 中剂量组 | 10 | 0.107±0.022① | 0.110±0.012① | 0.115±0.012① | 0.113±0.011① |
| 低剂量组 | 5 | 0.119±0.017 | 0.119±0.009 | 0.116±0.016① | 0.113±0.012① |

注：与模型对照组比较，①$P<0.05$。

## 4. 五眼果水提物对尿钙的影响

表3-51结果表明模型对照组与空白对照组比较，造模期间尿钙明显升高（$P<0.05$）。高、中剂量组的尿钙与模型组比较，在实验期间均明显降低（$P<0.05$），低剂量组的尿钙在给药后第3、4周有明显降低（$P<0.05$）。

表3-51 五眼果水提物对尿钙的影响（$\bar{x}\pm s$，$n=13$）

| 组别 | 剂量/[g(生药)·kg$^{-1}$] | 尿钙浓度/(μmol·ml$^{-1}$) | | | |
|---|---|---|---|---|---|
| | | 第1周 | 第2周 | 第3周 | 第4周 |
| 空白组 | — | 0.616±0.147① | 0.618±0.176① | 0.650±0.146① | 0.615±0.185① |
| 模型组 | — | 1.743±0.188 | 1.693±0.294 | 1.560±0.241 | 1.599±0.263 |
| 阳性组 | 2 | 1.319±0.178① | 1.438±0.224① | 1.356±0.256① | 1.369±0.296① |
| 高剂量组 | 20 | 1.201±0.259① | 1.274±0.300① | 1.296±0.173① | 1.371±0.286① |
| 中剂量组 | 10 | 1.516±0.303① | 1.406±0.384① | 1.306±0.330① | 1.347±0.334① |
| 低剂量组 | 5 | 1.583±0.320 | 1.532±0.379 | 1.344±0.285① | 1.398±0.228① |

注：与模型对照组比较，①$P<0.05$。

## 5. 五眼果水提物对肾钙、肾草酸的影响

表3-52结果表明模型对照组与空白对照组比较，造模期间肾钙、肾草酸明显升高（$P<0.05$）。空白对照组与模型组比较，高、中、低剂量组的肾钙、肾草酸在实验期间均明显降低（$P<0.05$），各剂量对肾钙、肾草酸均有明显降低作用（$P<0.05$）。

表3-52 五眼果水提物对肾钙、肾草酸的影响（$\bar{x}\pm s$，$n=13$）

| 组别 | 剂量/[g(生药)·kg$^{-1}$] | 肾草酸浓度/(μmol·ml$^{-1}$) | 肾钙浓度/(μmol·ml$^{-1}$) |
|---|---|---|---|
| 空白组 | — | 0.481±0.110① | 0.502±0.151① |
| 模型组 | — | 1.171±0.222 | 0.776±0.144 |

续表

| 组别 | 剂量/[g(生药)·$kg^{-1}$] | 肾草酸浓度/($\mu mol \cdot ml^{-1}$) | 肾钙浓度/($\mu mol \cdot ml^{-1}$) |
|---|---|---|---|
| 阳性组 | 2 | 0.944 ±0.219① | 0.174 ±0.003① |
| 高剂量组 | 20 | 0.954 ±0.171① | 0.144 ±0.002① |
| 中剂量组 | 10 | 0.971 ±0.269① | 0.200 ±0.408① |
| 低剂量组 | 5 | 0.968 ±0.273① | 0.193 ±0.035① |

注：与模型对照组比较，①$P<0.05$。

## （三）讨论

1）诱石剂乙二醇是草酸的前体，进入体内代谢最终转变为草酸，从肾分泌排泄。1α(OH)Vit$D_3$可促进小肠黏膜上皮和肾小管上皮细胞对钙的吸收，促进骨钙的释放。长期用1α(OH)Vit$D_3$可使小鼠的尿钙浓度升高，尿钙、草酸结合成为草酸钙，在肾组织内形成晶体，晶体渐生长、聚集形成结石。临床上许多结石病人对钙的吸收主要靠维生素$D_3$依赖机制，故1α(OH)Vit$D_3$是草酸钙结石形成的重要危险因素。本实验采用乙二醇和1α(OH)Vit$D_3$等作为诱石液，进行动物模型的条件研究。与空白组比较，尿草酸明显升高（$P<0.05$），而且造模后无小鼠死亡，表明造模成功。

2）五眼果高、中剂量在实验期间可明显降低尿草酸、尿钙水平（$P<0.05$），低剂量则在给药后第3、4周有明显降低作用（$P<0.05$），各剂量对肾草酸、肾钙均有明显降低作用（$P<0.05$），表明五眼果对小鼠泌尿系统结石具有显著的作用。对五眼果进行深入地研究开发，势必能研发出一个对泌尿系统结石具有良好临床效果的新药。

### 参考文献

[1] 麻全生，杨文初. 铬酸钾氧化甲基红催化光度法测定微量草酸 [J]. 理化检验（化学分册），1998，34 (7)：309 – 310.

[2] 李文峰，张士青，顾欣. 微量尿草酸测量的3种比色法比较 [J]. 中国实验诊断学，2006，10 (8)：909 – 911.

[3] 吴阶平，马永江. 实用泌尿外科学 [M]. 北京：人民军医出版社，1991：200.

[4] URIST MR. Bone：formation by autoinduction [J]. Science，1965，150 (3698)：893 – 899.

[5] 殷延林，金杰，张蓓，等. 米糠降低尿钙作用的研究 [J]. 中华泌尿外科杂志，1998，19 (9)：563 – 565.

（杨　柯，曾春晖，黎文智，李志翔）

## 二、五眼果不同提取部位体外对草酸钙结晶的影响

尿石症在泌尿外科住院病人中的发病率居首位[1]，且95%的病人是以草酸钙为主的上尿路

结石[2]。前期研究表明，五眼果对泌尿系统结石小鼠具有降低尿草酸、尿钙、肾草酸及肾钙的良好作用[3]，但其发挥作用的有效部位尚不明确。因此，笔者在前期已优化的一维琼脂凝胶体外草酸钙肾结石模型[4]上对五眼果不同提取部位进行筛选，以期明确其有效部位，现报道如下。

## （一）材料

### 1. 仪器

EL204 型电子天平［梅特勒－托利多仪器（上海）有限公司］；BX60 显微镜（日本奥林巴斯光学有限公司）。

### 2. 药材与试剂

五眼果采集于南宁市郊，由广西中医药大学刘寿养副教授鉴定为漆树科植物南酸枣的干燥果核。琼脂粉（北京陆桥商检新技术公司，批号：001213）；无水氯化钙（北京化学试剂公司，批号：20100712）；草酸钠（广州化工试剂厂，批号：20040101）；三羟甲基氨基甲烷（Tris，北京化学试剂公司，批号：991009）。

## （二）方法与结果

### 1. 药物制备

五眼果不同提取部位由广西中医药大学药学院中药化学教研室韦建华副教授按系统溶剂分离法提取、分离，得到乙酸乙酯部位、正丁醇部位和水部位，4 ℃冰箱放置备用。

### 2. 药物配制

分别向五眼果不同提取部位溶液中加入琼脂粉，定容后使各提取部位的药物浓度分别为 0.1 g、0.05 g、0.025 g 生药/ml，琼脂浓度为 1%，加热至完全溶解，作为药物高、中、低剂量组，备用。

### 3. 模型制作

参照前期优化方法构建一维琼脂凝胶体外草酸钙肾结石模型[4]，即把含 0.2 mol/L 草酸钠 1% 琼脂溶液趁热注入玻璃试管（长度 10 cm，口径 2 cm）中，每管 10 ml，作为系统的 1 区。待凝后将含 0.1 g、0.05 g、0.025 g 生药/ml 的乙酸乙酯部位、正丁醇部位、水部位的 1% 琼脂溶液注入，每管 10 ml，作为系统的 2 区。每个提取部位不同浓度重复 3 管。待凝后，加入 0.1 mol/L 氯化钙溶液，每管 10 ml，作为系统的 3 区。另设模型对照管，即在系统的 2 区注入等量的无药物的 1% 琼脂溶液。以上溶液均用 0.4 mol/L 的 Tris 液，pH 调至 7.4，封好管口，置 37 ℃培养箱中培养。

### 4. 观察指标

于培养 3 天后取出结晶置于载玻片上，在显微镜下随机观察 5 个视野，分析生成草酸钙结晶的类型和大小，并计数 200 个晶体，按以下公式计算一水草酸钙、二水草酸钙、三水草酸钙晶体和聚集体的比例，判断五眼果不同提取部位对草酸钙晶型形成的影响。

某种晶型比例（%）＝（5 个视野中某种晶型数量总和/200）×100%

### 5. 数据处理

采用 SPSS 11.0 软件处理实验数据，实验数据采用 $\bar{x} \pm s$ 表示，组间差异比较采用 $t$ 检验，$P<0.05$ 表示有显著性差异。

## 6. 对草酸钙结晶类型的影响

五眼果不同提取部位在体外对草酸钙晶体晶型的影响见图 3－5。

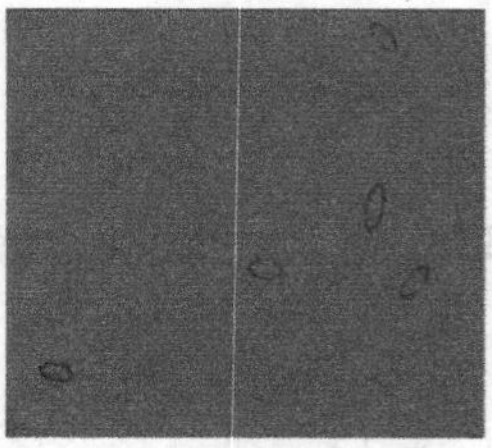
乙酸乙酯部位高剂量组

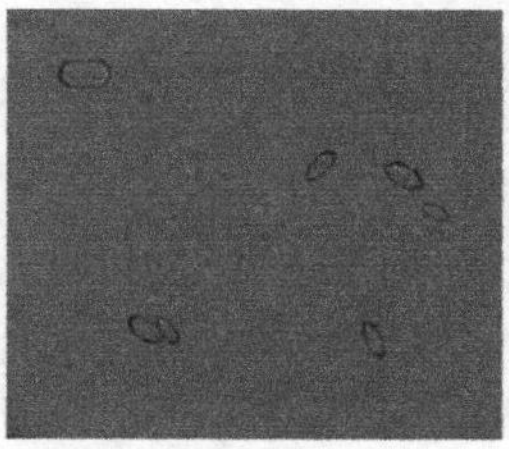
乙酸乙酯部位中剂量组

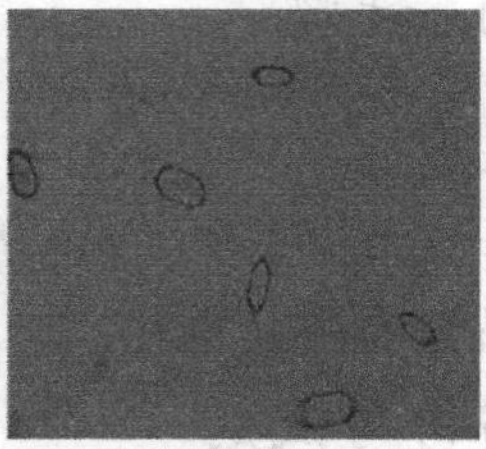
乙酸乙酯部位低剂量组

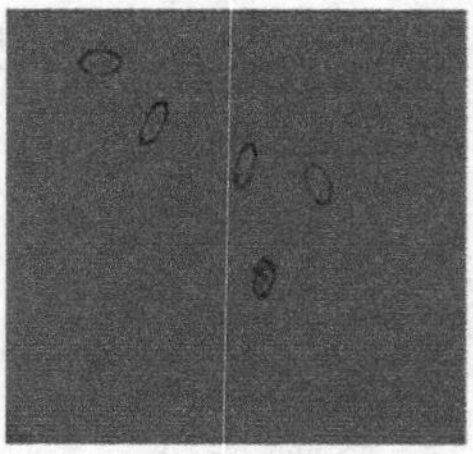
正丁醇部位高剂量组

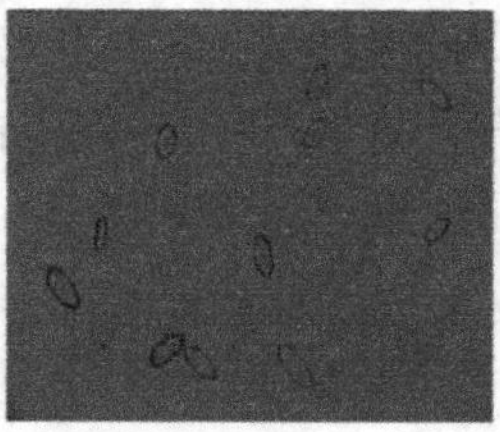
正丁醇部位中剂量组

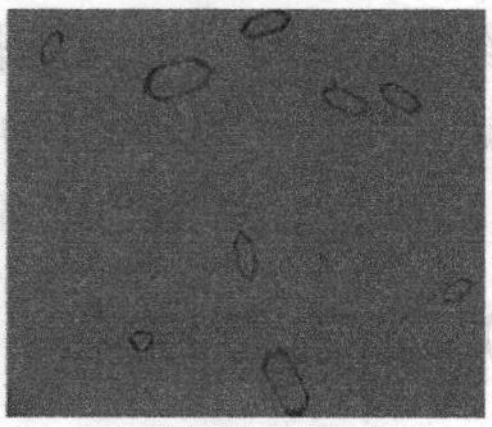
正丁醇部位低剂量组

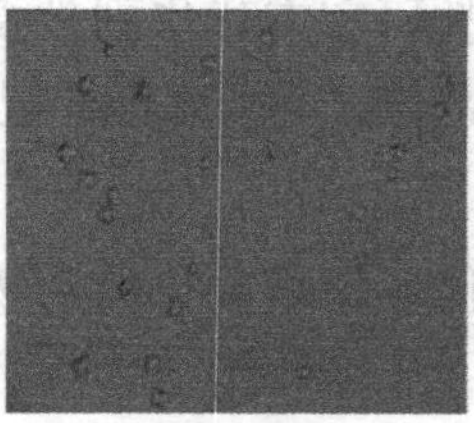
水部位高剂量组

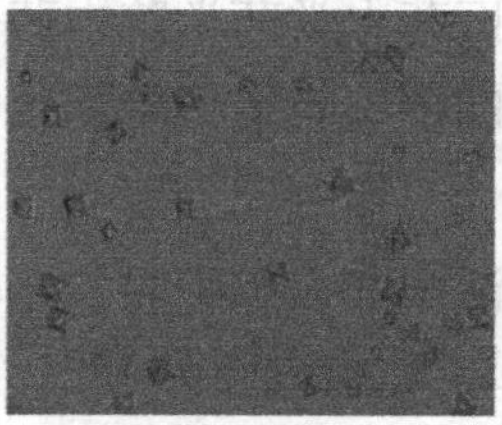
水部位中剂量组

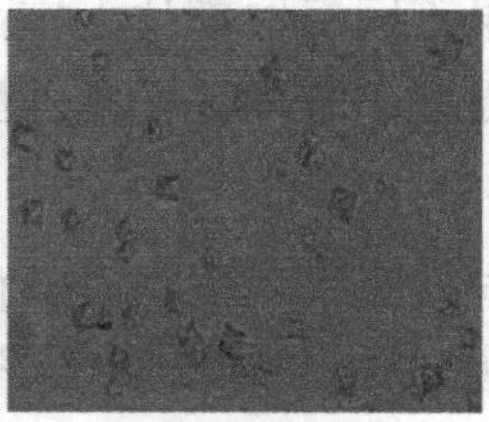
水部位低剂量组

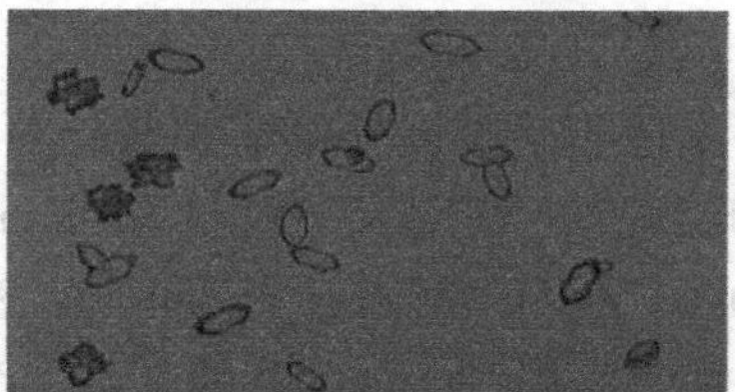
模型对照组

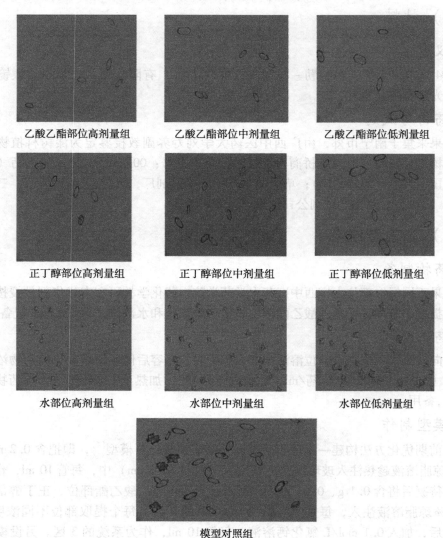

**图 3－5　五眼果不同提取部位在体外对草酸钙晶体晶型的影响（40×10）**

显微镜观察结果显示，各实验条件下均未见典型的 COT 晶体出现；模型对照组有大量体积较大的 COM 晶体，甚至有聚集体出现，几乎无 COD 晶体形成；五眼果乙酸乙酯部位和正丁醇部位也出现大量 COM 晶体，但相对模型对照组而言，数量较少，体积较小，几乎无聚集体出现，偶见 COD 晶体；水部位出现大量体积较小的 COD 晶体，几乎无 COM 晶体形成，无聚集体出现。表明五眼果水部位能有效抑制一维琼脂凝胶体外草酸钙肾结石模型体系中稳态 COM 晶体的形成，仅生成亚稳态的 COD 晶体；乙酸乙酯部位和正丁醇部位有一定的延缓 COM 晶体形成的作用。

### 7. 对草酸钙晶体构成比例的影响

五眼果不同提取部位对草酸钙晶体晶型比例的影响见表3-53。

**表3-53 五眼果不同提取部位对草酸钙晶体晶型比例的影响（$\bar{x} \pm s$，$n=3$）**

| 组别 | 浓度/（$g \cdot ml^{-1}$） | 晶体类型比例/% | | |
|---|---|---|---|---|
| | | COM | COD | 聚集体 |
| 模型对照组 | — | 90.0±3.0 | 1.0±0.6 | 9.0±3.6 |
| 乙酸乙酯组 | 0.1 | 94.0±3.6 | 3.0±1.2 | 3.0±2.5 |
| | 0.05 | 94.0±2.5 | 2.0±1.2 | 4.0±2.6 |
| | 0.025 | 95.0±3.6 | 1.0±1.2 | 4.0±2.5 |
| 正丁醇组 | 0.1 | 95.0±4.2 | 3.0±3.1 | 2.0±2.0① |
| | 0.05 | 95.0±2.1 | 2.0±1.5 | 2.0±1.2① |
| | 0.025 | 92.0±2.1 | 2.0±1.0 | 6.0±1.2 |
| 水部位组 | 0.1 | 4.0±2.5② | 96.0±2.1② | 1.0±0.6② |
| | 0.05 | 6.0±4.0② | 91.0±3.1② | 3.0±1.0① |
| | 0.025 | 11.0±3.1② | 87.0±3.0② | 2.0±0.6① |

注：与模型对照组比较，①$P<0.05$，②$P<0.01$。

分类计数结果表明，模型对照组中COM晶体、COD晶体和聚集体比例分别为(90.0±3.0)%、(1.0±0.6)%和(9.0±3.6)%，与模型对照组比较，乙酸乙酯部位对COM晶体、COD晶体和聚集体的比例无明显影响；正丁醇部位高、中浓度能显著降低聚集体的比例（$P<0.05$），对COM及COD晶体比例无明显影响；水部位能显著降低COM晶体和聚集体比例，升高COD晶体比例（$P<0.01$，$P<0.05$）。

## （三）讨论

五眼果主要成分为有机酸、黄酮、甾醇、脂类、糖、氨基酸及多种无机元素等[5]。黄酮、甾醇、脂类等成分易溶于正丁醇以及乙酸乙酯，而有机酸、氨基酸等成分易溶于水。五眼果氨基酸成分主要有谷氨酸、天冬氨酸、组氨酸、酪氨酸、赖氨酸、蛋氨酸、丙氨酸等[6]。氨基酸能够影响草酸钙晶体的成核、生长及聚集[7]。酸性氨基酸（如谷氨酸、天冬氨酸）能够抑制草酸钙晶体成核、生长和聚集；碱性氨基酸（如组氨酸）在一定的浓度范围内能够抑制成核[8-10]。本次实验结果显示，五眼果正丁醇及乙酸乙酯部位对稳态COM晶体的生成无抑制作用，而水部位则能抑制COM晶体的生成，使系统生成亚稳态的COD晶体，提示水溶性成分可能是五眼果抗草酸钙结石的有效部位，这为今后的深入研究提供了可靠依据。

## 参考文献

[1] 吴阶平，顾方六，孙昌惕．中国的尿石症［J］．中华泌尿外科杂志，1980，1（1）：1-3.
[2] BRESLAU N A，BRINKLEY L，HILL K D，et al. Relationship of animal protein - rich diet to kidney

stone formation and calcium metabolism [J]. J Clin Endocrinol Metab, 1988, 66 (1): 140-146.

[3] 杨柯，曾春晖，黎文智，等. 五眼果对小鼠泌尿系统结石的作用研究 [J]. 中成药，2010，32 (5)：719-722.

[4] 曾春晖，杨柯，李先梅，等. 多指标正交试验优选体外模拟草酸钙结石模型最佳条件 [J]. 世界科学技术——中医药现代化，2013，15 (9)：1937-1940.

[5] 种小桃，程战立，姚庆强. 南酸枣属植物化学成分及药理活性研究进展 [J]. 齐鲁药事，2008，27 (5)：289-291.

[6] 刘晓庚，陈优生. 南酸枣果实的成分分析 [J]. 中国野生植物资源，2000，19 (3)：35-40.

[7] 邓穗平，陈德志，欧阳健明. 氨基酸影响尿石矿物草酸钙晶体形成的研究进展 [J]. 化学世界，2005，46 (10)：628-631.

[8] GUO S W, WARD M D, WESSON J A. Direct visualization of calcium oxalate monohydrate crystallization and dissolution with atomic force microscopy and the role of Polymeric additives [J]. Langmuir, 2002, 18 (11): 4284-4291.

[9] GOVINDARAJ A, SELVAM R. An oxalate-binding protein with crystal growth promoter activity from human kidney stone matrix [J]. Bju Int, 2002, 90 (3): 336-344.

[10] 张惠敏. 氨基酸对草酸钙晶体生长的影响 [D]. 广州：暨南大学，2006.

（李先梅，谭娥玉，蔡妮娜，曾春晖，秦树森，覃文慧，韦乃球，马雯芳，杨　柯）

## 三、五眼果对小鼠急性肝损伤保护作用的实验研究

据世界卫生组织调查报告，全世界前10位疾病死因中乙肝居第7位，每年因乙肝导致的死亡人数约75万[1]。根据我国卫生统计年鉴资料，2003年传染病统计显示病毒性肝炎占首位，发病率68.55人/10万[2]，因此，对保护肝脏的中草药的研发一直是研究的热点。五眼果为漆树科植物南酸枣的干燥果核[3]，具有行气活血、养心安神、消积、解毒等功效，临床上常用于气滞血瘀、胸痛、食滞腹满、腹泻、心悸气短、神经衰弱、失眠、支气管炎等[4]。其中所含的黄酮类成分及天然果胶、膳食纤维、维生素C、有机酸、微量元素都是人体不可缺少且有益健康的成分[5]。经查阅文献，目前未见关于五眼果对肝损伤保护作用的研究报道，本实验采用腹腔注射 $CCl_4$ 和 D-GalN 造成小鼠急性肝损伤模型，观察五眼果对小鼠急性肝损伤的保护作用，现报道如下。

### （一）材料

#### 1. 仪器

离心机（珠海黑马医学仪器有限公司）；RT-9000半自动生化分析仪（深圳雷杜生命科学股份有限公司）。

#### 2. 药材与试剂

五眼果于2008年11月采自广西柳州市融安县郊，去净果皮和果肉，阴干，经广西中医药大学药用植物学教研室郭敏副教授鉴定为漆树科植物南酸枣的果核；联苯双酯滴丸［广州星群（药业）股份有限公司，批号：FF40062］；$CCl_4$［中国医药（集团）上海化学试剂公司，批号：20010202］；D-GalN（启东市久丰工贸有限公司，批号：080612）；谷

丙转氨酶（ALT/GPT）测定试剂盒、谷草转氨酶（AST/GOT）测定试剂盒均由南京建成生物工程研究所提供。

五眼果水提液制备：称取五眼果 500 g，粉碎成粗粉，第一次用 10 倍量的水煮沸提取 90 min，第二次用 8 倍量的水煮沸提取 60 min，合并提取液，浓缩至 500 ml，即药物浓度为 1 g/ml，4 ℃冰箱放置备用。联苯双酯滴丸临用时用少量蒸馏水浸泡，在研钵中研磨，然后用蒸馏水配成 30 mg/ml 混悬液备用。四氯化碳用花生油配成 0.08% $CCl_4$ – 花生油溶液。

### 3. 动物

KM 小鼠，体重（20 ± 2）g，雌雄各半，由广西中医学院（现广西中医药大学）实验动物中心提供，动物合格证号：桂医动字第 11004 号。

## （二）方法与结果

### 1. 对 $CCl_4$ 所致小鼠急性肝损伤的保护作用[6]

取健康 KM 小鼠 72 只，随机分为 6 组，即空白对照组（蒸馏水），模型对照组（蒸馏水），联苯双酯组（600 mg/kg），五眼果水提液高、中、低剂量组（分别为 20 g/kg、10 g/kg、5 g/kg），每组 12 只。用药各组均灌胃给予相应药物，给药容量为 20 ml/kg，空白对照组、模型组给予等量蒸馏水，连续给药 7 天。末次药后禁食不禁水，8 h 后除空白对照组外，其余各组小鼠均腹腔注射 0.08% $CCl_4$ 0.1 ml/10 g。注射 12 h 后摘眼球取血，分离血清，测定血清 ALT、AST 活性。

### 2. 对 D – GalN 所致小鼠急性肝损伤的保护作用[6]

实验分组及给药同“对 $CCl_4$ 所致小鼠急性肝损伤的保护作用”项。末次药后禁食不禁水，8 h 后除空白对照组外，其余各组小鼠均腹腔注射 5% D – GalN 10 ml/kg。注射 16 h 后摘眼球取血，分离血清，测定血清 ALT、AST 活性。

### 3. 指标检测方法

按试剂盒说明书的赖氏法分别测定小鼠血清 ALT、AST 的活性。

### 4. 统计学分析

采用 SPSS 11.0 软件进行统计学处理，计量资料以 $\bar{x} \pm s$ 表示，均数间比较采用 $t$ 检验，$P < 0.05$ 为有显著性差异。

### 5. 五眼果对 $CCl_4$ 所致小鼠急性肝损伤血清 ALT 及 AST 的影响

表 3 – 54 结果显示，模型组血清中 ALT 及 AST 的含量明显高于空白对照组（$P < 0.05$），表明本次实验小鼠的 $CCl_4$ 的急性肝损伤模型造模成功；与模型对照组比较，五眼果水提液高、中、低剂量均能显著降低 $CCl_4$ 所致急性肝损伤小鼠中血清 ALT、AST 的含量（$P < 0.05$），且作用效果有优于联苯双酯的趋势，但无显著性差异。

**表 3 – 54 对 $CCl_4$ 所致小鼠急性肝损伤 ALT 及 AST 升高的抑制作用（$\bar{x} \pm s$）**

| 组别 | 动物数 | 剂量/(g · kg$^{-1}$) | ALT/(U · L$^{-1}$) | AST/(U · L$^{-1}$) |
|---|---|---|---|---|
| 空白对照组 | 12 | — | 142.5 ± 24.4 | 53.4 ± 22.3 |

续表

| 组别 | 动物数 | 剂量/(g·kg$^{-1}$) | ALT/(U·L$^{-1}$) | AST/(U·L$^{-1}$) |
|---|---|---|---|---|
| 模型对照组 | 12 | — | 256.6±68.1$^{①}$ | 106.8±41.2$^{①}$ |
| 联苯双酯组 | 11 | 0.6 | 193.8±34.1$^{②}$ | 77.0±19.4$^{②}$ |
| 高剂量组 | 10 | 20 | 161.7±41.7$^{②}$ | 72.9±22.5$^{②}$ |
| 中剂量组 | 12 | 10 | 157.9±38.5$^{②}$ | 69.6±28.0$^{②}$ |
| 低剂量组 | 11 | 5 | 157.6±27.0$^{②}$ | 79.3±17.7 |

注：与空白对照组比较，$^{①}P<0.05$；与模型组比较，$^{②}P<0.05$。

### 6. 五眼果对D-GalN所致小鼠急性肝损伤血清ALT及AST的影响

表3-55结果显示，模型组血清中ALT及AST的含量明显高于空白对照组（$P<0.05$），表明本次实验小鼠的D-GalN的急性肝损伤模型造模成功；与模型对照组比较，五眼果水提液高剂量能明显降低D-GalN所致急性肝损伤小鼠中血清ALT及AST的含量（$P<0.05$），作用与联苯双酯相当（$P>0.05$）。

**表3-55　对D-GalN所致小鼠急性肝损伤ALT及AST升高的抑制作用（$\bar{x}\pm s$）**

| 组别 | 动物数 | 剂量/(g·kg$^{-1}$) | ALT/(U·L$^{-1}$) | AST/(U·L$^{-1}$) |
|---|---|---|---|---|
| 空白对照组 | 11 | — | 131.7±15.0 | 83.7±36.0 |
| 模型对照组 | 12 | — | 222.8±58.4$^{①}$ | 135.9±48.5$^{①}$ |
| 联苯双酯组 | 12 | 0.6 | 173.4±35.2$^{②}$ | 89.8±51.1$^{②}$ |
| 高剂量组 | 12 | 20 | 176.4±35.2$^{②}$ | 90.5±56.9$^{②}$ |
| 中剂量组 | 12 | 10 | 191.8±48.7 | 136.8±31.8 |
| 低剂量组 | 10 | 5 | 190.4±67.6 | 114.5±35.3 |

注：与空白对照组比较，$^{①}P<0.05$；与模型组比较，$^{②}P<0.05$。

## （三）讨论

1）$CCl_4$及D-GalN是引起小鼠实验性急性肝损伤的常见造模工具药物。$CCl_4$在体内生成的三氯甲基自由基可引起脂质过氧化而使肝细胞损伤[7-9]；D-GalN干扰肝细胞磷酸尿嘧啶核苷的代谢，耗竭尿苷三磷酸（UTP），从而使尿苷类化合物环化不能进行，最终导致肝细胞坏死。此外，D-GalN能使黄嘌呤脱氢酶转化为XOD，加速氧化自由基产生，从而使肝细胞损伤加剧[10]。

2）五眼果中黄酮类成分的含量较高，而黄酮类成分是天然活性物质，具有抗氧化、延缓衰老、保护心血管、抗肿瘤、抗病毒、养心安神、增强免疫等作用。本实验结果表明五眼果水提液对$CCl_4$和D-GalN所致的小鼠急性肝损伤有良好的保护作用，提示五眼果保肝作用与其抗氧化、抗自由基活性成分有很大的关联性。但其中的黄酮类成分是否是抗肝损伤的主要活性成分，其抗氧化、抗自由基的作用环节等还有待进一步研究。

## 参考文献


[1] 庄辉. 乙型肝炎流行病学研究进展 [J]. 国外医学：流行病学传染病学分册，2004，31（3）：133-135，138.

[2] 中华人民共和国卫生部. 中国卫生统计年鉴 [M]. 北京：中华人民共和国协和医科大学出版社，2004：193.

[3] 国家药典委员会. 中华人民共和国药典 [M]. 北京：化学工业出版社，2005：29-30.

[4] 国家中医药管理局《中华本草》编委会. 中华本草：第5册 [M]. 上海：上海科学技术出版社，1999：73-74.

[5] 熊冬生，浦跃武，吴晓英. 南酸枣植物在药物方面的研究概况及其应用前景 [J]. 广东药学，2000，10（5）：8-10.

[6] 陈奇. 中药药理研究方法学 [M]. 2版. 北京：人民卫生出版社，2006：844.

[7] 张剑平，魏红山，刘顺爱，等. 依那普利对 $CCl_4$ 急性肝损伤大鼠抗氧化功能的影响 [J]. 世界华人消化杂志，2004，12（11）：2638-2641.

[8] JOSE S L，DANIEL M F，PABLO M D T. Protective effect of carnosol on $CCl_4$ induced acute liver damage in rats [J]. Europ J Gastroenterol Hepatol，2002，14（9）：1001-1006.

[9] 邓家刚，郑作文，王勤，等. 复方黄根对四氯化碳所致大鼠慢性肝损伤的保护作用 [J]. 中国中西医结合消化杂志，2006，14（6）：372-376.

[10] 邓家刚，郑作文，王勤，等. 复方黄根对小鼠免疫性肝损伤的保护作用 [J]. 中国实验方剂学杂志，2007，13（5）：37-39.


（覃文慧，杨　柯，曾春晖，陈明明，朱春玲）

# 第四节　番茄叶

## 番茄叶提取物不同极性部位的体外抗氧化作用

番茄又名西红柿、洋柿子，古名六月喜、喜报三元，在国外还有“金苹果”“爱情果”的美称[1]。番茄叶散发着特殊的气味，这些气味来自一些特殊的天然产物，早在20世纪70年代，国外就开始研究其气味的组成[2-3]。从番茄叶中分离出的挥发性成分多为含氮化合物和酯类化合物，这些化合物具有特殊气味，同时有较强的水溶性[4]。此外，还发现番茄叶中含有多种农用抑菌活性成分，这些活性物质既有强极性的，又有非极性和弱极性的，可用多种溶剂提取[5]。

自由基是带有未成对电子的分子或离子，活性很高，过量的自由基氧化及其中间产物可严重损害生物膜、酶、蛋白质及活细胞功能，导致肿瘤、心脑缺血、动脉粥样硬化等疾病的发生[6]。为了减轻自由基的危害，对抗氧化剂的研究已成为当今热点之一。天然药用植物含有抗氧化活性成分，可以用来减轻自由基的损害，关于果蔬抗氧化活性的作用研究已成为热门课题之一[7-10]。本研究通过建立体外抗氧化试验模型，考察番茄叶不同极性部位清除超氧阴离子自由基、羟自由基的能力，以及还原能力，初步探究番茄叶的抗氧化活性。

## （一）材料

### 1. 仪器

UV－160A 型紫外可见分光光度计（日本岛津公司）；KQ5200B 型超声波清洗器（昆山市超声仪器有限公司）；HH－4 型数显恒温水浴锅（国华电器有限公司）；101A－3E 型电热鼓风干燥箱（上海实验仪器厂有限公司）；RE－52A 型旋转蒸发器（上海亚荣生化仪器厂）；SHB－Ⅲ型循环水式多用真空泵（郑州长城科工贸有限公司）；LG16－WA 型台式高速离心机（北京京立离心机有限公司）；BP211D 型电子天平（上海肯强仪器有限公司）。

### 2. 药材与试剂

番茄叶来源于广西百色国家农业科技园区优质无公害蔬菜产业化示范园。该园区提供的番茄叶安全，无农药残留，能保证番茄叶的质量和来源。经广西中医药大学药用植物教研室李斌副教授鉴定为茄科茄属番茄亚属番茄的叶子。水为去离子水，其余试剂均为分析纯。

## （二）方法与结果

### 1. 番茄叶乙醇提取液的制备

取干燥洁净的番茄叶 10 kg，粉碎，以 95% 乙醇为溶剂，渗滤法进行提取，渗滤液置于 50 ℃下减压浓缩，浓缩液置于蒸发皿中，70 ℃水浴浓缩至干，得浸膏 2 266 g，避光低温保存备用。

### 2. 提取物不同极性部位的分离

取上述浸膏 1 056 g 溶于蒸馏水中，得到水悬浮液，依次用石油醚、乙酸乙酯、正丁醇萃取，萃取液经减压浓缩后，水浴蒸干，分别得到石油醚部位浸膏 136.0 g、乙酸乙酯部位浸膏 52.3 g、正丁醇部位浸膏 258.5 g 和水部位浸膏 455.0 g。

### 3. 番茄叶不同极性部位不同浓度样品液的制备

分别取石油醚部位、乙酸乙酯部位、正丁醇部位、水部位的浸膏适量，加适当的溶剂溶解，定容于 100 ml 的容量瓶中，均配制成相当于番茄叶 0.80 g/ml 的溶液，作为各个部位的母液，每个部位稀释为相当于番茄叶 0.10 g/ml、0.20 g/ml、0.30 g/ml、0.40 g/ml、0.50 g/ml。石油醚部位和乙酸乙酯部位以 95% 乙醇为溶剂，正丁醇部位和水部位以去离子水为溶剂。

### 4. 超氧阴离子自由基清除率的测定

采用邻苯三酚自氧化法[11]，邻苯三酚自氧化产物在 320 nm 处有强烈的光吸收，且在短时间内线性好，灵敏度高。$O_2^-$ 清除剂能使邻苯三酚自氧化产物在 320 nm 处的吸收峰减弱，可通过吸光度（$A_{320}$）的变化评价受试物抑制 $O_2^-$ 的能力。

待测液中加入 Tris－HCl 缓冲液（pH 8.2）4.5 ml、蒸馏水 3.2～3.5 ml 和 95% 乙醇 0.3 ml，于 25 ℃水浴中保温 20 min，取出后立即加入 25 ℃预热的邻苯三酚溶液（空白管用10 mmol/L盐酸代替），总体积8.60 ml，加入后快速摇匀，倒入1 cm比色杯中，在320 nm每隔30 s测定吸光度一次，测定3.5 min内吸光度值的变化，计算线性范围内每分钟吸光度的增加值$V$。通过吸光度的变化来计算其对$O_2^-$的消除能力，按上述方法计算石油醚部位和乙酸乙酯部位清除$O_2^-$的能力。样品$O_2^-$的清除能力可表示如下。

$$清除率=[(V_0-V)/V_0]\times100\%$$

式中，$V_0$为自氧化管氧化速率，$V$为样品管氧化速率。

### 5. 羟自由基清除率的测定

羟自由基是活性氧中最活泼的自由基，也是毒性最大的自由基，几乎能与活细胞中任何分子发生反应。参照文献[12]的方法，用邻二氮菲比色法检测$H_2O_2/Fe^{2+}$体系产生的-OH。$Fe^{2+}$与邻二氮菲生成红色配合物，该配合物在509 nm处有最大吸收峰。$H_2O_2/Fe^{2+}$体系可通过Fenton反应产生-OH，当邻二氮菲-$Fe^{2+}$水溶液被-OH氧化为邻二氮菲-$Fe^{3+}$后，吸光度（$A_{509}$）明显降低，当向反应体系中加入-OH清除剂时，吸光度（$A_{509}$）降低不明显。通过计算可得到样品对-OH的清除能力。

采用邻二氮菲比色法，向试管中依次加入磷酸盐缓冲溶液、邻二氮菲、硫酸亚铁、样品液及$H_2O_2$，每加入一种试剂迅速摇匀，将各反应管放入37 ℃恒温水浴锅中保温1 h，作为$A_{样}$。按同样的方法分别取番茄叶提取物不同极性部位不同浓度进行试验。以1 ml去离子水代替样品液，混匀后加入0.5 ml $H_2O_2$作为$A_{损}$。所加其他试剂同前，以1.5 ml去离子水补足总体积作为$A_{未损}$。样品的-OH的清除能力可表示如下。

$$清除率=[(A_{样}-A_{损})/(A_{未损}-A_{损})]\times100\%$$

### 6. 还原能力的测定

还原能力是反映物质抗氧化能力的重要方面，本试验采用普鲁士蓝法对番茄叶的还原能力进行测定，当体系中存在还原性物质时，铁氰化钾被还原成亚铁氰化钾，亚铁氰化钾在酸性条件下与三氯化铁反应，生成普鲁士蓝，在700 nm处有最大吸收峰，$A_{700}$值越大表示待测物质的还原能力越强。

采用普鲁士蓝法于试管中分别加入0.2 mol/L磷酸盐缓冲溶液（pH 6.6）、去离子水、95%乙醇、样品液、铁氰化钾溶液，各管混匀后，在50 ℃水浴中保温20 min，取出试管速冷，然后加入三氯乙酸，混匀后3 000 r/min离心10 min，吸取上清液1 ml，加二氯化铁0.5 ml摇匀，静置10 min，不加样品管作为空白参比液，在700 nm处测定各管的吸光度。样品液设定5个不同浓度，每个浓度平行做3管，取其平均值。

### 7. 番茄叶提取物不同极性部位、不同浓度对超氧阴离子的清除能力

通过每隔30 s所测邻苯三酚自氧化速率吸光度值结果计算得邻苯三酚自氧化速率为0.062 1/min，在0.060~0.070/min之间，满足要求。

由图3-6可知，番茄叶提取物4个极性部分对超氧自由基有一定的清除作用，清除能力与其浓度呈正量效关系，即随着浓度的增加，其清除效果不断增强。当浓度为0.10 g/ml时，正丁醇相的清除率小于乙酸乙酯相和水相，随着浓度的增加，正丁醇相清除率急剧上升，且清除率均高于其他3相；当浓度在0.10~0.30 g/ml时，水相和乙酸乙酯相的清除能力相差不大，且水相的清除能力弱于乙酸乙酯相，当浓度大于0.30 g/ml时，水相的清除能力迅速上升且强于乙酸乙酯相；当浓度在0.10~0.20 g/ml时，石油醚相的清除率为

负值，说明没有清除作用。

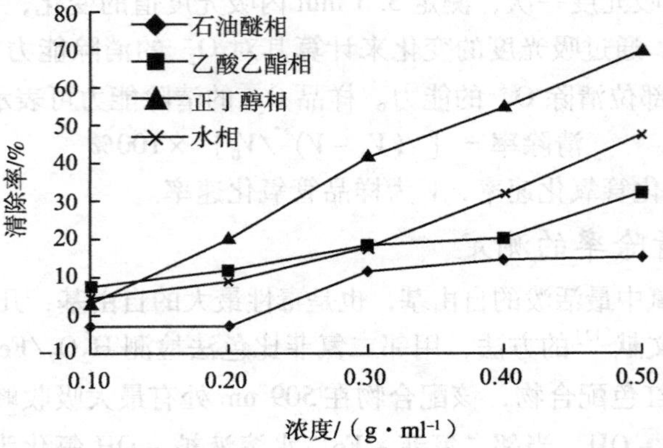


**图3-6　番茄叶提取物不同极性部位对超氧阴离子的清除能力**

## 8. 番茄叶不同极性部位、不同浓度对羟自由基的清除能力

由图3-7可知，随着番茄叶乙酸乙酯相、正丁醇相、水相3个极性部位浓度的升高清除率呈上升趋势，且正丁醇相清除 -OH 的效果最好，水相次之，乙酸乙酯相最弱；石油醚部位出现了负清除，说明石油醚相对 -OH 没有清除能力。

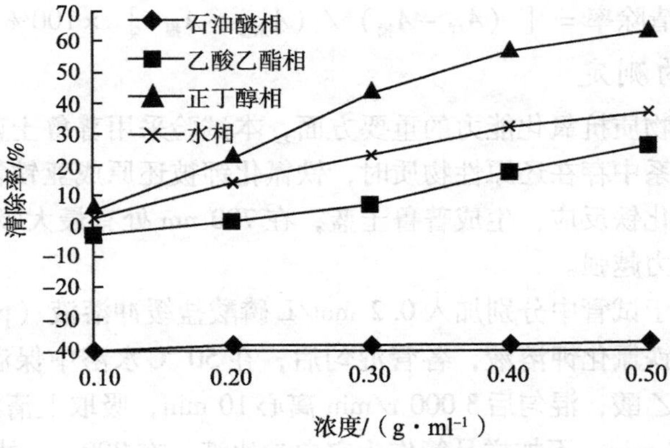


**图3-7　番茄叶提取物不同极性部位对羟自由基的清除能力**

## 9. 番茄叶提取物不同极性部位、不同浓度的还原能力

由图3-8可知，番茄叶提取物4个极性部分均有一定的还原能力，在所测定的浓度范围内，乙酸乙酯相、正丁醇相和水相的还原能力均随着浓度的增加而增强，其中乙酸乙酯相呈良好的量效关系。当浓度在0.10～0.30 g/ml时，水相和正丁醇相的还原能力迅速升高，之后逐渐趋于稳定；当浓度大于0.30 g/ml时，正丁醇相和水相的还原能力相近。在0.10～0.50 g/ml浓度范围内，石油醚相体现了微弱的还原能力，且随着浓度的增加，还原能力变化不大。总体上看，还原能力强弱顺序为水相、正丁醇相、乙酸乙酯相、石油醚相。

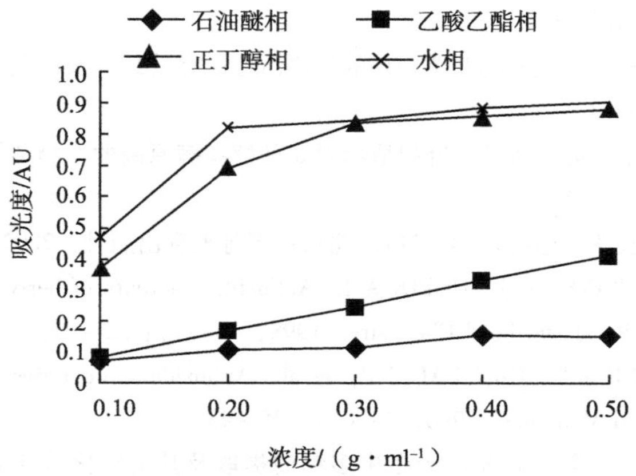


**图 3-8　番茄叶提取物不同极性部位的还原能力**

## （三）讨论

1）在前期试验中，通过对 SOD 活力的测定来考察番茄叶水提物的体内抗氧化作用，试验证实，番茄叶水提物表现出了较强的体内抗氧化作用。故本试验对番茄叶提取物的不同极性部位的体外抗氧化作用进行了考察。

2）通过计算得出，萃取后 4 个极性部位所得浸膏的质量大小顺序为水相、正丁醇相、石油醚相、乙酸乙酯相。

3）由于番茄叶提取物的石油醚部位和乙酸乙酯部位不能完全溶于水，却能溶于 95% 乙醇，而正丁醇部位和水部位均可溶于水，为了能够平行比较 4 个不同极性部位的体外抗氧化能力，本研究在参考文献的基础上，对自由基的清除及还原能力测定的方法进行了优化。试验结果表明，优化后的方法在一定程度上反映了番茄叶各部位的抗氧化能力。

4）番茄叶提取物体外抗氧化试验表明，番茄叶提取物的 4 个不同极性部位均有抗氧化活性，且抗氧化活性差异较大，其中以正丁醇相和水相活性较强，乙酸乙酯相次之，石油醚相很微弱，且石油醚相在对羟自由基的清除率试验中表现出了很强的负清除作用。相同极性部位的提取物，在不同的自由基体系中，清除能力也不同，这与番茄叶提取物的不同极性部位中所含主要抗氧化成分的种类和结构有关。因而在不同的抗氧化体系中，番茄叶提取物的不同极性部位的抗氧化作用不同，其对不同类型的自由基有选择性作用。正丁醇相和水相抗氧化作用相对较强，且清除率高，因此可将其作为研究重点，进一步分离其有效活性成分，进而确定番茄叶抗氧化作用的物质基础。

## 参考文献


[1] 中国农业百科全书总委员会蔬菜卷委员会. 中国农业百科全书（蔬菜卷）[M]. 北京：中国农业出版社，1990.

[2] DIRINCK P，SCHREYEN L，SCHAM P N. Flavor quality of apples and tomatoes [J]. Appl Spectrom Mass（SM），1975，15（4）：427-435.

[3] LUNDGREN L，NORELIUS C，STENHAGEN G. Leaf volatiles from some wild tomato species [J]. Nord

J Bot，1985，5（4）：315－320.

［4］李水清，于信洋．番茄茎叶提取物对菜粉蝶的生物活性研究［J］．长江大学学报（自然科学版农学卷），2007，4（2）：1－3.

［5］杨从军，孟昭礼，郭景，等．番茄茎叶提取物对8种植物病原菌的生物活性初步研究［J］．植物保护，2005，31（1）：28－31.

［6］王镜岩，朱圣庚，徐长法．生物化学［M］．北京：高等教育出版社，2002.

［7］HEINONEN I M，LEHTONEN P J，HOPIA A I．Antioxidant activity of berry and fruit wines and liquors［J］．Journal of Agricultural and Food Chemistry，1998，46（1）：25－31.

［8］COTELLE N，BERNIER J L，CATTEAU J P，et al．Antioxidant properties of hydroxy－flavones［J］．Free Radical Biology and Medicine，1996，20（1）：35－43.

［9］李艳菊，李琴山，田硕，等．贵州产天冬中多糖的提取及其抗氧化活性的研究［J］．湖北农业科学，2012，51（7）：1436－1437.

［10］刘霞，李伟，范小娜．脐橙黄酮体外的抗氧化作用［J］．湖北农业科学，2012，51（14）：3050－3051.

［11］万军，黄国钧，周霞．邻苯三酚自氧化法测定SOD活性中检测波长的优化［J］．安徽农业科学，2010，38（14）：7315，7381.

［12］金鸣，蔡亚欣，李金荣，等．邻二氮菲－$Fe^{2+}$氧化法检测$H_2O_2/Fe^{2+}$产生的羟自由基［J］．生物化学与生物物理进展，1996，23（6）：553－555.

（杜成智，王　卉，冯　旭，李　银，门燕飞）

# 第五节　木菠萝叶

## 木菠萝叶降血脂活性成分分析

木菠萝的全身均可入药[1]，但是目前对木菠萝叶的研究报道很少，其药用价值未被充分开发利用。有文献报道[2]木菠萝叶的水煮液对健康个体和非胰岛素依赖型糖尿病病人均具有降糖作用；也有动物实验表明[3]，木菠萝叶的乙醇提取物及其正丁醇部位具有降血糖的功效，但是具体活性成分和作用机制却不甚明了。木菠萝叶含有黄酮类化合物，目前已报道的黄酮类化合物大部分为查耳酮等脂溶性黄酮苷元[4-6]。在本论文所涉及的课题的研究工作中，研究小组发现，木菠萝叶乙醇提取物的极性部位具有良好的降血脂药理作用。初步化学成分分析发现，木菠萝叶乙醇提取物的极性部位主要含有多糖和非多糖类化合物。本实验对其非多糖类化学成分进行了研究，从中分离、纯化得到3个化合物，通过波谱数据分析及相关文献对照确定其结构分别为牡荆素－2″－*O*－木糖苷（Ⅰ）、异槲皮苷（Ⅱ）和samsesquinoside（Ⅲ）。其中，化合物Ⅰ、Ⅲ，都是首次在木菠萝叶中发现。本实验研究阐明了木菠萝叶降血脂活性的主要极性非多糖类化合物的化学结构，为充分开发利用木菠萝叶的药用价值奠定了基础。

## （一）材料

### 1. 仪器

LC－8A型半制备高效液相色谱仪（日本岛津公司），Avance Ⅲ－600型超导核磁共振波谱仪（德国布鲁克公司），VG Autopec－3000型质谱仪（美国沃特世公司），TU－1901型双光束紫外可见分光光度计（北京普析通用仪器有限公司）。

### 2. 药材与试剂

实验所用的木菠萝叶均采自广西中医药大学明秀校区药用植物园，经广西中医药大学中药鉴定教研室田慧教授鉴定为桑科植物木菠萝的叶。LH－20型轻丙基葡聚糖凝胶（美国Parmacia Bioteck公司）；乙腈（色谱纯，成都科龙化工试剂厂）。

## （二）方法与结果

### 1. 提取与分离

取木菠萝叶药材粗粉10 kg，加入15倍量60%乙醇溶液，加热回流提取2次，滤过，合并滤液，减压回收溶剂至无醇味，于4 ℃静置24 h，滤过，滤渣即为木菠萝叶非极性部位浸膏（1.7 kg），滤液减压回收溶剂，得到木菠萝叶极性部位浸膏（1.3 kg）。取木菠萝叶极性部位浸膏1 000 g加水溶解，滤过，将滤液用大孔吸附树脂柱色谱进行分离，先用纯水进行洗脱，除去多糖等大分子物质，再以60%乙醇进行洗脱。60%乙醇洗脱液减压回收溶剂至无醇味，真空干燥，得到60%乙醇洗脱部位浸膏（220 g），用葡聚糖凝胶柱色谱和制备HPLC对其进一步分离纯化，最终得到化合物Ⅰ（80.5 mg）、化合物Ⅱ（4.8 mg）和化合物Ⅲ（12.6 mg）。

### 2. 结构的鉴定

#### （1）化合物Ⅰ的鉴定

化合物Ⅰ为黄色不定型粉末，盐酸－镁粉反应阳性。$UV\lambda_{max}^{CH_3OH}$：215 nm，271 nm，338 nm；$UV\lambda_{max}^{CH_3OH+CH_3NaO}$：214 nm，280 nm，330 nm，394 nm；$UV\lambda_{max}^{CH_3OH+CH_3COONaO}$：219 nm，279 nm，365 nm；ESI－MS *m/z* 563［M－H］$^-$；$^1$H－NMR（DMSO－$d_6$，600 MHz）$\delta_H$数据和$^{13}$C－NMR（DMSO－$d_6$，600 MHz）$\delta_C$（ppm）数据见表3－56。化合物Ⅰ的$^1$H－NMR在δ13.04（1H，s）有1个明显的单峰，表明存在5－OH。H－2′，H－6′和H－3′，H－5′分别在δ7.91和δ6.84以双重峰的形式出现，表明存在4′－OH。化合物Ⅰ的$^{13}$C－NMR有黄酮类化合物A环和C环常见的碳信号峰，化学位移分别为C－2：δ162.5，C－3：δ101.8，C－4：δ180.5，C－5：δ160.4，C－6：δ100.1，C－7：δ161.6，C－9：δ157.1和C－10：δ101.7。通常在5,7－二羟基黄酮中，C－6和C－8的信号一般出现在δ90～100，而且C－6信号的化学位移总是大于C－8。但是现在化合物Ⅰ的C－8信号为δ104.2，化学位移大于C－6，表明C－8上接入了糖分子，而且是个碳苷。化合物Ⅰ的数据和已知文献报道数据基本一致[7]，故最终确定化合物Ⅰ为牡荆素－2″－*O*－木糖苷，为含2个糖的黄酮碳苷，分子式为$C_{26}H_{28}O_{14}$，相对分子质量为564。

（2）化合物Ⅱ的鉴定

化合物Ⅱ为黄色不定型粉末，盐酸－镁粉反应阳性。ESI－MS *m/z* 463 ［M－H］$^-$；$^1$H－NMR（DMSO－$d_6$，600 MHz）$\delta_H$ 数据和$^{13}$C－NMR（DMSO－$d_6$，600 MHz）$\delta_C$ 数据见表3－56。化合物Ⅱ的$^1$H－NMR 在12.6（1H，s）有1个明显的单峰。表明存在5－OH。H－2′，H－6′和H－5′分别为δ7.6（2H，dd，H－2′，H－6′），δ6.8（1H，d），表明存在3′－OH和4′－OH。在$^{13}$C－NMR 中，C－3：δ144.8，C－5：δ161.2，C－6：δ100.8，C－7：δ164.2，C－8：δ93.5，表明该化合物为5，7－二羟基黄酮醇，且糖基和C－3相连。化合物Ⅱ的数据和已知文献报道数据基本一致[3]，故最终确定化合物Ⅱ为异槲皮苷，分子式为$C_{21}H_{20}O_{12}$，相对分子质量为464。

**表3－56　化合物Ⅰ、Ⅱ的$^{13}$C－NMR和$^1$H－NMR数据（600 MHz）**

| 位置 | 化合物Ⅰ | | 化合物Ⅱ | |
|---|---|---|---|---|
| | $\delta_C$ | $\delta_H$ | $\delta_C$ | $\delta_H$ |
| 2 | 162.5 | | 156.3 | |
| 3 | 101.8 | 6.5(1H, s) | 133.3 | |
| 4 | 180.5 | | 177.4 | |
| 5 | 160.4 | 13.0(1H, s) | 161.2 | 12.6(1H, s) |
| 6 | 100.1 | 5.9(1H, s) | 100.8 | 6.2(1H, d) |
| 7 | 161.6 | | 164.2 | |
| 8 | 104.2 | | 93.5 | 6.4(1H, d) |
| 9 | 157.1 | | 156.1 | |
| 10 | 101.7 | | 103.9 | |
| 1′ | 121.7 | | 121.1 | |
| 2′ | 128.4 | 7.9(2H, d, H-2′, H-6′) | 116.2 | 7.6(2H, dd, H-2′, H-6′) |
| 3′ | 116.3 | 6.8(2H, d, H-3′, H-5′) | 144.8 | |
| 4′ | 161.6 | | 148.5 | |
| 5′ | 116.1 | 6.8(2H, d, H-3′, H-5′) | 115.2 | 6.8(1H, d) |
| 6′ | 127.9 | 7.9(2H, d, H-2′, H-6′) | 121.6 | 7.6(2H, dd, H-2′, H-6′) |
| 1″ | 71.9 | 4.9(1H, d) | 103.9 | 5.5(1H, d) |
| 2″ | 81.5 | 4.1～2.8(6H, H-2″～H-6″, overlapped) | 74.1 | 3.6～3.1(6H, H-2″～H-6″, overlapped) |
| 3″ | 78.5 | | 76.5 | |
| 4″ | 70.6 | | 69.9 | |
| 5″ | 80.6 | | | |
| 6″ | 61.3 | | | |
| 1‴ | 105.3 | 4.10(1H, d) | | |
| 2‴ | 73.5 | 4.0～2.8(5H, H-2‴～H-5‴, overlapped) | | |
| 3‴ | 75.8 | | | |
| 4‴ | 69.5 | | | |
| 5‴ | 65.3 | | | |

(3) 化合物Ⅲ的鉴定

化合物Ⅲ为淡黄色不定型粉末，盐酸－镁粉反应阴性。ESI－MS *m/z* 745 [M－H]$^-$；$^1$H－NMR（$CD_3OD$，600 MHz）$\delta_H$ 数据和$^{13}$C－NMR（$CD_3OD$，600 MHz）δc 数据见表 3－57。将化合物Ⅲ的酸水解产物制备成糖腈乙酸酯衍生物，经 GC－MS 分析，表明其含有葡萄糖。在 HMBC 谱中，1‴（δ102.8）和 C－4（δ147.4）相关，表明葡萄糖和 C－4 相连。*J*(H－7，H－8）＝*J*（H－7′，H－8′）＝4.1 Hz，C－7:δ87.6，C－7′：δ87.2，C－8：δ55.5，C－8′:δ55.7，C－9:δ72.9，C－9′:δ72.8，表明 C－7，C－8，C－9 与 C－7′，C－8′，C－9′是互为对称结构，且 C－7 和 C－7′分别和 1 个芳香基团相连。在 ROESY 谱中，H－8″（δ87.1）和 3′－$OCH_3$（δ56.8）以及 5′－$OCH_3$（δ56.7）相关，表明 C－4′和 C－8″相连。化合物Ⅲ的数据和已知文献报道数据基本一致[8]，故最终确定化合物为 samsesquinoside，为含 1 个糖的木脂素葡萄糖苷，分子式为 $C_{37}H_{46}O_{16}$，相对分子质量为 746。

表 3－57　化合物Ⅲ的$^{13}$C－NMR 和$^1$H－NMR 数据（600 MHz）

| 位置 | $\delta_C$ | $\delta_H$ | 位置 | $\delta_C$ | $\delta_H$ |
|---|---|---|---|---|---|
| 1 | 133.7 | | 2″ | 111.6 | 7.02(1H，d) |
| 2 | 110.9 | 7.01(1H，d) | 3″ | 149.3 | |
| 3 | 149.1 | | 4″ | 147.3 | |
| 4 | 147.4 | | 5″ | 117.9 | 7.10(1H，d) |
| 5 | 116.1 | 6.71(1H，d) | 6″ | 120.0 | 6.85(1H，dd) |
| 6 | 119.8 | 6.77(1H，dd) | 7″ | 72.9 | 4.90(1H，d) |
| 7 | 87.6 | 4.71(1H，d) | 8″ | 87.1 | 4.24(1H，m) |
| 8 | 55.5 | 3.13(1H，m) | 9″ | 62.5 | 3.85(1Hb，m)，3.69(1Ha，dd) |
| 9 | 72.9 | 4.26(2H，m) | 1‴ | 102.8 | 4.88(1H，overlapped) |
| 1′ | 139.5 | | 2‴ | 75.7 | 3.47(1H，m) |
| 2′ | 104.4 | 6.65(1H，s) | 3‴ | 78.8 | 3.39(1H，m) |
| 3′ | 154.4 | | 4‴ | 71.3 | 3.37(1H，m) |
| 4′ | 136.2 | | 5‴ | 77.8 | 3.44(1H，m) |
| 5′ | 154.5 | | 6‴ | 62.8 | 3.83(1Hb，m) |
| 6′ | 104.8 | 6.65(1H，s) | | | 3.70(1Ha，dd) |
| 7′ | 87.2 | 4.72(1H，d) | 3－$OCH_3$ | 57.0 | 3.80～3.85(12H，overlapped) |
| 8′ | 55.7 | 3.12(1H，m) | 3′－$OCH_3$ | 56.8 | |
| 9′ | 72.8 | 3.85(2H，m) | 5′－$OCH_3$ | 56.7 | |
| 1″ | 137.4 | | 3″－$OCH_3$ | 56.4 | |

## （三）讨论

牡荆素－2″－*O*－木糖苷和 samsesquinoside 为首次从木菠萝叶中分离得到的化合物，也是首次在桑科植物中分离得到的化合物，目前针对这 2 个化合物的研究文献都很少。本项目研究小组还对牡荆素－2″－*O*－木糖苷在木菠萝树中的分布进行了研究，结果发现该化合物为木菠萝叶所独有，在干燥木菠萝叶中的含量约为0.2%，而在木菠萝树的果实、种子和茎枝中均未检测到该化合物。木菠萝叶的非多糖极性部位具有良好的降血脂活性，而牡荆素-2″-O-木糖苷在非多糖极性部位浸膏中的含量约为20%，故其可能是降血脂的活性成分之一。已有的研究报道表明，大部分黄酮碳苷都具有良好的药理活性[9-11]，牡荆素-2″-O-木糖苷的药理活性亟待进一步研究。目前木菠萝叶一般被看作农业废物，对其活性药理成分进行研究，可以将木菠萝叶变废为宝，为充分利用其药用价值奠定基础。

## 参考文献


[1] 毛琪，叶春海，李映志，等. 菠萝蜜研究进展［J］. 中国农学通报，2007，23（3）：439-443.

[2] BALIGA M S，SHIVASHANKARA A R，HANIADKA R，et al. Phytochemistry，nutritional and pharmacological properties of *Artocarpus heterophyllus* Lam（jack fruit）：a review［J］. Food Res Int，2011，44（7）：1800-1811.

[3] OMAR H S，EL-BESHBISHY H A，MOUSSA Z，et al. Antioxidant activity of *Artocarpus heterophyllus* Lam.（jack fruit）leaf extracts：remarkable attenuations of hyperglycemia and hyperlipidemia in streptozotocin-diabetic rats［J］. Scientific World J，2011，11：788-800.

[4] 姚胜，闵知大. 菠罗蜜叶中新的查耳酮［J］. 中国天然药物，2005，3（4）：219-223.

[5] 汪洪武，鲁湘鄂，刘艳清，等. 菠萝蜜叶中总黄酮提取工艺的研究［J］. 广东化工，2006，33（8）：26-29.

[6] NGUYEN N T，NGUYEN M H K，NGUYEN H X，et al. Tyrosinase inhibitors from the wood of *Artocarpus heterophyllus*［J］. J Nat Prod，2012，75（11）：1951-1955.

[7] KWON Y S，KIM E Y，KIM W J，et al. Antioxidant constituents from Setaria viridis［J］. Arch Pharm Res，2002，25（3）：300-305.

[8] XIAO H H，DAI Y，WONG M S，et al. New lignans from the bioactive fraction of *Sambucus williamsii* Hance and proliferation activities on osteoblastic-like UMR106 cells［J］. Fitoterapia，2014，94：29-35.

[9] 吴新安，赵毅民. 天然黄酮碳苷及其活性研究进展［J］. 解放军药学学报，2005，21（2）：135-138.

[10] 吴新安，秦峰，都模琴. 黄酮碳苷化合物抗炎活性的QSAR初步探讨［J］. 时珍国医国药，2012，23（3）：632-633.

[11] 张良，张玉奎，戴荣继，等. 射干叶中黄酮碳苷类化合物的药理作用研究进展［J］. 天然产物研究与开发，2010，22（4）：728-730.


（韦海红，潘小姣，邓家刚，汪　泉，李耀华）

# 第六节　柿叶

## 柿叶黄酮类物质的提取及抗氧化性研究

柿叶为柿树科柿树属植物柿的新鲜或干燥叶[1]。柿叶中含有丰富的维生素C、芦丁、胆碱、黄酮苷、胡萝卜素、多种氨基酸及铁、锌、钙等对人体健康有益的营养成分[2]。近年来，以柿叶为原料制成的柿叶茶具有降血压、降血脂、降胆固醇、软化血管、抗衰老、抗肿瘤、健肤美容等保健功效[3-4]。同时，柿叶总黄酮已被制成各种制剂，应用于临床冠心病、心绞痛、脑动脉硬化症、缺血性脑血管病等病的治疗中[5]。人体自由基的氧化反应是导致衰老的原因之一。因此抗氧化食品的开发利用是抗衰老、保健的重要途径之一。为此，本文对影响柿叶黄酮类物质提取率的因素进行考察，并对柿叶黄酮的抗自由基氧化性能进行研究，给柿叶的保健功能和开发利用提供参考。

## （一）材料

### 1. 仪器

772 型光栅分光光度计（上海精密科学仪器厂）；AB104 型电子分析天平（梅特勒－托利多仪器有限公司）；RE－52 型旋转蒸发仪（上海亚荣生化仪器厂）；WG800SL23－K6 格兰仕微波炉；ZF－1 型四用紫外分析仪（上海顾村电光仪器厂）。

### 2. 药材与试剂

芦丁对照品（中国食品药品检定研究院）；三羟基氨基甲烷（北京鼎国生物技术有限公司），纯度 >99.5%；柿叶，产地广西，试验前经 55 ℃干燥 1 h，粉碎，20 目过筛后放入塑料袋中贮藏备用。甲醇、乙醇、亚硝酸钠、硝酸铝、氢氧化钠、焦性没食子酸、抗坏血酸、1,10－菲咯啉、$H_2O_2$ 等，均为分析纯。

## （二）方法与结果

### 1. 柿叶总黄酮的测定方法

#### （1）标准曲线的绘制

精密称取干燥的芦丁对照品 6 mg，置于 25 ml 容量瓶中，加 70% 乙醇溶解，定容至刻度，摇匀。精密吸取该液 0.5 ml、1.0 ml、1.5 ml、2.0 ml、2.5 ml、3.0 ml、3.5 ml，分别置于 10 ml 容量瓶中，加 70% 乙醇至 4 ml，加 5% 亚硝酸钠试液 1.00 ml，放置 6 min，加 10% 硝酸铝试液 1.00 ml，放置 6 min，加 4% 氢氧化钠试液 3.00 ml，加 70% 乙醇定容至刻度，摇匀，放置 15 min 后，以相应试剂制备空白对照，于 510 nm 处测定吸收度，以浓度为横坐标，吸光度为纵坐标绘制标准曲线。

#### （2）总黄酮的测定

准确吸取 2 ml 乙醇提取液于 25 ml（浓度大时选 50 ml）容量瓶中，用 30% 乙醇补至 12 ml。加入 5% 亚硝酸钠 2.00 ml，摇匀，放置 6 min 后加入 10% 硝酸铝 2.00 ml，放置 6 min 后再加入 4% 氢氧化钠 10.00 ml，混匀，用 30% 乙醇定容至刻度，15 min 后，以相应溶剂制备空白对照，在 510 nm 处测定吸光度，计算总黄酮的含量。

### 2. 抗氧化性研究

#### （1）超氧阴离子自由基清除试验

采用邻苯三酚自氧化法。分别移取 0.05 mol/L 的 Tris－HCl 缓冲溶液（pH8.2）4.00 ml，加入 5 支 10 ml 容量瓶中，置 40 ℃水浴中预热 20 min，再分别加入 1.00 ml 不同质量浓度

（20～100 μg/ml）的柿叶黄酮溶液或维生素 C 溶液，立即加入 40 ℃预热的3 mmol/L邻苯三酚 1.00 ml，在 40 ℃水浴中准确反应 4 min，立即加入 8 mol/L 氯化钠溶液 2 天终止反应，取出，定容到刻度。以 1.00 ml 10 mmol/L 的氯化钠溶液代替邻苯三酚溶液作为空白调零，以 1 ml 的纯水代替样品作为对照组，在 320 nm 处测定吸光度。每个处理试样均做 3 个平行试验，按以下公式计算 $O_2$・清除率。

$$O_2 \cdot 清除率 = [(\Delta A_{对} - \Delta A_{样}) / \Delta A_{对}] \times 100\%$$

（2）羟自由基清除试验

参照 Fenton 反应的方法建立・OH 自由基产生体系模型。取 7 支 10 ml 容量瓶，分别加入 0.75 mmo1/L 邻二氮菲溶液 1 ml，pH 7.4 的 PBS 缓冲液 2 ml，充分混匀后再加 0.75 mmo1/L硫酸亚铁溶液 1 ml，立即混匀。然后向其中 5 支试管分别加入 1.00 ml 不同质量浓度（20～100 μg/ml）的柿叶黄酮溶液或维生素 C 溶液，混匀，另 2 支分别为损伤和未损伤管，都不加样品溶液，在损伤管中加入 0.01% $H_2O_2$ 1 ml，未损伤管不加 $H_2O_2$，用蒸馏水定容到刻度，7 支容量瓶置于 37 ℃水浴中保温 60 min，以损伤管为参比，未损伤管为对照，在 510 nm 分别测吸光度，按下式计算・OH 清除率。

$$\cdot OH 清除率 = (A_{样} / A_{对}) \times 100\%$$

### 3. 标准曲线的绘制

结果在 0.012～0.072 mg/ml 范围内柿叶总黄酮浓度与吸光度呈良好的线性关系，回归方程为 $Y = 7.786\,6X + 0.067\,2$（$R^2 = 0.996\,9$）。

### 4. 单因素实验结果

（1）提取方法的确定

称取柿叶粗粉约 2 g，共 4 份，置 250 ml 圆底烧瓶中，加入乙醇 100 ml，分别采用冷浸法、超声提取法、回流提取法、微波提取法提取，过滤，取续滤液 2.00 ml 置 25 ml 容量瓶中，按上述方法测定吸光度。

结果显示：冷浸法和超声波法的提取率较低，回流法和微波法的提取率较高，其中冷浸法的最低，仅为 3.27%，回流提取法的提取率最高为 5.71%，因此选用热回流提取方法。

（2）提取溶剂的确定

称取柿叶粗粉约 2 g，共 4 份，置 250 ml 圆底烧瓶中，分别加入水、70% 乙醇、pH 8～10 的碱水、甲醇各 100 ml，在 100 ℃下回流提取 1 h，过滤，取续滤液 2.00 ml 置于 25 ml 容量瓶中，按上述方法测定吸光度。

结果显示：使用乙醇作溶剂的提取率最高，其他 3 种溶剂的提取率低，且提取率差别不大，用水为溶剂提取率最低，因此选用乙醇为提取溶剂。

### 5. 正交试验结果

在单因素实验的基础上，以柿叶总黄酮提取率为考察指标，选择对提取率影响比较大的因素设计正交试验表进行试验。正交试验结果见表 3－58。

表 3－58　正交试验结果

| 试验号 | 提取温度/℃ | 乙醇浓度/℃ | 料液比/($m \cdot V^{-1}$) | 提取时间/min | 提取率/% |
|---|---|---|---|---|---|
| 1 | 1(80) | 1(30) | 1(1:40) | 1(30) | 5.67 |
| 2 | 1 | 2(40) | 2(1:50) | 2(45) | 6.32 |
| 3 | 1 | 3(50) | 3(1:60) | 3(60) | 6.93 |
| 4 | 2(90) | 1 | 2 | 3 | 6.13 |
| 5 | 2 | 2 | 3 | 1 | 5.86 |
| 6 | 2 | 3 | 1 | 2 | 7.41 |
| 7 | 3(100) | 1 | 3 | 2 | 6.05 |
| 8 | 3 | 2 | 1 | 3 | 4.90 |
| 9 | 3 | 3 | 2 | 1 | 6.16 |
| $K_1$ | 18.93 | 17.86 | 17.99 | 17.70 | |
| $K_2$ | 19.40 | 17.09 | 18.62 | 19.79 | |
| $K_3$ | 17.12 | 20.51 | 18.85 | 17.97 | |
| $R$ | 2.28 | 3.42 | 0.85 | 2.09 | |

通过直观分析，根据极差值 $R$ 的大小，可以看出对总黄酮提取率影响各因素从主到次的顺序为：乙醇浓度 > 提取温度 > 提取时间 > 料液比。优方案为提取温度 90 ℃，乙醇浓度 50%，料液比 1:60，提取时间 45 min。

## 6. 验证试验

称取柿叶粗粉约 2 g，共 3 份，置 250 ml 圆底烧瓶中，按照优化方案提取，过滤，取续滤液 1.00 ml，置于 50 ml 容量瓶中，用 30% 乙醇补至 12 ml，加入 5% 亚硝酸钠 2.00 ml，摇匀，放置 6 min 后加入 10% 硝酸铝 2.00 ml，放置 6 min 后再加入 4% 氢氧化钠 10.00 ml，混匀，用 30% 乙醇定容至刻度，15 min 后，以相应浓度的提取溶剂制备空白对照，在 510 nm 处测定吸光度，计算总黄酮的含量，结果见表 3－59。

表 3－59　验证试验结果

| 试验号 | 提取率/% | 提取率平均值/% | RSD/% |
|---|---|---|---|
| 1 | 7.74 | | |
| 2 | 7.55 | 7.59 | 1.82 |
| 3 | 7.47 | | |

由表 3－59 可知：提取率平均值为 7.59%，RSD 为 1.82%，表明优化的提取条件提取率高，重复性好。

## 7. 抗氧化性试验结果

用不同浓度的柿叶黄酮提取液对自由基 $O_2 \cdot$、$\cdot OH$ 进行清除，结果如图 3－9、图

3-10 所示。

由图 3-9、图 3-10 可知：柿叶总黄酮的用量与超氧阴离子自由基和羟自由基的清除率呈良好的线性关系，在低浓度时，清除率随柿叶总黄酮用量的增大而增大，说明柿叶总黄酮对超氧自由基和轻自由基具有清除作用。与同样用量的抗坏血酸相比，对超氧自由基清除作用相对较弱，对羟自由基清除作用强一些，用量为 20 μg 时，清除率达到抗坏血酸的 7 倍。

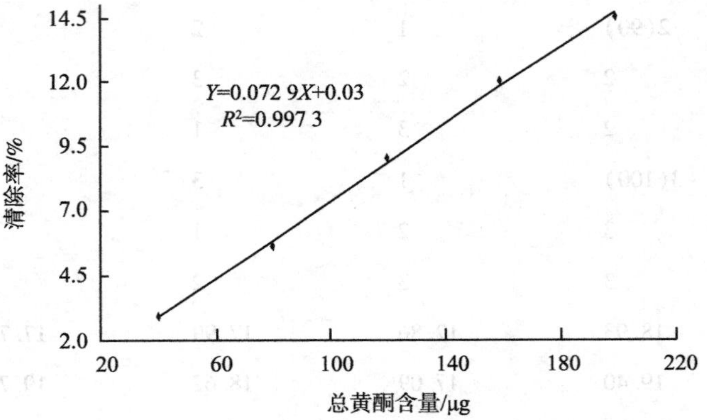


**图 3-9　黄酮提取液对超氧自由基清除作用**

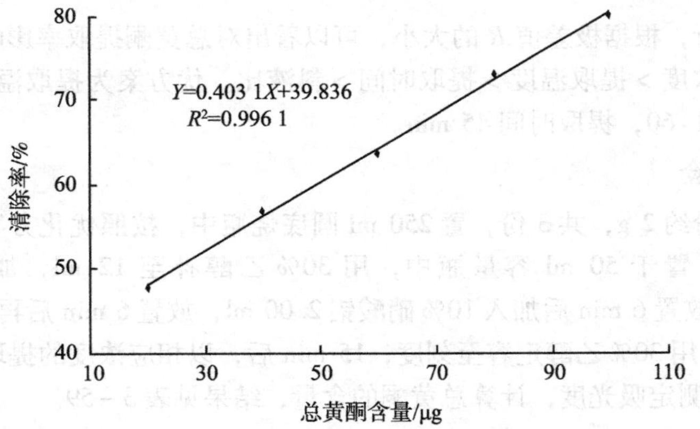


**图 3-10　柿叶黄酮提取液对羟自由基清除作用**

## （三）讨论

1）试验中的柿叶总黄酮提取液，用显色反应和薄层层析法对其进行定性鉴别，显色反应均呈黄酮类阳性反应，薄层层析显示提取液与黄酮类物质槲皮素及芦丁有相似的斑点。

2）本试验优化的柿叶总黄酮提取工艺，条件容易控制，提取率高，可应用于工业化生产，将提取液进一步浓缩成膏状物或粉状物，可直接添加到一些保健功能性食品中。

3）我国柿树资源丰富，每年有大量的柿叶被废弃。黄酮类物质是防治心脑血管疾病及抗衰老的有效成分，故对柿叶中的黄酮类成分进行提取及抗氧化性研究，为充分利用植株资源，变废为宝，开发柿叶保健类产品提供参考。

## 参考文献


[1] 陈光，贾澎云，徐绥绪，等. 柿叶化学成分的研究（Ⅱ）[J]. 中草药，2005，36（1）：26-28.

[2] 盛敬伟，徐萍，李学林，等. 柿叶的药用 [J]. 河南中医药学刊，1995，10（6）：24，33.

[3] 吴小南，汪家梨. 柿叶茶抗氧化、降血脂保健作用的初步实验 [J]. 食品科学，1998，19（11）：39-40.

[4] 明来，杨秋兰. 美容保健柿叶茶 [J]. 药膳食疗研究，2000（2）：38.

[5] 江维克，王丽，周涛. HPLC 法测定脑心清片中槲皮素的含量 [J]. 中国实验方剂学杂志，2004，10（5）：12-13.


（周吴萍，黄　琼，黄国霞，梁　丹）

# 附录一　专　利

## 甘蔗叶多糖的制备及其治疗预防糖尿病的应用

【发明人】侯小涛；邓家刚；郝二伟；杜正彩；何耀涛

【申请人】广西中医药大学

【专利号】CN201710968485.7

【摘要】本发明公开了一种甘蔗叶多糖的制备方法，及其在预防治疗糖尿病方面的应用。发明人从甘蔗叶中提取获得甘蔗叶多糖，采用非肥胖性糖尿病小鼠进行深入研究，发现甘蔗叶多糖对非肥胖性糖尿病小鼠的糖尿病具有预防作用。实验结果显示，模型组 12 只 NOD 小鼠，发病 8 只，发病率 66.7%，甘蔗叶多糖组 12 只 NOD 小鼠，发病 3 只，发病率 25%，发病率明显降低（$P<0.05$），其机制可能与甘蔗叶多糖能改善 NOD 小鼠机体内炎症反应和增强 NOD 小鼠体内抗氧化能力有关。据此，甘蔗叶多糖在治疗预防糖尿病方面，特别是针对 1 型糖尿病，具有一定应用前景。

## 一种甘蔗叶的定性鉴别 HPLC 指纹图谱检测方法

【发明人】侯小涛；邓家刚；马丽娜

【申请人】广西中医药大学

【专利号】CN201310014800.4

【摘要】本发明涉及甘蔗叶的 HPLC 指纹图谱检测方法。本发明的指纹图谱检测方法包括按一定方法制备供试品溶液，然后在一定的色谱条件下测得指纹图谱。经实验证明，此方法测定的指纹图谱专属性和重复性高，可作为鉴定甘蔗叶的质量控制方法。

# 防治龋齿甘蔗叶提取物和制剂的制备及其应用

【发明人】侯小涛；邓家刚；廖泽勇；黄慧学

【申请人】广西中医药大学

【专利号】CN201310014784.9

【摘要】本发明涉及一种用于防治龋齿的甘蔗叶提取物及其制备方法、不同制剂的制备方法和应用，其中包括：用于预防和治疗龋齿的甘蔗叶提取物，甘蔗叶提取物的提取工艺，甘蔗叶提取物制备成防治龋齿产品（包括药物、功能性食品、化工产品）及其应用。本发明以农作物废弃物甘蔗叶为原料，无毒副作用、成本低、工艺完整、疗效确切，适宜推广应用。

# 一种甘蔗叶多糖的制备方法

【发明人】侯小涛；赵超超；邓家刚

【申请人】广西中医药大学

【专利号】CN201210475688.X

【摘要】本发明属于农作物废弃物资源开发利用药物化学领域，主要应用领域为医药、保健食品；涉及了一种新的甘蔗叶多糖的制备方法，其特征主要为先将甘蔗叶采用水提醇沉法、减压干燥得灰褐色粗多糖；用蒸馏水超声溶解粗多糖，离心除去不溶物，上清液先用大孔树脂静态吸附脱色，然后利用絮凝剂除杂、澄清，醇沉，无水乙醇洗涤沉淀，减压干燥得白色甘蔗叶精制多糖。本发明解决了粗多糖溶液过滤难、颜色深的问题，且提取、纯化过程不含有毒有害、呈酸性的有机溶剂，保证多糖结构的完整性，实现全过程安全无毒、绿色环保的提取、纯化。

# 一种从天然产物中提取分离牡荆素木糖苷的方法

【发明人】潘小姣；邓家刚；韦海红；李耀华；梁臣艳；梁洁

【申请人】广西中医药大学

【专利号】CN201510359678.3

【摘要】本发明涉及一种提取效率高，易于实现工业化的分离提纯牡荆素木糖苷的方法。工艺步骤包括：乙醇提取、大孔吸附树脂柱层析、制备高效液相色谱分离纯化。本发明制备的牡荆素木糖苷纯度达到90%以上，制备方法具有安全、简单、成本较低，适用于工业生产的特点。

# 牡荆素木糖苷的用途

【发明人】潘小姣；邓家刚；汪泉；甄汉深；韦志英
【申请人】广西中医药大学
【专利号】CN201510315052.2

【摘要】本发明涉及牡荆素木糖苷的新用途，具体涉及牡荆素木糖苷在制备治疗代谢病的药物中的应用，所述代谢病为高血脂或高血糖及其并发症。试验结果显示，牡荆素木糖苷具有明显的降低糖尿病小鼠血糖和血脂的作用，效果优于现有技术，而且其作用呈一定的量效关系。

# 一种木菠萝叶多糖及其制备方法和应用

【发明人】潘小姣；邓家刚
【申请人】广西中医药大学
【专利号】CN201510359701.9

【摘要】本发明提供了一种木菠萝叶多糖及其制备方法和应用，该木菠萝叶多糖是一种分子量小于100 kDa的多糖，具有降血糖的作用。该多糖是由如下方法制备得到：将木菠萝叶粗粉用热水提取，提取液浓缩之后用大孔吸附树脂进行柱层析分离，纯水洗脱液浓缩之后用截留分子量为100 kDa的超滤膜过滤，将超滤液进行醇沉，即得到木菠萝叶多糖。该木菠萝叶多糖的制备方法具有工艺简单、成本低廉，适用于工业生产的特点。本发明提供的木菠萝叶多糖可应用于具有降血糖功效的药品和食品中。

# 一种健胃中药产品及其制备方法

【发明人】邓家刚；杜正彩；侯小涛；张铁军；朱晓新；郝二伟

【申请人】广西中医药大学

【专利号】CN201610987437.8

【摘要】本发明公开了一种健胃中药产品及其制备方法，其特征在于该产品处方由蒲公英、制大黄、梭子蟹壳聚糖、煅牡蛎、佛手、砂仁挥发油与药用辅料组成。处方中梭子蟹壳聚糖与煅牡蛎具有抑制胃酸分泌保护胃黏膜及抑菌作用，蒲公英与制大黄具有清热解毒抗菌作用，砂仁与佛手具有健脾开胃、理气止痛、促进消化作用。此方是根据中医“辨证论治”的思想，合理用药，以求达标本皆治之效。实验研究证明了该方的科学性与有效性，可用于开发具有保护胃黏膜损伤、抗胃溃疡、促进消化药理作用的健胃中药产品或药物。本发明具有组分简单、疗程短、见效快、疗效好、无毒副作用的优点，与传统胃药截然不同，是一种对于胃溃疡及消化不良者效果极佳的配方与产品。

# 保护胃粘膜的梭子蟹壳制剂及其制备方法

【发明人】邓家刚；王志萍；杜正彩；郝二伟；王振宁

【申请人】广西中医药大学

【专利号】CN201210409722.3

【摘要】本发明公开了一种保护胃粘膜的梭子蟹壳制剂及其制备方法，该制剂是由以下重量份数的原材料制成：梭子蟹壳粉2～10份，砂仁粉0～2份，药用辅料2～8份。其制备方法为：称取梭子蟹壳粉和砂仁粉，按处方比例加入药用辅料混合，制软材，制湿颗粒，干燥，整粒，压片或填充胶囊。梭子蟹壳制剂对消炎痛致大鼠胃溃疡和水浸应激致大鼠胃溃疡均具有显著的拮抗作用。本发明的保护胃粘膜梭子蟹壳制剂具有辅助抗胃溃疡、保护胃粘膜的功能。

# 一种莽草酸的制备方法

【发明人】杜正彩；邓家刚；李学坚；王孝勋；林妍；周振兴；黄月细；胡文姬

【申请人】广西中医药大学

【专利号】CN201210342732.X

【摘要】本发明涉及一种莽草酸的制备方法，该方法以八角树的枝、叶提取挥发油后的废水为原料，采用活性炭脱色、大孔树脂除杂、阴离子交换树脂富集等方法提取其中的莽草酸；生产工艺简单，产品成本低廉，易于形成规模生产。

# 甘蔗渣（叶）抗肿瘤作用提取物及其应用

【发明人】邓家刚；侯小涛；郭宏伟；周兰萍；吴玉强；黄慧学
【申请人】广西中医药大学
【专利号】CN200910114057.3

【摘要】本发明涉及一种甘蔗渣及甘蔗叶的提取物，及其提取方法和应用。本发明的提取物是甘蔗渣（叶）的提取物，特别是具有抗肿瘤作用的提取物。本发明的应用是指用具有抗肿瘤作用的提取物作为制备癌症治疗药物或辅助药物的应用，或者作为制备功能性食品的应用，或者作为制备前述药物及食品的原料应用。

# 附录二　相关研究博士学位论文摘要

## 侯小涛博士学位论文摘要

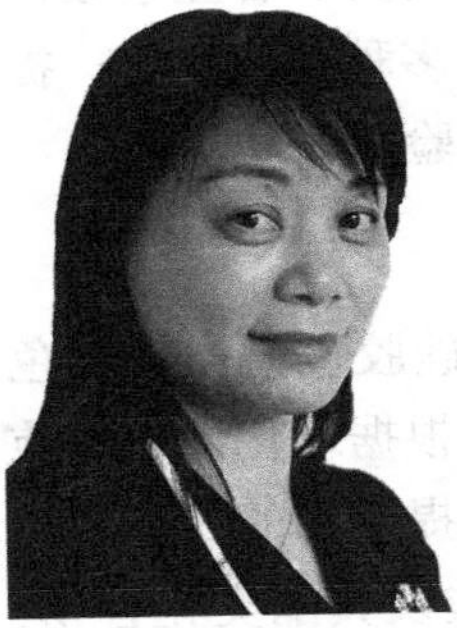

侯小涛，女，广西中医药大学药学院教授，硕士生导师。国家中管局重点学科海洋中药学学科带头人。中华中医药学会中药分析分会常务委员、广西标准化专家、广西药品审评专家、广西科技成果评价及奖励评审专家、广西医疗器械审评专家。毕业于华西医科大学药物化学专业，获广西中医药大学中药学硕士学位，广西医科大学药理学博士学位。2012 年到中国医学科学院药物研究所访问学习。2014—2015 年，到澳大利亚格里菲斯大学（Griffith University）做访问学者。

从事教学工作 23 年，是广西高等学校优秀中青年骨干教师培养工程第一期培养对象、广西高校优秀教师出国留学人员、广西中医药大学第一届示范课教师，曾获学校优秀教师、学院教学改革积极分子等称号及学院青年讲课比赛二等奖等奖项。

## 甘蔗叶化学成分及药效学研究


### 摘　要

甘蔗叶为禾本科甘蔗属植物甘蔗的叶。甘蔗广泛种植于热带及亚热带地区的 100 多个国家，全世界种植面积达到 1 900 多万公顷。我国为甘蔗种植大国，全国每年可出产甘蔗 1 500 万吨，广西是我国甘蔗的主产区，产量约占全国的 60%。但甘蔗叶作为在甘蔗种植过程中产生的农作物废弃物，尽管资源丰富（约占甘蔗的 15%），但相关研究开发甚少，除少部分用作动物饲料，大部分都被焚烧和丢弃，造成极大的资源浪费和严重的环境污染。另一方面，我国中药资源面临着严峻的可持续发展问题，自然环境及物种的变化、无序采挖等因素加剧了中药资源紧缺。因此，对这样既有药用价值同时又是农作物的资源进行研究，发现其新用途，对于中药资源保护和开发具有重要意义。本论文以白甘蔗的叶（简称甘蔗叶）为研究对象，开展了甘蔗叶的化学成分研究以及不同极性部位提取物的降血糖活性筛选研究，甘蔗叶多糖的降血糖作用和机制研究，甘蔗叶多糖的神经保护作用、抗神经炎症活性研究，甘蔗叶总黄酮的抗炎活性研究以及甘蔗叶的急性毒性研究，为甘蔗叶的药用研究和开发提供了实验基础和科学依据。

## 第一章　甘蔗叶化学成分研究

### 实验一　甘蔗叶化学成分预实验

**摘要**　目的：采用系统预试法对两种不同栽培品种的甘蔗叶进行化学成分预实验，初步考察甘蔗叶的化学成分。方法：根据可能的化学成分类型，采用试管反应法对甘蔗叶的水、95%乙醇、石油醚提取物进行研究，通过各种化学成分的特有颜色反应和沉淀反应，对甘蔗叶可能含有的化学成分进行初步研究。结果：两种不同栽培种甘蔗叶所含成分类别基本相同，可能含有氨基酸、还原糖、多糖、苷类、有机酸、黄酮类、酚类、香豆素或内酯、植物甾醇、三萜类等多种化学成分。结论：初步确定甘蔗叶中含有多种有效成分，提示其具有一定药用价值，为其进一步进行活性研究和化学研究提供了实验基础。

### 实验二　甘蔗叶二氯甲烷部位化学成分研究

**摘要**　目的：研究甘蔗叶二氯甲烷部位的化学成分。方法：采用硅胶色谱、凝胶色谱、聚酰胺色谱、中压柱色谱、高效液相柱色谱等方法进行分离纯化，根据理化性质和质谱、核磁共振谱等波谱数据分析鉴定化合物结构。结果：从甘蔗叶乙醇提取物的二氯甲烷部分中共分离得到12个化合物，鉴定了其中的10个，分别为3个酚酸及其酯类化合物：尼泊金甲酯（14）、对羟基肉桂酸甲酯（15）、丁香酸（20）。1个黄酮类化合物：7－{[(2*S*,3*R*,4*R*)－3,4－二羟基－4－羟甲基－四氢呋喃－2]－氧}－2－3′,4′－二羟基黄酮（22）。2个倍半萜类化合物：去氢催吐萝芙叶醇（16）、催吐萝芙叶醇（18）。1个环烯醚萜类化合物：地芰普内酯（27）。1个单环氧木脂素类化合物：3－羟基(3－羟基－4－甲氧基苯基)－5－(4－羟基－3－甲氧基苯基)－4－(羟甲基)二羟呋喃－2(3*H*)－酮（28）。1个环木脂内酯类化合物：3a,7－二羟基－4－(4－羟基－3－甲氧基苯基)－6－甲氧基－3a,4,9,9a－四氢化萘并［2,3－c］呋喃－1(3*H*)－酮(29)。1个含酚羟基的苯基庚酮类化合物：对羟基－3－甲氧基苯基1－庚酮（32）。结论：10个化合物均为首次从甘蔗叶中分离得到。

### 实验三　甘蔗叶多糖的分离纯化、性质、组成和结构研究

**摘要**　目的：对甘蔗叶多糖的提取、分离纯化、性质、组成和结构进行系统研究。方法：采用水提醇沉法提取粗多糖，采用DEAE纤维素柱层析、Sephadex柱层析、QFF离子交换层析、SepharcrylS－300凝胶层析进行分离纯化；采用高效凝胶渗透色谱（HPGPC）法进行分子量测定；采用柱前衍生高效液相色谱法进行单糖组成分析；采用红外光谱（IR）、一维核磁共振波谱（1D－NMR）、二维核磁共振波谱（2D－NMR）、甲基化和GC－MS分析等方法进行结构分析。结果：从甘蔗叶中分离得到8种多糖组分，对其中纯度较高的两种多糖组分SLP0A和SLP3A进行了进一步研究：SLP0A的纯度为95.1%，相对分子量为10.7 kDa，总糖含量为82.7%，蛋白质含量为7.8%，糖醛酸含量为3.2%，主要由Glc、Gal、Ara、Man和少量Xyl、Rha、GlcA等单糖组成；SLP3A的纯度为88.7%，相

对分子量为59.8 kDa，总糖含量为70.8%，蛋白质含量为14.7%，糖醛酸含量为4.6%，主要由Gal、Ara、Glc和少量Xyl、Man、Rha、GlcA等单糖组成。SLP0A结构中不同端基糖环的构型根据信号不同分别为$\alpha$-构型或$\beta$-构型：A端基可能为具有多种连接方式的$\alpha$-Glc；B和D端基分别为→3)-L-Ara-(α-1→和→2,4)-L-Ara-(α-1→；C和E端基可能为少量存在的$\alpha$-Xyl和$\alpha$-Rha；F端基可能为$\beta$-Man；G和H端基可能为具有多种连接方式的$\beta$-Gal。在综合分析的基础上，给出了SLP0A的四种结构单元。结论：首次对甘蔗叶中多糖成分进行比较系统的化学研究，获得SLP0A和SLP3A等杂多糖。

### 实验四　甘蔗叶水提醇沉上清液化学成分研究

**摘要**　目的：对甘蔗叶水提醇沉的上清液部分进行化学成分研究。方法：采用D101大孔树脂柱层析、凝胶柱层析、中压反相制备色谱及制备型高效液相色谱进行分离纯化，根据理化性质和质谱、核磁共振谱等波谱数据分析鉴定化合物结构。结果：从甘蔗叶水提醇沉上清液部分中分离得到8个化合物，分别鉴定为1个木脂素类化合物：6（2*R*,3*R*,4*S*,5*S*,6*R*)-2-[2-(4-羟基3-甲氧基苯基)-3-(羟甲基)-7-(甲氧基-2,3-二氢苯并呋喃-5-基)乙氧基]-6-(羟甲基)四氢-2*H*-吡喃-3,4,5-三醇（1）。2个苯戊酸类化合物：2,3,4,5-四羟基-5-(4-羟基-3,5-二甲氧基苯基)戊酸(2)、5-3,5-二甲氧基-4-{[(2*S*,3*R*,5*S*,6*R*)-3,4,5-三羟基-6-羟甲基]四氢-2*H*-吡喃-2-氧-苯基}-2,3,4,5-四羟基戊酸（9）。1个苯甲酸衍生物：香草酸（11）。2个苯环取代的丁四醇类化合物：1-(4-羟基-3,5-二甲氧基苯基)丁四醇(3)、1-(3,5-二甲氧基)-4-{[(2*S*,3*R*,5*S*,6*R*)-3,4,5-三羟基-6-羟甲基]四羟基-2*H*-吡喃-氧-苯基}1,2,3,4-丁四醇（8）。1个简单苯丙素类化合物：2-{2-[2,3-二羟基-3-(3,4,5-三甲氧基苯基)丙氧基]-4,5-二羟基-6-(羟甲基)-四氢-2*H*-吡喃-3-氧-}-6-(羟甲基)-四氢-2*H*-吡喃-3,4,5-三醇（4）。1个苯乙酮类化合物：对羟基-3-甲氧基-苯乙酮（12）。结论：8个化合物均为首次从甘蔗叶中分离得到。

## 第二章　甘蔗叶药效学研究

### 实验一　甘蔗叶急性毒性试验研究

**摘要**　目的：研究甘蔗叶的急性毒性。方法：采用改良寇氏法、序贯法测定小鼠$LD_{50}$，进行最大耐受量（MTD）和最大给药量实验，并观察毒性作用。结果：除甘蔗叶粗多糖未见毒性外，甘蔗叶水提液、30%醇提液、50%醇提液均有不同程度的中毒表现。结论：甘蔗叶具有一定毒性。

### 实验二　甘蔗叶多糖对PC12神经细胞的保护作用研究

**摘要**　目的：研究甘蔗叶多糖对PC12细胞的保护作用。方法：采用去血清和鱼藤酮诱导PC12细胞损伤，构建体外细胞模型，用甘蔗叶多糖组分RSLP1和RSLP1-2进行干预。结果：去血清、鱼藤酮作用于PC12细胞可明显导致细胞损伤，甘蔗叶多糖作用于去血清诱导损伤的PC12细胞模型，细胞存活百分率较模型组有所提高（$P<0.05$），对鱼藤酮损伤的PC12模型有弱的毒性，但无统计学意义。结论：甘蔗叶多糖具有细胞营养作用，可以抵抗去血清后的凋亡，对神经细胞的退行性病变可能有保护作用，但对氧化应激诱导

的凋亡无抑制作用，机制有待进一步研究。

## 实验三　甘蔗叶多糖抗神经炎症作用研究

**摘要**　目的：研究甘蔗叶多糖的体外抗神经炎症作用。方法：用 LPS 诱导 BV2 小胶质细胞产生 NO，构建体外细胞模型，用甘蔗叶多糖组分 RSLP1 和 RSLP1-2 进行干预。结果：$10^{-5}$ mol/L 的甘蔗叶多糖对小胶质细胞炎症反应的抑制率与 $10^{-7}$ mol/L 浓度阳性药姜黄素的抑制率相当。结论：甘蔗叶多糖具有一定的抗神经炎症活性。

## 实验四　甘蔗叶总黄酮抗炎作用研究

**摘要**　目的：研究甘蔗叶总黄酮的抗炎作用。方法：以甘蔗叶总黄酮灌胃给药，干预二甲苯致小鼠耳郭肿胀、醋酸致小鼠腹腔毛细血管通透性及小鼠棉球肉芽肿增生三种炎症模型。结果：与对照组比较，甘蔗叶总黄酮中、低剂量组能明显抑制二甲苯致小鼠耳肿胀（$P<0.05$），高剂量组小鼠耳郭肿胀程度极显著下降（$P<0.01$），且随剂量加大，其抑制效果逐渐增强；甘蔗叶总黄酮各剂量组能明显抑制醋酸致小鼠毛细血管通透性增加（$P<0.05$）；甘蔗叶总黄酮高、中剂量组能明显抑制小鼠棉球肉芽肿的形成（$P<0.05$），低剂量组有作用趋势，但无统计学意义。结论：甘蔗叶总黄酮具有一定抗炎作用。

## 实验五　甘蔗叶提取物降血糖作用筛选研究

**摘要**　目的：研究甘蔗叶不同溶剂提取物对糖尿病小鼠的降血糖作用。方法：以不同极性的甘蔗叶提取物灌胃给药，干预肾上腺素诱导的糖尿病模型、四氧嘧啶诱导的糖尿病模型、链脲佐菌素诱导的糖尿病模型。测定小鼠空腹血糖值。结果：甘蔗叶水提物、50%醇提物、石油醚提取物、正丁醇提取物对肾上腺素所致的高血糖小鼠的血糖升高有抑制作用（$P<0.05$），而对正常小鼠血糖无明显影响；各种溶剂提取物对四氧嘧啶所致的糖尿病小鼠的血糖升高有不同程度的抑制作用（$P<0.05$）；对链脲佐菌素所致的高血糖小鼠模型，甘蔗叶水提物、30%醇提物、50%醇提物、乙酸乙酯提取物有不同程度的抑制血糖升高的作用（$P<0.05$）。结论：甘蔗叶水提物、30%醇提物、50%醇提物对糖尿病小鼠具有比较明显的降血糖作用，可能为甘蔗叶降血糖的有效部位。

## 实验六　甘蔗叶多糖降血糖作用及其机制初步研究

**摘要**　目的：研究甘蔗叶多糖的降血糖作用，并探讨其作用机制。方法：采用 STZ 诱导的 SD 大鼠糖尿病模型，对甘蔗叶多糖进行降血糖作用研究。采用血糖仪检测血糖、ELISA 法检测血清中胰岛素水平；HE 染色检测胰岛炎症细胞浸润及胰岛结构；ELISA 法检测血清中细胞因子 IL-2、TNF-$\alpha$ 和 IL-17 等的分泌水平。对其降血糖机制进行探讨。结果：甘蔗叶多糖能降低 STZ 诱导的糖尿病大鼠的血糖和胰岛素；对胰岛损伤有一定程度的保护作用；对糖尿病模型中 IL-2、IL-17、TNF-$\alpha$ 等因子的过度表达有一定抑制作用。结论：甘蔗叶多糖是甘蔗叶的降血糖活性部位，其机制可能与保护胰岛损伤、抑制炎症、调节免疫有关。

**关键词**：甘蔗叶化学成分；甘蔗叶多糖；甘蔗叶总黄酮；降血糖；神经保护；抗炎；急性毒性

# 王硕博士学位论文摘要

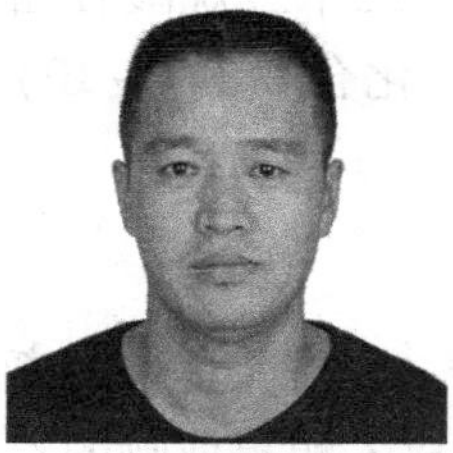

王硕，男，汉族，药理学博士，副主任药师，硕士研究生导师，国家科技专家库专家，广西科技项目评审专家，广西医科大学药学研究生创新创业暨联合培养基地兼职导师，广西药学会会员，柳州科技大学兼职老师。

长期从事中药、壮瑶药的筛选及新产品研发工作，作为主持人和主要参与成员完成国家、省部级课题20多项，总经费超过1 000万以上，其中主持广西中药药效研究重点实验室开放课题2项，南宁市科技局科技攻关课题1项，广西中医药管理局课题2项，广西食品药品监督管理局课题3项，横向课题2项，获得科技成果9项。发表文章100多篇，其中SCI 5篇。参与制订行业标准2项、广西壮瑶药地方标准8项。获得发明专利4项。获得广西自然科学奖三等奖1项，获得广西卫生适宜推广奖三等奖1项。

# 西瓜藤化学成分研究及药效学筛选

## 摘 要

西瓜藤为葫芦科植物西瓜的藤茎，作为一种农作物废弃物，资源非常丰富，但目前对其研究开发却非常少，往往被废弃或焚烧，造成严重的环境污染和资源浪费。开展西瓜藤的药用价值研究，对开发新的药用资源，实现中药资源的可持续发展，解决当前中药资源日益枯竭的难题具有重要的意义。本论文开展了西瓜藤不同部位提取物抗炎镇痛及其机制、降血糖、抑菌、抗肿瘤等几个方面的药效学筛选研究，并对具有活性的部位进行了化学成分研究，为西瓜藤的进一步开发研究提供了理论依据。

## 第一部分 西瓜藤化学成分研究

### 实验一 四种不同品种西瓜藤化学成分预实验

**摘要** 目的：采用系统预试法对四种不同品种西瓜藤可能的化学成分进行预实验，初步探索四种不同品种西瓜藤的化学成分。方法：采用试管反应法、层析法，对西瓜藤的水、95%乙醇、石油醚提取物进行研究，通过多种指示剂和显色剂的沉淀反应或颜色反应，对四种不同品种西瓜藤可能含有的化学成分进行初步研究。结果：四种不同品种西瓜藤中可能含有糖类、有机酸、皂苷、黄酮类、生物碱、甾体等化学成分。结论：初步确定四种不同品种西瓜藤含有多种有效成分，为西瓜藤的进一步开发利用提供了实验基础。

### 实验二　西瓜藤石油醚部位化学成分研究

**摘要**　目的：研究西瓜藤石油醚部位的化学成分。方法：硅胶色谱、聚酰胺色谱分离纯化，根据理化性质和核磁共振结构数据鉴定化合物结构。结果：从西瓜藤乙醇提取物的石油醚萃取部分中共分离得到10个化合物，分别鉴定为$\beta$-谷甾醇（1）、胡萝卜苷（2）、豆甾醇（3）、肉豆蔻酸甘油酯（4）、棕榈酸（5）、棕榈酸甘油酯（6）、二十二烷酸甘油酯（7）、熊果酸（8）、二十一烷酸甘油酯（9）、硬脂酸（10）。结论：化合物（1～10）均为首次从西瓜藤中分离得到。

### 实验三　西瓜藤乙酸乙酯部位化学成分研究

**摘要**　目的：研究西瓜藤乙酸乙酯部位的化学成分。方法：硅胶色谱、聚酰胺色谱分离纯化，根据理化性质和核磁共振结构数据鉴定化合物结构。结果：从西瓜藤乙醇提取物的乙酸乙酯萃取部分中共分离得到10个化合物，分别鉴定为十五烷酸（1）、十五烷酸单甘油酯（2）、十九烷酸-1-甘油酯（3）、二十四烷酸-$\alpha$-单甘油酯（4）、2-[2'-羟基（2'*R*，13*Z*）十六酰胺]-3-羟基-（2*S*,3*R*,4*Z*）-十八碳烯-1-*O*-$\beta$-D-吡喃葡萄糖苷（5）、2-羟基苯甲酸（6）、对羟基苯甲酸（7）、对羟基苯酚（8）、琥珀酸（9）、香草酸（10）。结论：化合物（1～10）均为首次从西瓜藤中分离得到，其中化合物5为首次发现的新化合物。

## 第二部分　西瓜藤总提取物抗炎镇痛作用实验研究

**摘要**　目的：研究西瓜藤总提取物（EWRL）的抗炎镇痛作用及急性毒性反应。方法：采用二甲苯致小鼠耳郭肿胀模型、大鼠足趾肿胀及棉球肉芽肿胀模型观察EWRL的抗炎作用。采用热板法、冰醋酸扭体法观察EWRL对小鼠的镇痛作用。采用Bliss法观察EWRL灌胃给药的急性毒性反应。结果：EWRL对二甲苯致小鼠耳郭肿胀、棉球肉芽肿胀、卡拉胶致足趾肿胀均具有显著的抑制作用，并能显著提高小鼠的热板痛阈值，减少小鼠的扭体次数。急性毒性试验中，连续观察14天，未见明显毒性反应症状，无动物死亡，计算得最大给药量为87.0 g/kg。结论：EWRL具有显著的抗炎和镇痛活性，且经口服属无毒级。

## 第三部分　西瓜藤不同部位提取物抗炎活性筛选及其机制研究

**摘要**　目的：研究西瓜藤不同部位提取物的抗炎作用，并初步阐明其作用机制。方法：采用LPS刺激RAW264.7细胞的炎症模型，以对NO释放水平影响为标志，对西瓜藤的石油醚、乙酸乙酯、正丁醇、50%乙醇、水部位进行抗炎活性筛选。确定活性部位后，采用ELISA法测定促炎介质TNF-$\alpha$、IL-6、IL-1$\beta$、iNOS、COX-2、HO-1的浓度；免疫荧光法检测NF-κB的激活核转运；实时荧光定量PCR法测定IL-1$\beta$、IL-6、TNF-$\alpha$、COX-2、iNOS和HO-1 mRNA水平对其抗炎机制进行探讨。结果：西瓜藤各提取部位对LPS刺激RAW264.7细胞的炎症模型的NO释放均具有显著抑制作用，以石油醚部位最强。石油醚部位对炎症模型中TNF-$\alpha$、IL-6、IL-1$\beta$、iNOS、COX-2的过度表达具有显著抑制作用；对HO-1水平无影响。同时还可以抑制NF-κB的激活核转运，降低IL-1$\beta$、

IL-6、TNF-α、COX-2、iNOS 和 HO-1 mRNA 水平。结论：石油醚部位为西瓜藤的抗炎活性部位，其机制可能是通过抑制 NF-κB 的激活核转运来达到抗炎的作用。

## 第四部分　西瓜藤不同部位提取物降血糖活性筛选研究

### 实验一　西瓜藤不同提取物对四氧嘧啶致糖尿病小鼠的降血糖作用

**摘要**　目的：研究西瓜藤不同部位提取物对糖尿病小鼠的降血糖作用。方法：小鼠腹腔注射四氧嘧啶建立糖尿病小鼠模型，西瓜藤不同提取物喂养干预治疗。测定小鼠的空腹血糖、葡萄糖耐量、血清中胰岛素水平、TG、TC、NO 和 iNOS 含量；肝组织匀浆中 NO 和 iNOS 水平；并观察小鼠胰腺组织病理学改变。结果：西瓜藤乙酸乙酯高剂量组和石油醚高剂量组 TC 显著性降低，TG 值也有所降低，血糖水平及糖耐量均有改善，胰岛素含量显著升高，NO 和 iNOS 含量显著降低。结论：西瓜藤乙酸乙酯部位、石油醚部位对糖尿病小鼠具有一定的降血糖作用。作用机制可能与其促进胰岛素释放及降低 NO 和 iNOS 含量有关。

### 实验二　西瓜藤乙酸乙酯提取物对 DN 大鼠肾小管的保护作用

**摘要**　目的：探讨西瓜藤乙酸乙酯提取物对 DN 大鼠肾小管的保护作用。方法：大鼠腹腔注射 STZ 建立 DN 大鼠模型，西瓜藤乙酸乙酯提取物喂养干预治疗。检测血与尿中血糖、血肌酐、尿肌酐、尿清蛋白、血胰岛素等指标，计算 Ccr，并观察大鼠肾脏组织病理学改变。结果：与 DN 组比较，西瓜藤乙酸乙酯高、中剂量组大鼠血糖、血胰岛素、24 h 尿清蛋白排泄量、肾重指数及肾小管损伤指数均明显下降（$P<0.05$），内生肌酐清除率升高（$P<0.05$）。结论：西瓜藤乙酸乙酯提取物具有保护 DN 大鼠肾小管的作用。

## 第五部分　西瓜藤不同部位提取物抑菌活性筛选研究

**摘要**　目的：筛选西瓜藤不同部位提取物的抑菌活性部位。方法：采用琼脂稀释法对西瓜藤不同部位提取物进行体外抑菌试验；采用小鼠腹腔注射金黄色葡萄球菌法进行西瓜藤 80% 醇提取物体内抑菌实验。结果：西瓜藤提取物对金黄色葡萄球菌、大肠埃希菌、铜绿假单胞菌、伤寒沙门菌、枯草芽孢杆菌和肺炎克雷伯菌均有不同程度的抑制作用，但对链球菌作用不明显。其中 80% 醇提取物和乙酸乙酯萃取物抑制金黄色葡萄球菌活性最好，其 MIC 分别为 4.2 mg/ml、8.4 mg/ml。体内实验也表明，80% 醇提取物具有较好的抑菌作用。结论：西瓜藤提取物具有较好的抑菌活性，在抑菌方面有一定的开发前景。

## 第六部分　西瓜脑苷 V 体外抗肿瘤活性筛选研究

**摘要**　目的：研究西瓜藤中西瓜脑苷 V 的体外抗肿瘤活性。方法：采用 MTT 法，测定西瓜藤中的西瓜脑苷 V 体外分别对前列腺癌细胞株 PC3，紫杉醇耐药株 PC3-RTX，鼻咽癌细胞株 SUNE1、HONE1，肺癌细胞株 A549 的增殖抑制率，并计算相应的 $IC_{50}$值。结果：得到西瓜脑苷 V 对五种肿瘤细胞株 $IC_{50}$值的范围为 3.9～8.1 μg/ml。结论：西瓜藤中的西瓜脑苷 V 对所选择的 5 种肿瘤细胞株均具有一定的抗肿瘤活性。

综上所述，西瓜藤总提取物具有较好的抗炎镇痛作用，且毒副作用很低；西瓜藤石油醚萃取物对 LPS 诱导的巨噬细胞炎症反应具有显著抑制作用，其作用机制可能是通过选择性抑制 COX－2 的活性，抑制 NF－κB 核转运激活，从而抑制 LPS 诱导的促炎介质 IL－1$\beta$、IL－6、TNF－$\alpha$ 释放以及 iNOS 的活性，减少 NO 的释放；西瓜藤乙酸乙酯萃取物和石油醚萃取物对四氧嘧啶致糖尿病小鼠具有一定的降血糖作用，西瓜藤乙酸乙酯萃取物对 2 型糖尿病大鼠肾小管具有一定的保护作用，西瓜藤提取物对 8 种临床常见细菌除了链球菌外，均有不同程度的抑制作用，其中，80% 醇提物和乙酸乙酯萃取物作用效果较好；从西瓜藤中分离得到 20 个化合物，其中一个为新化合物：西瓜脑苷 V，通过体外抗肿瘤实验发现，其对前列腺癌细胞株 PC3，紫杉醇耐药株 PC3－RTX，鼻咽癌细胞株 SUNE1、HONE1，肺癌细胞株 A549 等五种肿瘤细胞均具有一定的抗肿瘤作用。

**关键词**：西瓜藤；化学成分；抗炎镇痛；降血糖；抑菌作用；抗肿瘤

# 附录三 农作物废弃物药用研究相关毕业论文

| 导师姓名 | 学历层次 | 研究生姓名 | 毕业时间 | 毕业学位论文题目 |
|---|---|---|---|---|
| 邓家刚 | 博士 | 王　硕 | 2013 年 7 月 | 西瓜藤化学成分研究及药效学筛选 |
| | | 侯小涛 | 2014 年 7 月 | 甘蔗叶化学成分及药效学研究 |
| | 硕士 | 廖泽勇 | 2011 年 7 月 | 甘蔗叶黄酮类成分与生物活性研究 |
| | | 龚小妹 | 2014 年 7 月 | 西瓜藤镇痛作用药效筛选及其机制探讨 |
| | | 周丹丹 | 2014 年 7 月 | 西瓜藤石油醚提取物抗炎作用及其机理初探 |
| | | 罗培和 | 2014 年 7 月 | 八角茴香水提物温阳散寒、理气止痛的实验研究 |
| | | 李　杨 | 2017 年 7 月 | 甘蔗叶对 $CCl_4$ 致小鼠急性肝损伤的保护作用及其作用机理研究 |
| 侯小涛 | 硕士 | 郭振旺 | 2011 年 7 月 | 甘蔗叶多糖分析及抗肿瘤活性研究 |
| | | 马丽娜 | 2012 年 7 月 | 甘蔗叶黄酮提取物指纹图谱及药理作用研究 |
| | | 赵超超 | 2013 年 7 月 | 甘蔗叶多糖的分离纯化及理化性质研究 |
| | | 刘　鹏 | 2014 年 7 月 | 甘蔗叶多糖颗粒剂的研制及其降血糖的研究 |
| | | 张金玲 | 2015 年 7 月 | 甘蔗叶化学成分及含量测定研究 |
| | | 何耀涛 | 2016 年 7 月 | 甘蔗叶多糖成分分析及其对 1 型糖尿病降糖作用研究 |
| | 本科 | 莫艳红 | 2009 年 7 月 | 甘蔗叶多糖含量测定 |
| | | 竺　勇 | 2009 年 7 月 | 甘蔗叶化学成分预试 |
| | | 陈　莉 | 2010 年 7 月 | 甘蔗叶多糖提取工艺考察 |
| | | 吴忠波 | 2010 年 7 月 | 甘蔗叶化学成分预试验 |
| | | 樊黄丽 | 2011 年 7 月 | 甘蔗叶不同生长期多糖含量的动态积累研究 |
| | | 卢德发 | 2011 年 7 月 | 多指标正交优选甘蔗叶多糖的提取工艺 |
| | | 于　玲 | 2011 年 7 月 | 可见分光光度法测定甘蔗叶总黄酮含量 |
| | | 鲁春秀 | 2011 年 7 月 | 正交试验法优选甘蔗叶总黄酮的提取方法 |
| | | 黎奕良 | 2012 年 7 月 | 甘蔗叶多糖除蛋白工艺研究 |
| | | 刘江虹 | 2012 年 7 月 | 甘蔗叶 HPLC 指纹图谱的研究 |
| | | 韦海德 | 2012 年 7 月 | 正交试验法优选甘蔗叶总黄酮的提取方法 |
| | | 魏靖直 | 2012 年 7 月 | 甘蔗叶总黄酮提取物抗炎作用的初步研究 |
| | | 陈　胺 | 2013 年 7 月 | 甘蔗叶多糖的分离纯化及基本性质研究 |
| | | 钟　源 | 2013 年 7 月 | 甘蔗叶多糖脱色方法研究及其工艺优化 |
| | | 李艳芳 | 2015 年 7 月 | 甘蔗叶脂溶性成分的 GC－MS 分析研究 |
| | | 赖小翠 | 2016 年 7 月 | 甘蔗叶多糖对 NOD 小鼠糖尿病预防作用及其机制研究 |
| | | 李亚玲 | 2016 年 7 月 | 甘蔗叶多糖含量测定及甘蔗叶提取物急性毒性研究 |

续表

| 导师姓名 | 学历层次 | 研究生姓名 | 毕业时间 | 毕业学位论文题目 |
|---|---|---|---|---|
| 冯旭 | 硕士 | 牛晋英 | 2013 年 6 月 | 芒果叶水提物指纹图谱及抗炎药效物质基础的初步研究 |
| | | 郭　蕊 | 2013 年 6 月 | 芒果叶抗炎作用研究 |
| | | 王　卉 | 2014 年 6 月 | 番茄叶化学成分及抗氧化作用的研究 |
| | | 吴　玲 | 2016 年 6 月 | 番茄叶正丁醇部位抗氧化作用及化学成分的初步研究 |
| | | 李　扬 | 2018 年 6 月 | 番茄叶化学成分及其药效研究 |
| | 本科 | 陈钰泉 | 2015 年 6 月 | 不同品种芒果叶抗炎作用研究 |
| | | 梁　媛 | 2015 年 6 月 | 不同品种芒果叶提取液对炎症小鼠肺组织中 IL～1$\beta$ 的影响 |
| | | 邹秋梅 | 2015 年 6 月 | 不同品种芒果叶水煎液对肺炎小鼠 hs－CPR 的影响 |
| | | 邱朝辉 | 2015 年 6 月 | 番茄叶正丁醇部位化学成分的研究 |
| | | 韦世维 | 2018 年 6 月 | 番茄叶中芦丁的提取工艺及含量测定 |
| | | 覃丽燕 | 2018 年 6 月 | 番茄叶提取物的抗肿瘤作用 |
| | | 覃珺垚 | 2018 年 6 月 | 番茄茎、叶提取物抗氧化活性的研究 |
| | | 李炼丽 | 2018 年 6 月 | 番茄叶中总黄酮提取工艺及含量测定方法的研究 |
| 杨柯 | 硕士 | 李先梅 | 2012 年 7 月 | 五眼果活性部位抗草酸钙型尿石症作用及其机制的研究 |
| | | 覃诗婷 | 2018 年 7 月 | 广西五眼果抗草酸钙型结石作用机制研究 |
| | 本科 | 刘莹莹 | 2018 年 7 月 | 五眼果正丁醇提取部位对小鼠肾草酸钙型结石的影响 |
| | | 林　臻 | 2018 年 7 月 | 五眼果水提物对免疫抑制小鼠模型免疫功能的影响 |
| | | 莫莹努 | 2018 年 7 月 | 五眼果水提物对正常小鼠免疫功能的影响 |
| | | 荣丽芳 | 2018 年 7 月 | 五眼果不同提取部位对一维体系中草酸钙晶体的物相分析 |
| | | 肖丽容 | 2018 年 7 月 | 五眼果水提物对环磷酰胺造成的小鼠免疫代偿反应的影响 |
| | | 赵月兰 | 2018 年 7 月 | 五眼果水提物对小鼠迟发超敏反应的影响 |
| | | 杨雯琪 | 2018 年 7 月 | 五眼果不同提取部位对 HKC 细胞的增殖作用 |
| | | 杨淑君 | 2018 年 7 月 | 五眼果不同提取部位对 $H_2O_2$ 损伤 HKC 细胞的保护作用 |
| | | 刘聪聪 | 2018 年 7 月 | 五眼果不同提取部位对一维草酸钙晶体形成的影响 |
| 潘小姣 | 本科 | 汪　泉 | 2014 年 7 月 | 木菠萝叶降血脂药理作用及其活性成分研究 |
| | | 韦海红 | 2015 年 7 月 | 木菠萝叶黄酮类成分分离与分析及提取纯化工艺研究 |
| 何翠薇 | 本科 | 黄俏妮 | 2010 年 7 月 | HPLC 法测定木薯叶中芦丁的含量 |
| | | 陈紫燕 | 2010 年 7 月 | 木薯叶化学成分初步研究及大孔吸附树脂纯化试验 |
| | | 陈青青 | 2014 年 7 月 | 广西木薯叶总黄酮提取工艺研究 |
| 王硕 | 本科 | 张　敏 | 2012 年 7 月 | 西瓜藤化学成分分离及抗氧化活性研究 |
| | | 唐素芳 | 2012 年 7 月 | 四种不同品种西瓜藤化学成分预实验 |

# 附录四 农作物废弃物药用研究相关论文


[1] 邓家刚. 农作物废弃物药用研究的战略意义与基本思路 [J]. 广西中医药，2010，33（1）：1-3.

[2] 邓家刚，侯小涛. 中药非传统药用部位的研究概况 [J]. 广西中医药大学学报，2012，15（3）：68-72.

[3] 周丹丹，戴航，王硕，等. 经典“农作物废弃物”的药用价值分析 [J]. 世界中西医结合杂志，2014，9（5）：551-553.

[4] 侯小涛. 甘蔗叶化学成分及药效学研究 [D]. 南宁：广西医科大学，2014.

[5] 张金玲，黄艳，刘布鸣，等. 甘蔗叶中化学成分的研究 [J]. 华西药学杂志，2015，30（5）：540-543.

[6] 张金玲，黄艳，刘布鸣，等. 甘蔗叶脂溶性成分的 GC-MS 分析 [J]. 广西中医药，2015，38（3）：70-73.

[7] 马丽娜，侯小涛，王礼蓉，等. 甘蔗叶 HPLC 指纹图谱的研究 [C] //中华中医药学会中药分析分会. 中华中医药学会中药分析分会第五届学术交流会论文集. [出版者不详]，2012：47-50.

[8] 侯小涛，刘鹏，邓家刚，等. 均匀设计优选甘蔗叶多糖颗粒制备工艺 [J]. 中成药，2014，36（12）：2636-2639.

[9] 侯小涛，郭振旺，马丽娜，等. 甘蔗叶不同生长期多糖含量的动态积累研究 [J]. 药物分析杂志，2011，31（5）：888-891.

[10] 侯小涛，赵超超，邓家刚. 甘蔗叶多糖除蛋白工艺研究 [J]. 食品工业科技，2012，33（20）：240-244，247.

[11] 吴玉强，侯小涛，郭振旺，等. 多指标正交优选甘蔗叶多糖的提取工艺 [J]. 中国实验方剂学杂志，2011，17（19）：11-13.

[12] 侯小涛，马丽娜，邓家刚，等. 甘蔗叶总黄酮提取工艺及抗炎活性的研究 [J]. 中成药，2013，35（9）：2047-2050.

[13] 张金玲，邓家刚，刘布鸣，等. 甘蔗叶中黄酮类化合物的分离鉴定及含量测定 [J]. 食品研究与开发，2019，40（22）：164-170.

[14] 周江煜，侯小涛，黄天静，等. 广西产柿叶质量分析研究 [J]. 中药材，2012，35（1）：47-49.

[15] 周江煜，李耀华，侯小涛，等. 广西产柿叶的 HPLC 指纹图谱研究 [J]. 华西药学杂志，2011，26（6）：583-584.

[16] 周江煜，黄天静，甄汉深，等. 正交试验优选柿叶中熊果酸和齐墩果酸的提取工艺

[J]. 广西中医药，2011，34（4）：60－61.
[17] 甄汉深，辛宁，陈勇，等. 薄层扫描法测定柿叶中熊果酸的含量［J］. 中药材，2001，24（3）：182－183.
[18] 甄汉深，李凌云，郑跃年，等. 柿叶袋泡剂质量控制的实验研究［J］. 中国实验方剂学杂志，1995，5（5）：16－18.
[19] 甄汉深，黄珊映，唐维宏. 柿叶中齐墩果酸的含量测定［J］. 中药材，1998，21（7）：354－355.
[20] 甄汉深，张三平，唐维宏. 柿叶鉴别的实验研究［J］. 中草药，1998，29（9）：627－629.
[21] 王硕，龚小妹，周丹丹，等. 西瓜藤的化学成分研究（Ⅰ）［J］. 中国实验方剂学杂志，2013，19（6）：131－134.
[22] 龚小妹，王硕，周小雷，等. 西瓜藤的化学成分研究（Ⅱ）［J］. 中药材，2013，36（10）：1614－1616.
[23] 王硕，龚小妹，周小雷，等. 四种不同品种西瓜藤化学成分预实验［J］. 时珍国医国药，2012，23（2）：390－391.
[24] 冯旭，邱骥鹏，李扬，等. 番茄叶化学成分研究［J］. 湖北农业科学，2017，56（21）：4127－4130.
[25] 梁臣艳，邓家刚，冯旭，等. 番茄叶化学成分的初步研究［J］. 中国民族民间医药，2013，22（4）：26，28.
[26] 杜成智，王卉，冯旭，等. 番茄叶中总黄酮提取工艺及含量测定的研究［J］. 湖北农业科学，2014，53（2）：392－394.
[27] 李兵，何翠薇，陈青青，等. 广西木薯叶总黄酮提取工艺及抗菌性研究［J］. 湖北农业科学，2014，53（23）：5816－5819.
[28] 何翠薇，覃洁萍，黄俏妮. HPLC 法测定木薯叶中芦丁的含量［J］. 中国药房，2011，22（23）：2160－2161.
[29] 何翠薇，陈玉萍，覃洁萍，等. 木薯茎杆及叶化学成分初步研究［J］. 时珍国医国药，2011，22（4）：908－909.
[30] 杜正彩，李学坚，黄月细，等. 八角枝叶提油废水中莽草酸的提取工艺优选［J］. 中国实验方剂学杂志，2013，19（9）：18－20.
[31] 杜正彩，李学坚，黄月细，等. 不同蒸馏方法对八角枝叶茴香油和莽草酸提取效果的影响［J］. 广西中医药大学学报，2013，16（1）：59－61.
[32] 张笮晦，邓家刚，黄静，等. 微生物法提取桂叶精油的组分研究［J］. 应用化工，2017，46（1）：109－112.
[33] 张笮晦，邓家刚，唐彩云，等. 肉桂叶生物转化制备肉桂醇［J］. 应用化工，2016，45（5）：882－885，889.
[34] 潘小姣，韦海红，邓家刚，等. 木菠萝叶中水溶性黄酮苷的分离、鉴定和测定［J］. 中成药，2016，38（4）：863－868.
[35] 邓家刚，侯小涛，李爱媛，等. 甘蔗叶的药效学初步研究［J］. 广西中医学院学报，2008，11（3）：77－79.

[36] 侯小涛，刘鹏，邓家刚，等. 甘蔗叶多糖颗粒剂的降血糖作用［C］//中华中医药学会. 2013第六次临床中药学学术年会暨临床中药学学科建设经验交流会论文集.［出版者不详］，2013：245－248.
[37] 侯小涛，邓家刚，李爱媛，等. 甘蔗叶不同提取物对3种糖尿病模型的降血糖作用［J］. 华西药学杂志，2011，26（5）：451－453.
[38] 侯小涛，邓家刚，马建凤，等. 甘蔗叶提取物的体外抑菌作用研究［J］. 华西药学杂志，2010，25（2）：161－163.
[39] 邓家刚，郭宏伟，侯小涛，等. 甘蔗叶提取物的体外抗肿瘤活性研究［J］. 辽宁中医杂志，2010，37（1）：32－34.
[40] 林锟，刘丹，何涛，等. 甘蔗叶多糖对大鼠心肌梗死后动态心电图和心功能的影响及机制研究［J］. 广西医科大学学报，2018，35（5）：640－643.
[41] 刘丹，林锟，侯小涛，等. 甘蔗叶多糖对心肌梗死大鼠心肌细胞凋亡的抑制作用及其机制［J］. 山东医药，2018，58（17）：5－8.
[42] 何涛，胡姗，侯小涛，等. 甘蔗叶多糖对大鼠心肌梗死心电图及微血管生成的影响［J］. 广西医科大学学报，2016，33（2）：229－231.
[43] DENG J G，WANG S，GUO L C，et al. Extracts from watermelon roots and leaves have protective roles in anti－inflammation and analgesia［J］. Chinese Herbal Medicines，2010，2（3）：231－235.
[44] 龚小妹，王硕，陈硕，等. 西瓜藤石油醚提取物对佐剂性关节炎小鼠的治疗作用及其机制［J］. 中国药学杂志，2017，52（19）：1680－1684.
[45] 王硕，周丹丹，龚小妹，等. 西瓜藤石油醚提取物抗炎作用及其机制探讨［J］. 世界科学技术——中医药现代化，2014，16（9）：2054－2059.
[46] 龚小妹，王硕，周小雷，等. 西瓜藤不同提取物对四氧嘧啶致糖尿病小鼠的降血糖作用［J］. 中国药学杂志，2014，49（14）：1216－1221.
[47] 柳俊辉，龚小妹，周小雷，等. 西瓜藤乙酸乙酯提取物对糖尿病肾病大鼠肾小管的保护作用［J］. 中国药学杂志，2014，49（24）：2173－2176.
[48] 王硕，龚小妹，戴航，等. 西瓜藤提取物的抑菌作用研究［J］. 广西植物，2013，33（3）：428－431.
[49] 李先梅，谭娥玉，蔡妮娜，等. 五眼果不同提取部位体外对草酸钙结晶的影响［J］. 广西中医药，2015，38（5）：54－56.
[50] 覃文慧，杨柯，曾春晖，等. 五眼果对小鼠急性肝损伤保护作用的实验研究［J］. 广西中医药，2010，33（3）：50－51.
[51] 杨柯，曾春晖，黎文智，等. 五眼果对小鼠泌尿系统结石的作用研究［J］. 中成药，2010，32（5）：719－722.
[52] 杜成智，王卉，冯旭，等. 番茄叶提取物不同极性部位的体外抗氧化作用［J］. 湖北农业科学，2014，53（4）：884－887.
[53] 韦海红，潘小姣，邓家刚，等. 木菠萝叶降血脂活性成分分析［J］. 中国实验方剂学杂志，2016，22（15）：51－54.
[54] 周吴萍，黄琼，黄国霞，等. 柿叶黄酮类物质的提取及抗氧化性研究［J］. 粮油加

工，2010（12）：156－159.
[55] 吴玲. 番茄叶正丁醇部位抗氧化作用及化学成分的初步研究［D］. 南宁：广西中医药大学，2016.
[56] 王硕. 西瓜藤化学成分研究及药效学筛选［D］. 南宁：广西医科大学，2013.
[57] 侯小涛. 甘蔗叶化学成分及药效学研究［D］. 南宁：广西医科大学，2014.
[58] 李杨，李云鹏，夏中尚，等. 甘蔗叶抗氧化活性成分及药理作用研究进展［J］. 亚太传统医药，2016，12（23）：60－62.
[59] 黄丽贞，谢滟，姜露，等. 八角茴香化学与药理研究进展［J］. 辽宁中医药大学学报，2015，17（2）：83－85.
[60] 辛宁，丰杰，姚波. 柿叶黄酮类提取分离及药理作用研究概况［J］. 中医药学报，2007，35（2）：49－51.